CONTENTS 目录

第一部分 优生与怀孕

1. 优生常识

2. 怀孕禁忌与预防

3. 病患者的孕育

4. 孕前生活要点

5. 受孕时机

第二部分 孕妇保健

1. 怀孕第 1 个月

2. 怀孕第 2 个月

3. 怀孕第 3 个月

4. 怀孕第 4 个月

5. 怀孕第 5 个月

6. 怀孕第 6 个月

7. 怀孕第 7 个月

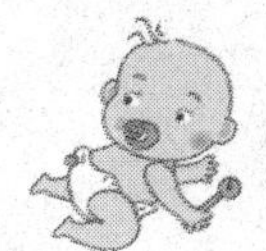

北京大学深圳医院孕育专家 林洪波 主编

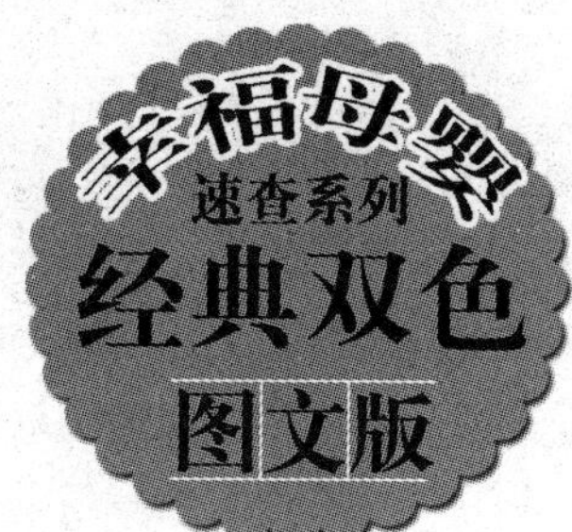

妊娠分娩育儿速查手册

不一样的孕育，不一样的未来！
倾力打造最适合东方女性的孕育指南，
全面解答东方女性最关注的孕育问题。

全面 科学 实用

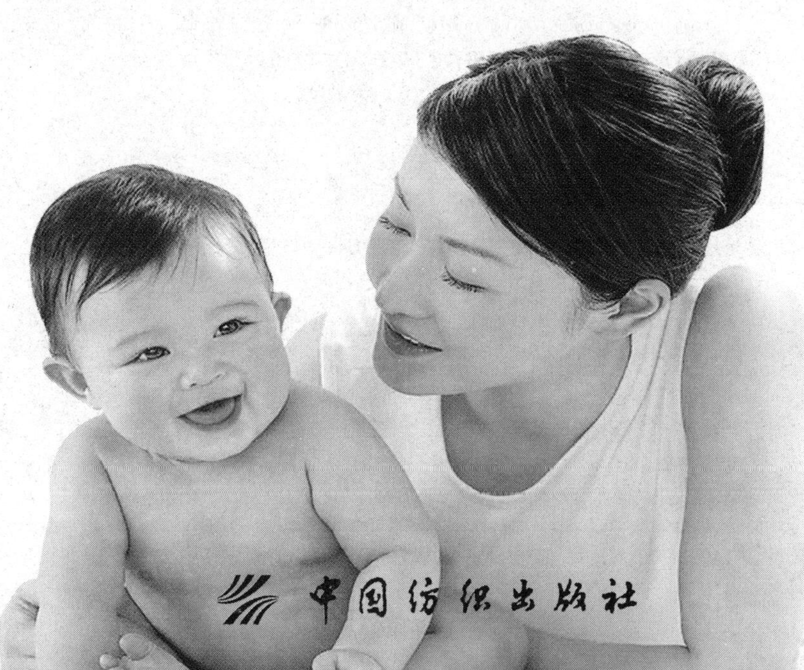

中国纺织出版社

内 容 提 要

十月怀胎，是一段既神圣又美丽的生命历程。为了帮助准妈妈们做好孕前调适，确保母婴平安健康，轻松掌握分娩技巧，做好月子保健，带出健康聪明的宝宝，我们特组织著名妇产专家编写了这本书。本书内容丰富，对妊娠、分娩、产后、育儿全程关注，对孕前、孕中、产中、产后、婴儿护理等方面的知识进行了全面、系统的阐述，详细地告诉准妈妈们在不同时期应如何调适心理，遇到紧急情况该怎样去应对，怀孕前后如何进行优生胎教，妊娠及产后该摄取哪些营养，孕育期生活上的宜与忌，新生儿和周岁内的婴儿怎样护理与喂养，怎样培养孩子的体格和智能等。

本书文字通俗易懂，并配以亲切生动的图画，是科学孕育宝宝的指导手册，是新手父母和准妈妈们孕产保健的贴心顾问，它将陪伴你度过幸福无比的孕产养育期。

图书在版编目(CIP)数据

妊娠分娩育儿速查手册 / 林洪波主编. —北京：中国纺织出版社,2011.5

(幸福母婴速查系列)

ISBN 978-7-5064-7368-2

Ⅰ.①妊… Ⅱ.①林… Ⅲ.①妊娠期-妇幼保健-手册②分娩-手册③婴幼儿-哺育-手册 Ⅳ.①R715.3-62②R714.3-62③TS976.31-62

中国版本图书馆 CIP 数据核字(2011)第 039894 号

策划编辑:曲小月　胡　蓉　　责任编辑:王　慧　　责任印制:周　强

中国纺织出版社出版发行

地址:北京东直门南大街 6 号　邮政编码:100027

邮购电话:010—64168110　传真:010—64168231

http: //www. c-textilep. com

E-mail: faxing@c-textilep. com

北京华戈印务有限公司印刷　各地新华书店经销

2011 年 5 月第 1 版第 1 次印刷

开本:710×1000　1/16　印张:25.5

字数:492 千字　定价:36.00 元

---

8. 怀孕第 8 个月

9. 怀孕第 9 个月

10. 怀孕第 10 个月

第三部分 胎教知识

1. 胎教中的科学

2. 丈夫在胎教中的作用

3. 音乐胎教

4. 和胎儿沟通的方法

第四部分 分娩方案

1. 临产的事项

2. 分娩的方式

3. 分娩指导

4. 应对分娩意外

第五部分 产后保健

1. 产后身体的变化

2. 产后饮食

3. 产后生活

4. 产后医疗

5. 产后恢复

第六部分 新生儿成长发育与保健

1. 新生儿的发育特点

2. 新生儿喂养

3. 日常护理

4. 早期培养

5. 疾病预防

第七部分 婴儿养育

1. 第2个月

2. 第3个月

3. 第4个月

4. 第 5 个月

5. 第 6 个月

6. 第 7 个月

11. 第 12 个月

第一部分

优生与怀孕

Message

- ❖ 优生常识
- ❖ 怀孕禁忌与预防
- ❖ 病患者的孕育
- ❖ 孕前生活要点
- ❖ 受孕时机

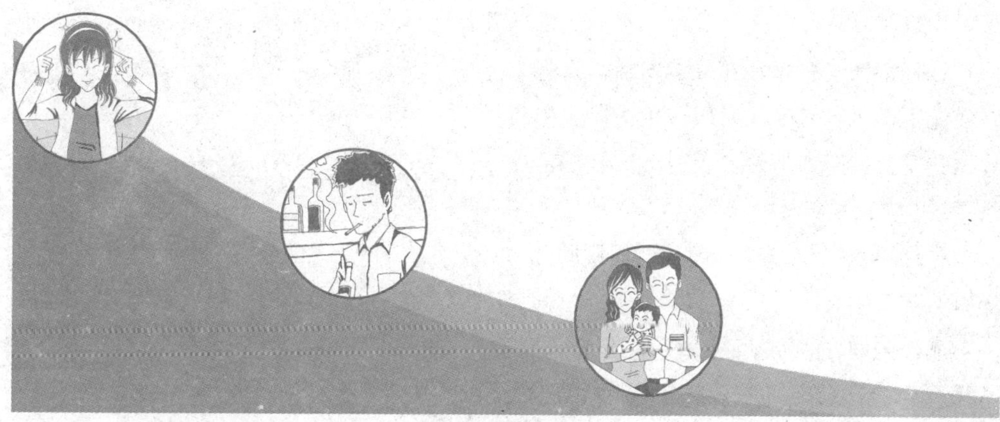

1 优生常识

如何做好优生

所谓优生即采取一系列措施、生育素质优良的后代、避免不良素质的人口增多。要实现优生，应做好下面几点。

进行婚前检查和孕前检查。婚前检查是优生的重要内容，主要是在结婚登记之前对男女双方进行询问、身体检查等，包括

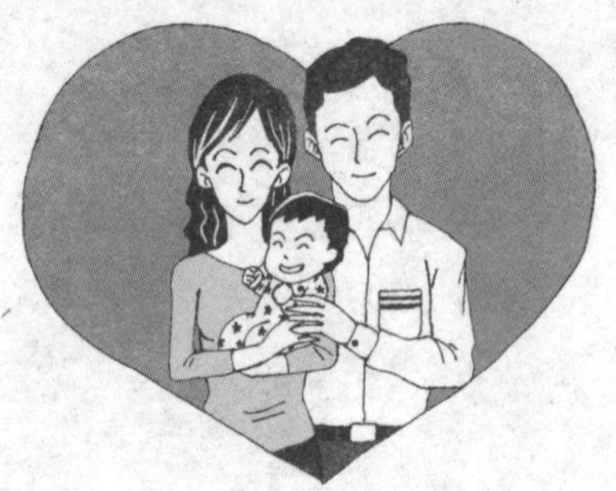

实验室和其他各种理化检查，以便及时发现不能结婚、生育的疾病，或其他生殖器畸形等，供当事人婚育决策时参考。当前婚前医学检查由强制转为自愿，孕前检查就变得尤为重要。

选择最佳生育年龄和受孕时机。选择好最佳生育年龄和受孕时机，可为胎儿各方面的发育创造人为的"天时"、"地利"的条件。

进行早孕指导，做好孕期保健，使胎儿健康地孕育生长。

遗传咨询。遗传咨询是指在生了一个异常儿之后，应该对孩子进行必要的检查，是否患有遗传病，如果是，则要根据详细病史、家谱分析通过体检及化验等明确这类疾病再现的可能性有多大，有无产前诊断的方法，然后再决定是否可以生第二胎。

进行产前诊断。在妊娠期间，用各种方法了解胎儿的情况，预测胎儿是否正常或有某些遗传病，以决定是否保留胎儿。对个别的遗传病还可以通过新生儿筛查加以控制。如先天性甲状腺功能低下、苯丙酮尿症等，这两种遗传病如能在新生儿时期及时查出，采用药物或食物治疗就可以使孩子发育正常，否则随着患儿年龄的增长会出现智力低下等情况。

避免有害环境。如大气、饮水、电磁辐射以及其他化学物理因素对胎儿的危害和影响。

加强孕期营养。孕期要注意加强营养，保持良好的精神心理状态，适当活动和锻炼，在轻松、恬静、舒适的环境里孕育胎儿。

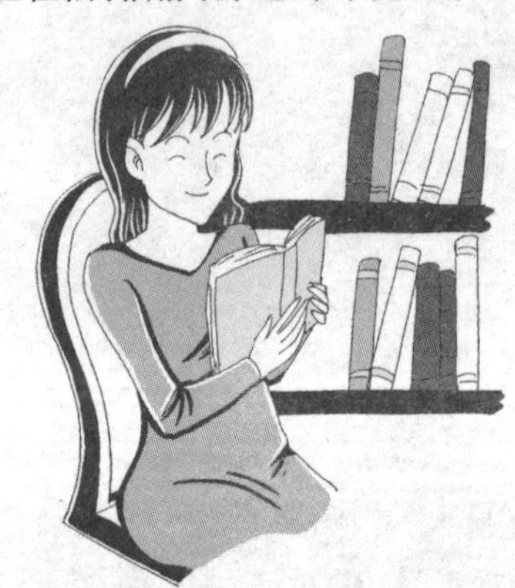

贴心 TIPS

对于有下述情况之一的，应到优生遗传咨询门诊进行咨询：

近亲结婚夫妇；家族成员中或本人有遗传病或先天性智力低下者；反复自然流产及

闭经不孕妇女；有先天缺陷儿或遗传病儿生育史及确诊为染色体畸变患儿病史者；染色体平衡异位携带者以及其他遗传病基因携带者；性器官发育异常，须确定性别，决定能否结婚及生育；妊娠早期(10 周内)有高热、服药、接受过 X 光照射、患风疹对胎儿不利者；曾发生不明原因死胎、死产的妇女；高龄双亲，指母亲年龄超过 35 岁，父亲年龄超过 45 岁；羊水多、胎儿官内发育迟缓者；孕早期病毒感染及经常接触猫、狗的孕妇。

优生的五要素

要实现优生，必须要具备下述 5 个基本条件。

生育年龄。生儿育女的最佳年龄男为 25～31 岁，女为 23～30 岁，与晚婚年龄相吻合。

受孕时身体状况。在男女双方身体状况最佳时受孕，有利于受精卵的正常发育，有利于新生儿的身体健康。尤其应该注意的是：在孕后及哺乳期间应少服或不服药。

结婚范围。结婚范围的缩小不利于下一代的健康。青年朋友应该广交朋友，利用报刊、电台等媒体优势，促成跨区、范围广的婚姻。

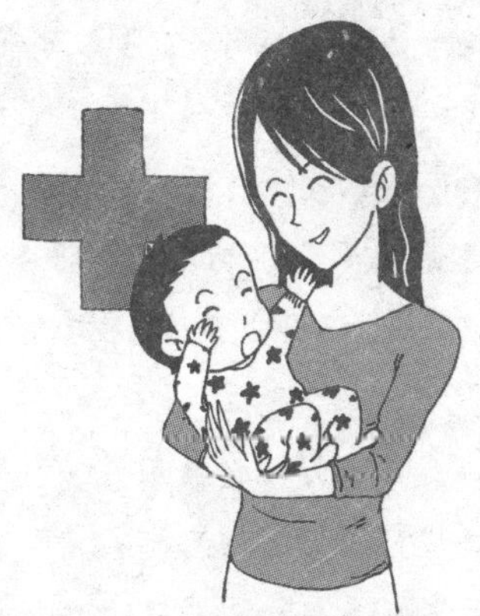

某些疾病。精神病患者在治愈后的两年以内不宜生育；肝炎、肺结核、麻风病、性病以及其他一些传染性疾病患者未治愈前或治愈后的半年时间以内不得受孕生育。

婚姻法规定。直系亲属和三代以内的旁系血亲不得结婚。

贴心 TIPS

优生学认为，如果优秀者与优秀者相婚配，会使后代一代更比一代强，从而培养出更优秀的人类个体。这一点从古今中外的优秀家族的家族史中不难看出，如世界闻名的巴赫家庭 8 代 136 人中，就有 50 个男人是著名的音乐家。

因此，在基本条件都比较好的情况下，应在文学水平、数学能力、音乐、体育、观察能力、逻辑思维等各种能力方面选择与自己同样优秀之人，才有可能生育出比自己更优秀的后代。

母子血型与优生

血型与黄疸是有一定联系的。在临床上常可遇到新生儿出现黄疸症状，这多是由于母亲的血型是 O 型血或 Rh 阴性血型造成的。

母亲在怀孕期间，其血液和胎儿的血液有个循环物质交换的过程，从而供给胎儿氧气和营养物质。如胎儿与母体血型不合，先由母体产生一种抗体，这种抗体再随母亲的血液循环至胎盘，侵入到胎儿血液中，会引起胎儿血液的红细胞和该抗体发生抗原抗体反应，而使红细胞遭到破坏，胎儿就会表现出严重的黄疸和贫血症状，这就是溶血的过程。

因此在孕前最好了解男女双方的血型，如存在这方面的问题，最好请医生给予指导，临床上还是可减轻和避免引起黄疸等问题的。

贴心 TIPS

Rh 血型不合的产生，是由于 Rh 阴性血型的母亲怀上了 Rh 阳性血型的胎儿而引起的。为了避免这种情况的发生，女性最好了解自己的血型情况。如夫妻有 Rh 血型不合的可能，可对孕妇早、中、晚期进行血液抗体数值的监测。如有必要，可对婴儿生后尽早给予换血治疗，防止胆红素脑病的发生。效果还是很好的。

O 型血的女性与 O 型血的男性结婚后，怀孕时，有可能引起胎儿 A、B、O 血型的不合症。但与 Rh 血型不合比起来，程度要轻得多，目前的医学水平已经完全可以防治此病造成的危害。

怎样避免产生畸形儿

胎儿畸形是一个十分复杂的问题，原因也是多方面的。据调查和研究发现，畸形的发生是内因与外因共同作用的结果，其中因遗传造成的占 10%，妊娠期特别是头 3 个月内受外界环境因素作用造成的占 10%，遗传和环境因素共同作用引起的占 80%。

通常，产生畸形儿的原因有下面几种。

● 先天性遗传，近亲结婚，35 岁以上怀孕生育，怀孕时被细菌或病毒感染，孕妇有糖尿病、癫痫或妊娠高血压综合征等。以上这些因素医学上称之为生物因素。

● 夫妻双方营养不良，滥用药物，过多吸烟、喝酒或长期接触有毒化学物质。这些

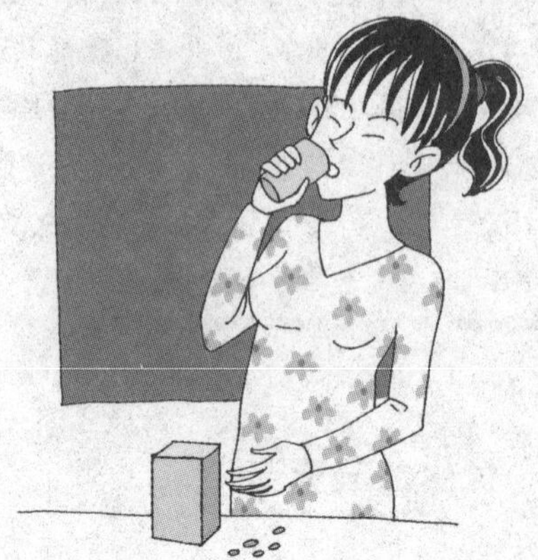

为化学因素。

● 孕前或孕中受过 X 光照射，缺氧或分娩损伤等物理因素也可引起畸形。

● 长期生活在强电磁场中（如居住在高压线下）或饮用被致畸物质污染的水源，也就是说环境污染也可造成畸形。

如果能够避免下面所说的一些不利因素，就能避免或减少有缺陷的婴儿出生。

● 要避免高龄(35 岁以上)怀孕，因为 35 岁以上的妇女生畸形儿的概率高。

● 双方中任何一方身体健康状况欠佳时要避免怀孕，如患有急性传染病、病毒性肝炎、风疹、流感等病时，应另择时机怀孕。因为这些疾病可能影响精子和卵子的质量及胚胎的发育。在女方患有心、肝、肾等慢性疾病并影响到内脏功能时则更应避孕，直到病情缓解、不再用药、器官功能良好后才能怀孕。

● 妇女直接接触过放射线，如放射科工作人员或刚进行过腹部透视者，最好间隔四周后再怀孕。

●长期服用某些可产生致畸或不良影响的药物，如抗癌药、抗癫痫药等，最好在停药一段时间后再怀孕。服避孕药者建议在停药3个月后再怀孕。

●避免一些不利因素对受精卵的影响。烟、酒对生殖细胞都有不良影响，使受精卵的质量下降，因此，夫妻双方最好在戒掉烟、酒2~3个月后再怀孕。

不良环境对准爸爸的影响

为了宝宝的健康，准爸爸要自觉避开一些不利于优生的不良环境，最好先从自己的不良习惯入手，戒烟、戒酒。

香烟中的尼古丁会增加精子畸形的可能性，同时使精子活动力下降，另外，丈夫吸烟，妻子在无形中被动吸烟，也会影响卵子的质量。两方面的因素加在一起，受精卵的质量就很难保证了。

同样，酗酒会使精子畸形的比例达到70%，美国曾经有过一批非常著名的“星期

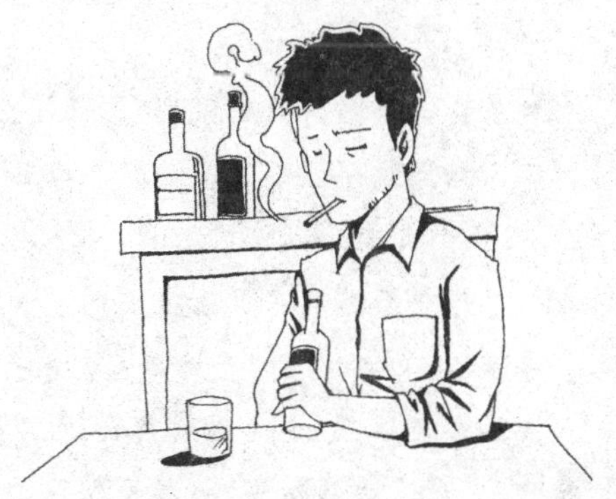

天婴儿”，他们都是在父母周末狂欢、抽烟喝酒后怀孕出生的，结果畸形率非常高，这已经成为优生问题上的“反面典型”，准父母们该引以为戒。

准爸爸还要避开不良的物理和化学环境，高温、辐射、噪声、汽油等都是容易使精子畸形的环境因素。挥发性物质像盐酸、二甲苯等也很危险，最好避免接触。

让宝宝继承你的聪明才智

遗传对智力的作用是客观存在的。父母的智商高，孩子的智商往往也高；父母智力平常，孩子智力也常常一般；父母智力有缺陷，孩子有可能智力发育不全。

智力还受主观努力和社会环境的影响，后天的教育及营养等因素起到相当大的作用。家庭是智力发展最基本的环境因

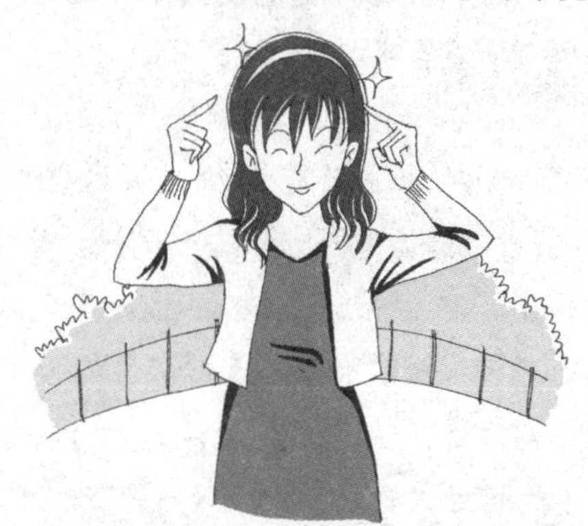

素，家庭提供了定向教育培养的优势条件。智力的家族聚集性现象恰恰说明了先天和后天因素对智力发展的作用。

由此可见，遗传是智力的基础，后天因素影响其发展。因此，要想使后代智力超群，就必须在优生和优育上下工夫，使孩子的智能得到充分发挥。

贴心 TIPS

某些有害因素的刺激也会影响胎儿的大脑发育，进而影响智力。比如孕妇在怀孕期间患了某些疾病，受到放射线照射，吸烟、酗

酒、服药不当以及营养不良等。

可见，对孩子的智力来说，环境因素也是不可忽略的。只有遗传与环境二者兼顾，相辅相成，才能“外因通过内因而起作用”，使孩子的智能潜力得到最为充分的发挥。

高龄孕妇怎样才能生出健康宝宝

高龄孕妇(通常指35岁以上)通过孕前检查可让医生及早发现问题，及早处理。35岁以上产妇最多见的高血压和糖尿病，都可在孕前得到控制。

在计划怀孕前3个月(至少1个月)至孕后3个月，每天补充0.4～0.8毫克的叶酸，或以叶酸为主要成分的“斯利安”等，则可防止有神经管缺陷的婴儿出生（如以前生产过神经管缺陷的婴儿则每日须补充4毫克的叶酸)。

产前遗传咨询及诊断可以减少畸形儿出生率，达到优生的目的。产前遗传诊断方法很多，包括羊膜穿刺术、绒毛取样术及脐血取样术等。随着产妇年龄的增长，流产会很多见，生双胞胎的概率也明显增加。因此，到正规医院进行常规的产前检查会保证给产妇一个安全的孕期。另外，在医生的指导下，平衡的膳食、适当的运动、避免烟酒将对产妇有益。

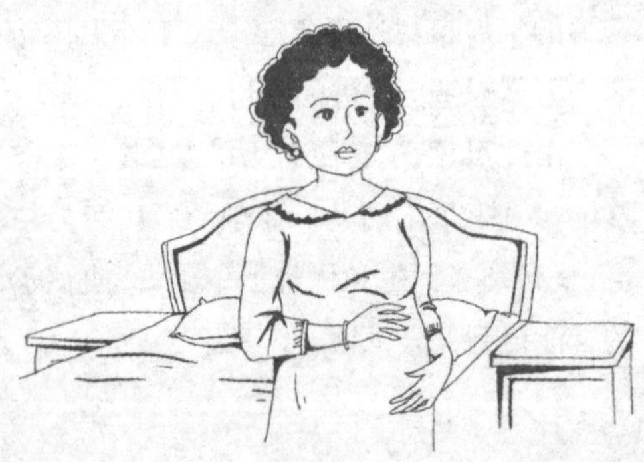

总之，健康的身体，加之智慧与成熟，会使高龄产妇如愿得到一个健康的婴儿。

2 怀孕禁忌与预防

婚后不宜立即怀孕

婚后立即怀孕弊多利少，自然流产或子女出生缺陷、智力低下的机会较多，不是最佳受孕时机。其原因如下。

- 在结婚前后，夫妻双方都为婚事尽力操劳，休息不好，吃不好，精力消耗也很大，会觉得精疲力竭。若此时怀孕，胎儿大都不健康。
- 在新婚期间宾朋相聚，烟酒相陪，此时新郎因烟酒过度，所产生的精子大都畸形，可造成胎儿畸形或发育不良，还可出现早产、流产或胎死宫中及出生后的孩子智力低下等。
- 新婚之际，性生活比较频繁，且双方精神紧张，难以达到性高潮，精子和卵子质量不高。另外，在新婚期间男女双方对性生活还不适应，尤其是女性，雌激素的分泌不正常，这些因素都不利于优生。
- 婚后立即怀孕对妇女本身也不利，操劳所造成的疲惫还未恢复，再很快怀孕，可谓雪上加霜，身体会更差。

因此，在新婚时期应采取避孕措施，待夫妻性生活协调，情绪稳定，精力充沛，在物质上、精神上及育儿知识方面都作好准备后，再选择有利时机怀孕也为时不晚。

贴心 TIPS

旅游结婚的过程中也不宜怀孕，因为在旅游时，生活无规律，心情紧张，精神及身体都很疲劳，机体抵抗力也会下降，这些都会使精子和卵子的质量受到影响。

旅游中，从一地到另一地，各地气候差别很大，天气也会有各种变化，极易受凉感冒，加之疲劳、人群混杂、污染广泛等因素，

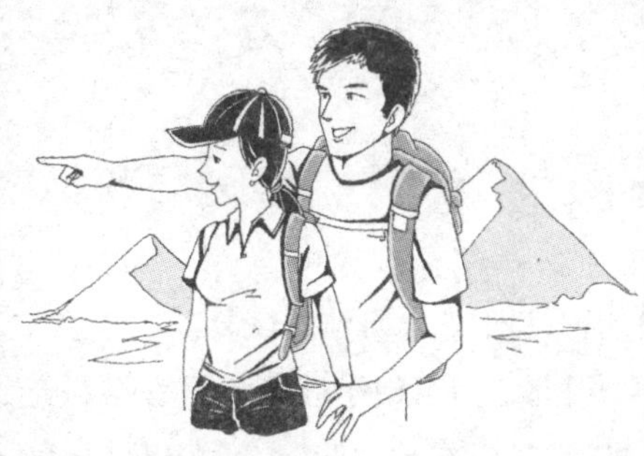

会诱发各种疾病，其中风疹等病毒感染是胎儿畸形的重要诱因。

旅游中难免缺乏良好的洗漱、淋浴设备，这就不易保持会阴部和性器官的清洁卫生，泌尿生殖系统感染也十分常见，这对怀孕极为不利。

旅游中吃、住的卫生条件也不能保证，容易发生呼吸道或消化道感染，常需服用各种抗菌药物，无论是感染还是服用药物，都对胎儿不利。

春节期间不宜怀孕

每逢春节，一般都是老少亲朋欢聚一堂，热闹非凡。然而，这段时间却是不宜怀孕的，因为这个时期一些不利因素对受孕及受精卵都有影响。俗话说，“酒后不入室”，这是有一定道理的。酒精对生殖细胞

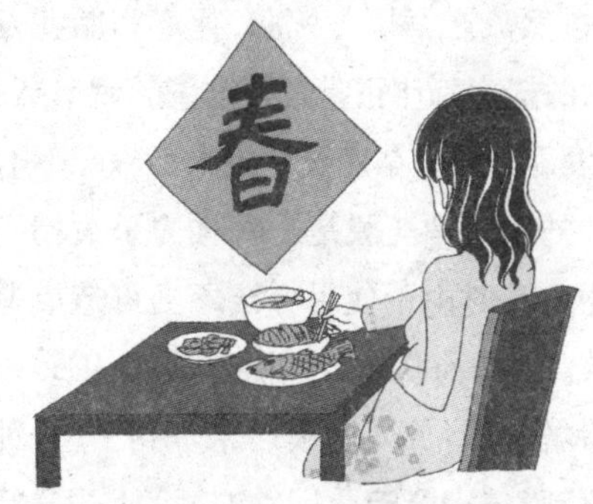

有不良影响，使受精卵质量下降，生下的孩子体力弱，智力低下。

再者，精子的质与量，不仅关系到能否受孕，也影响受精卵的发育，甚至影响胎儿的健康成长。新春佳节之际，夫妻都忙忙碌碌，睡眠少，疲乏时多，若酒后同房，一旦受孕，胎儿容易畸形或智力低下。若女方也饮酒则更为可怕，孕妇酗酒是产生先天性畸形、先天智力低下胎儿的原因之一。

触目惊心的科学调查提醒人们，春节期间，因饮酒频繁，切莫怀孕。

避孕期间不宜怀孕

妇女口服避孕药避孕失败后所生的孩子与停止服药后短期内怀孕所生的孩子，其先天畸形发生率都较高，即便未出现畸形，其婴儿成熟度、体重、生长速度等各方面比未用药妇女所生的孩子都有很大差

别。因此，如果在口服避孕药期间避孕失败而怀孕，或在停用避孕药不足6个月而怀孕，都不要抱侥幸心理继续妊娠，要在怀孕早期中止妊娠。

在用金属节育环避孕期间也不宜怀孕。如果用环选择不当或带环时间选择不当，都有可能使节育环自行脱落，或者环在宫腔内的位置改变，从而造成带环怀孕。带环怀孕后，自然流产、早产、死胎、死产和胎儿发育异常的概率都比正常妊娠发生的概率高。因此，发现带环受孕应及早做人工流产手术。

外用避孕药膜是一种强力杀灭精子的药物，有时由于使用方法不当可造成避孕失败。例如药膜未放入阴道深处，以致未完全溶解，或者放入药膜后未等到10分钟以上，药膜未完全溶化即性交，可使部分精子存活而导致意外怀孕。考虑到药物对受精卵生长发育可能产生的影响，若使用外用避孕药膜后怀孕，应及早进行人工流产，不要继续妊娠。

贴心 TIPS

妇女服避孕药，体内残留的避孕药在停药后须经6个月才能完全排出体外，专家认为应该在计划怀孕时前6个月停止服用避孕药，待体内存留的避孕药完全排出体外后再怀孕为宜。在此期间可采取男用避孕套进行避孕。

用避孕环避孕，会对子宫膜等组织有一定损害，需要在去掉避孕环后过2~3次正常月经后再怀孕为宜。在此期间可采取男用避孕套避孕。

早产及流产后不宜立即再孕

出现过早产及流产的妇女，机体某些器官的平衡被打破，出现功能紊乱现象，子宫等器官一时不能恢复正常，尤其是经过人工刮宫的妇女更是如此。

如果早产或流产后不久就怀孕，由于子宫等器官的功能不健全，对胎儿十分不

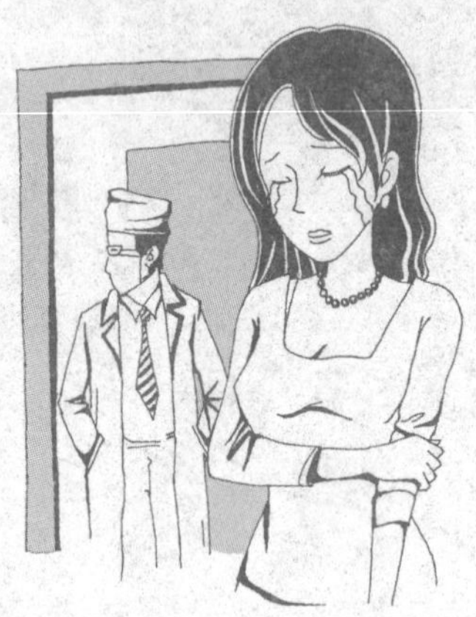

利，也不利于妇女身体的恢复。

因此，为了使子宫等各器官得到充分休息，恢复应有的功能，为妊娠提供良好的条件，早产及流产的妇女最好过半年后再怀孕较为合适。

剖宫产手术的妇女，如欲再次怀孕，最好过两年以后，给子宫一个充分的愈合时间。

贴心 TIPS

妇女不要多次做人工流产手术，如果妇女在短期内多次做人工流产手术，容易造成宫颈或宫腔粘连。由于反复吸刮宫腔，损伤宫颈管内膜及子宫内膜基底层，愈后过程中容易发生宫颈或宫腔粘连，这对以后怀孕不利。多次做人工流产手术，子宫内膜基底反

复受到伤害，就会失去再生能力，不来月经，并难以治愈。

长期用药的妇女停药后不宜立即怀孕

有些妇女身体患病，需要长时间服用某些药物。激素、某些抗生素、止吐药、抗癌药、治疗精神病药物等都会不同程度地对生殖细胞产生影响。卵细胞发育成成熟卵子约需要14天，在此期间卵子最易受药物的影响。

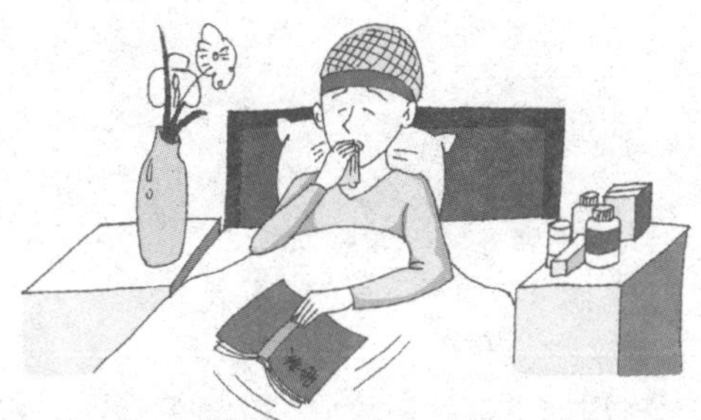

因此，长期服药的妇女不宜急于怀孕。一般来说，妇女在停用药物20天后受孕，就不会影响下一代。当然有些药物影响的时间可能更长些，最好在准备怀孕时向医生咨询，请医生确定怀孕时间。

刚受过X光照射的妇女不宜立即怀孕

妇女在怀孕前一段时间内最好不要受X光照射。如果在怀孕前四周内受X光照射，也会发生问题。

医用X光的照射虽然很少，但它却能杀伤人体内的生殖细胞。因此，为避免X光对下一代的影响，接受X光透视的妇女，尤其是腹部透视者，过四周后怀孕较为安全。

调查表明，在1000个儿童中，发现有三色色盲的儿童的母亲腹部大多都曾接受过X光照射。

身体疲劳时不宜怀孕

社会在快速发展，与此同时，疲劳也在悄悄地侵袭着人类。经专家研究证明：现代生活方式大大恶化了男子的生殖能力。与20世纪60年代时相比，男子的精子质量已呈下降趋势。原因与生活疲劳有关。能引起疲劳的现代生活因素很多，比较明确的有以下14种。

- 连续的夜班。
- 长途旅行。
- 常赴舞会并频下舞场。
- 沉迷于夜生活。
- 过度的体力运动。
- 剧烈的体育运动。
- 远途而紧张的旅行结婚。
- 操办或参加旧式婚嫁礼仪。
- 摆宴席招待较多的客人。
- 陪坐久久不散的宴席。
- 激烈地争吵或生气。
- 过于集中并持久的脑力劳动。
- 久卧病床。
- 频繁性交。

因此，要想优生，上述诸项可导致疲劳的现代生活方式要有一定节制，尤其是那些与男子密切相关的生活活动。身体在疲劳时，精子质量一定很低，对后代有严重影响。因此，应当避免在身体疲劳时怀孕。

3 病患者的孕育

孕前需预防习惯性便秘

有习惯性便秘的妇女在孕前要预防，一旦怀孕会加重便秘的程度，孕妇会在早孕期感到腹胀不适，大便时增加腹压易引起子宫收缩，严重的可导致流产、早产。

大便时蹲坐时间过长，孕妇体位改变可以导致血压的改变，如体位性低血压，会出现晕厥现象。如果合并胎盘低置或盆腔肿物，腹压的增加还可以导致阴道出血，盆腔肿物扭转而导致腹痛等异常现象。

预防习惯性便秘除加强体育锻炼和多吃新鲜蔬菜水果外，还可用一些常见食物作食疗，效果很好。

贴心 TIPS

推荐几种预防习惯性便秘的食疗方法：

●红薯糖水：红薯 500 克，削去外皮切成小块，加清水适量煎煮，待熟透变软后放糖加生姜两片，再煮片刻服食。

●冰糖炖香蕉：每次将 2~3 根香蕉去皮加适量冰糖，放入水中炖熟服食。

●清蒸茄子：将 1~2 个鲜茄子洗净后放在碟上，加油、盐少许，将碟子一起放入锅中蒸，待熟取出，加味精拌匀服食。

●麻油拌菠菜：每次用鲜菠菜 500 克，洗净，待锅中水煮沸，加入食盐适量调味，把菠菜置沸盐水中烫约 3 分钟，取出，拌麻油食用。

肺结核病患者可以怀孕吗

肺结核病是结核杆菌引起的一种传染病，患者往往有持续的低热、疲劳、咳嗽、咯痰甚至咯血等慢性消耗性症状，因此需要积极治疗。

若处在肺结核开放期，随着咳嗽、打喷嚏，很容易将疾病传染给他人。如在这个时候怀孕，会使身体许多器官的负担加重，同时出现的早期妊娠反应也会影响病人的营养供应，而且随着腹内胎儿的生长，所需的营养增加，会使母亲变得更加虚弱，抵抗力下降，病情加重。

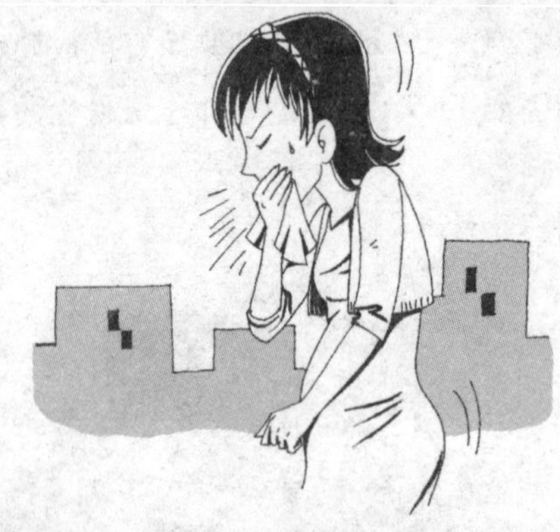

另外，治疗结核病的药物，如链霉素、异烟肼、利福平等都对胎儿有一定的影响，可导致先天性耳聋或畸形，甚至死胎。

因此处于开放期的结核病人不应当怀孕，必须治愈肺结核病后，调理好身体再怀孕。

过去曾患过结核病现已痊愈的妇女，妊娠后一定要有足够的营养、充足的睡眠、有规律的生活及安静的环境，定期在产科及内科就诊，应在医生的监护及治疗下平安地度过孕产期。

心脏病患者可以怀孕吗

妇女在妊娠期间的血容量比妊娠前增加 40%～50%，在妊娠 32 周～34 周时达最高峰。每分钟心搏量比未孕时增加 20%～30%，在妊娠 22 周～28 周达高峰。

在妊娠期间随着子宫增大、膈肌升高、心脏移位，机械性地增加了心脏负担；分娩时由于子宫收缩、产妇屏气用力、腹压加大及产后子宫迅速收缩，大量血液进入血循环，均会增加心脏负担。这些情况对健康孕妇来说不成问题，但对患有心脏病的孕产妇则不然，严重时可导致孕产妇死亡。

但也并非凡患有心脏病的妇女都不能怀孕。这要看所患心脏病的性质、心脏被损害的程度、心功能状况及能否进行心脏手术纠正等，具体情况由医生综合考虑后作出决定。

一般来说，患轻度心脏瓣膜疾病和先天性心脏病的妇女如能胜任一般体力劳动，或活动后稍有心悸气短和疲劳感的，可以妊娠和分娩，但可能会出现一些问题。这类患者必须选择有心脏病专科的医院，在心脏科与产科医生的共同努力下，来处理整个妊娠与分娩过程。

如果患者稍事活动就感到心悸气短，夜间不能平卧，口唇颜色发绀，呼吸困难，咯血或痰中带血丝，肝脏肿大和下肢水肿，千万不可冒着生命危险去怀孕。另外，有病毒性心肌炎的妇女，应在病愈后怀孕。

贴心 TIPS

心脏瓣膜置换手术后，如心脏功能恢复良好，可以结婚，并过上正常的婚后生活；但由于妊娠可使心脏增加 30%~45%的负担，因此，是否可以生育，取决于术后心功能状况。

- 心功能 1 级者：可以妊娠。
- 心功能 2 级者：应慎重考虑是否进行妊娠，妊娠后密切观察，如出现心脏负担过重现象，则应终止妊娠，以免发生心力衰竭。
- 心功能 3~4 级者：应实行避孕或绝育措施。

由于一些常用口服抗凝药物有时可引起胎儿畸形，因此，妊娠后应加强对胎儿的监测。另外，口服避孕药、雌激素可对抗抗凝药物的作用，服用时应加强抗凝监测。

高血压患者可以怀孕吗

平时血压如在 17.3/12kPa (130/90mmHg) 或以上的妇女就患有高血压病。这就需要去医院检查血压高的原因，排除由于肾脏病或内分泌病所引起的高血压，只要是确定没有明显血管病变的及处在高血压病早期的妇女，一般都可以怀孕。

但高血压患者在妊娠后很容易患妊娠高血压综合征。患此病会加重血管痉挛，影

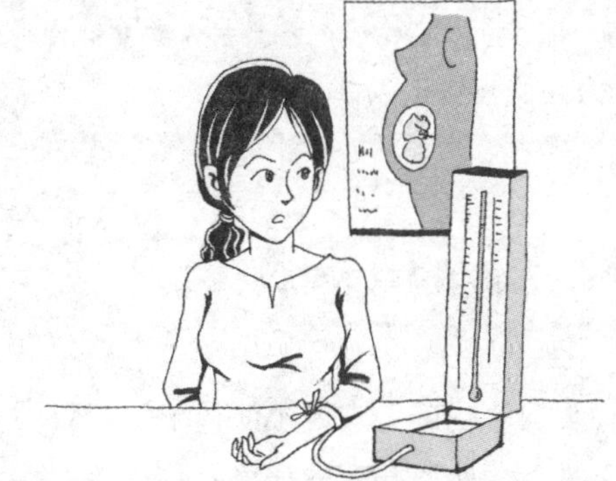

响子宫血流量，胎盘由于缺血而功能减退以致胎儿宫内缺氧、发育停滞，易产低体重儿，严重时胎儿可能会死亡。另外，由于胎盘坏死出血，可发生胎盘早期剥离，严重威胁母婴生命。

患高血压病的妇女妊娠后，在妊娠中期约有1/3的人血压可降为正常，即使这样，也不能放松警惕。要注意休息，避免精神过度紧张；要摄取高蛋白、低盐食物；应及早进行产前检查，根据病情适当增加检查次数；及时服降压药和利尿药，使血压维持在正常水平。只有这样才能降低妊娠高血压综合征的发生率，或使发病推迟到妊娠35周以后，以减轻对胎儿的影响。通过采取以上措施才能使母子平安。

贴心 TIPS

如果你在孕前患有高血压病，妊娠期间就要密切注意血压。必要时应在家中经常测血压。某些高血压的治疗措施对妊娠无害，另一些则不然，切记绝对不要擅自停药或减量，这十分危险！如果你准备妊娠，要向医生咨询用药的安全性问题。

如果血压只是轻度升高，在医生的建议下适当注意休息，低盐饮食，进行药物调整，还是可以怀孕的；如果高血压已经持续一段时间，并且产生了一些并发症，就要暂缓怀孕，密切监测身体状况，待血压及并发症控制后再考虑怀孕事宜。

肾脏病患者可以怀孕吗

患肾脏病的妇女能不能怀孕？这一问题要取决于肾脏病变的程度及临床四大症状的轻重。如果临床上只表现出轻度的蛋白尿，偶见红细胞，无浮肿，无高血压，无肾功能异常状况出现，一般情况下就不会影响妊娠和生育。

反之，如患者有明显高血压或肾功能不好，再加上蛋白尿、浮肿的症状就不宜怀孕。主要根据肾功能及血压的情况而定。

随着科学的发展，对以前认为是不治之症的尿毒症(肾衰竭)，采用“肾脏移植”治疗后，也可获得根治。那么肾脏移植后的育龄妇女是否可以怀孕呢？有关医学专家提出，以下情况可考虑怀孕。

- 肾移植后至少两年以上健康情况良好者。
- 身体条件符合产科条件者。
- 临床肾功能无蛋白尿、高血压者。
- 无排尿反应证据等。

否则会给孕妇及胎儿造成不良影响。

贴心 TIPS

如果患有慢性肾炎，并伴有高血压或尿蛋白达(++)以上者，妊娠后期胎儿及新生儿死亡率高，而且会并发妊娠高血压综合征，会加重肾脏的病情，应该禁止妊娠。如果孕妇在孕早期患有急性肾炎，尽管恢复较快，其症状一般一周左右可消失，但还是可能造成自然流产或早产。若肾炎持续超过两周以上，则应终止妊娠，因为此时胎儿受到的危害最大。

妊娠前曾有过肾炎的妇女，孕期应特别注意保健，要多卧床休息，不可劳累，饮食中要摄入丰富的蛋白质和维生素。孕期中要有医护人员监护，以便及时发现妊娠高血压综合征，随时采取有效的控制措施。

肝炎患者可以怀孕吗

肝炎是由肝炎病毒引起的一种传染病。如果患肝炎后怀孕，由于妊娠期新陈代谢旺盛，肝脏负担加重，将使肝功能进一步恶化。

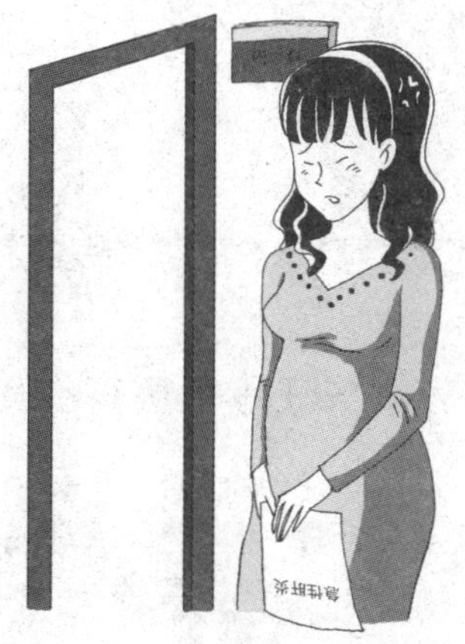

如果怀孕早期患了肝炎，会使恶心、呕吐、进食差等早孕反应加重；而早孕反应又会影响肝内营养物质的补充，使肝炎病情加重。

妊娠晚期，本来负担已加重的肝脏，如再传染了急性病毒性肝炎，则易发生急性重型肝炎（黄色肝萎缩），会严重威胁孕妇及胎儿的生命。一般患肝炎的孕妇并发妊娠高血压综合征者较多，分娩时也可能因为肝炎病人的凝血功能障碍而发生产后大出血。

对胎儿来说，由于肝炎病毒可以通过胎盘直接损害胚胎或胎儿，可造成流产、早产、畸形、死胎及新生儿窒息等。患乙型肝炎的孕妇如乙肝表面抗原及 e 抗原均呈阳性，所生的新生儿中 80%～90%可发生乙型肝炎。

因此，在妊娠早期如合并急性肝炎，最好进行人工流产；妊娠中、晚期合并肝炎者，应在专科医生指导下积极治疗。治疗时可采用高蛋白质饮食疗法及卧床休息等方法。产后不宜用母乳喂养，以减少产妇体力的消耗及避免对婴儿的传染。乙肝表面抗原阳性产妇所生的婴儿应当注射高效乙型肝炎免疫球蛋白和乙型肝炎疫苗。

不管怎么说，患有肝炎的妇女最好还是在病愈后怀孕为好。

糖尿病患者可以怀孕吗

糖尿病是会给妊娠带来严重影响的疾病之一。糖尿病可能增加流产、死胎的概率，巨大儿、畸胎率也比一般人高 3 倍。而且糖尿病患者妊娠后其临床过程复杂，处理不当会危及母婴生命。

因此，一些已有明显肾脏病变或严重的视网膜病变的糖尿病患者，因其妊娠后畸胎率可高达 20%，而且妊娠又会加重肾脏病变和血管病变，对母婴均不利，故不宜妊娠。

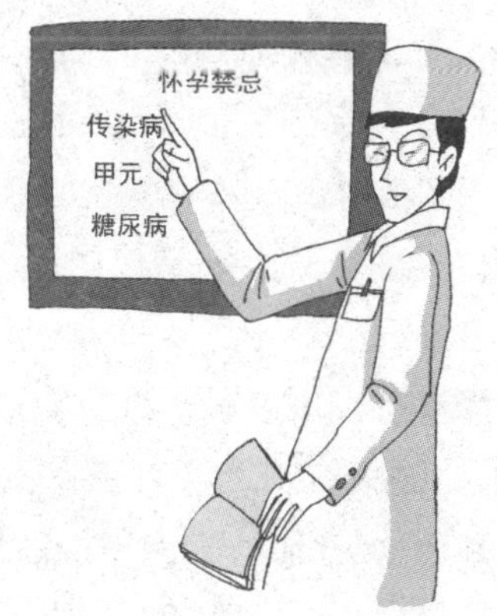

多数医生建议，至少在糖尿病得到良好控制 2～3 个月后，才能妊娠，这样可使流产等危险降至最小。同样道理，最好在孕前使肾脏和血压方面的问题也得到控制。

以往的记录表明，患糖尿病的孕妇在得到良好控制后,妊娠通常都很顺利。

如果有糖尿病家族史,或怀疑自己有糖尿病,一定要在妊娠前检查清楚。如果确实患有糖尿病,应在内分泌科就诊,并在医生建议下将血糖调整到正常的范围内。

甲亢病患者可以怀孕吗

甲状腺功能亢进简称甲亢，是一种基础代谢紊乱造成的疾病,多发于 20～40 岁的妇女之中。患者可出现心慌、气短、多汗、怕热、食欲亢进、神经过敏等症状。

患甲亢的妇女常常有月经异常和无排卵现象,因此不易怀孕,但不是所有患甲亢的妇女都不能怀孕。一旦甲亢患者妊娠,很容易发生流产、死胎、早产现象,且发生概率明显高于正常妇女。妊娠会加重甲亢患者的生理负担,使其甲亢症状加重,恶化孕妇病情。

如果孕妇在妊娠期间必须服用抗甲亢药物,这样会抑制胎儿的甲状腺功能,因而造成胎儿先天性甲状腺功能低下症（甲低),导致出生后的婴儿患呆小症。如果妊娠中采用了放射性碘来治疗甲亢，胎儿则会因为接触过多放射线,造成严重后果,所以应终止妊娠。

如果孕妇发生了甲状腺功能低下症，这时对胎儿的影响比患甲亢更大，胎儿的流产率和出生期死亡率也会增加。

甲亢患者怀孕是危险的，对母婴均不利。从优生角度考虑,正在患甲亢的年轻妇女,最好不要急于怀孕,以免对自己和胎儿造成不良影响。

贴心 TIPS

一般而言,轻症甲亢患者及经过治疗后能很好控制病情的甲亢患者，可以怀孕,在产科及内科医师的监护下大多可获得良好的怀孕结果;重症和不易控制病情的甲亢患者,最好不要急于怀孕,以免对自己和胎儿造成不良影响。

如果你已经怀孕,应去医院就诊,由内分泌医生根据你甲亢病情的轻重,决定是否需要终止妊娠。

有哪些性传染疾病不宜怀孕

性传染病可伤害胎儿，或造成死胎、畸胎,或传染胎儿、新生儿,影响下一代健康。

淋病是性病的一种。女性患淋病后,淋病双球菌可侵犯阴道、子宫颈、子宫内膜、输卵管而引起一系列的炎症反应。急性淋病如未治愈，淋菌可长期潜伏于尿道旁腺形成慢性感染,并会经常发作。有淋菌性阴道炎的产妇，胎儿通过产道分娩时可发生淋菌性眼结膜炎，如不及时治疗或治疗不当,可致失明。

因此,患有淋病的妇女,应彻底治愈后再怀孕;若妊娠期发病者，更要积极治疗,彻底根治。为了预防新生儿淋菌性眼结膜炎,除了妊娠后作常规淋病涂片检查外,对刚出生的婴儿须滴 5%蛋白银眼药水。应取婴儿眼分泌物做涂片及培养，如确定为淋菌性眼结膜炎,应立即治疗。不过,妇女在患淋病期间还是不怀孕为好。

尖锐湿疣是由人乳头状瘤病毒感染引起的,易发于女性的大小阴唇、肛周、会阴部,严重时可波及阴道、宫颈、尿道等处。因其传染途径主要是性接触,故属性传播性疾病。

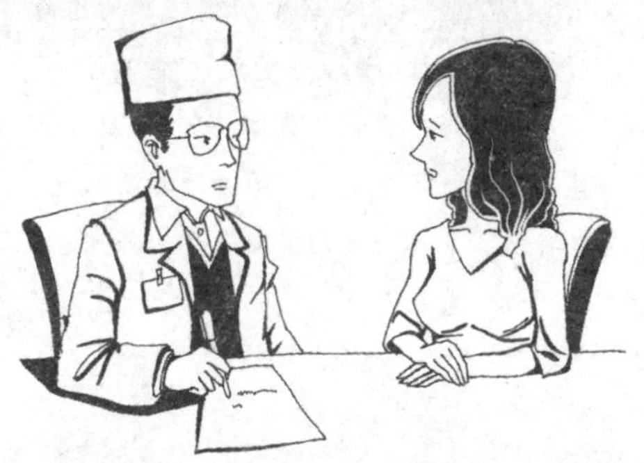

尖锐湿疣在妊娠时因性激素刺激可迅速增多、增大,并可经阴道上行感染子宫。如孕妇在阴道内或阴道口发生尖锐湿疣,分娩时新生儿可被感染,出生后不久就可能发生喉乳头瘤。

为避免感染新生儿或发生出血,患严重的外阴、阴道尖锐湿疣的孕妇,宜进行剖宫产手术。在治疗时,小疣可进行冷冻治疗,大疣可用电刀切除。

因此,患有尖锐湿疣的妇女,应待病愈后再妊娠。

妇女患梅毒怀孕,可引起死胎或出生先天性梅毒儿,对母子都不利。因此,患梅毒的妇女,也应待病彻底治愈后才可以怀孕。

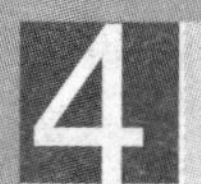

4 孕前生活要点

作好孕前计划

怀孕前应该先充分准备,作一个周全的计划。这样,不但可以在心理上作好怀孕的准备,而且能够采取一些措施,以增加受孕的机会,最终拥有一个健康又聪明的宝宝。

在怀孕前3个月就应该开始进行下述的孕前准备。

• 受孕前半年要完全停止服用避孕药,因为避孕药是由小剂量的雌激素和孕激素合成的,主要作用是抑制排卵、改变宫腔黏液的性状、阻止精子进入宫腔、妨碍受精卵着床等,对胎儿有一定的危害。因此,从优生的角度考虑,最好等到有三次正常月经周期后再怀孕,在此期间可用避孕套或子宫帽进行避孕。如服用避孕药失败怀孕,或怀孕后又服用了避孕药,应尽早流产,以保证生一个健康聪明的宝宝。在未恢复正常的月经周期前就受孕的话,婴儿的预产期就不好计算。

• 确定你的工作是否对胎儿有危害,如放射线、噪声等,有条件的话应适当调换工作岗位。

• 确定你是否进行过风疹疫苗的预防注射。因为怀孕早期孕妇一旦感染风疹病毒,此病毒可通过胎盘和血液进入胎儿体内。由于此时胎儿正处于各器官的形成阶段,病毒的感染可使细胞分化受到抑制,如果胎儿器官发育受阻,有可能畸形,严重者可发生早产、死产情况。

• 开始服用叶酸等微量元素,保证均衡、充足的营养。孕妇如果缺乏叶酸,除可引起孕妇贫血外,还可导致胎儿发生神经管缺陷畸形,因此要及早补充叶酸。孕前3个月,至少1个月开始每日补充0.4~1.0毫克的叶酸,使机体内的叶酸逐渐累积达到一定的量,目的是为了预防胎儿神经管缺陷的发生。

●锻炼身体,使身体、情绪处于最佳状态。

●假如你长期患某种疾病,如糖尿病或癫痫等,并且是在治疗中,在你打算怀孕之前应该咨询医生,医生可能要对你是否适宜怀孕、是否需要更换治疗所用的药物等作出综合评价,停用对胎儿有影响或者会使你较难受孕的药物。

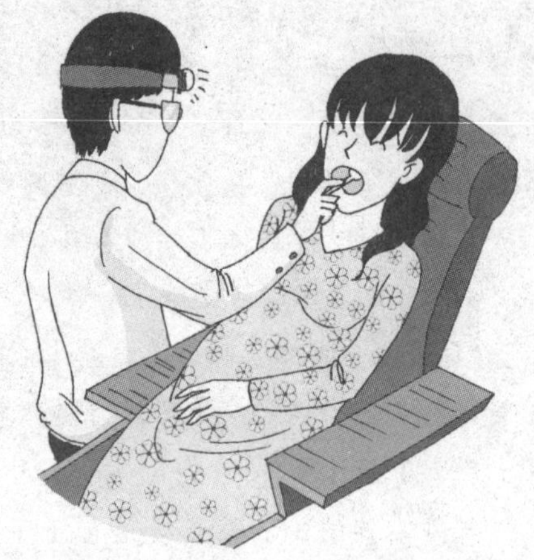

●戒除不良习惯。吸烟、饮酒、吸毒等对精子、卵子及受精卵均有毒害作用,应在怀孕之前先戒除,等怀孕后再戒往往为时已晚。

●怀孕前还须进行口腔保健,就是要看一次牙科医生,提前避免孕期可能发生的口腔疾患。

贴心 TIPS

●怀孕前还要从自己的小家庭考虑,什么时候生孩子好,生几个孩子好,是否有益家庭的生活改善和夫妻的工作、学习。

●要具备一定的家庭经济条件,如果经济条件不允许,就不要急于生孩子,更不要生两个或两个以上的孩子,以免给家庭带来经济负担。

●要考虑自己的年龄、工作、学习是不是适于生孩子,如果年龄还小,参加工作不久,或正在学习文化知识和技术,就应考虑晚些时候生孩子,走“先立业后成家”的路子。

●还要考虑自己的身体状况,如果自己身体健康状况不理想,就不要急于要孩子。待身体健康状况好转时再要孩子也不晚,这有利于母子健康。

准爸爸的孕前准备

发生婴儿缺陷情况绝不仅仅与女性的孕期状况有关,与男性也有着同等重要的关系。男性育前保健同妇女孕期保健、围产期保健一样,值得每一位准备做父亲的男性高度重视。

因为精子的数量和质量对能否生育一个健康聪明的宝宝至关重要,而精子成熟需要两个多月的时间,因此男方的准备也

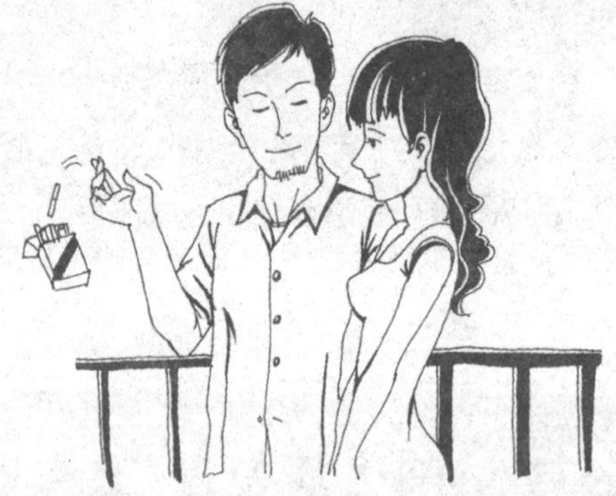

至少应在3个月之前开始。需要注意的有以下几点。

治疗生殖系统疾病。在男性生殖器官中,睾丸、附睾、输精管、前列腺中任何一个部位出现问题,都会影响精子的产生和运输。例如梅毒、淋病等性病会影响精子的生成、发育和活动能力,前列腺炎、精索静脉

曲张、结核等疾病可造成不育，须进行早期治疗。

防热。 睾丸的温度应低于身体其他部位的温度，这样才能产出正常的精子。精子对温度的要求比较严格，必须在低于体温的条件下才能正常发育，温度过高可以杀死精子，或不利于精子生长，甚至会使精子活力下降过多而导致不育。因此要尽量避免导致睾丸温度升高的因素，如长时间骑车、久坐不动、穿紧身牛仔裤、洗桑拿、用过热的水洗澡等。

适当的性生活。 性生活频繁必然使精液稀少，精子的数量和质量也会相应减少和降低。一般2～3天一次即可。

避免接触有害物质。 许多物理、化学、生物因素会使精子畸形或染色体异常，如铅、苯、二甲苯、汽油、氯乙烯、X光及其他放射性物质、农药、除草剂、麻醉药等均可致胎儿畸形。如果接触农药、杀虫剂、二氧化硫、铜、镉、汞、锌等有害物质过久，体内残留量一般在停止接触后6个月至1年才能基本消除，在此期间也不宜受孕。

不能滥用药物。 不要使用含雌激素的药物，因为利血平、氯丙嗪等均会影响精子的生存能力，使畸形精子的数目大量增加。

戒除不良嗜好。 吸毒者应戒毒，吸烟者应戒烟，嗜酒者应戒酒。酒精可使精子发生形态和活动力度的改变，甚至会杀死精子，从而影响受孕和胚胎发育，先天智力低下和畸形儿发生率相对增高。烟中含有多种有害物质，也会杀死精子。一般情况下，丈夫须在孕前2～3个月戒除烟酒，这样才能有足够的时间产生优质的精子。

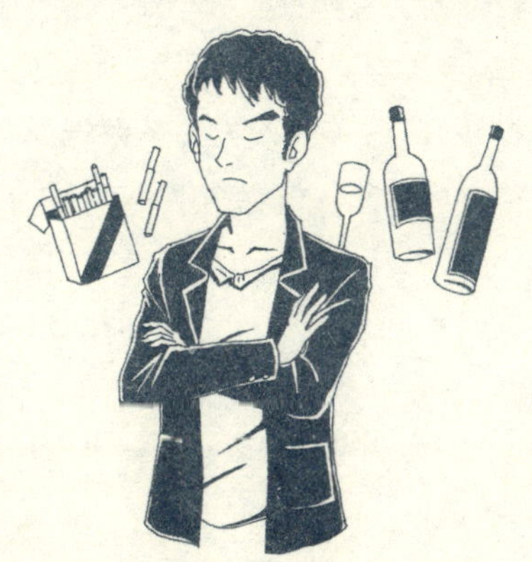

不能偏食。 精子的生存需要优质蛋白质、钙、锌等矿物质和微量元素及多种维生素等，如果偏食，饮食中缺少这些营养物质，精子的生成会受到影响，或许会产生一些“低质”精子。因此，丈夫在妻子怀孕前应多吃些富含锌、精氨酸等有利于优质精子形成的食物，如牡蛎、甲鱼、鳝鱼、河鳗、墨鱼等。

保持良好的情绪。 如果经常忧郁、烦恼或脾气暴躁，会使大脑皮质功能紊乱，造成神经系统、内分泌功能、睾丸生精功能以及性功能不稳定，也会影响精子的产生和质量。

贴心 TIPS

研究表明，会影响精子质量的药物有以下一些。

吗啡、灭滴灵、环磷酰胺、氨苄青霉素、红霉素、苯丙胺等药物，男性服用后，其能够进入精液，通过性交进入妻子阴道，受孕后会致畸胎。

另外，盐酸甲基苄肼、丝裂霉素、雌激素、利血平等药可降低精子质量；氯丙嗪、乙酰丙嗪、异丙嗪、奋乃静等会影响睾丸质量。

因此，想让妻子健康怀孕，丈夫不要滥用药物，也不要使用含雌激素的护肤品。

什么时候开始作孕前检查

随着优生意识的加强，越来越多的夫妇在准备为人父母之前，会想到去医院的妇产科或妇产专科医院进行相应的孕前检查,这是很有必要的。

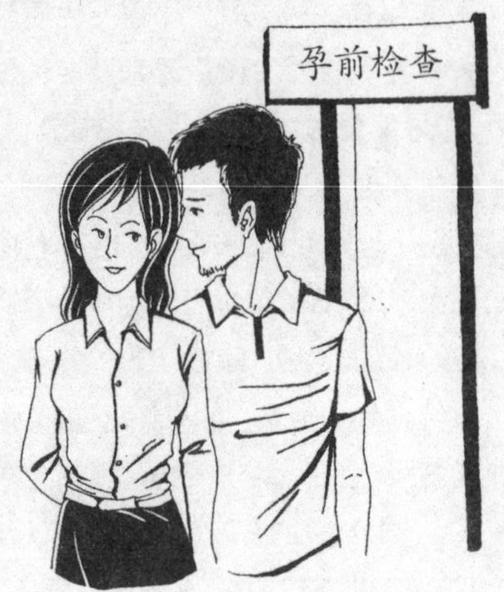

一般建议孕前3~6个月开始作检查,这样夫妻双方无论从营养方面，还是接种疫苗以及补充叶酸方面,都有相应的准备时间。一旦孕前检查发现其他问题，还可以有时间进行干预治疗。所以,至少应提前3个月进行孕前检查,而且夫妻双方应同时进行。

贴心 TIPS

想要生个健康宝宝,第一步就是在怀孕前要作一个全面的体格检查,无论是准爸爸还是准妈妈都要参加。孕前检查除了要排除有遗传病家族史之外，还要排除传染病,特别是梅毒、艾滋病等,虽然这些病的病毒对精子的影响现在还不明确,但是这些病毒可能通过爸爸传给妈妈，再传给肚子里的宝宝,使其出现先天性的缺陷。

另外,准爸爸和准妈妈要接受很详细的询问,比如自己的直系、旁系亲属中,有没有人出现过习惯性流产或是生过畸形儿的现象,知道这些状况对于医生判断是否为染色体平衡易位患者有很大帮助,有助于减少生出不正常宝宝的可能性。

孕前的心理准备

所谓孕前的心理准备，是指夫妻双方应在心理状态良好的情况下完成受孕。因为稳定良好的心理状态能保证机体各器官的功能处于最佳状态，神经内分泌调节保持在最好的水平，使男女双方的生殖生理

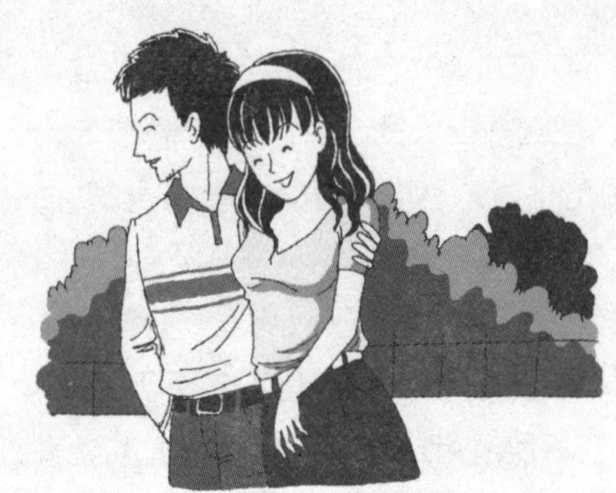

功能得以很好的发挥。

首先应当消除忧虑感。凡是双方或一方受到较强的劣性精神刺激，如心绪不佳、忧郁、苦闷或夫妻之间关系紧张、闹矛盾时都不宜受孕,应该等到双方关系融洽、心情愉快时再完成受孕。研究结果表明,在心理状态不佳时受孕,会对胎儿产生有害的影响。

怀孕后的妇女，许多活动和娱乐都将受到限制,对此应有充分的思想准备。如果平时工作比较忙，怀孕和分娩会对此带来一定程度的不便,可能会影响工作,对此要

有充分的认识，要作好相应的准备，实现高质量的受孕。

因此，夫妻双方应该快乐多一点儿，高兴多一些，为了让将来的宝宝更健康、更聪明，请让自己以最好的心情迎接怀孕的那一刻。

贴心 TIPS

对于妊娠的期望，无论夫妇哪一方都应给予充分重视。

生育，从家庭伦理角度来看，是一种爱的传递，它是以夫妇情感的发展为基础的。从期待妊娠到实现生育目的的过程，应该是发展夫妇爱情，并进一步激发对生活热爱的过程。把握了这一点，同时也就获得了平衡妊娠心理的强有力的支点，可以说，这是作好孕前心理准备的关键。

孕前的营养准备

一般来说，人们比较重视怀孕后的营养，但实际上，孕前营养也很重要。那么，在营养方面，怀孕前要做些什么呢？

实现标准体重。育龄妇女若体重过低，说明营养状况欠佳，易生低体重儿；过于肥胖则易导致自身发生某些妊娠并发症，如高血压、糖尿病等，且能导致超常体重儿的出生。

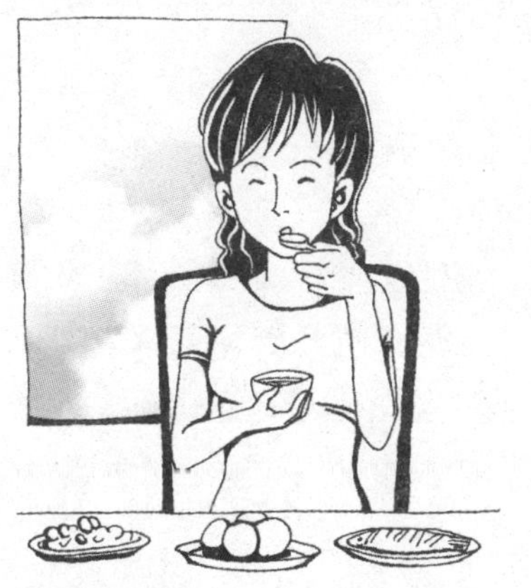

标准体重的计算方法如下：体重指数(BMI)＝体重(千克)÷2倍身高(米)，结果在18～24之间，即为标准。统计资料表明，怀孕后期的妇女体重(千克)÷2倍身高(米)体重都会比孕前增加1/5左右，如果孕前体重低于标准值，特别是相差悬殊者，则应当增加饮食量，使自己的体重达到标准值。

饮食调节。计划受孕前的食物不要太精细，食用五谷杂粮最好，加上花生、芝麻等含有丰富的促进生育的微量元素锌和各种维生素，适量的含动物蛋白质较多的猪肝、瘦肉以及新鲜蔬菜和各种水果，同时应注意食物不能太咸，尤其是炒菜应少放盐，过多摄入盐，可能使怀孕期间出现高血压和水肿的隐患。

合理的饮食除能提供合格的精子、卵子外，还给准备受孕的妇女提供了给体内储存一定营养的机会。

增加运动。肥胖者应通过运动减轻体重，避免使用减肥药，避免烟酒及咖啡因，补充对胎儿发育有利的营养物质，如小剂量叶酸(0.4毫克／天)、碘酸钾(缺碘时补充)，应在医生指导下使用。

贴心 TIPS

为减少早孕反应对身体的影响，女性要在准备怀孕前的3个月多吃瘦肉、蛋类、鱼虾、动物肝脏、豆类及豆制品、海产品、新鲜蔬菜、时令水果等。

男性多吃鳝鱼、泥鳅、鸽子、牡蛎、麻雀、

韭菜。少吃火腿、香肠、咸肉、腌鱼、咸菜，不要吃熏烤食品如羊肉串等。少吃罐头及少喝饮料。

洗蔬菜时可用浸洗方法去掉残留农药。

孕前应补充的营养

妇女孕前补充营养很重要，一是营养不良可导致不孕；二是营养不良可导致孕后胎儿缺乏营养，影响发育。所以，准备怀孕的妇女不可缺乏营养，注意多摄入含优质蛋白质、脂肪、矿物质、维生素和微量元素丰富的食品。

蛋白质。蛋白质是生命的基础，是构成人的内脏与肌肉以及健脑的基本营养素。如果妇女在孕前摄取蛋白质不足，就不容

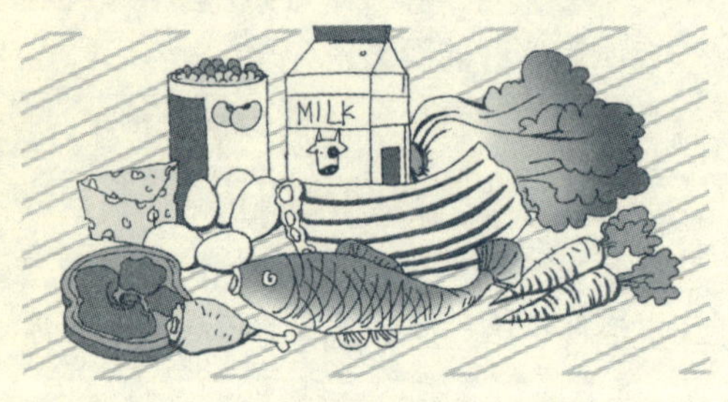

易怀孕，或者怀孕后由于蛋白质供给不足，胚胎不但发育迟缓，而且容易流产，或者发育不良，造成先天性疾病及畸形。

此外，若蛋白质摄取不足产后母体也不容易恢复，有的妇女就是因为产前蛋白质摄取量不足，分娩后身体一直很弱，还有多种并发症发生。

含有丰富蛋白质的动物性食物有牛肉、猪肉、鸡肉、肝类、鱼、蛋、牛奶、乳酪等；植物性食物有豆腐、黄豆粉等豆类及豆制品。

钙。钙是形成骨骼与牙齿的主要成分。它是胎儿发育过程中不可缺少而且用量较多的一种主要成分。钙可以加强母体血液的凝固性，可以安定精神，防止疲劳，对将来的哺乳也有利。

因此，怀孕女性必须摄取比平常多两倍的钙质，虽然孕期开始对钙的需求并不那么重要，但这是短暂的，我们知道，钙在人体内的储存时间长，用得多。储存时间长，就决定了孕前必须大量补充钙。

含钙多的食物有鱼类、牛奶、乳酪、海藻类及绿色蔬菜等。

铁。铁是血红蛋白的主要成分，其在人体内最主要的功能是组成血红蛋白，从而进一步形成血细胞。人体如果缺铁，就会产生贫血，容易倦怠。妇女在怀孕中期之后，容易贫血，这是因为胎儿成长迅速，每天都要吸收约 5 毫克的铁质，因而使母体血液中的铁质减少。

贫血不但不利于胎儿的生长，而且生产时会出现低热或迟缓出血等并发症，出血量也会增加，使产后母体恢复较慢，甚至可能造成致命的伤害。为了防止妇女怀孕中期贫血，除了在孕期注意补充铁外，在孕前就要开始多摄取铁。铁能在人体内储存 4 个月之久，在孕前 3 个月补充铁是很适合的。

富含铁的食物有猪肝、猪血、牛肉、鸡蛋、大豆、海藻类、芝麻、黑木耳、香菇、绿色蔬菜等。

维生素。维生素是人体生长最基本的要素，它是维持人体正常生理功能所必需的一类化合物，也是需要量很大的一类物质。如果妇女缺乏维生素，其受孕概率就会低很多。

此外，如果缺少了维生素，即使其他营

养素进入体内，也无法充分发挥作用，比如人体对钙的吸收，就少不了维生素D的作用。因此，妇女在受孕前，一定要注意补充各类维生素，补充的时间以孕前2～3个月为宜。

富含维生素的食物有绿色蔬菜、动物肝脏、肉、蛋、牛奶及橘子、草莓等水果。

叶酸。叶酸是一种水溶性维生素，机体需要利用叶酸制造血液中的红细胞。叶酸有抗贫血功能，还有利于提高胎儿的智力。多食叶酸可以治疗和防止妊娠期巨幼细胞性贫血、婴儿营养性大细胞性贫血等症。近年来，科学家发现叶酸在改善先天愚型患儿智力方面也有特殊的医疗功能。所以，为了孕妇的健康以及孩子的身体成长和智力发育，一定要注意叶酸的补充。

叶酸含量较高的食品有动物肝脏、多叶绿色蔬菜、豆类、谷物、花生等。

锌。锌对人体的生理作用是相当重要的。首先，锌是人体内一系列生物化学反应所必需的多种酶的重要组成部分，对人体的新陈代谢活动有重大影响。缺锌会导致味觉及食欲减退，减少营养物质的摄入，影响生长发育。

锌还具有影响垂体促进性腺激素分泌、促进性腺发育和维持性腺正常功能的作用。因此，缺锌不但可以使人体生长发育迟缓、身体矮小，且可致女性乳房不发育、没有月经，造成女性不孕，也可使男性精子减少或无精。

含锌比较高的食物有豆类、小米、萝卜、大白菜、牡蛎、牛肉、羊排、鸡、鲟鱼、茶叶等。女性多吃这些食物，可以促进排卵和第二性征发育。

贴心 TIPS

孕妇在孕前不宜食用棉子油。现在一些产棉区群众习惯食用棉子油，这对怀孕很不利，必须引起高度重视。有些妇女长期不怀孕或怀孕后出现死胎，可能就与长期食用棉子油有关。

如果妇女孕前长期食用棉子油，其子宫内膜及内膜腺体就会逐渐萎缩，子宫变小，子宫内膜血液循环量逐年下降，不利于孕卵着床而造成不孕。即使孕卵已经着床，也会因营养物质缺乏，使已植入子宫内膜的胚胎或胎儿不能继续生长发育而死亡，出现死胎现象。因此，育龄妇女不宜食用棉子油。

肥胖者的孕前营养

合理安排饮食。在膳食营养平衡的基础上减少每日摄入的总热量，原则是低能量、低脂肪。适宜优质蛋白（如鱼、鸡蛋、豆制品、鸡肉、牛奶等）和复杂碳水化合物，以减少脂肪（如肥肉、内脏、蛋黄、坚果、植物油等）为主。

运动和锻炼。以中等或低强度运动为宜，因为机体氧耗增加，运动后数小时耗氧量仍比安静时大，而且比剧烈运动容易坚

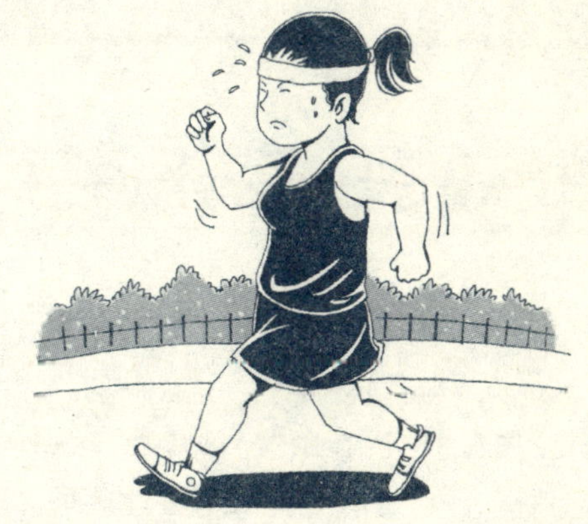

持，如快步走、慢跑、打羽毛球、打乒乓球、跳舞、游泳等，活动后即可消耗一定的能量。

但是，运动要量力而行，心血管病、高血压病患者要注意安全，一般应从小运动量开始，每日 30 分钟，适应后增加到 30～60 分钟。

健康饮食。每餐不过饱，七八分饱即可，不暴饮暴食，细嚼慢咽，延长进食时间，特别要注意挑选低脂食品，用小餐具进食，增加满足感，按进食计划把每餐计划好，少量多餐完成日计划，可减少饥饿感，妊娠后不主张减肥。

贴心 TIPS

需要注意的是，肥胖者过度减肥也会影响怀孕。其原因如下。

女性每月都会有一次月经，而每次月经都需要消耗一定的脂肪量；只有维持正常的月经周期，女性才可能具备生殖能力。

成年女性的脂肪过度减少会造成排卵停止或症状明显的闭经；脂肪含量还可以影响雌性激素水平，关系到这些雌性激素是否会呈现出活力。身体过瘦时，体内的“性激素失效球蛋白”的含量就愈高，而这种蛋白能令雌性激素失效，从而导致女性失去怀孕能力。

因此，准备孕育宝宝的女性，切忌为了身材苗条而失去做妈妈的机会。

体重过轻妇女的孕前饮食

纠正厌食、挑食、偏食习惯，少吃零食；停止药物减肥；检查潜在疾病造成的营养不良，如血液病、心血管病、肾脏病、糖尿病、结核等；检查有无营养不良性疾病，如

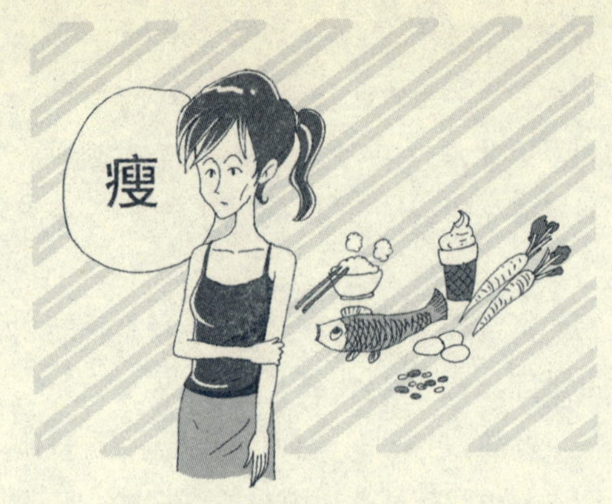

贫血、缺钙、缺碘、维生素缺乏等，如有则须治疗，如无明显缺乏，孕前 3 个月也应补充多种维生素、矿物质；增加碳水化合物、优质蛋白、新鲜蔬菜水果等的摄入量；脂肪按需要量摄入，不宜过多；禁烟酒；最好在体重达到理想标准后再怀孕。

此类妇女孕前饮食可参考下列标准：每日谷类 500～600 克，蔬菜类 400～500 克，水果类 100～200 克，鱼虾类 50 克，蛋类 25～50 克，畜、禽肉类 50～100 克，豆类及豆制品 50 克，奶油及奶制品 100 克，油脂类 25 克。

进行迎接妊娠的情感准备

夫妻之间如果能够有意识地进行迎接妊娠的情感准备，无疑是一种生育智慧。

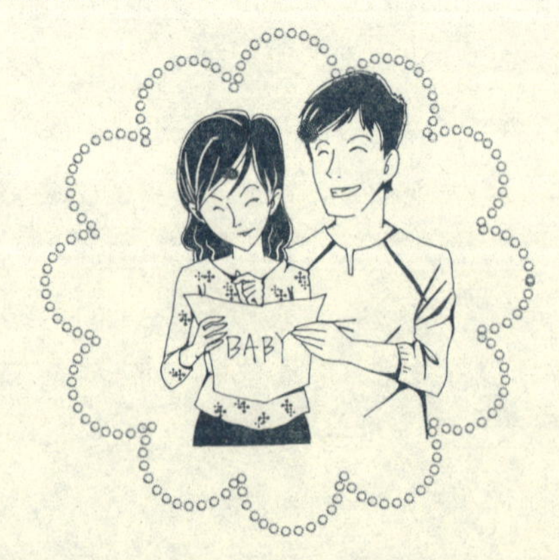

以迎接节日一样的心情迎接妊娠，可以看做是建立优生心理的开端，它将对未来一代的身心健康产生深远的影响。

不要向周围的亲友掩饰符合计划生育原则的妊娠愿望，经常接受与妊娠有关的良好祝愿和关心，将有助于烘托这种“节日”般的气氛，对改善妊娠心理也很有益处。

夫妻双方不妨安排一些带有纪念意味的活动，比如在准备妊娠的时候合影留念，也可以更浪漫一点儿，夫妻分别执笔给未来的小宝宝写一封欢迎的信函并各自珍藏，并相约在适当的时机展示等。这样做，不仅具有优化妊娠心理方面的作用，还将对孕妇顺利度过妊娠中的生理适应过程有明显的“支持”作用。

孕前的衣食住行

在穿着方面，男性不宜经常穿紧身裤，否则会使睾丸受压迫增温，以致造成生精功能减退。女性在着衣方面宜宽松，使乳房及腹部能够保持自然松弛状态，以利于生理功能的协调。

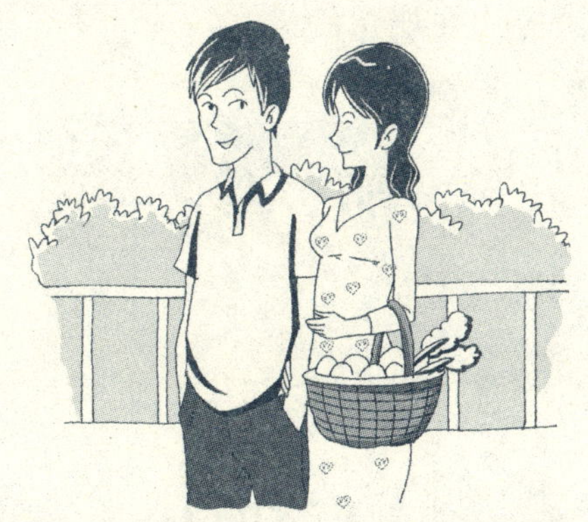

饮食方面，男女双方均应禁忌强烈刺激性的食物，尤其应戒酒、戒烟；最好不要听从传闻的“生育性别食谱”而偏食碱性或酸性食物，破坏身体酸碱性的平衡；孕前饮食一定要均衡，同时注意补充钙和叶酸；多喝牛奶和果汁，多吃柑橘类水果、深绿色蔬菜、坚果、豆类、带皮的谷物、强化面包等。

居住环境应尽量避免噪声污染，应尽量躲避有害生育的放射源的危害。

在行的方面应避免过分剧烈的运动，比如参加赛车活动等。因为过于激烈的运动和竞技心理状态，往往会影响生理机能的平衡，如果必须参与时，应适当推迟孕期，以期获得尽可能完美的优生效果。

贴心 TIPS

现代科学研究表明，夫妇经常通过体育锻炼保持身体健康，能为下一代提供较好的遗传素质，特别是对下一代加强心肺功能的摄氧能力、减少单纯性肥胖等遗传因素能产生明显的影响。

孕前锻炼的时间每天不少于15~30分钟。一般适于在清晨进行，锻炼的适宜项目有跑步（慢跑）、散步、做健美操、打拳等，并坚持做班前操、工间操，在节假日还可以从事登山、郊游等活动。这些活动千万不要因为新婚后家务负担的加重而中断。

孕前要戒烟

吸烟的危害越来越受到人们的重视。夫妻双方或任何一方吸烟，对受孕和胎儿都会产生巨大影响。烟雾中含有一些致畸物质，如尼古丁、焦油、辐射物和多环烃类。尼古丁及其代谢产物，可以改变催乳素和孕酮的分泌，破坏受精卵的着床过程。尼古丁还能提高妊娠子宫的紧张度，增加子宫的收缩力，从而造成自发性流产。

吸烟还与不孕症有很大关系。香烟在燃烧过程中所产生的有毒化学物质有致细胞突变的作用，对生殖细胞有损害，卵子和精子在遗传因子方面的突变会导致胎儿畸形和智力低下。

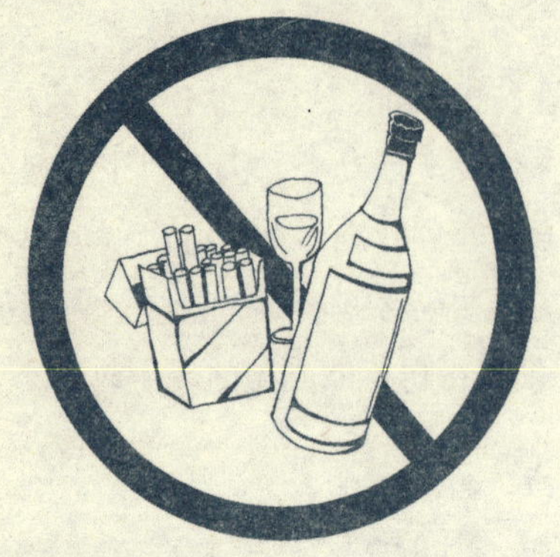

妇女在怀孕 20 周以前如果减少吸烟数量或停止吸烟，婴儿的出生重量可接近于非吸烟者的婴儿，但仍有先天性异常的危险。

应注意，不吸烟的妇女如果与吸烟的人在一起，也会受到影响。妻子和吸烟的丈夫在一起，她会吸入飘浮在空气中的焦油和尼古丁，同本人吸烟一样有危害。

因此，妇女想怀孕，应在 1 年前停止吸烟为宜，并同时让丈夫也戒烟。

孕前须戒酒

大量事实证明，嗜酒会影响后代健康，因为酒的主要成分是酒精，酒精在体内达到一定浓度时，对大脑、心脏、肝脏、生殖系统都有危害。

孕妇饮酒会造成流产、早产、死胎，且发生率较常人明显升高，因为酒精是生殖细胞的毒害因子。受酒精毒害的卵子很难迅速恢复健康，酒精还可使受精卵不健全。酒后受孕可造成胎儿发育迟缓，据统计有32%的此类婴儿先天性智力低下。中国自古也有“酒后不入室”的说法，意思即是说酒后不要同房。

因此，如果受孕前有饮酒的情况，就应等这种中毒的卵细胞排出、新的健康的卵细胞成熟后，再考虑受孕。酒精代谢物一般在戒酒后 2～3 天即可排泄出去，但一个卵细胞的成熟至少要 14 天以上。所以，在孕前须戒酒一个月后方可受孕，而且孕后也一定要戒酒。

孕前要谨慎用药

孕前因病或其他原因需要服药时，要特别注意，因为一些药在体内停留和发生作用的时间比较长，而且还可能对胎儿产生不良影响。还有一些妇女怀孕之后身体变化不明显，也没有妊娠反应出现，因此就认为自己没有怀孕，于是完全不考虑所服的药品是否会对胎儿产生影响，结果无意之中伤害了非常脆弱的胎儿，留下了终身遗憾。

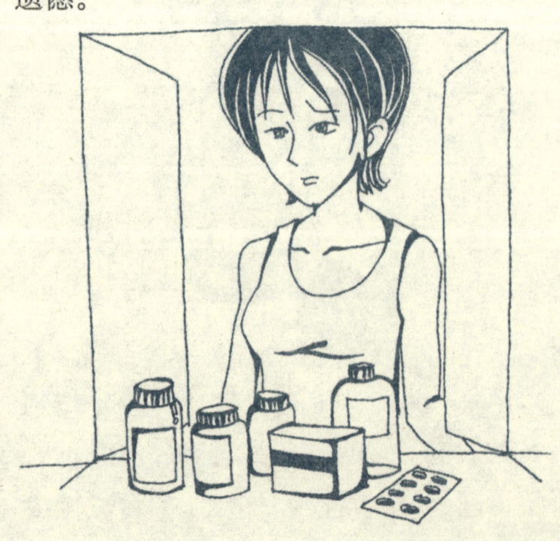

因此，为了防止上述情况的出现，在计划怀孕前3个月就应当慎重地用药。用药前要了解其在体内影响和停留的时间以及是否会对数月后的怀孕、胎儿的形成及发育带来影响，最好能够认真地请教医生或有关专家。

贴心 TIPS

如果夫妻俩计划在某月怀孕，那么在怀孕月的前6个月就应首先停服避孕药品，因为避孕药中含有影响精子和卵子质量的激素。为了保证高质量的受孕，必须排除各种不利的干扰因素。

抗组胺剂、起解热镇痛作用的阿司匹林等都不宜长期服用。为治疗贫血而服用铁剂时，在准备怀孕前，要同医生商量，了解是否会对胎儿产生影响。

怀孕前应做的防疫方案

女性在怀孕前最好能接种两种疫苗：一种是风疹疫苗，另一种是乙肝疫苗。因为准妈妈一旦感染上这两种疾病，病毒会直接传播给胎儿，造成不良甚至是严重的后果。

风疹疫苗。风疹病毒可以通过呼吸道传播，如果准妈妈感染上风疹，有25%的早孕期风疹患者会出现先兆流产、流产、胎死宫内等严重状况，也可能会导致胎儿出生后出现先天性畸形，例如先天性心脏病、先天性耳聋等。因此，最好的预防办法就是在怀孕前注射风疹疫苗。

风疹疫苗应至少在孕前3个月进行注射，因为注射后大约需要3个月的时间人体才会产生抗体。疫苗注射有效率在98%左右，可以达到终身免疫效果。目前国内使用最多的是风疹、麻疹、腮腺炎三项疫苗，称为麻腮风疫苗，即注射一次疫苗可同时预防这三种疾病。如果准妈妈对风疹病毒已经具有自然免疫力，则无需接种风疹疫苗。

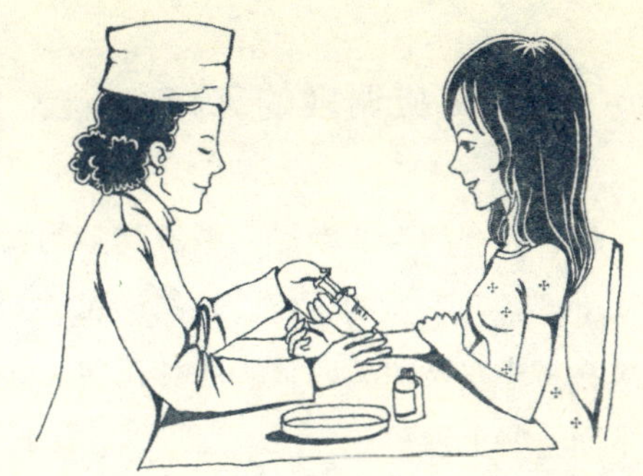

乙肝疫苗。我国是乙型肝炎高发地区，被乙肝病毒感染的人群高达10%左右。母婴垂直传播是乙型肝炎的重要传播途径之一。如果一旦传染给孩子，他们中85%～90%的人会发展成慢性乙肝病毒携带者，其中25%的人在成年后会患有肝硬化或肝癌，因此应及早预防。

应按照0、1、6的程序注射。即从第一针算起，在此后1个月时注射第二针，在6个月的时候注射第三针。加上注射后产生抗体需要的时间，至少应该在孕前9个月进行注射。注射乙肝疫苗后，免疫率可达95%以上，免疫有效期在7年以上。如果有必要，可在注射疫苗后五六年时注射一次加强针。一般3针注射需要4支疫苗，高危人群（身边有乙肝患者）可加大注射量，一般需要6支疫苗。

另外还有一些疫苗可根据自己的需求，向医生咨询，作出选择：如甲肝疫苗、水痘疫苗、流感疫苗、狂犬病疫苗等。

怀孕前应调换的工作

随着社会的不断发展，越来越多的女性从事着各行各业的工作。有些岗位的妇女应在考虑受孕时暂时调换工作岗位。比如下面一些工种。

某些特殊工种。经常接触铅、镉、汞等金属，会增加妊娠妇女流产和死胎的可能性，其中甲基汞可致畸胎；铅可引起婴儿智力低下；二硫化碳、二甲苯、苯、汽油等物

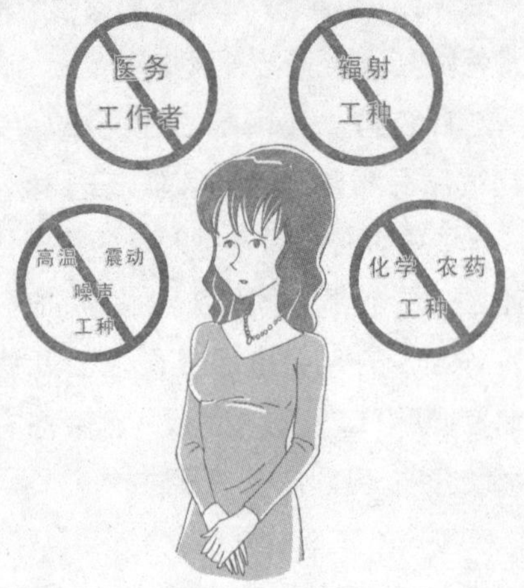

质，可使流产率增高；氯乙烯可使婴儿先天痴呆率增高。

高温作业、震动作业和噪声过大的工种。有研究表明，工作环境温度过高，或震动甚剧，或噪声过大，均可对胎儿的生长发育造成不良影响。

接触电离辐射的工种。研究结果表明，电离辐射对胎儿来说是看不见的凶手，可严重损害胎儿发育，甚至会造成畸胎、先天愚型和死胎。所以，接触工业生产中的放射性物质，从事电离辐射研究、电视机生产以及医疗部门的放射线工作的人员，均应暂时调离工作岗位。

医务工作者。尤其是某些科室的临床医生、护士，这类人员在传染病流行期间，经常与患各种病毒感染的患者密切接触，而这些病毒(主要是风疹病毒、流感病毒、巨细胞病毒等)会对胎儿造成严重危害。因此，临床医务人员在计划受孕或早孕阶段若正值病毒性传染病流行期间，最好加强自我保健，严防病毒侵害。

密切接触化学农药的工种。农业生产离不开农药，已证实许多农药可危害妇女及胎儿健康，引起流产、早产、胎儿畸形等。因此，农村妇女应从准备受孕起就要远离农药。

学会记录妊娠日记

十月怀胎是否正常，一朝分娩能否顺利，关系到日后小生命和母亲的安全与健康。因此在整个妊娠期间，如能将有关事项及时记载下来，将是一份宝贵的档案资料。

写妊娠日记可以帮助孕妇掌握孕期活动及变化，帮助医务人员了解孕妇在妊娠期间的生理及病理状态，为及时处理异常情况提供依据，可以减少因记忆错误而造成病史叙述不当及医务人员处置失误等情况的发生。

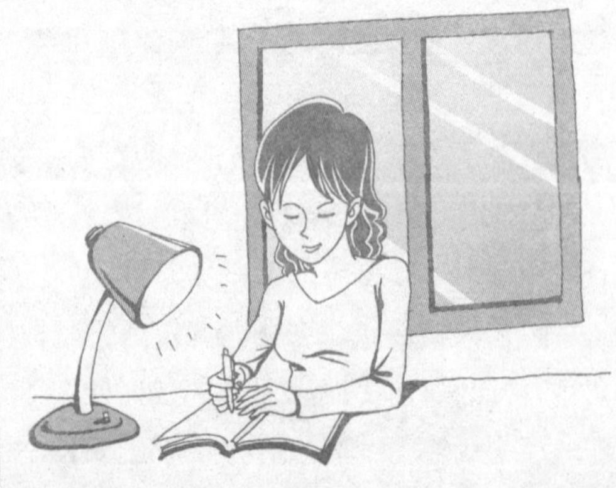

妊娠日记内容要简明确切，下列重要内容切不可忘记：

- 末次月经日期。
- 早孕反应何时开始，何时消失，以及反应程度。
- 第一次胎动的日期与以后每日的胎动次数。
- 孕期出血情况，记录出血量和持续时间。
- 若孕期患病，应加以记录，包括疾病的起始日期、主要症状和用药品种、剂量、天数、反应等内容。
- 有无接触有毒有害物质及放射线。
- 重要化验及特殊检查结果，如血尿常规、血型、肝功能、B超等。
- 如曾经有过情绪激烈变化或性生活，也应加以记录。
- 产前检查的日期、胎位情况。

其他一些情况，如外出旅行、孕妇体重、饮食、工作、外伤、精神刺激等也要作详细记录。

贴心 TIPS

妊娠日记应该每日逐项记录，且最好由孕妇自己写，也可以夫妇讨论后由丈夫代记。文字要简洁，内容要有侧重，有时一句话即可，有时应详细记录。入院检查时，要随身带着日记，供医生参考。

5 受孕时机

女性最佳生育年龄

我们提倡适龄结婚、生育，并不是说婚育年龄越晚越好，专家建议，女性最佳生育年龄在23～30岁，最好不要超过35岁。这是因为：女人到了这个阶段，全身已完全发育成熟，卵子质量高，妊娠并发症少，胎儿发育好，早产、畸形、痴呆儿的发生率最低，且分娩顺利。此年龄段夫妻精力充沛，生活经验也比较

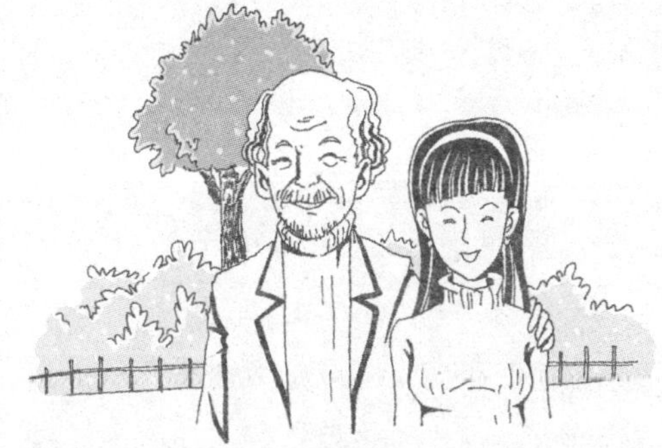

丰富，有利于抚养好婴儿。

如果女性年龄过小怀孕，胎儿会同仍在发育中的母亲争夺营养，对母亲的健康和胎儿的发育都不利。

如果女性过晚婚育，年龄越大，卵子受环境污染的影响也就越多，容易发生染色体老化，胎儿畸形、痴呆的可能性随之增高。同时，高龄产妇的产道弹性降低，分娩时容易发生产程延长，甚至必须依靠手术助娩，也会在一定程度上影响胎儿的健康。

据统计，最常见的一种遗传病“伸舌样

痴呆”，它的发生率就与母亲年龄有关：母亲年龄在25～29岁其发生率为1/1500，30～34岁为1/800，35～39岁上升到1/250，40～44岁上升为1/100，45岁以上竟高达1/60～1/12。

另一个值得引起重视的问题是，男女年龄相差不宜过分悬殊，不论男女，如果年龄过大，生殖细胞的质量都会下降，不但性生活不易和谐，而且也不利于优生。

贴心 TIPS

大量研究证明，男子越年轻，产生的精子质量越差，在25～31岁时，产生的精子质量最高，有最强的生命力，可将最好的基因传给下一代，其中包括智力。但男子的生育年龄过大，所生孩子中畸形和遗传病的发病率也会增高。

抓住最佳的生育季节

为了利于优生以及母亲健康，除了注意选择在最佳生育年龄受孕，还应该尽可能地选择在恰当的季节受孕。

医学专家指出，女性的最佳受孕时机为7～8月份。

在7～8月份受孕后，怀孕3个月时，正值凉爽的秋季，经过孕早期的不适阶段后，此时孕妇食欲开始增加，睡眠也有所改善，而且秋天瓜果蔬菜新鲜上市，鸡、鱼、肉、蛋供应充足，有利于孕妇营养补充，对孕妇和胎儿都十分有利。

7～8月份受孕，还可以避开流行病多发的冬末春初季节，从而有效减少了各种

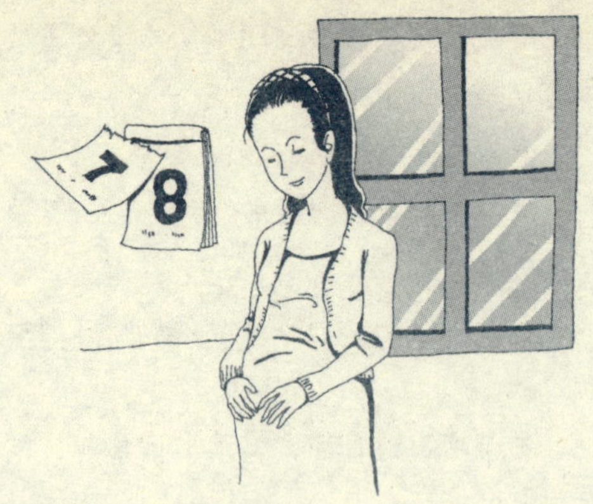

病毒性传染病如风疹、流感、腮腺炎、脑膜炎等对孕妇的侵害，降低了发生胎儿畸形的可能。

7～8月份受孕，经过十月怀胎，孩子在第二年的5～6月份出生，正是春末夏初时节，气候适宜，避免了夏季的酷热和冬季的寒冷，有利于产妇的护理和康复，对婴儿的护理也更为有利，不至于因换尿布、沐浴和更衣而使婴儿着凉致病，婴儿又可以进行日光浴、空气浴，并得到多一些的户外活动，这无疑有利于婴儿身体和智力等方面的发育。

最佳怀孕时间的选择

选择最佳怀孕时间，是生育一个身心健康的孩子不可缺少的条件之一。

最佳怀孕时间应选择在双方工作不太紧张、精力充沛、情绪稳定、没有疾病的时期，在最佳年龄和最佳季节，而且必须选择在女方的排卵日。未作好准备者，应利用工具避孕，等待最佳时机受孕。

选择排卵日怀孕很关键，因为我们知道，女性每个月仅排1次卵，而且一般仅排出1个卵子，卵子存活时间一般为24小时。性交后，精子在女性生殖道内存活时间

为3天左右，最长不超过5天。所以错过了排卵时间，则不可能受孕。

至于在一天的什么时候受孕好，一般在晚上九十点钟。因为此时，机体反应迅速，神经活动正常，大脑记忆细胞兴奋，血液中白细胞达到一天中的密度最大值，是人体一天中体力较好的阶段之一。在这时同房，是比较合乎习惯又符合生理规律的。

贴心 TIPS

可用基础体温法来测定排卵日，女性排卵前，基础体温一般为36.2~36.5℃。排卵后，基础体温会猛然上升至高体温段，一般为36.8℃左右。从低体温段向高体温段移动的几日，视为排卵日期，在这期间同房容易受孕。

还应该注意，丈夫在妻子排卵之前1周要禁欲，以储备足够的精液量和精子数，而且在准备的4周内不宜洗热水浴，高温会使精子的活性和数量下降；不要穿又窄又厚的牛仔裤，以免阴囊温度上升而影响精子的数量与质量，并且双方应避免接触烟酒、药物等。

调整好排卵期的精神状态

女子排卵不单纯是个局部的生理过程，其受全身身心状态的影响，身心状态也进一步影响排卵及卵子的质量，所以它是个互动的过程。欲怀孕的妇女就得预先测算好排卵时间，并在排卵期前后调整好自己的心理状态，为怀孕作好必要的精神准备。

当确认并准备在排卵期怀孕的时候，夫妻双方应提前作好准备，如共同操持家务，注意休息，保持体力充沛，加强营养，多进食优质蛋白质，如鱼、肉、鸡、蛋、奶等，戒烟戒酒，夫妇在和谐的气氛中共进温馨的晚餐；饭后，夫妻双方边听音乐边交流感情，晚间连续几天进行性生活。

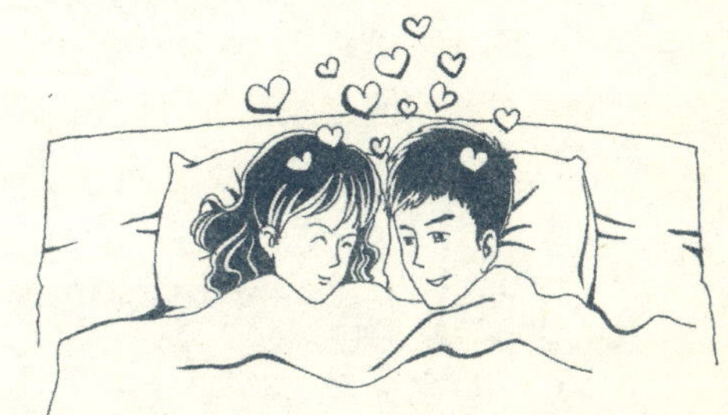

而且，同房时，双方要在情绪非常愉悦、情感分外投入的情况下，怀着美好的憧憬，在极大限度地发挥各自的潜能的情况下进行性生活，夫妻双方尽量都能达到性高潮，获得性快感，在这种情况下才容易产生高质量的胎儿。

为此，想要当妈妈的女性在排卵期就要注意调整好自己的心理情绪状态。这是遗传、胎教和优生优育的基本要求。

优生的前提：高质量的受孕

高质量的受孕的首要条件就是夫妻之间性生活的质量。

调查显示，女性在达到性高潮时，阴道的分泌物增多，分泌物中的营养物质如氨基酸和糖含量增加，这使阴道中精子的运动能力增强。同时，阴道充血，阴道口变紧，阴道深部褶皱伸展变宽，便于储存黏液。平时坚硬闭锁的子宫锁门也松弛张开，宫颈口黏液栓变得稀薄，使精子容易进入，性快感与性高潮又可以促进子宫收缩及输卵管蠕动，有助于精子上行，从而达到受精的目的。

数千万个精子经过激烈竞争，强壮而优秀的精子与卵子结合，孕育出高素质的后代。因此，恩爱夫妻生下来的孩子健康、漂亮、聪明的说法是相当有道理的。

以受孕为目的的性生活特别需要性高潮，可以借助微弱的粉红色灯光，把恩爱的神情、温柔的触摸、亲昵的拥抱、甜蜜的接吻等在直视下传给对方，使爱之情感得到升华。

贴心 TIPS

受孕时应避开自然环境的一些变化。太阳磁暴、地震、日月食、月圆之夜都会使人的情绪发生变化，精卵细胞质量易下降。雷电交加之时产生强烈的X射线，会引起生殖细胞染色体畸变。太阳黑子周会发生太阳耀斑，对生殖细胞和胚胎有伤害，导致胎儿出生后智力不良。

因此，理想的受孕日最好是空气清新，令人精神振奋、精力充沛的日子。卧室的环境应尽量安静，不受外界条件的干扰，并保证室内空气的流通。室内陈设的摆放应整洁而有条理。床上的被褥、床单和枕巾等物品应该是干净的，最好是晒过的。这种恬静的环境，往往能对人们产生较好的心理暗示作用。

利用好生物节律

人的情绪、智力和体力在每个月都有高潮和低潮。高潮期，人表现得情绪高涨、谈笑风生、体力充沛、智力很高，如果夫妻双方都处在高潮期怀孕，能孕育出特别健康聪明的宝宝。这种具有一定规律的现象，称做人体生物节律或人体生物钟。

制约人情绪的生物钟周期是28天，制约人体力的生物钟周期是23天，制约人智力的生物钟周期是33天。人的这三种生物

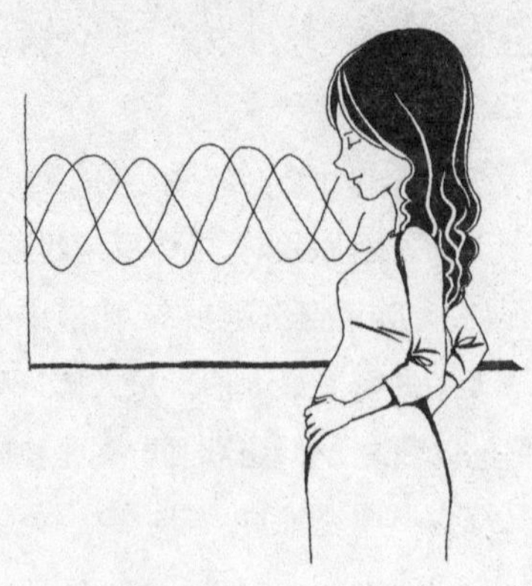

钟，是互相影响、密切关联的。当人的三种生物钟都处在周期线上，人就会情绪高昂、体力充沛、智力很高，呈现出最理想的状态。

如若夫妻双方的智力钟同步运行在高潮期，宝宝就会智力优秀，若夫妻有一条体力曲线处在高潮期，则好一些，若再有一条情绪曲线在高潮期，则更好。夫妻6条曲线有4条运行在高潮期，其中智力、体力钟同步或基本同步，就可孕育出先天智商高体质又好的胎儿。

贴心 TIPS

生物钟的计算方法

首先计算从出生到打算怀孕的那个月第一天的总天数（注意：要把闰年的天数计算正确，周岁数除以4，所得的整数即是曾经经历过的闰年数）。

分别用23、28和33来除总天数，可以得到3个余数，就是情绪钟、体力钟、智力钟3个周期在所想了解的那个月份第一天所处的位置。注意：计算时整数部分指该生物钟已运行了多少周期；余数部分是指除整数周期外，新开始的一个周期中生物钟运行到的天数。

测过人体生物节律后，可运用药物提前或推后女性的排卵日，使其排卵日的3条曲线与丈夫的3条曲线协调，注意做到智力钟和体力钟都基本同步，情绪钟“偶合”（即一方在高峰，一方在低峰），如若3项都在高峰最理想。

第二部分

孕妇保健

Message

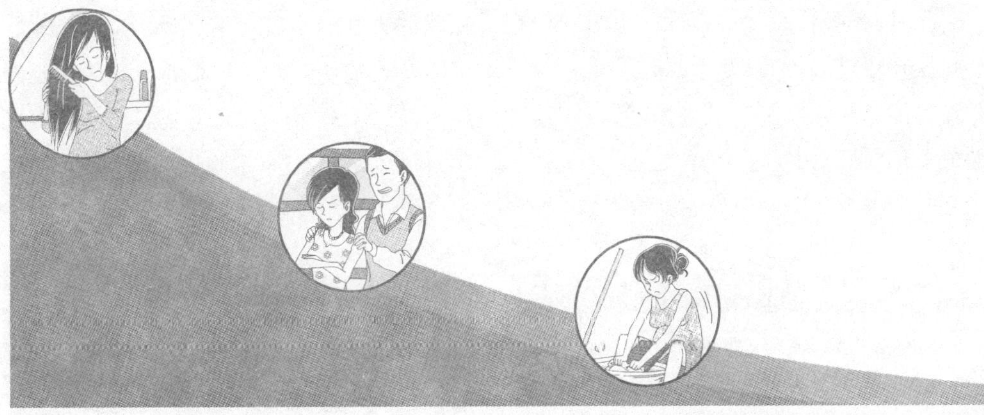

1 怀孕第1个月

小宝宝的成长

胚胎学认为,0.2毫米左右的受精卵大约在受精后7~10日，从输卵管游走到子宫,在子宫内着床,并从母体中吸收养分,开始发育。在前8周时,还不成人形,还不能称之为胎儿,应该称之为胚胎。

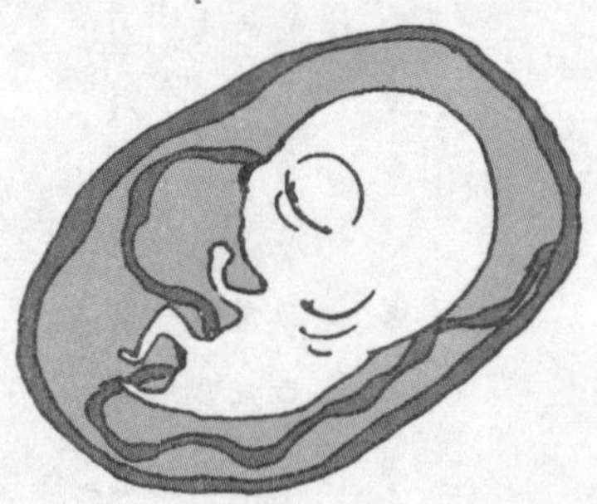

胚胎在怀孕第3周后期约长0.5~1.0厘米,体重不到1克,但肉眼已能看出其外形。从外表看,胚胎尚无法明显地区分头部和身体,并且长有腮和尾巴,这和其他动物的胚胎发育并无两样。

此时,胚胎表面覆盖着绒毛组织,原始的胎盘开始成形,胎膜亦于此时形成。脑、脊髓等神经系统以及血液等循环器官的基础组织几乎都已出现。

贴心TIPS

初次怀孕的女性，在身体和心理上,都会发生一连串的变化。因为是第一次,孕妇自己往往还浑然不觉,而且如果原本没有生育的计划，或是根本不了解身体的反应,以致误食药物或者疏忽了生活上的细节,都很可能对胎儿和母体产生不良的影响。因此，为了安全起见,此时更应注意饮食和活动。

孕妈妈身体的变化

从末次月经第一天算起,28天为妊娠1个月。实际上,受精卵形成后的一周之内还不能称为怀孕。孕妇开始呈现怀孕迹象,通常在两周以后，因此这时期尚未有任何症状。

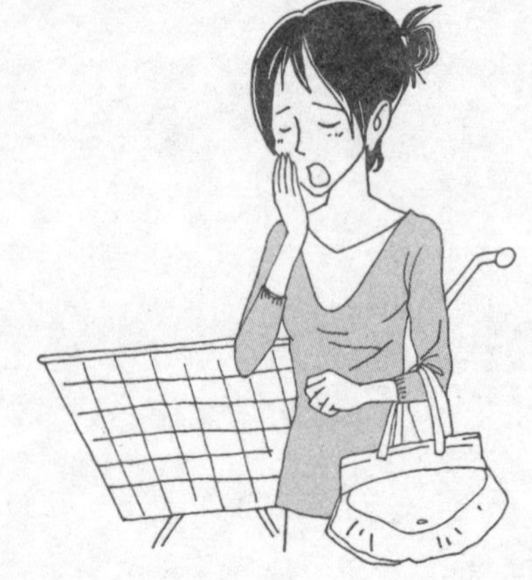

这时期因为胚胎太小，母体的激素水平较低,因此一般不会有不舒服的感觉,较敏感的人身体可能会有畏寒、低热、慵懒、困倦及嗜睡的症状，粗心的孕妇往往还误以为是患了感冒。这时子宫的大小与未怀孕时基本相同,还没有增大的现象。

贴心TIPS

女性从这个月起不要再洗热水浴(指水温超过42℃)。在怀孕的最初几周内,处于发育中的中枢神经系统，特别容易受到热的伤害。若洗热水浴或进行蒸浴都可妨碍胎儿的大脑细胞组织生长。

据调查，凡妊娠早期（2个月内）进行热水浴或蒸浴者，所生婴儿的神经管缺陷（如无脑儿、脊柱裂）比未进行热水浴或蒸浴者大约高3倍，所以，应该洗温水浴（水温在35℃左右）。

营养搭配要求

怀孕头一个月由于妊娠呕吐或胃口不好容易引起食欲不振，从而造成营养不足，影响到受精卵的正常发育。

这个月孕妇营养食谱主要应以开胃同时富含蛋白质、维生素和矿物质的食品为主，少吃大鱼大肉等荤腻食品或大补之物，饮食应以清淡可口的食品为佳。

一般来讲，可遵循以下食谱来安排一天的饮食。

早餐。主食：二米（大米、小米）枣粥1碗，奶油馒头两个（50克1个）。

副食：葡萄或草莓100克。

午餐。主食：米饭两小碗（生米约100克），或挂面1碗（干面条约150克）。

副食：酸辣炝菜（小白菜150克、胡萝卜50克、青椒50克），煎焖刀鱼（新鲜刀鱼约200克，葱头50克），牛奶鲫鱼汤两小碗，苹果1个（约150克）。

晚餐。主食：米饭两小碗（量与早餐相同），或小花卷两个（量与早餐相同）。

副食：鸡蛋菠菜汤两碗，香蕉两个，清炖牛腩（牛肉约150克、土豆、胡萝卜各100克），酱香菜心（菜心200克）。

贴心 TIPS

这个月的孕妇要养成多喝水的习惯，吸收充足的水分很重要，专家建议孕妇每天应吸收水分1000~1500毫升，可用水果、汤菜，牛奶、淡茶、酸梅汤、柠檬汁等来补充，但禁止喝含有酒精的饮料，避免喝浓咖啡、浓茶、可乐等。

注意防"畸"

确定妊娠后，为避免致畸因素的影响，妊娠1个月要注意以下几点。

- 此时可以通过检查及时发现是否是异常妊娠，如：宫外孕以及孕妇生殖器官是否畸形，有无肿瘤，以便正确处理，有利优生。

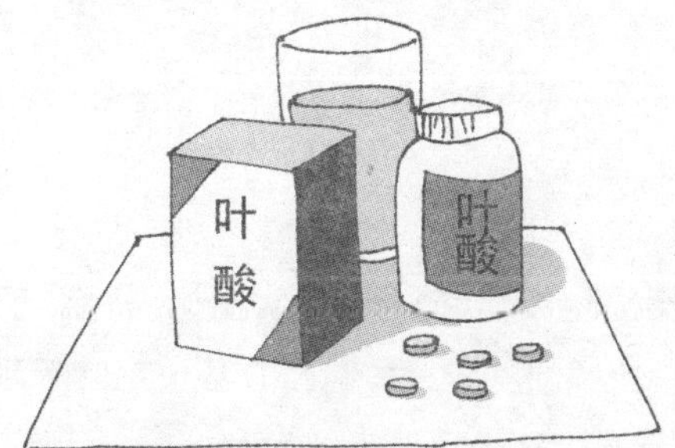

- 应避免外界不利因素的影响，如防止病毒感染，不要轻易用药，禁止X光、CT检查，避免长时间操作计算机和看电视等。
- 生活要有规律，按时休息，定时用餐，保证睡眠，避免过于劳累，睡午觉时间最好增加30分钟至1小时。
- 坚持口服叶酸片（从怀孕的1个月至妊娠后3个月）每天0.4毫克，预防胎儿神经管畸形。

怎么知道自己怀孕了

想要孩子的女性应该早些了解自己是否已经怀孕，这样可较早对胎儿加以保护，避免有害因素影响，可从以下一些方面来判断自己是不是已经怀孕了。

月经停止。如月经一直有规律，一旦超过 7 天以上不来，应首先想到可能是怀孕。这是怀孕的最早信号，过期时间越长，妊娠的可能性就越大。

早孕反应。停经后出现的一些不适现象叫早孕反应。最先出现的反应是畏冷，并

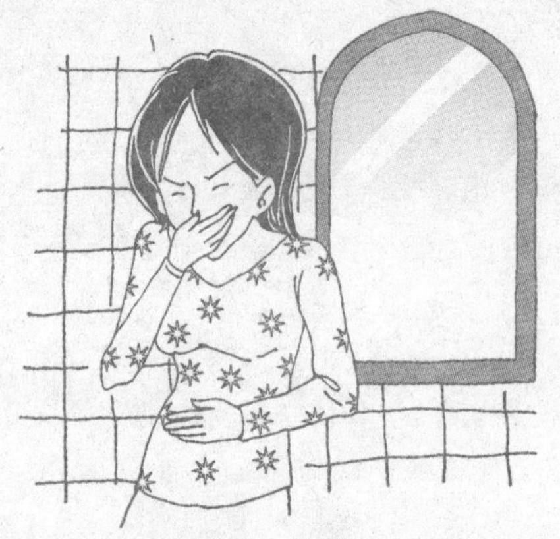

逐渐出现疲乏、嗜睡、食欲不振、挑食、喜酸、怕闻油腻味、早起恶心甚至呕吐等现象，严重时还会出现头晕、乏力等。

尿频。怀孕后由于子宫增大，会压迫膀胱而使小便次数增多，这种现象多在夜间出现。每次小便量通常不多，有些孕妇甚至需要每小时入厕 1 次。小便频繁的现象最早开始于受孕后 1 星期，然后持续到分娩之后才恢复正常。

乳房变化。怀孕后乳房增大，有胀满感，乳头有刺痛感，乳晕颜色变深，皮肤下出现一些结节等变化。

除了从体征上判断自己是否怀孕了以外，还有一些其他方法可以帮助你进行判断。

早孕试纸。在普通药店就能买到早孕试纸。可用此种试纸测试尿液，最好是早上的第一次尿液，如出现两条红线，就预示着可能怀孕了。

如果怀疑怀孕了，应该请医生加以证实，排除一些异常情况，切不可仅仅自行诊断。

家用验孕器。这种方法是用尿液做试验样本。由于制造商的家用验孕器都有些区别，所以在使用时应先仔细阅读说明书。验孕方法是将 1 滴尿液滴入装有特殊化学物的试管里，等 1 小时后再看结果。若透明箱中的反射影子形成一个环，便表示没有怀孕；假若没有形成一个环，便表示小便中含“绒毛膜促性腺荷尔蒙”，可能是怀孕了。

尿液试验。孕妇尿液中含有大量的绒毛膜促性腺激素（HCG），为了证实这一点，将抗 HCG 抗体和其他动物红血球与尿液混合，观察其反应。如果孕妇尿中含有 HCG 时，抗血清与尿中的 HCG 便发生抗原体反应而结合，红血球沉淀，在试管底部形成一个红圈。看到红圈时，便可判断为阳性，即已怀孕。

阴道检查。在第一次产前检查前，医生会为你作阴道检查。过程是将两个手指伸入阴道直至触摸到子宫口，而另一只手则按在下腹上。由于在妊娠初期子宫会变大，子宫口及子宫下端会变得柔软，因此在受孕两星期时作阴道检查的准确性达 100%。虽然在检查时有些不舒服，但无须担心，胎儿是不会受到影响的。

另外，可服用大量荷尔蒙丸来测试是否怀孕，不过，这可能会影响胎儿的成长，

此方法应遵医嘱，慎用。

贴心 TIPS

如果已确定怀孕，孕妇一定要学会自我调节，认识到怀孕是自然的生理过程，不要有过多的心理负担，要保持心情舒畅，保证充足睡眠。

在怀孕早期应该到医院向医生咨询，同时作必要的检查，确保胎儿正常发育，了解孕期应注意的问题。如果你不愿意在医院建围产手册，那么到医院咨询，进行妇产科检查是必须的。每次检查时，孕妇的家属应尽量陪同。

什么是妊娠早期反应

妇女在怀孕早期会出现一系列异常现象，发生率约为50%，如食欲不振、恶心、呕吐、厌油腻、偏食、腹胀、头晕、乏力、嗜睡，甚至低热等。这是孕妇特有的正常生理反应。

有关妊娠早期反应的产生原因有各种各样的说法，一般认为与以下因素有关。

与人绒毛膜促性腺激素的作用有关。妇女在停经40天时，体内的绒毛膜促性腺激素含量逐渐升高，到60～70天时为最高。这与妊娠呕吐发生的时间是对应的，当发生自然流产、人工流产或胎儿死亡后，妊娠呕吐即随之消失。

与植物神经功能失调有关。

与孕妇的精神类型有关。一般而言，神经质的人妊娠反应较重。夫妻感情不和，不想要孩子时也容易出现比较重的妊娠反应。

贴心 TIPS

妊娠早期反应一般在怀孕6周左右出现，以后逐渐明显，在第9~11周最重，一般在停经12周左右自行缓解、消失，无须治疗。孕妇出现早期反应，一般不影响工作和日常生活。但若呕吐严重，不能进食，可引起脱水、酸中毒，应及时到医院检查治疗。

如何克服早孕反应

早孕反应一般对生活和工作影响不大，不需要治疗，在妊娠12周左右会自行消失。不过孕妇为了顺利度过早孕期，可想些办法使反应减轻，下面几点可供孕妇参考。

了解相关的医学知识。明白孕育生命是一种自然过程，是苦乐相伴的，增加自身对早孕反应的耐受力。

加强身体锻炼。加强孕前身体锻炼，尤其要养成不挑食的习惯。因为体质较差的人，环境稍微一变化就会因为不适应而生病。

选择喜欢的食物。能吃什么，就吃什么；能吃多少，就吃多少。这个时期胎儿还很小，不需要多少营养，平常饮食已经足够了。

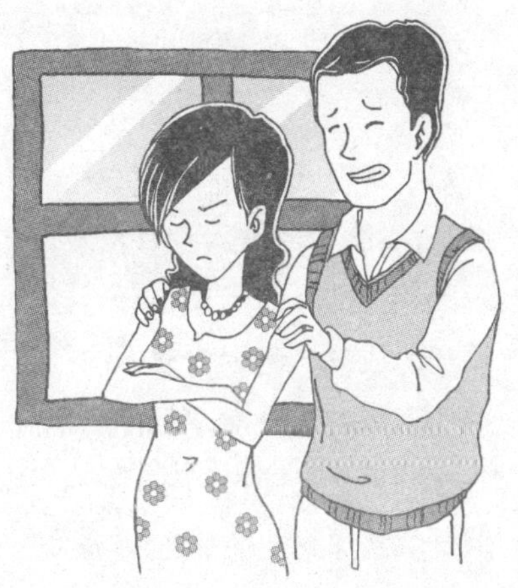

消除心理负担。尽量消除对怀孕的心理负担，如对胎儿性别想得太多，担心怀孕、哺乳会使自己的体形发生变化，对分娩过分害怕等，这些都需要丈夫、亲属、医生给予耐心的解释。

同时，孕妇要学会调整自己的情绪。闲暇时做自己喜欢做的事情，邀朋友小聚、散步、聊天都可以。整日情绪低落是不可取的，不利于胎儿的发育。

家人的体贴。早孕期间，孕妇身体和心理都有很大变化，早孕反应和情绪的不稳定会影响到孕妇的正常生活，这就需要家人的帮助和理解。家人应了解什么是早孕反应，积极分担家务，使其轻松度过妊娠反应期。

正确认识妊娠"剧吐"。一般的早孕反应是不会对孕妇和胎儿有影响的，但妊娠"剧吐"则不然。如果呕吐较严重，不能进食，就要及时就医。当尿液检查酮体为阳性时，则应住院治疗，通过静脉输液补充营养，纠正酸碱失衡和水电解质紊乱。

服用一些药物。每天口服维生素 B_1、B_6、维生素 C，配合适当休息，对缓解症状有一定效果。

如何应付孕期呕吐

孕妇早孕呕吐其实是胎儿的一种自我保护措施，对胎儿的健康发育是有帮助的。孕妇每天摄入的食品当中，有一些对胎儿发育不利的成分，但因为成人的抵抗能力强，这些不好的成分对孕妇没产生什么影响，都被孕妇"全盘接收"了。

但是胎儿却不能接受这些"毒素"，于是便通过妈妈孕吐这种方式，来排出对自己不利的"毒素"，所以孕妇不要担心呕吐对胎儿有影响。有一些孕妇不明其中道理，强行克制呕吐，或在饮食方面找原因，擅自调整日常饮食，这样对胎儿反而不好。

如果呕吐在清晨醒来时就发生，最好不要马上起床，应先吃些食物，如一杯茶，或一两片饼干；如果发生在白天，应立刻吃些食物，如几片馒头、面包、饼干或苹果。坐下进食常可使恶心消失。孕妇比较适合吃干燥的、富含糖类的、含有高蛋白的食物，油腻的食物尽量不吃。

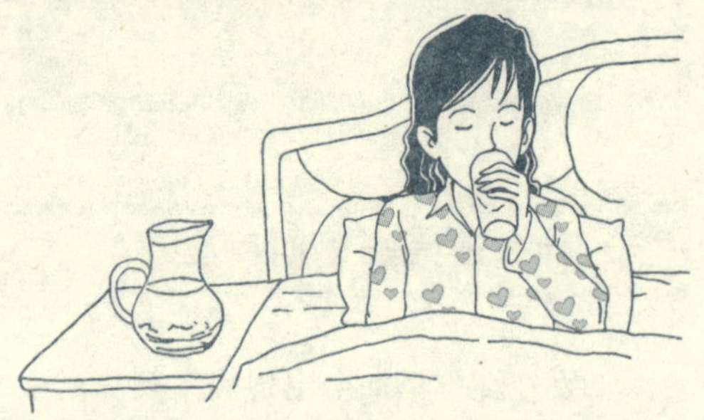

孕妇即使是胃口好的时候，也不可大量进食，最好是少吃多餐，避免胃空虚。此外要尽量少进厨房，免得油烟味引起恶心。孕妇即使持续呕吐，也要努力进食，可喝一些略带清凉口味的液体来补充营养。口服维生素 B_6 也有止吐作用，每次 1~2 片。

要注意，如果出现非常严重的孕吐现象，就要去就诊。

贴心 TIPS

如果你不停地感到恶心，一点儿水或者食物都吃不下去，就需要找医生了，医生会给你一些抗呕吐药。如果仍然不能缓解，医生会让你住院治疗，进行营养补充。

试着在早晨起床之前吃些清淡食品，比

如饼干等。如果一整天都觉得恶心，试试少食多餐，不要吃油腻食物，不要喝奶制品。有些孕妇用葡萄糖饮料或甜点能减轻恶心，有些则可以通过草药来缓解，如生姜、薄荷或者甘菊茶等。

不宜凭借药物抑制“孕吐”

怀孕初期，大多数的孕妇都会有明显的早孕反应，时间长短随个人体质不同而不同。即使是同一孕妇，也会因为不同的怀孕次数而表现出不同的症状。目前市面上尚无有效抑制孕吐的药剂，孕妇不宜擅自利用药物抑制孕吐。

产生孕吐状况的时候，就是最易流产的时期，也是胎儿器官形成的重要时期，在此期间的胎儿若是受到 X 光的照射、某种药物的刺激，或是受到病原体的感染，都会产生畸形情况。

在抑制孕吐的镇吐剂或镇静剂中，尤以抗组胺最具药效，因此经常用来治疗孕吐，但是服用此种药剂会使胎儿畸形。

孕妇如果服用镇静剂、安眠药等，都会严重地危害胎儿发育，这就是不宜凭借药物来抑制孕吐的原因。

在此时期，孕妇应保持良好的心态，注意饮食，吃些清淡和有助于缓解呕吐的食物，必要时可接受医师的指导。倘若一日孕吐数次，身体显得相当虚弱，就应住院进行治疗，每天可接受葡萄糖、盐水、氨基酸液等点滴注射，以迅速减轻症状，保持良好平静的心态，一般 1～2 周即可出院。

出现妊娠早期反应怎样调整饮食

出现妊娠早孕反应时，孕妇往往会出现厌食、厌油腻、恶心、呕吐等症状，为避免导致营养不良，应合理调整饮食结构。

应该少食多餐，可适当补充水分，如喝牛奶、淡茶水、酸梅汤、柠檬汁或糖盐水等；吃一些清淡的食物、汤类以及易消化的食物，如牛奶、鸡蛋羹、稀饭、烤面包片、馒头片、凉拌菜等。

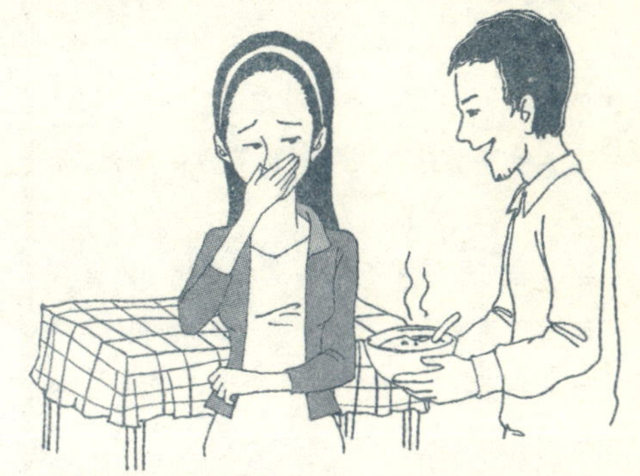

另外，还要多食蔬菜、水果及含纤维素的食品，预防便秘，以免加重早孕反应；常备饼干、点心、蛋糕以便空腹时随时食用；避免接触刺激气味，如炒菜味、汤味及油腻味，远离烹饪场所。

同时要注意保证充分的休息和充足的睡眠，多呼吸新鲜空气，保持心情愉快，避免紧张，由此可减轻早孕反应的症状。

贴心 TIPS

孕妇在孕早期发生妊娠反应，主要应从饮食上加以调理。如果适当食用一些药膳效果会更好。下列药膳可供选用。

● 生地黄粥：用大米煮粥，临熟时，加入

适量地黄汁，搅匀食用。

● 白术鲫鱼粥：鲫鱼 30~60 克，去鳞和内脏，白术 10 克洗净，加水煎汁 1000 毫升，然后将鱼和粳米 30 克煮粥，粥熟后加入药汁和匀食用。每日 1 次，连服 3~5 天。

● 竹茹蜜：将竹茹 15 克煎水取汁，兑入蜂蜜 30 克服用。

● 牛奶韭菜末：取牛奶适量煮开，调入洗净切碎的韭菜末服用。

● 姜汁米汤：生姜汁数滴，放入米汤内，频服。

● 生姜红糖水：将生姜洗净切片，加红糖适量，用开水冲泡，随时饮用。

● 枇杷叶蜜：将枇杷叶洗净，在火上微烤。抹去毛绒，加水煎汁，兑入蜂蜜服用。

● 甘蔗姜汁：将甘蔗、生姜分别取汁，兑在一起，随时饮用。

● 橙子煎：橙子用水泡去酸味，加蜜煎汤随时服用。

● 柚子皮煎：柚子皮洗净，加水煎汁，连服数天。

早孕反应太剧烈不宜保胎

虽然早孕反应在清晨空腹时较重，但对生活工作影响不大，不需要特殊治疗。但是，也有少数孕妇反应较重，发展为妊娠剧吐，呈持续性，无法进食或喝水。由于频繁剧吐，呕吐物除食物、黏液外，还有胆汁和咖啡色渣样物（证明有胃黏膜出血），孕妇明显消瘦，尿少，应及早到医院检查。

如果出现血压降低、心率加快、伴有黄疸和体温上升甚至出现脉细、嗜睡和昏迷等一系列危重症状，就不宜强求保胎，应及时住院终止妊娠。因为在这种情况下会生出体质不良的婴儿，甚至是畸形儿。

识别假孕

假孕患者多为结婚 2~4 年未怀孕的少妇，她们急切盼望怀孕，在强烈的精神因素影响下，会产生食欲不振、喜欢酸食、恶心、呕吐、腹部膨胀、乳房增大等一系列酷似早孕反应的症状和体征。怎样从医学上来解释这种现象呢？

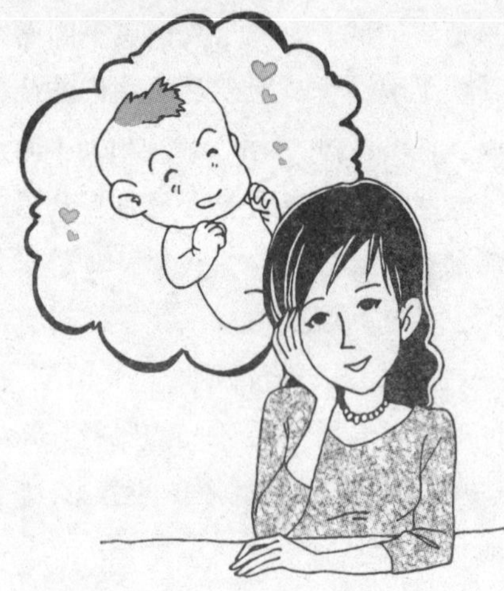

研究显示，有些妇女婚后盼子心切，大脑皮层中会逐渐形成一个强烈的“盼子”兴奋灶，影响了中枢神经系统的正常功能，引起下丘脑垂体功能紊乱，体内孕激素水平增高，抑制了卵巢的正常排卵，最后导致停经。

另一方面，停经之后，由于孕激素对脂肪代谢的影响，逐渐增多的脂肪便堆积在腹部，脂肪的沉积加上肠腔的积气，会使腹部膨胀增大。腹主动脉的搏动或肠管蠕动使患者认为这就是“胎动”。闭经、腹部增大和所谓的“胎动”让患者误以为自己有孕在身。

经过简单的检查就能识别假孕。医生要对假孕患者耐心解释，必要时作 B 超检查。倘若患者情绪波动较大，可给予谷维素、维生素 B_1、安定等调节植物神经紊乱与镇静的药物。

孕妇的早期检查

怀孕早期检查，一般在停经 40 天后进行,通过第一次孕期检查以明确以下问题。

- 怀孕对母体有无危险，孕妇能否继续怀孕。
- 胎儿有无先天畸形,是否需要终止妊娠。
- 孕妇生殖器官是否正常，对今后分娩有无影响。
- 胎儿发育情况是否良好，是否需要采取措施。

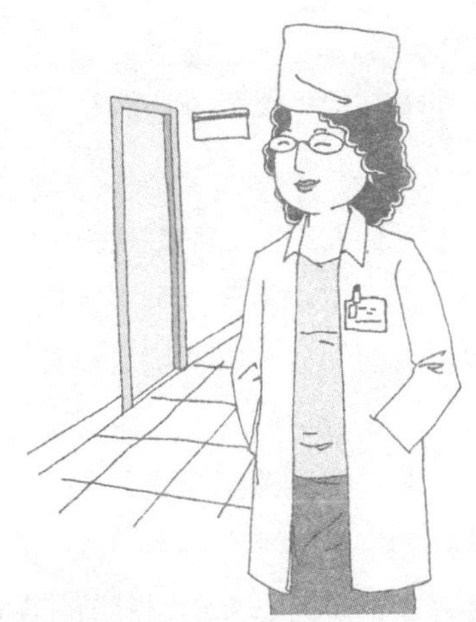

- 孕妇有无妇科疾病，若有应及时治疗,避免给胎儿带来危害。
- 化验血液、尿液,看有无贫血或其他问题。
- 肝功检查,如有肝炎应终止妊娠。

贴心 TIPS

早孕时一定要到医院检查一次:医生将询问你停经后的情况以及夫妻双方有无与妊娠相关病史及遗传病家族史,测量体重及血压,作妇科检查,了解子宫大小与孕周是否相符,从而初筛某些高危因素:如果 12 孕周内确诊早孕并继续妊娠者将进行登记及检查,建围产病历,以后按期复诊,一般应在 4 个月开始,每 4 周检查一次至 28 周;28~36 周每两周一次;36 周后每周一次至分娩。

孕妈妈用药的原则

孕期如需服药时应注意以下一些问题。

- 药物的致畸作用主要与药物性质、用药时胚胎发育阶段、胎儿对药物的敏感性、药物剂量的大小以及用药时间长短有关。妊娠的前 3 个月是胎儿的各器官分化、发育、形成阶段,3 个月以后,除生殖器官和中枢神经系统进一步发育外,胎儿的多数器官均已形成。因此,在妊娠前 3 个月内尽可能地避免用药,但不包括必需的治疗药物。
- 任何药物(包括中草药、中成药)的应用必须得到医生的同意并在医生的指导下使用。
- 在孕期必须用药时，应尽可能选择对胎儿无损害或影响最小的药物，尽量避免大剂量、长时间或多种药物一起使用。病愈或基本痊愈后要及时停药，以达到既去除母体疾病又不损伤胎儿的目的。
- 如因病情和治疗需要而必须长期使用某种药物,而该药又会导致胎儿畸形时,则应果断终止妊娠(流产或引产)。
- 切忌自己滥用药物或听信所谓“秘方”、“偏方”,以防止发生意外。
- 在遵循上述用药原则的基础上,应把药物应用剂量、种类、时间等减到最少。

为了减少孕期用药的危险，在慢性病未痊愈前，尽量不要怀孕。平时注意孕期营养和卫生保健，少生病，少用药。

孕妇不宜服用的中草药

近几年的优生遗传研究证实，有些中草药对孕妇及胎儿有一定的不良影响。

中草药中的红花、枳实、蒲黄、麝香等，能使子宫兴奋，使子宫紧张性增高，甚至引起子宫痉挛性收缩，造成宫内胎儿缺血缺氧，发生流产、早产等。

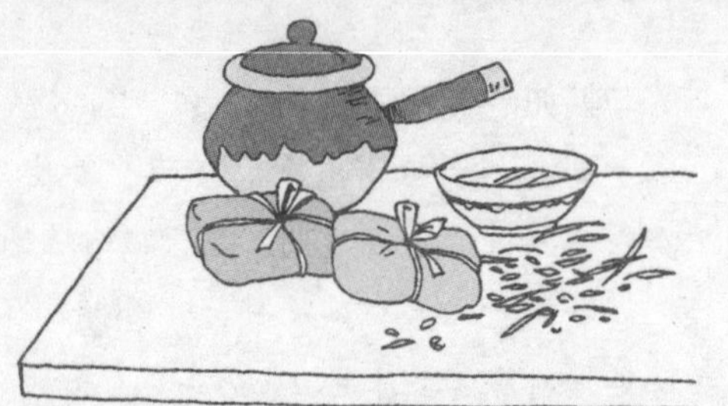

大黄、芒硝、大戟、商陆、巴豆、芫花、牵牛、甘遂等中草药，可使肠蠕动增强，反射性引起子宫强烈收缩，从而导致流产、早产。

桃仁、三棱、莪术、泽兰、苏木、刘寄奴、益母草、牛膝、水蛭、虻虫、乳香、没药等，中医学认为，这些药可使血液循环加速，迫血下流，从而促胎外出，无力固胎。

有些中草药本身就具有一定的毒性，如斑蝥、生南星、附子、肉桂、乌头、一枝蒿、川椒、蜈蚣、朱砂、雄黄等，所含的各种生物碱及矿物质成分十分复杂，可以进入胎盘直接影响到胎儿。

其他一些有毒类药物如水银、硫黄等，也不宜服用。

在怀孕最初3个月内，对含上述中草药的中成药应提高警惕，避免服用。当然在孕育期间患病也应及时治疗，勿讳疾忌医。在就诊时向医生说明自己已怀孕，请医生权衡利弊，尽量选择安全无副作用的药物。

贴心 TIPS

一些中成药，孕妇也应忌用。如牛黄解毒丸、大活络丸、小活络丸、至宝丹、六神丸、跌打丸、舒筋活络丹、苏合香丸、牛黄清心丸、紫血丹、黑锡丹、开胸顺气丸、复方当归注射液、风湿跌打酒、十滴水、小金丹、玉真散、失笑散等。这些中成药对孕妇均有明显伤害，必须禁用。孕妇慎用的中成药有：藿香正气丸、防风通圣丸、上清丸、蛇胆陈皮末等。

对胎儿有影响的西药

在十月怀胎期间，孕妇难免因生病需要服药。那么有哪些药物可能会导致胎儿畸形呢？下面一些药物准妈妈们必须特别注意：

抗生素、抗真菌类药物。此类药物众多，详述如下：

链霉素、庆大霉素可引起胎儿听觉障碍及泌尿系统损害。

氨基甙类药物可经胎盘进入胎儿体内循环，引起胎儿第八对脑神经和肾脏受损。

四环素类药物毒性大，会抑制胎儿骨骼发育，使乳齿变黄，还可致先天性白内障。

氯霉素类药物会抑制骨髓造血功能并能引起以呼吸循环衰竭为特征的灰色综合征。

磺胺类药物可导致新生儿高胆红素血症、黄疸等。

喹诺酮类药物对软骨发育有影响。

利福平可导致无脑儿、胎儿脑积水和四肢畸形。

外用抗真菌药对胚胎毒性较小。

镇静催眠类药物。巴比妥、苯巴比妥、安定、利眠宁等药物短期应用较安全，但长期服用可导致胎儿四肢畸形、兔唇、腭裂、心脏病等。

噻嗪类精神药物：抗精神病的药物应在医生指导下应用。

解热镇痛药物。有报道说，妊娠早期如果长期服用阿司匹林，可致胎儿腭裂、唇裂、肾脏畸形、心血管畸形、神经系统畸形；

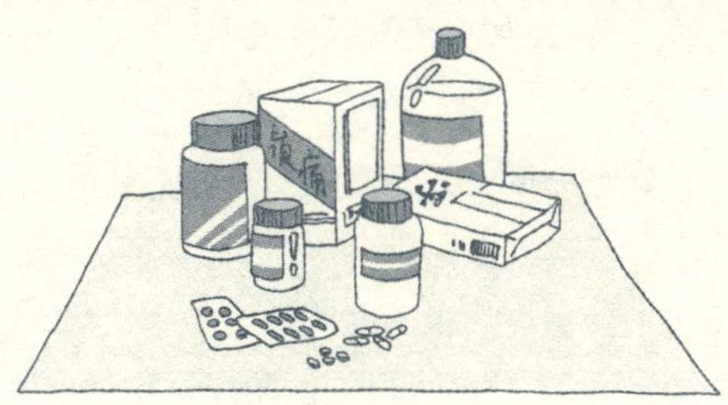

消炎痛则可致动脉导管过早关闭。

泻药。妊娠期禁用，以免发生反射性子宫收缩，从而引起流产。

抗凝血药物。如双香豆素等，可能导致胎儿小头畸形，应在医生指导下服用。

激素类药物。性激素，如乙烯雌酚、炔孕酮、炔雌二醇、甲羟孕酮、甲基睾丸素、同化激素等可引起男胎女性化或女胎男性化；肾上腺皮质激素可导致兔唇、腭裂，糖皮质激素在妊娠早期可引起死胎、早产；胰岛素可致胎儿畸形。

维生素类药物。孕期服用维生素药物要适量，不可过量。

甲状腺素和抗甲状腺药物。如他巴唑、脲类等，均有致畸作用，应在医生指导下应用。

抗肿瘤药物。可导致多发性先天性缺陷。

中成药。凡说明书上注有“孕妇忌用”或“孕妇慎用”的中成药皆不宜服用。中成药制剂成分复杂，作用机制多种多样，所以孕妇要慎服中成药。

贴心 TIPS

有些孕妇喜欢涂清凉油提神，这是很不好的习惯。

因为清凉油中所含的成分如樟脑、薄荷、桉油等均可经皮肤吸收，并可通过胎盘进入胎儿体内，影响胎儿的生长发育。樟脑还可能引起胎儿畸形、死胎或流产。

所以，如果孕妇感到疲劳时，可稍事休息，不应过度刺激神经，影响其正常的调节功能。

怀孕后不能服用安眠药

一旦知道自己怀孕了，就要绝对禁止服用安眠药，因为安眠药和前述的镇静剂在药性上是相同的。怀孕前使用的药物，因为不会残留在体内，所以不会危害到胎儿的健康，但是怀孕后则须绝对禁止服用安眠药。

安眠药对胎儿有极为不良的影响。母亲若是服用安眠药，药物就会通过胎盘，让胎儿直接吸收，而胎儿因为对此类药物尚未具有抵抗力，所以所受的影响远比母体要大。

打算怀孕的人即使不能入眠也不可擅自服用安眠药。若是继续使用安眠药的话，一旦发现自己已怀孕，那么后果就不堪设想了，所以最好改掉服用这种药物的习惯。

孕妇若是服用镇静剂和安眠药，不但会抑制胎儿的呼吸机能，引起肝功能障碍，同时还会使血液中的红血球增多，引起黄疸症。因此孕妇必须注意不可以用这些药物。而且在怀孕初期服用安眠药和镇静剂的话，会引起胎儿先天性异常，并使胎儿的脑细胞新陈代谢机能失常。

总之，尽量避免长时期服用药物是极为重要的。

怀孕后常吃酵母片的好处

每当人们消化不良、食欲不振时，医生经常会建议患者吃上几片酵母片。然而，酵母片对于胎儿及孕妇的影响却是鲜为人知的。

事实上，酵母片是在制造啤酒时由发酵液中滤取酵母洗净后加入适量蔗糖、干燥粉碎后制成的，内含丰富的B族维生素，含有烟酸、叶酸等营养物质。

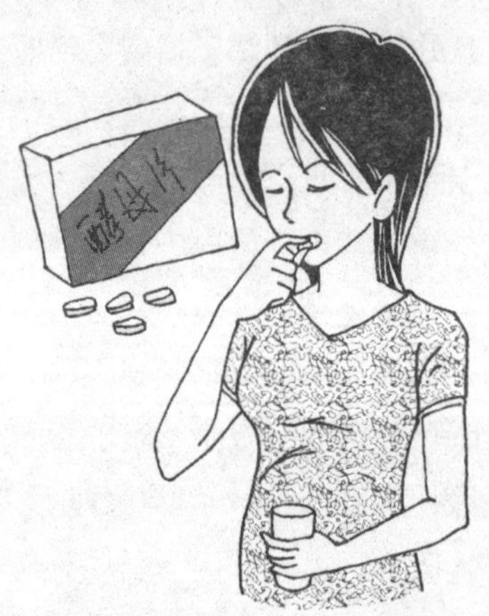

这些营养物质不仅对孕妇的身体健康起着积极的作用，而且有利于胎儿的生长发育。

首先，其中的维生素B_2不但可促进胎儿视觉器官的发育，并可为胎儿的皮肤提供营养，使其细腻柔嫩，防止皮肤疾患，还可促进消化液的分泌，增强孕妇的食欲，进而促使胎儿健康成长。

其次，酵母片中的维生素B_6对孕早期的呕吐现象有明显的治疗效果。

而且，B族维生素和叶酸是胎儿形成血红蛋白、刺激红细胞增生的重要成分，并能增强胎儿及出生后婴儿的免疫力，保证孕妇的良好情绪和胎儿神经系统的良好发育。

此外，酵母片中所含的烟酸还能促进孕妇及胎儿的血液循环。所以，目前国内外一些学者都主张孕妇从妊娠开始，每天服两片酵母片，以益于母体与胎儿的健康。

孕妈妈应回避的工作

妊娠期间，凡是对孕妇身体不利的工作和环境都应该回避。常见的几种情况有：

- 接触有刺激性物质或有毒化学物品的工作，如石油化工厂某些车间的工人等。
- 有受放射线辐射危险的工作，如从事放射性研究的技术人员等。
- 注重体力劳动的工作，如经常抬举重物等。
- 频繁上下楼梯的工作，如送公文或文件的服务员等。
- 震动或冲击能波及腹部的工作，如公共汽车的售票员等。
- 长时间站立的工作，如售货员、招待员等。

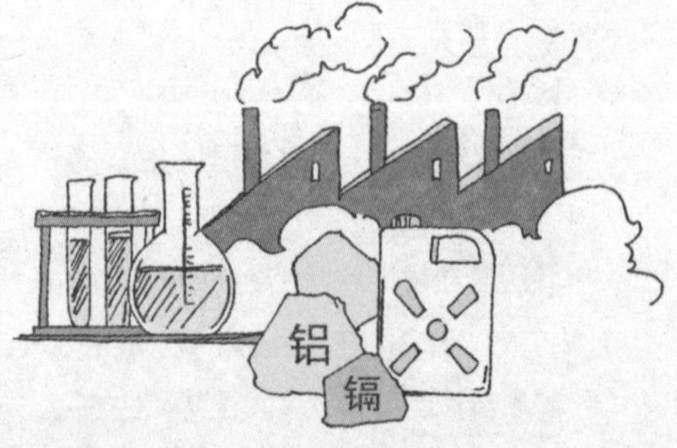

● 高度紧张、不能适当休息的流水作业工作。

● 在高温环境或温度过低的地方作业的工作，如冰库的工作等。

● 远离别人、万一发生问题无人帮助的工作。

孕妈妈要预防腮腺炎

流行性腮腺炎是比较常见的传染病，儿童多发，孕妇也占有一定比例。引起腮腺炎的病原体主要是腮腺炎病毒，它不但能

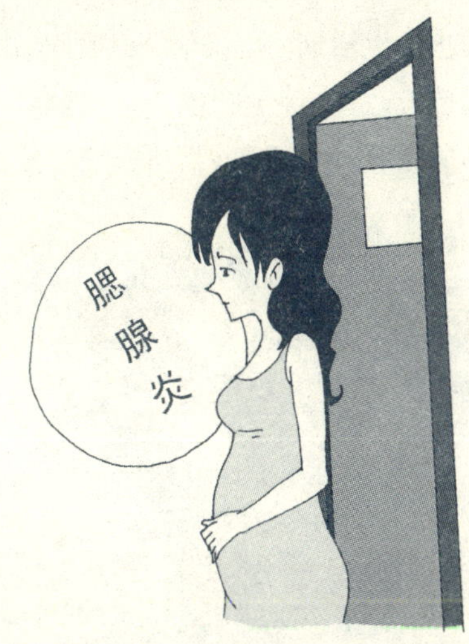

侵犯人的腮腺，还能侵犯人体的其他组织。腮腺炎病毒是"细胞溶解性"的病毒，它能感染妇女卵巢，导致卵巢炎症，并使卵巢细胞遭到破坏，甚至能通过胎盘感染胎儿。

孕妇妊娠前3个月内患流行性腮腺炎，胎儿死亡率明显增加。有人调查，实验组胎儿死亡率为27.3%，而对照组仅有13%。这些胎儿的死亡常发生在孕妇感染此病的第二周内。死亡的原因主要是由于母亲的生殖腺（卵巢）受到感染、导致内分泌失调造成的。

研究发现，在妇女妊娠期患流行性腮腺炎后的流产物中，有严重的坏死性绒毛膜炎和胎盘血管炎，在胎儿组织内还分离到腮腺炎病毒；还发现有的腮腺炎病毒会引起胎儿畸形。

因此，妇女在妊娠前3个月内，要特别注意预防腮腺炎，只要注意预防，还是可以不被腮腺炎病毒感染的。

慎防宫外孕

正常妊娠时，从受精卵发育成为胎儿的过程是发生在子宫腔中的。如果受精卵不在子宫腔内着床，而是在输卵管、卵巢、腹腔或子宫颈等处着床，习惯上称为宫外孕，医学上称之为异位妊娠。95%～98%的宫外孕在输卵管，也有在卵巢和腹腔的。

宫外孕的主要原因是输卵管狭窄或功能不全，导致受精卵不能进入宫腔，于是种植在输卵管里。由于输卵管的内膜和肌层等比子宫要薄得多，孕卵发育到一定时候就会发生流产、出血或者破裂，于是引起母体腹腔内大出血，严重者还能危及生命。

停经、阴道流血、腹痛下坠是宫外孕的典型表现。如果突然发生一侧腹部剧痛，伴有恶心、呕吐、头晕、出汗、面色苍白、肛门下坠或者有大便感，说明可能有内出血，是危险之兆，应及时就诊，不能延误治疗。

由于宫外孕是比较危险的疾病，所以孕妇一定要注意。

● 在生育期内，出现短暂停经后，下腹部一侧又出现不明原因的隐痛或酸胀，应高度警惕宫外孕的可能性。

● 宫外孕是比流产更严重的疾病，随

着胎儿长大，输卵管会破裂而引起大出血。不仅胎儿保不住，更重要的是会威胁母亲的生命。

●停经后不久，从阴道排出膜样的片状或管状物，放入清水中漂浮，表面呈颗粒状，没有漂浮绒毛状结构，说明发生了宫外孕，但胚囊已受损流产，应去医院作进一步治疗。

●宫外孕也易和其他一些腹痛的毛病相混淆，应注意区分。肠套叠的症状是阵发性的剧烈腹痛，大便带血；阑尾炎产生的疼痛是从上腹部开始，逐渐移至右下腹，可伴有发热；肠扭转的症状是突然出现腹痛、腹胀；胆结石症的症状是右上腹痛。而宫外孕产生的疼痛症状是下腹剧痛，可偏于一侧，伴有失血的征象。

●容易发生宫外孕的妇女，如果确定怀孕，最好在停经后六周内到医院作一次全面的早孕检查。

因此，对宫外孕应早期诊断、早期发现、早期治疗，否则会给孕妇带来生命危险。确定为宫外孕时，要立即进行手术，终止妊娠。

预防宫外孕的关键是：避免输卵管的损伤及感染，做好妇女保健工作，尽量减少盆腔感染等。

贴心 TIPS

宫外孕孕妇在妊娠 8~12 周时，就会出现下腹部痛和少量出血，呈现与流产相同的症状。但这种出血很难止住，持续出血是宫外孕的特征。

输卵管妊娠确诊后，应立即输血以补充失血，并进行开腹手术，切除病灶。还有，孕龄妇女要防治输卵管炎症，因为引起宫外孕的常见原因是慢性输卵管炎。

孕期性生活注意事项

青年男女的性生活比较频繁，可是怀孕以后，夫妻双方必须节制性生活。因为孕期性生活是导致流产、早产、早期破水和产褥感染的重要原因之一。根据妊娠期的不同阶段，应按下列要求过性生活。

禁止性生活期。妊娠前 2 个月里，由于有早孕反应，孕妇性欲和性反应受到抑制，加之胚胎正处在发育阶段，特别是胎盘和

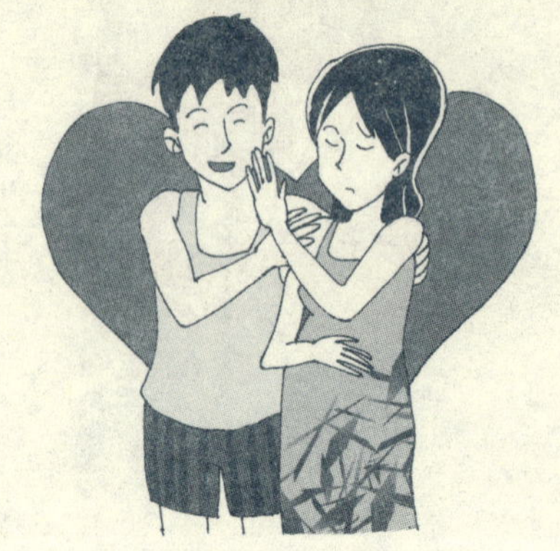

母体宫壁的连接还不紧密，性生活可使子宫受到震动，很容易使胎盘脱落，造成流产。因此，这 3 个月内应尽可能禁止性生活。

减少性生活期。妊娠 4 个月至 9 个月，胎盘已经形成，妊娠较稳定；早孕反应也过去了，孕妇的心情开始变得舒畅，性器官分泌物也增多了，是性感高的时期。因此，可每周性交一次，但要注意每次性交时间不宜过长，并注意不要直接强烈刺激女性的性器官，动作要轻柔一些。

倘若这个阶段性生活过频，用力较大，

或时间过长，就会压迫腹部，使胎膜早破，胎儿因得不到营养和氧气，就会很快死亡，或者导致流产。即使胎膜不破，未流产，也可能使子宫感染，重者导致胎儿死亡，轻者胎儿身体和智力发育也要受到影响。

绝对禁止性生活期。妊娠晚期特别是临产的一个月，即妊娠9个月后，胎儿开始向产道方向下降，孕妇子宫逐渐张开，倘若这个时期性交，羊水感染的可能性大，可能发生羊水外溢（即破水）。

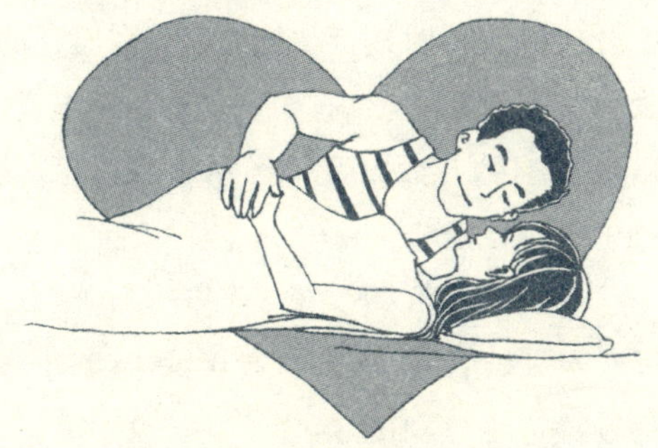

同时，孕晚期由于子宫比较敏感，受到外界直接刺激，子宫容易加强收缩而诱发早产。所以，在孕晚期必须绝对禁止性生活。

贴心 TIPS

妇女怀孕期，为了保证性爱安全，要注意以下方面：

● 性交前要排尽尿液、清洁外阴和男性外生殖器，选择不压迫孕妇腹部的性交姿势。动作要轻柔，不粗暴，插入不宜过深，频率不宜太快，每次性交时间最好不超过10分钟。孕妇在性交后应立即排尿并清洗外阴，以防引起上行性泌尿系统感染和宫腔内感染。

● 孕期过性生活最好使用避孕套或体外排精，最好不让精液进入阴道。因为男性精液中的前列腺素被阴道黏膜吸收后，可促使子宫发生强烈的收缩，这不仅会引起孕妇腹痛，还易导致流产、早产。

2 怀孕第2个月

小宝宝的成长

怀孕两个月时，胎儿的器官进入形成期，即受精后的35～56天是胚胎高度变化和形成的时期。

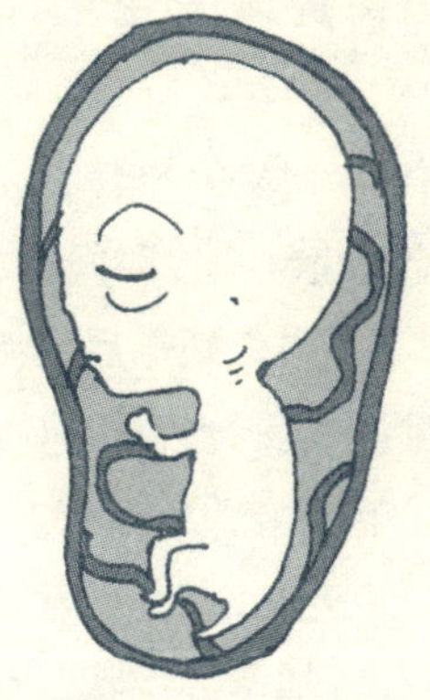

表现为五周时，头大但松弛无力地垂下，已有萌芽状态的手、脚、尾巴等。

七周时，胚胎身长约2.5厘米，体重约4克，心、胃、肠、肝等内脏及脑部开始分化，手、足、眼、口、耳等器官已形成，小尾巴逐渐消失，可以说已是越来越接近人的形体了，但仍是头大身小，眼睛就像两个黑点一样分别位于头的两侧。

羊膜和绒毛膜构成的双层口袋充满了羊水，胚体浸泡在羊水中，有如自由的鱼。

到了八周末，胚体身长已长到3厘米，用肉眼也可分辨出头、身体和手足。

因为胎儿所需的营养越来越多，这个时期绒毛膜更发达，胎盘形成，脐带出现，母体与胎儿的联系更加密切。

贴心 TIPS

怀孕的第二个月，胎儿还很小，由于脑和脊髓细胞就占了80%，神经管的前端逐渐发达，所以，头部几乎就是整个身体的重量。

此时，孕妇要调整好心态，积极为胎儿出世作好准备，同时丈夫也应做好陪护工作，让胎儿在母腹中正常发育。

孕妈妈身体的变化

孕妇在这个时期基础体温呈现高温状态，这种状态会持续一段时间。

在第二个月内，妊娠反应始终伴随着孕妇，身体慵懒发热，食欲下降，恶心呕吐，情绪不稳，心情烦躁，乳房发胀，乳头时有阵痛，乳晕颜色变暗，有些人甚至会出现头晕、鼻出血、心跳加速等症状。这些都是初期特有的现象，不必过于担心。

在第二个月里，孕妇的子宫如鹅卵一般大小，比未怀孕时要稍大一点儿，但孕妇的腹部表面还没有增大的变化。

贴心 TIPS

这时，有的孕妇会感到烦躁，而且，感情波动激烈，有时对一些鸡毛蒜皮的小事，也要发火，或哭闹不止。因此，在求得丈夫及家人的理解和协助的同时，孕妇自身也要注意把心放宽些。

营养搭配要求

孕妇在这一时期的饮食营养，主要应以富含维生素 B_6、B_1、微量元素锌，以及易于消化、蛋白质丰富的食物为主。为了使食物得到充分的消化和吸收，还可以同时服用酵母片2~3片或胃蛋白酶合剂10毫升，每日3次口服。此外，也可用开胃健脾、理气的汤水、热饮替代酵母片或胃蛋白酶合剂。

同时还应注意的是，这个月是胎儿组织分化的重要时期，孕妇的营养对胎儿的发育具有重要的影响，如果孕妇营养不良，就会影响胎儿大脑及神经系统的发育，使细胞分裂减慢等。

孕妇可遵循以下食谱来安排一天的饮食。

早餐。主食：莲子、大枣粥两小碗，小米面发糕1块（约100克）。

副食：酱牛肉75克，煮蛋1个。

午餐。主食：米饭两小碗，或金银小馒头两个（面粉约70克、玉米面30克）。

副食：红焖鲤鱼（鲤鱼约200克），杏仁炝西芹（西芹250克，杏仁30克），排骨冬瓜汤两小碗。

晚餐。主食：蔬菜挂面两小碗，或米饭两小碗（量均保持在150克左右）。

副食：虾酱炒豆腐（豆腐100克、虾酱15克），排骨炖白菜（猪排骨50克、白菜150克），小水萝卜汤两小碗（鲜水萝卜150克，香菜、紫菜等各适量）。

贴心 TIPS

尽管妊娠初期胎儿生长缓慢，但有些孕妇会因孕吐而吃不下东西，所以，对营养的要求增高，但不是很高，所以不要勉强自己进食。假如为了胎儿勉强吃下含有钙质或蛋白质的食物，效果也不大，只要能尽量吃些清淡爽口的食物，就不致影响胚胎发育。

能促进胎儿大脑发育的食物

在各种各样的食物中，对脑的发育起着重要作用的有以下一些：

使脑细胞数量增多。 孕妇应在怀孕早期开始（最晚不能晚于怀孕第四周）大量食用核桃、花生、松子、板栗等，这些既可食用又可做种子的坚果具有加速脑细胞的分裂、增殖的作用。

使脑细胞体积增大。 要把握好脑细胞的分裂期，及时补给营养，促其长大。怀孕后2~4个月，脑细胞分裂最活跃，数目增加最快；怀孕后7~8个月，脑细胞又一次快速分裂，数目又一次大增。

在关键时期中给予合适足量的营养物质，不仅能使脑细胞数量达到最多，而且也能使其体积达到最大。为此孕妇应多吃些鱼、蛋、瘦肉、动物肝脏等含蛋白质多的食物。

使脑细胞建立广泛的联系。 要达到此种目的，就要使脑细胞的树突增生，树突间能迅速有效地传递各种信息和刺激。孕妇要多补充一些含维生素及微量元素的食物。

因此，把握时机，摄取足量、丰富、适宜的营养物质，是优生学对营养方面的一个基本要求。这种全面均衡又有重点的营养供给应持续到孩了出生后至少3岁。

贴心 TIPS

胎儿脑发育需要多种营养素，孕妇应特别注意摄取以下几种营养素：蛋白质，参与细胞的组成，是脑细胞的主要原料之一；脂肪是脑神经纤维发育不可少的物质；碳水化合物是脑细胞代谢的物质基础；矿物质中的锌、钙、铁、碘、锰作为辅酶，直接参与脑细胞中蛋白质等的生物合成过程。

可促进胎儿智力发育的食物

孕妇的营养状况对胎儿发育有明显的影响，尤其是胎儿大脑发育的几个关键时期，孕妇的饮食营养对胎儿的智力起着举足轻重的作用。人的大脑主要是由脂类、蛋白质、糖类、维生素B、维生素C、维生素E以及钙等7种营养成分构成的。

充分保证这7种营养成分的供应，就能在一定程度上促进大脑细胞的发育，因此有人又把富含这7种营养成分的食品叫做益智食品。

以下是根据我国人民的饮食习惯列举出的一些常见的益智食品：

主食类。 大米、小米、玉米、红小豆、黑豆、黑米、红米等。

副食类。 核桃、花生、板栗、松子、芝麻、黑芝麻、红枣、黑木耳、金针菇、海带、紫菜、

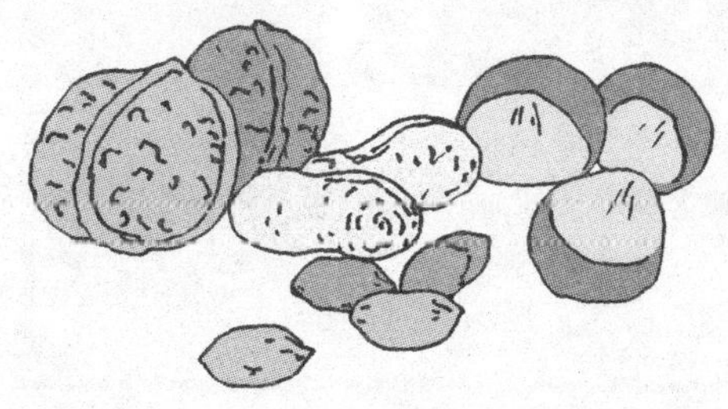

鹌鹑蛋、牛肉、兔肉、羊肉、鸡肉、鸽子肉、鱼肉、田螺肉、草莓、金橘、苹果、香蕉、猕猴桃、柠檬、芹菜、菠菜、柿子椒、莲藕、番茄、萝卜叶、胡萝卜等。

上述这些食品各种营养成分的含量各不相同,如能搭配食用则能互相弥补不足,增加营养含量,收到更好的效果,如小米或玉米与红枣等煮粥食用,鸡肉与柿子椒,鹌鹑蛋与黑木耳,花生与芝麻搭配等。从营养的角度来讲,谷类食品和动物性食品混合食用,效果会更好。

上述这些营养物质必须在孕妇生产前摄入,怀孕2~8个月期间是关键时期。但是因为此期间胎儿脑细胞数量已达到140亿左右,在数量上已达到顶点,出生后不会再增加了,因此只能是细胞体积、质量的发展和提高。

如果在迫切需要各类营养物质的脑细胞增殖分化期未给予足够的营养,出生后即使喂养得再好,脑细胞数目也不可能达到正常水平。因此,孕期补充营养是切实可行的改善胎儿生长发育条件、提高智力水平的有效途径。

贴心TIPS

在怀孕第二个月时,孕妇可用以下益智食谱,对胎儿的智力发育很有帮助。

● 核桃糖。

原料:核桃仁、黑芝麻、红糖。

做法:将核桃仁和黑芝麻炒香,红糖加水用旺火煮沸,再用文火熬至稠状,加入核桃仁和黑芝麻,搅拌均匀,凉后即可食用。

功用:有助于胎儿智力发育,对成人记忆力减退也有疗效。

● 金针三丝。

原料:鸡肉脯、黄花菜、韭菜、盐、香油适量。

做法:将黄花菜用热水泡发,鸡肉脯切丝在沸水中氽透,韭菜切段在沸水中焯熟。然后将黄花菜、鸡肉脯、韭菜一起放入盆内,加上香油、盐即可。

功用:益智上品。

准妈妈内衣的选择

在怀孕期间,孕妇内衣的选择必须考虑胸部与腰部的变化。因此前襟开扣的胸罩、衬衣裙等较合适,质料应选择容易清洗、吸水性良好的高棉质内衣。内裤以触感

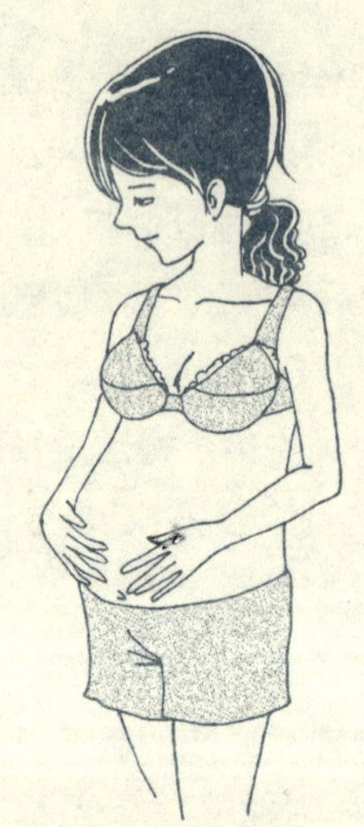

与吸水性好的棉质内裤为好,且能够包住腹部与大腿的款式为选择的重点。

怀孕1~3个月时,胎儿的身长约9厘米,孕妇的身体没有明显的变化,还可穿普通的内裤。

怀孕4~7个月时,孕妇的腹部明显鼓起,外观开始变化,此时应穿着可包裹整个腹部的高腰孕妇内裤。

怀孕8~10个月时，孕妇腹壁扩张，尤其第10个月时，变大的子宫会向前倾，腹部更加突出，会有很大的重量感，应选择有前腹加护的内裤较为舒适。

贴心 TIPS

很多女性平时喜欢穿三角内裤，因为其舒适而贴身，还可显示女性的体形美。但是怀孕后，穿三角内裤有时会出现着凉现象，同时，到肚子相当大时，三角内裤就无法穿用。此外，妇女妊娠期容易出汗，阴道分泌物增多，穿三角紧内裤不利于透气和吸湿，容易发生妇科炎症，因此最好选用能把腹部全部包住的肥大短裤。

科学选用乳罩

从孕早期开始，乳腺即开始增大，孕妇常感觉乳房发胀，同时乳头也逐渐增大。因为乳腺腺体及脂肪组织增大，可摸到乳房中有一些硬结节。孕妇应从此时起特别注意保护好乳房，科学地选用合适的乳罩。

戴乳罩并不单是为了美观，主要是因为乳罩有支托、稳定、保护乳房的作用。要选择大小合适的乳罩，既不要松松垮垮，过于宽大；也不要像个紧身背心一样，使乳房受压，导致乳房血液循环发生障碍，影响乳房增大。乳罩过紧可造成乳头内陷，不但影响哺乳，还特别容易发生乳腺导管炎。

孕期乳房不断增大，所以要按乳房大小及时更换乳罩。选购乳罩前要量好尺寸，可在商场或百货公司请服务人员量好。也可平时在家自行测量。

测量时用皮尺通过两个乳头处量最大胸围，然后再量两侧乳房下面反折线处的最小胸围，市售的乳罩号码是最小胸围数。还要用最大胸围数减去最小胸围数，再除以2，求出乳房的近似高度。选购时不仅要注意号码是否合适，还要看乳罩锥形隆起的高度是否与自己乳房的近似高度相适应，"圆锥"能否容纳乳房。孕期、哺乳期戴的乳罩应尽量选择纯棉的，避免选用化纤制品。

孕妈妈切莫浓妆艳抹

"爱美之心，人皆有之"，孕妇偶尔化淡妆倒也无妨，但切不可浓妆艳抹。

调查表明，每天浓妆艳抹的孕妇胎儿畸形的发生率是不浓妆艳抹的孕妇的1.25倍。各种化妆品均含有对人体有害的物质，

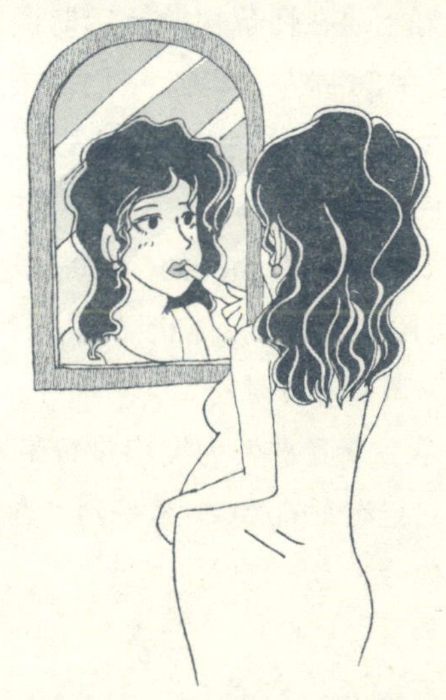

如砷、铅、汞等被孕妇的皮肤和黏膜吸收后，会透过胎盘屏障进入胎儿循环，甚至可导致胎儿畸形。

值得注意的是：化淡妆时为防止皮肤对化妆品过敏，孕期最好不用新的化妆品，而沿用已经习惯的产品。

怀孕期间头发的保养

孕妇应常用洗头水洗头发，常用梳子梳头发，以保持清洁，使头皮的血液循环正常。洗发时，要认真按摩头皮，用刷子梳理头发，既可使头发有光泽，又可促进其新陈代谢，早晚要坚持进行。

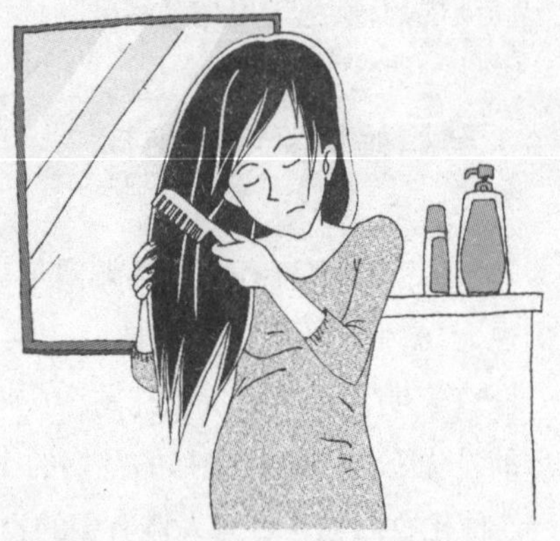

最好不要在怀孕初期及后期烫发、染发，应选在28周左右实施。此外，染发、脱色所用的药品，刺激性极强，事先必须进行皮肤适应测验。

孕妇应避免在太冷的冷气房中剪发、做发，而且应该注意身体状况，以先行预约的方式来减少等待时间。

怀孕后期腹部大为突出难以弯身，必须减少自己洗发的次数。最好到发廊，或要求家人代劳。

贴心 TIPS

法国医学专家研究表明，怀孕妇女和分娩后半年的妇女，烫发不但会使头发非常脆弱、缺乏弹性，而且易使之脱落。因为孕妇和产妇皮肤敏感度较高，在这个时期烫发会对皮肤造成伤害，也会危害胎儿，甚至造成流产。

孕妇应禁用的化妆品

爱美的女性都喜欢化妆，因为化妆以后，会显得更加年轻漂亮，容光焕发。“爱美之心，人皆有之”，化妆本来并非禁止之事，可是，当女性怀孕之后，就要警惕某些化妆品中包含的有害化学成分。应特别注意以下几种化妆品。

染发剂。一些染发剂接触皮肤后，可刺激皮肤，引起头痛和脸部肿胀，眼睛也会受到伤害，难以睁开，严重时还会引起流产，甚至会导致胎儿畸形。还有报道称，染发剂会使孕妇致癌，如皮肤癌和乳腺癌。所以孕妇不宜使用染发剂。

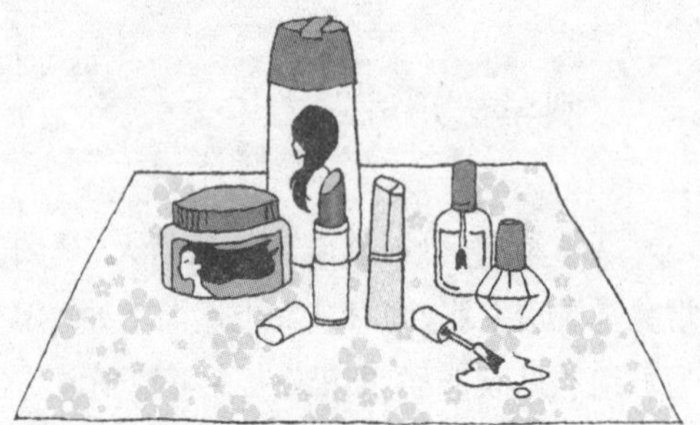

冷烫精。妇女怀孕后，头发往往比较脆弱，还极易脱落，若再用化学冷烫精烫发，更会加剧头发脱落。此外，化学冷烫精还会影响胎儿的正常生长发育，少数妇女还会产生过敏反应。因此，孕妇不宜使用化学冷烫精。

口红。口红是由各种油脂、蜡质、颜料和香料等成分组成的。其中油脂通常采用羊毛脂，羊毛脂除了会吸附空气中各种对人体有害的重金属微量元素，还可能吸附大肠杆菌进入胎儿体内，而且还有一定的渗透性。孕妇涂抹口红后，空气中的有害物质容易被吸附在嘴唇上，并随着唾液进入体内,使腹中的胎儿受害。而且口红可以掩盖某些疾病的症状,如贫血等。鉴于此,孕妇最好不要涂抹口红,尤其不要长期使用口红。

指甲油。孕妇也不应涂指甲油,以免伤害胎儿。目前市场上销售的指甲油大多是以硝化纤维为基料,配以丙酮、乙酯、丁酯、苯二甲酸等化学溶剂和增塑剂及各色染料制成的,这些化学物质对人体有一定毒副作用。

孕妇大多数喜吃零食,指甲油中的有毒化学物质很容易随食物进入孕妇体内,并能通过胎盘和血液进入胎儿体内,日积月累,影响胎儿健康。此外,有的孕妇指甲脆而易断,往往也是由于涂指甲油造成的。

上述几种化妆品在怀孕期间孕妇最好避免使用。但是怀孕时期的皮肤仍然需要保护,因此高质量的滋润保湿产品、防晒用品、预防和减轻妊娠纹的身体滋润乳剂还是必需的。

孕妇洗澡有讲究

孕妇洗澡的方式与常人有所不同,千万不可马虎,因此要注意下面几点。

洗澡的方式。孕妇洗澡时最好选用淋浴的方式,不用盆浴,尤其不要在公共浴池洗盆浴,更不要将下身泡在水里。因为妇女怀孕后,阴道内对外来病菌的抵抗力大大降低,盆浴或将下身泡在水里,都极易使脏水进入阴道,引起阴道炎或宫颈炎,甚至发生羊膜炎,引起早产。不要过度擦洗乳房,以免引起早产。另外,在没有洗淋浴的条件时可以擦澡或用脸盆、水桶盛水冲洗。

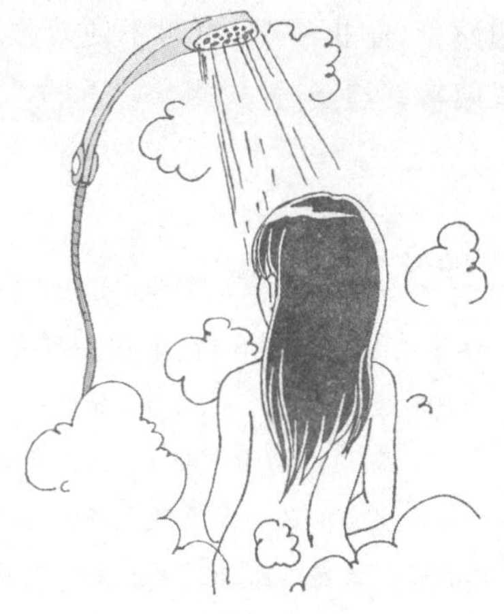

冬季不宜在浴罩内洗澡。有些家庭为了避寒保温,冬天喜欢在卫生间支起浴罩沐浴。常人尚可应付,但孕妇就不太适应,很快会出现头昏、眼花、乏力、胸闷等症状。

这是因为浴罩相对封闭,浴盆内水较热,罩内水蒸气充盈,经过一段时间的呼吸,其中氧气便会逐渐减少,加上温度又较高,氧气供应相对越来越不足。另外,由于热水浴的刺激,会引起全身体表的毛细血管扩张,使孕妇脑部的供血不足,加上罩内缺氧,更易发生晕厥。同时胎儿也会出现缺氧、胎心心跳加快等现象,严重者还可使胎儿神经系统发育受到不良影响。

适宜的洗澡时间。孕妇洗澡时间不要太长,每次洗澡时间不宜超过 15 分钟。洗澡会使血管扩张,流入躯干、四肢的血液较多,而进入大脑和胎盘的血液暂时减少,氧气含量也会减少。洗澡时间过长不但会引起孕妇自身脑部缺血,发生晕厥,还会造成胎儿缺氧,影响胎儿神经系统的生长发育。

适宜的水温。孕妇应用适宜的水温洗澡,一般应控制在 38℃左右,水温过高可诱发宫缩,引起早产。

防止受伤。孕妇妊娠晚期腹部隆起,行动不便,为确保安全,洗澡时应注意扶着墙边站稳，防止滑跌，有时不便弯腰，最好请家属帮其擦澡。

贴心 TIPS

孕妇常有出汗多、怕热、喜凉等现象

孕期阴道黏膜肥厚、充血，分泌物增多，皮肤的汗腺、皮脂腺分泌旺盛、代谢产物多，使头部和全身皮肤不容易保持清洁，给寄生的细菌造成繁殖的条件，容易发生毛囊炎、疖肿、外阴阴道感染等，所以孕期要养成经常洗头、洗澡和每日洗外阴的习惯，清洗外阴时避免用普通肥皂，内衣、内裤也要勤洗、勤换。

孕妇不宜长时间看电视

妻子怀孕后，做丈夫的便主动承担了许多家务劳动，妻子回到家里，大多数时间便待在电视机前看电视，以消磨时间。其实这种做法对胎儿是很有害的。

有人对长期在电视机前工作的工人作过调查，发现他们的健康状况比一般人要差。其中孕妇有 90%会出现不良反应，容易导致流产和早产，严重者会出现胎儿发育不良。

电视机在工作时，显像管会连续不断

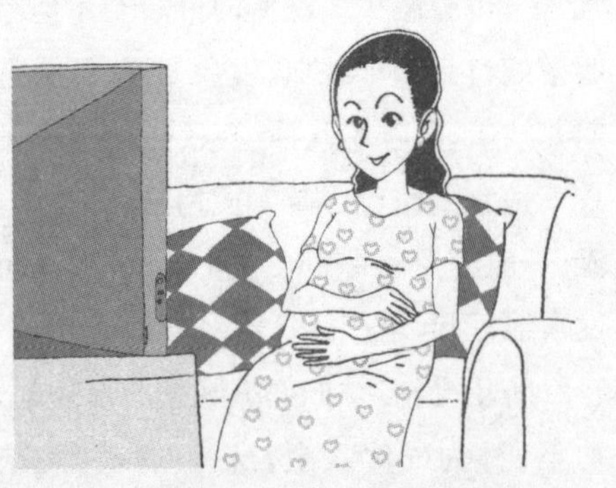

地向荧光屏发出肉眼看不见的 X 射线，这些射线有一部分射到外边，对胎儿的影响是不容忽视的，它往往容易使孕妇流产或早产，还可能使胎儿畸形，特别是对 1～3 个月的胎儿危害更大。如果要看电视，距荧光屏的距离要在两米以上为好。

荧光屏还能产生波长小于 400 微米的紫外线，由此产生臭氧，当室内臭氧浓度达到 1%时，可导致咽喉干燥、咳嗽、胸闷、脉搏加快等现象，影响孕妇和胎儿的健康。

另外，看电视久坐会影响下肢血液循环，加重下肢水肿，更易导致下肢静脉曲张，电视中的紧张情节和惊险场面，对孕妇来说，可以称之为劣性刺激，有碍优生，因看电视睡得过晚，妨碍孕妇的睡眠和休息，这一切对孕妇和胎儿都不利。

因此，孕妇不宜长期在荧光屏前工作，不宜近距离长时间看电视，看完电视后，不要忘记洗脸。

孕妈妈应避免的家务劳动

按照锻炼要求，妊娠后不宜长期卧床休息，应坚持一般日常工作及家务劳动，只要不觉得累，可以像平时一样。但因妊娠后身体随时都在变化，行动也越来越不方便，因此，干家务活要适可而止，有的活动要避免才对。

● 不要登高打扫卫生，也不要在扫除时搬抬沉重的东西。这些重物既危险又压迫肚子，必须注意。弯着腰用抹布擦东西的活也要少干或不干，怀孕后期最好不干。

● 冬天在寒冷的地方打扫卫生时，千万不能长时间和冷水打交道。因为身体着

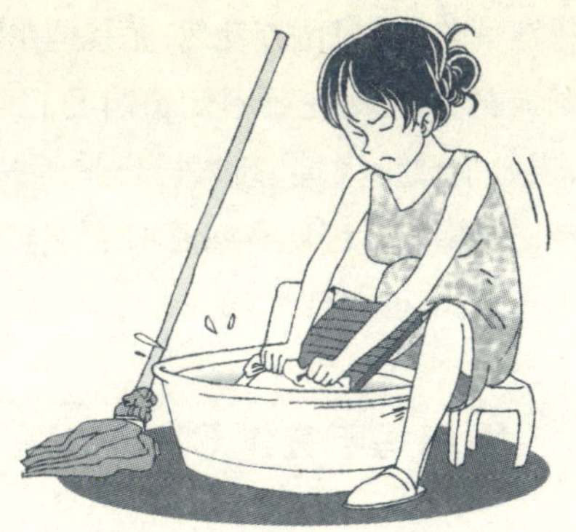

凉会导致流产。

● 不要干在庭院里除草一类的活，因为长时间蹲着会使盆腔充血，也容易导致流产。

● 洗衣服时，宜使用温水，不用搓板顶住腹部，一次不要洗得过多，以免过累引起流产或早产。

● 避免站立过久引起下肢浮肿。

● 外出路途较短者，以步行为宜，尽量不乘公共汽车；不到人群拥挤的地方去，以免腹部被人撞击，并且人多的地方易传播流行性感冒或其他疾病。远途外出尽量不去。

贴心 TIPS

孕妇在烧饭菜时应注意以下几点

● 寒冷刺激有诱发流产的危险，所以孕妇在淘米、洗菜、做饭时，尽量不要用手直接浸入冷水。尤其在冬春季更应注意。

● 厨房最好安装抽油烟机，因为油烟对孕妇尤为不利，可危害腹中胎儿。此外，炒菜使用的油温度不要过高。

● 烹饪过程中，注意不要让锅台直接压迫腹部，保护好胎儿。

● 早孕反应较重时，不要到厨房去，因油烟和其他气味可使恶心、呕吐现象加重。

孕妈妈要远离农药

目前使用农药已非常普遍，农村妇女一旦怀孕以后好多农活依旧要干。有些家庭人手不足，男劳力外出打工，妇女就成了农业劳动的主力军。

可是，近年来的研究表明，如果孕妇到田里、果园、蔬菜大棚喷洒、施用农药，那么肯定对胎儿发育不利。尤其有些妇女缺乏这方面的知识，在夏天穿着短衫、短裤，不戴口罩、帽子，赤足在野外喷洒农药，中毒的危险性就更大，胎儿无疑会受到伤害。

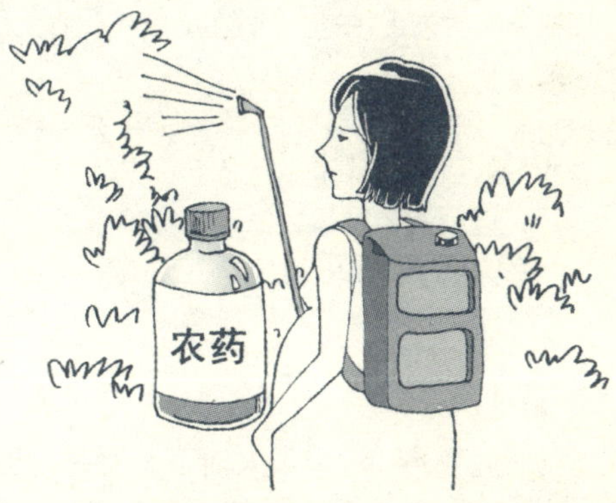

当孕妇接触农药后，大部分农药均能被孕妇吸收，并通过胎盘进入胎儿体内，甚至在胎儿体内的浓度会比母体血液中的浓度还高，从而导致胎儿生长迟缓、发育不全、畸形或功能障碍等，这也是引起流产、早产和胎儿宫内死亡的原因之一。

特别是怀孕早期，正是胚胎重要器官、组织分化发育的关键时期，其对外界有害因素的干扰与损害特别敏感，如在此期间孕妇接触农药将非常容易导致胎儿畸形。

农药中铅、汞、砷等毒性物质如果进入胎儿体内，由于胎儿肝脏及肾脏的代谢、解毒、排泄功能还不完善，很容易因毒物积聚而中毒，而且胎儿对有毒物质的敏感性高，所以，一旦中毒，危害性将比成人大得多。

贴心 TIPS

为了预防农药对胎儿的影响和危害，孕妇在妊娠时期要避免接触农药。许多农药有挥发性，因此农药不宜放在堂屋、卧室、厨房里，应单独存放在另外的仓库里，以免日常生活中慢性吸收中毒，对胎儿产生不利影响。

孕妇不但不要亲自喷洒农药，也不要到刚用过农药的地里去。住宅和庭院不要喷洒农药（当杀虫剂用）和灭蚊蝇剂。吃水果一定要剥皮，不要连皮吃，因为水果的残留农药主要集中在表皮；不能去皮的蔬菜和水果应在流动的清水中反复冲洗。

孕妈妈不可大笑

俗话说："笑一笑，十年少。"这是有一定道理的。大笑，对于常人而言无疑是件开心的事情，但是对于孕妇来讲，切不可取，否则会乐极生悲。

在怀孕期间的妇女，大笑时会使腹部剧烈抽搐，妊娠初期会导致流产，妊娠晚期

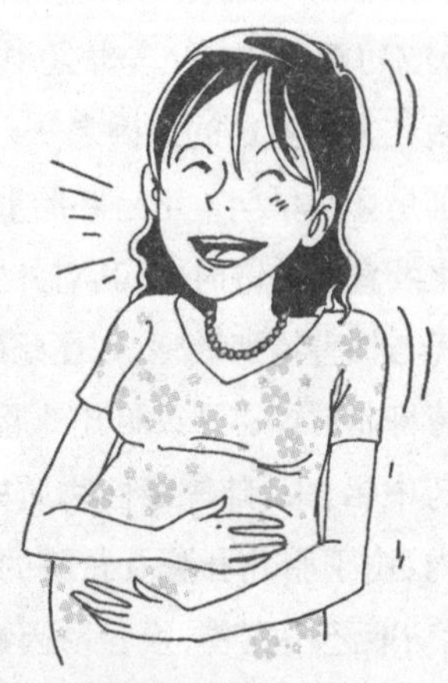

会诱发早产。通过调查发现，尤其是在妊娠初期有的年轻女性还不知道自己已怀孕时，当她们放声大笑、高兴得忘乎所以时，流产便发生了。因此孕妇要加倍注意和格外小心，切不可大笑。

孕妈妈不宜作 CT 检查

孕妇在怀孕前 3 个月内接触放射线，可能引起胎儿脑积水、小儿畸形或造血管系统缺陷、颅骨缺损等严重后果。

CT 利用电子计算机技术和横断层投照方式，将 X 线穿透人体每个轴层的组织，

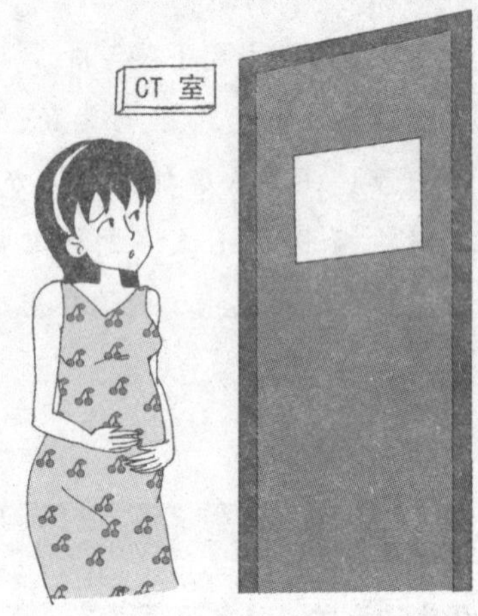

具有很高的密度分辨力，要比普通 X 线强 100 倍。所以，作一次 CT 检查受到的 X 线照射量比 X 光检查大得多，对人体的危害也大得多。

因此，如果不是病情急需，孕妇还是不作 CT 检查为好。如查孕妇其他器官疾病必须作 CT 检查时，那么需要在腹部放置防 X 射线的装置，以避免和减少胎儿畸形的发生。

妊娠早期应防止感冒

现已发现，在数百种与人类疾病有关的病毒中，大部分病毒能通过胎盘进入胎儿体内，影响胎儿生长发育，发生畸形或致胎儿死亡，因此，孕妇要尽力避免病毒感染。

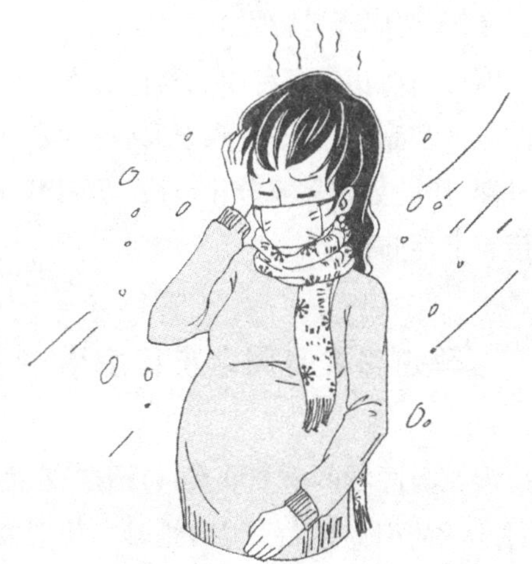

普通感冒和流行性感冒都是由病毒引起的呼吸道传染病。普通感冒一年四季几乎人人都可罹患，鼻塞、流涕、咽痛、咳嗽、全身酸痛是其常见症状，有时只发低热。孕期患普通感冒的人很多，对胎儿影响不大，但如果较长时间体温持续在39℃左右，就有出现畸胎的可能。

流行性感冒简称流感，病原是流感病毒，借空气和病人的鼻涕、唾液、痰液传播，传染性很强，常引起大流行。受感染后发冷发热，热度较高，头痛乏力，全身酸痛，常在发热消退时鼻塞、流涕、咽痛等症才逐渐明显起来。患者体力消耗大，恢复也慢。

流感病毒不仅能使胎儿发生畸形，高热和病毒的毒性作用也能刺激子宫收缩，引起流产、早产。有人调查了56例畸形儿，其中有10例产妇在怀孕当日至50天时患过流感。流感病情较重，常常需要使用解热、镇静、抗生素等药物，故必须在医生的指导下用药。

孕妇最好避免患感冒，要少到公共场所，加强营养，保证睡眠，少与感冒患者接触，以减少感染的概率。

如果孕妇感冒了，应尽快控制感染，排除病毒，同时应采取措施让体温下降。

如果孕妇感冒时高烧到39℃以上，且持续3天以上，可分以下两种情况来处理：

- 如果孕妇感冒的时间是处在排卵以后两周内，用药就可能对胎儿没有影响。
- 如果感冒的孕妇处在排卵以后两周以上，这一时期，胎儿的中枢神经已开始发育，就可能会对胎儿造成影响。

如果出现以上情况，就需要与医生、家人共同商讨是否继续本次妊娠。

如果孕妇在怀孕3～8周之后患上感冒，并伴有高热，就会对胎儿的影响较大。病毒可透过胎盘进入胎儿体内，有可能造成胎儿先天性心脏病、兔唇、脑积水、无脑和小头畸形等。感冒造成的高热和代谢紊乱产生的毒素会刺激子宫收缩，造成流产，新生儿的死亡率也会因此增高。

因此孕妇感冒时，一定要去专科医院诊治，千万不能随意自行用药，尤其是阿司匹林类的药物，以免对母体和胎儿造成不良影响。

贴心 TIPS

- 轻度感冒孕妇：可选用口服感冒清热冲剂或板蓝根冲剂等，并且多喝开水，同时要注意休息、保暖，补充维生素C，感冒很快就会痊愈。
- 重度感冒，伴有高热、剧咳时：可选用柴胡注射液退热和纯中药止咳糖浆止咳。同时,也可采用物理降温法,如在额、颈部放置冰块,或以湿毛巾冷敷,或用30%左右的酒精(或将白酒兑水冲淡一倍)擦浴。也可选择使用药物降温,在选用解热镇痛剂时,要避免采用对孕妇、胎儿和新生儿有明显不良影响的药物,例如阿司匹林之类药物。可在医生指导下使用诸如醋氨酚等解热镇痛药。

孕妇不宜使用利尿剂

随着妊娠月份的增加,孕妇下肢等处会出现不同程度的浮肿,俗称“胎肿”。对于孕期浮肿,一般不须处理,除非是高度浮肿并伴有大量蛋白尿,要到医院进行适当处理。而有些孕妇为了减轻浮肿,自己使用利尿剂是很危险的。

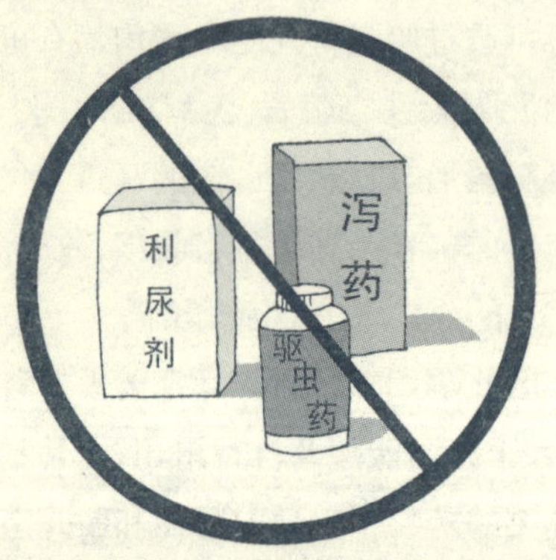

利尿剂特别是噻嗪类药物,不但可导致低钠血症、低钾血症,还可以引起胎儿心律失常、新生儿黄疸、血小板减少症。现已证明,在妊娠期间使用利尿剂,还可使产程延长、子宫无力及胎粪污染羊水等。还有报道,使用噻嗪类利尿剂还会使胎儿患出血性胰腺炎。

孕妇不宜服用驱虫药和泻药

肠寄生虫病,特别是蛔虫病,在卫生习惯不太好的人群中相当普遍。患者多是采用吃驱虫药和泻药的方法进行治疗的,但是如果孕妇患有肠寄生虫病,若无紧急症状,一般不要服药进行驱虫。

因目前所用的各种驱虫药均有不同程度的毒性和副作用,在妊娠期间,特别是妊娠早期,胎儿处于器官分化阶段,孕妇不宜服用有毒性药物。

孕妇忌在月圆之夜行房事

天文与医学的研究证实:月圆之夜,月球对地球的引力最大,导致地轴的位置发生微小的改变。由于地球的磁场效应作用于人体的器官及组织细胞,使人体的气压较低,在低压情况下,血管内外的压强差别增大,可以导致毛细血管出血。

人体中约有2/3是液体,月球的引力会像海水潮汐那样对人体中的液体发生作用,影响人的情绪、体液和水电解质的平衡。

特别在满月时,月亮对人的行为影响最强烈,使人的感情容易激动和兴奋,而情绪波动至极是导致流产和早产、诱发心血

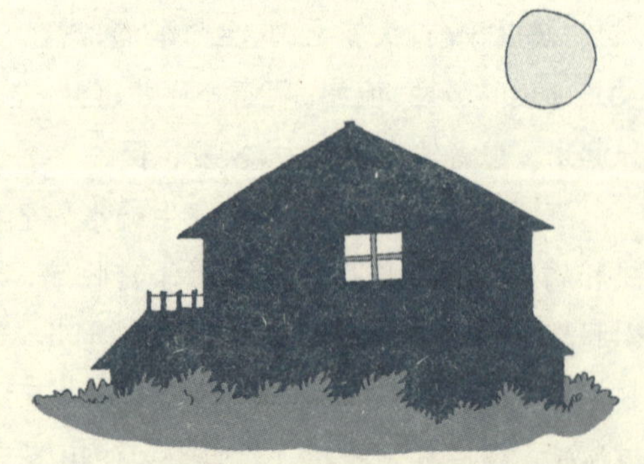

管系统疾病的重要诱因。因此,孕妇在月圆之夜应避免房事,以免诱发流产及早产等。

孕妇尿频怎么办

怀孕初期,随着子宫的增大,会渐渐压迫位于子宫前方的膀胱。在这种情形下,只要稍微存一点儿尿液,就会立刻想上厕所。到了怀孕后期,由于胎儿的头部又压迫膀胱,所以又会有尿频的感觉。

此种尿频现象不伴有尿急和尿痛,尿液检查也无异常,属于妊娠期的正常生理现象,不必担心,也不需要治疗。但是睡前最好不要喝浓茶或咖啡,因为这会增加夜间入厕的次数而影响睡眠。

若小便次数增多不是发生在上述妊娠阶段,或伴有尿急、尿痛,则是异常情况。最常见的是膀胱炎,应及时到医院就诊,查明原因,进行治疗,以防炎症上行蔓延引起急性肾盂肾炎。

孕妇只要有尿意就要去厕所排尿,不管排尿多少,千万不可憋尿,憋尿对孕妇和胎儿都不利。

为防止尿流不畅,压迫右侧输卵管引起肾盂肾炎、肾盂积水,孕妇的卧位应经常变化,多采取左侧卧位。

贴心 TIPS

孕妇尿频应检查是否有泌尿系统感染,特别是伴有尿急、尿痛者更应检查尿液有无异常现象。不要把疾病引起的尿频和孕妇的正常尿频混淆起来。泌尿系统感染引起的尿频往往伴有尿急、尿痛、尿液混浊等现象。

葡萄胎的诊治

妇女怀孕后,在子宫内生长的不是胎儿,而是无数成串的大小不等的透明水泡,大者像葡萄,小者像绿豆,由于其外形似成串的葡萄,因此医学上称之为葡萄胎,又称水样胎块。

据统计,每 200～500 名孕妇中,大约就有 1 人会有葡萄胎。葡萄胎是由于早期妊娠的绒毛中滋养细胞增生过度及其间质水肿而形成的。葡萄胎可分为良性葡萄胎和恶性葡萄胎两种。

若为葡萄胎孕妇,会有下列的症状。

强烈的孕吐状态。比正常妊娠的孕妇孕吐状态要强烈得多,而且腿肚水肿,很早就显现出尿蛋白妊娠中毒症的症状。

子宫变大。子宫大于相应月份的正常妊娠子宫,有些仅孕 2～3 个月,子宫底高度已达肚脐水平,相当于受孕 5 个月大小,而且子宫呈球状。

发生不规则的阴道出血。停经以后阴道流血,多在停经 8～12 周时出血,量多少不定,有时可排出葡萄样物。妊娠 3～4 个月的时候会流产。

没有胎儿。虽然也有例外的情形存在,不过大部分葡萄胎是没有胎儿的。子宫内绒毛部分呈葡萄状,由身体外部诊查或 X 光拍摄,都不能发现胎儿。

葡萄胎用尿液检查就可以很清楚地诊断出来。这是因为葡萄胎会比正常妊娠(在胎盘中)分泌出更多的激素,而这些激素都排泄在尿中的缘故。

葡萄胎多数为良性疾病,在确诊后不

必过分紧张。良性葡萄胎处理应采取以下措施。

清除子宫内物质。确诊葡萄胎后应及时清除子宫内物质。葡萄胎子宫大而软,易发生子宫穿孔,一般采用吸刮术,手术较安全。子宫大于妊娠12周者,一般吸刮两次,每次间隔一周,每次刮出物均应送病理检查,术前应作好输血准备,手术前后使用抗生素预防感染。

卵巢黄素囊肿的处理。卵巢黄素囊肿可自然消失,一般无须处理,如发生蒂扭转,一般在超声或腹腔镜下穿刺吸液后多可自然复位。如扭转时间长,血液运行不良,则须及早剖宫检查。

恶变的预防。预防性子宫切除术目前多不采用,但年龄较大、无生育要求者可考虑。预防性化疗是预防葡萄胎恶变的有效手段。

恶性葡萄胎又叫做侵蚀性或破坏性葡萄胎。其特点是葡萄胎的组织能侵入到子宫肌肉层深处或转移到其他器官内。侵入到肌肉的葡萄胎绒毛能继续发展,并可破坏子宫肌肉,穿透子宫壁和血管,造成腹腔内大出血。

绒毛随着血流转移至阴道、肺或其他器官后,同样会形成局部组织坏死和出血。因这种葡萄胎很容易转移,并对被侵入的组织器官具有很强的破坏性,所以被称为恶性葡萄胎。

恶性葡萄胎多继发于良性葡萄胎之后。恶性葡萄胎并不可怕,只要及时发现,及时去医院检查,及时治疗,绝大多数是可以治愈的。

贴心 TIPS

良性葡萄胎清除后每周作一次HCG(绒毛膜促性腺激素)定量检查。阴性后,3个月内仍每周复查一次,此后3个月每半月一次,然后每月一次,持续半年。第二年起每6个月一次,至少持续两年。

与此同时要定期拍胸片,如两个月原尿HCG仍呈阳性或阴性后又为阳性,或肺内出现转移阴影,应视为恶变,立即进行化疗。为避免再次发生葡萄胎或恶变,病人应坚持避孕1~2年。

3 怀孕第3个月

小宝宝的成长

受孕三月底时,胚胎可正式称为胎儿了,其发育特点是骨架形成,人形毕现,胎儿的身长约7.5~9厘米,体重约为20克。

胎儿尾巴完全消失,骨头开始逐渐变硬、骨化,手指和脚趾的指甲逐渐长出,头部很大,脸形初具,眼睑、声带、鼻子已经明显,下颌和脸颊发达。

因为皮肤还是透明的,可以从外部看到皮下血管和内脏等。心脏、肝脏、胃、肠等更加发达,肾脏也日益发达,已有了输尿管,胎儿可进行微量排泄了。胎儿的外生殖器已经开始发育,但这时尚不容易分辨出男、女。胎儿周围会充满羊水,其脐带也变长了,胎儿可在羊水中自由转动。

贴心 TIPS

腹中的胎儿所能依赖的只有母亲。若以为只要吃可口的食物提供养分,胎儿就会成长,那么,你就可能要犯错误了。因为,如果母亲常常感到焦虑或有压力或不断与丈夫因为小事而争执、吵架的话,这种心情除了会影响胎儿外,对母亲的胃液分泌也有影响。

即使刻意吃下有营养的食物,由于肠道无法充分运动,导致营养吸收不良,营养再多也无法提供给胎儿。因此,在稳定的心情下生活,对胎儿而言才是最有营养的"粮食"。

孕妈妈身体的变化

这个月是孕吐最严重的时期，除恶心外,胃部情况也不佳,同时,胸部会有闷热等症状出现。妊娠反应在 11 周时逐渐减轻,不久则会消失。

由于胎儿在不断成长，子宫逐渐增大会直接压迫膀胱,造成尿频。腰部也会感到酸痛,腿足浮肿。此外,分泌物增加,容易便秘或腹泻。乳房更加变大,乳晕与乳头颜色更暗。

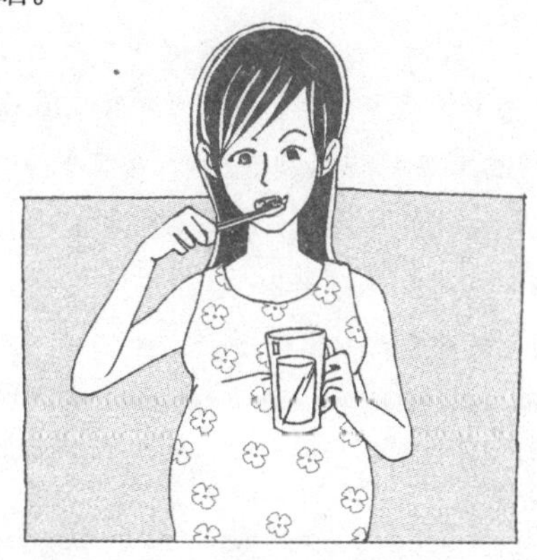

由于体内大量雌激素的影响，从本月起,口腔会出现一些变化,如牙龈充血、水肿以及肥大增生,触之极易出血,医学上称此为妊娠牙龈炎。孕妇要坚持早晚刷牙、漱口,防止细菌在口腔内繁殖。

贴心 TIPS

这个时期的孕妇应停止激烈的体育运动、体力劳动等。平常如有运动的习惯,仍可保持，但必须选择轻松且不费力的运动,如舒展筋骨的柔软体操或散步等,避免剧烈运动;也不宜搬运重物和长途旅行,至于家务事,可请先生分担,不要勉强;上下楼梯要平稳,尤其应随时注意腹部不要受到压迫。

上班的职业妇女,应保持愉快的工作情绪,以免因心理负担过重、压力太大而影响胎儿的发育。此时,若能取得同事的理解,继续工作应不成问题。

营养搭配要求

怀孕第三个月,根据胎儿的发育状况,孕妇的饮食安排应该以品种丰富的食谱为主。食物要富含铁、磷、钙、维生素 C、蛋白质、糖、植物脂肪等,这样才可满足胎儿生长发育的营养需求，同时也补充了孕妇体内的能量。

由于此间胎儿的不断增大，孕妇的负担也越来越重。在这一个月内,由于一些孕妇开始出现贫血的症状，因此要特别注意营养的调剂,进行合理的安排,可遵循以下食谱来安排一天的饮食。

早餐。主食:面包两个或两片(约100克)。

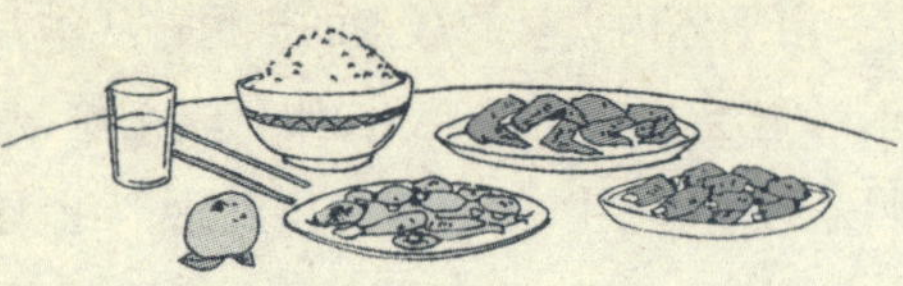

副食：牛奶250毫升，果酱75克，虾仁清炒鸡蛋（鲜虾仁100克、鸡蛋两个），其他清淡炝菜1小碟（生菜量约250克）。餐后可加苹果1个（约150克），或香蕉两个（150～200克）。

午餐。主食：米饭两小碗，或小花卷两个（量均在150克左右）。

副食：糖醋排骨（猪排骨250克、番茄酱少许、白糖250克、醋20克），芹菜拌牛肉（熟牛肉100克、焯芹菜150克），清炖香菇鸡翅（鸡翅150克、鲜香菇100克）。餐后可吃橘子1个（约150克）。

晚餐。主食：荷包鸡蛋挂面两小碗，或包子2～3个（面粉量均在100克以内）。

副食：鲜菇菜心（鲜草菇150克、菜心250克），豌豆瘦肉丁（鲜豌豆150克、猪瘦肉100克），鲫鱼清炖豆腐汤两小碗，餐后水果（约100克）。

贴心TIPS

我国营养学会为孕早期推荐了每日的营养供给量，孕妇可根据实际情况为自己补充适当的营养：蛋白质70毫克，热能9.6兆焦耳（2300千卡），钙800毫克，铁18毫克，锌15毫克，维生素D 5微克，维生素E 10毫克，硫胺素12毫克，核黄素12毫克，尼克酸12毫克，抗坏血酸60毫克，视黄醇当量800微克。

专家建议每日膳食应包括以下成分：主食（稻米、面）200~250克，杂粮（玉米、小米、燕麦、豆类）20~50克，蛋类（鸡蛋、鸭蛋等）50克，牛奶250克，畜禽鱼虾肉类150~200克，蔬菜（绿色蔬菜占2/3）200~400克，水果50~100克，植物油20克。

蛋白质对孕妇与胎儿的作用

蛋白质是构成人的内脏、肌肉以及脑部的基本营养素，蛋白质有修补与生长的功能，同时也可以提供人体热能。如缺乏蛋白质，则可影响垂体促性腺激素的分泌，使雌激素及孕酮减少而导致流产或早产，也可能影响胎儿发育，不但会导致胎儿发育迟缓，而且容易引起流产或者发育不良，造成先天性疾病和畸形。

蛋白质存在于各种食物之中，不过所含数量与质量不同，所以摄入食物要多样化，不要偏食，尽量多食用一些杂粮，采用各种豆类与粮食合用的方法，如红豆大米粥，副食也要混合食用，如土豆烧牛肉、肉片烧豆腐等，发挥蛋白质的互补作用，提高其营养价值。

贴心TIPS

世界卫生组织建议，妇女妊娠后半期每日应增加优质蛋白质9克，如牛奶300毫升，或鸡蛋两个，或瘦肉50克。我国孕妇应从妊娠中期开始，每日增加蛋白质15克，妊娠末期增加蛋白质25克，才能满足孕妇和胎儿对蛋白质的需求。

准妈妈要多摄入"脑黄金"

人的大脑有65%是脂肪类物质，其中多烯脂肪酸DHA与EPA是脑脂肪的主要成分。它们对大脑细胞，特别是神经传导系统的生长、发育起着重要作用。因此DHA、EPA和脑磷脂、卵磷脂等物质合在一起被称为"脑黄金"。

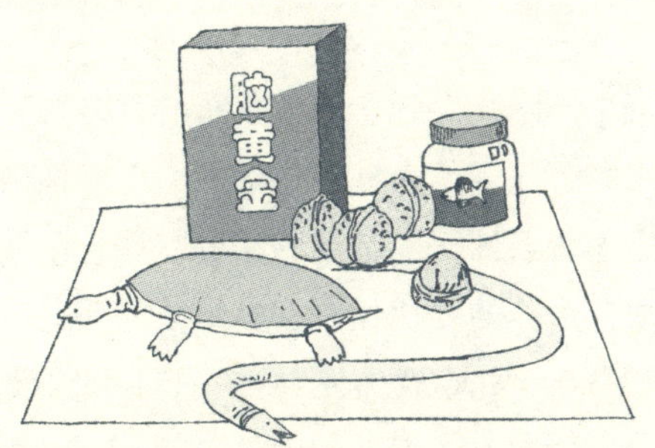

对于孕妇来说，"脑黄金"有着很重要的双重意义。首先，"脑黄金"能预防早产，增加婴儿出生时的体重。服用"脑黄金"的孕妇妊娠期较长，比一般产妇的早产率下降1%，产期平均推迟12天，婴儿出生体重平均增加100克。其次，"脑黄金"的充分摄入能保证婴儿大脑和视网膜的正常发育。因此，孕妇应经常摄入足量"脑黄金"。

贴心 TIPS

为补充"脑黄金"，除服用含"脑黄金"的营养品外，还要多吃些富含DHA类的食物，如核桃仁等坚果类食品，摄入后经肝脏处理能合成DHA，此外还应多吃海鱼、鱼油、甲鱼等。同时，为保证婴儿"脑黄金"的充分摄入，一定要坚持母乳喂养。

另外据调查，每100毫升母乳中，"脑黄金"的含量，美国人约为7毫克，澳大利亚人约为10毫克，日本人约为22毫克。我国产妇乳汁中"脑黄金"含量也远远达不到指标，所以婴儿也需要补充"脑黄金"。

孕妈妈不可缺叶酸

叶酸是多种酶的辅酶之一，参加血红蛋白、核酸和蛋白质的合成。1931年，印度某产科医院发现产妇中有很多人患严重的巨幼红细胞贫血症，用酵母提取液治疗后，症状得以改善。以后发现在酵母和绿叶中含有一种化合物，能治疗巨幼红细胞贫血症，故称为叶酸。人若缺乏叶酸，可引起巨幼红细胞性贫血。

人体缺乏叶酸的原因很多，摄入量不足、消化不良、需要量增加、代谢紊乱和流失过多等都会造成叶酸缺乏。孕妇中约有20%的人患有叶酸缺乏症。叶酸缺乏的临床表现为巨幼红细胞性贫血、舌炎及胃肠功能紊乱。病人有衰弱、苍白、精神委靡、健忘、失眠和阵发性欣快症等表现。

为满足胎儿快速生长的脱氧核糖核酸合成及胎盘、母体组织和红细胞增加等所需的叶酸，孕妇必须得到补充，才能满足需要。虽然因叶酸严重缺乏所导致的巨幼红细胞性贫血并不普遍，但由于叶酸摄入量不足而引起的叶酸临界缺乏症却很多见。

孕早期如果缺乏叶酸，则可导致胎儿严重畸形。孕中期缺乏叶酸还可导致流产、死产、未成熟儿、胎盘早剥等不良后果。

叶酸平时日需要量为400微克，孕期须供给800微克。叶酸最丰富的食物来源是动物肝脏，其次为绿叶蔬菜、酵母及肾脏，牛肉、小麦也含一定量的叶酸，根茎类蔬菜、番茄、玉米、洋葱及猪肉等含量甚少。

贴心 TIPS

高温烹调或微波炉烹调可使叶酸的有效成分损失，因此建议食用富含叶酸的食物时不要长时间加热，以免破坏食物中所含的叶酸。营养学家曾推荐孕妇每天吃一只香蕉，因为香蕉富含叶酸与钾元素。

另外，还可补充一些富含叶酸的奶粉。为预防神经管缺陷，也可以口服药物，如斯利安 0.4 毫克／日，或叶维胶囊 0.4 毫克／日，孕前 3 个月和孕后 3 个月口服。

烹调时宜用植物油

脂质是效率最高的能量来源，它所供给的热量是其他营养素的二倍以上。此外，在脂质被分解形成的脂肪酸中，还有人体不能制造的必需脂肪酸。这种必需脂肪酸对母乳的分泌、预防妊娠中毒和保持健康有重要作用。

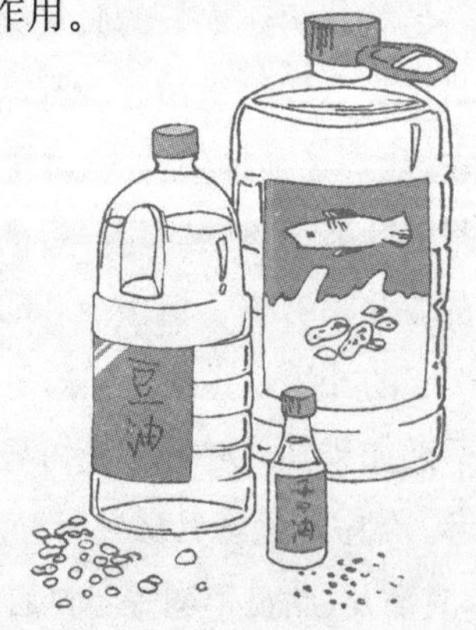

但是，脂质的每日摄取量不得超过总能量的 30%，摄取过量会导致肥胖。

脂肪分为像牛油、猪油一样的动物性脂肪和像大豆油、芝麻油一样的植物性脂肪。植物性脂肪中含有大量对人体有益的必需脂肪酸。

因此，烹调时请使用植物油，每日标准的用量为 2～3 匙。请很好地调剂使用大豆油、芝麻油、色拉油、米糠油、橄榄油、红花油等。

孕妇素食对婴儿有害

经调查发现，农村孩子的智力发育要比城市孩子的差些，生活水平低的地区要比生活条件好的地区孩子的差些，不注意饮食营养的要比饮食营养丰富的差些。孕妇素食是儿童智力发育的一个不利因素。

孕妇不注意饮食营养，长期素食，所生的婴儿由于缺乏维生素 B_{12} 往往会患不可逆的脑损害症。这种损害表现在婴儿出生 3 个月后会变得感情淡漠，头柔软不稳定，并出现舌和腕等不自主运动，严重者可以发生巨幼细胞性贫血和显著的神经损害。这不仅严重影响婴儿身体的正常发育，还会影响孩子的智力发育。

人的大脑细胞的 60%左右是由不饱和脂肪酸构成的，35%是由蛋白质构成的。维生素 B 族可以促进脑细胞兴奋，如果孕妇长期素食，只食蔬菜、腌菜等，不注意进食鱼、肉、蛋等营养物质，就会导致不饱和脂肪酸、蛋白质及维生素 B 族等营养成分摄取量的不足，满足不了胎儿脑细胞的生长繁殖的需要，进而影响了脑组织发育，使生下来的婴儿患脑损害症，造成孩子智力发育不全。

有的孕妇担心营养过度会使胎儿发育

过快，引起难产，因而素食，这种想法是不正确的。

为了避免婴儿脑损害，孕妇要特别注意营养的平衡调配，荤素搭配，适当补充含脂肪、蛋白质、B族维生素，尤其是富含维生素B_{12}的食物，如肉类、蛋类、乳类，以及动物肝、心、肺等，以利胎儿的脑细胞、脑神经的生长发育。

孕妇不宜早、晚进食不平衡

有些孕妇习惯不吃早餐，这对身体是很不利的。

通常人们上午的工作量较大，因此在工作前应摄入充足营养，才能保证身体需

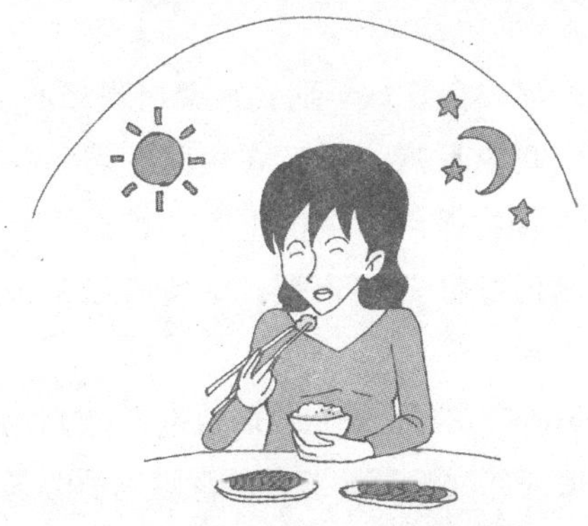

要。孕妇除日常工作外，更重要的一项任务，就是要供给胎儿营养。如果孕妇不吃早餐，不仅自己挨饿，也不利于胎儿的发育。

有的孕妇在白天总是很忙，到了晚上空闲下来了，吃饭时就大吃特吃，这同样对健康不利。

晚饭既是对下午劳动消耗的补充，又是对晚上及夜间休息时热量和营养物质需求的供应。但是，晚饭后人的活动毕竟有限，晚间人体对热量和营养物质的需求量并不大，特别是睡眠时，只要能提供较少的热量和营养物质、使身体维持基础代谢的需要就够了。

贴心 TIPS

为了克服早晨不想吃饭的习惯，孕妇可以稍早点起床活动一段时间，比如散步、做操、做些家务劳动等，激活器官活动功能，促进食欲，以产生饥饿感，可以多吃点早饭。

早晨起床后，可以饮一杯温开水，通过温开水的刺激和冲洗作用，激活器官功能，使肠胃功能活跃起来。体内血液被水稀释后，可增加血液的流动性，进而促进各器官运转起来。

晚上饭菜也不必吃得过于丰盛。如果晚饭吃得过饱，营养摄入过多，还会增加胃肠负担，特别是饭后不久就睡觉更不可取，因为人在睡眠时胃肠活动减弱，更不利于食物消化。

孕妇要多喝牛奶

牛奶含钙量高，每100克牛奶中含钙约120毫克，且特别易被人体吸收，而且磷、钾、镁等多种矿物质搭配也十分合理，故而是孕期的保健佳品。孕妇喝牛奶，胎儿受益多。

最新的研究还发现，牛奶中含有对机体生理功能具有调节作用的肽类，可以发挥类似鸦片的麻醉镇痛作用，使全身产生舒适感，又不会成瘾。临睡前喝一杯牛奶，既可以补充营养，又能使孕妇情绪稳定，促进睡眠，有利于胎儿的发育成长。

牛奶还具有阻止人体吸收食物中有毒的金属铅和镉的功能，能减少胎儿吸收这类有毒物质的风险，酸奶和脱脂奶更可增

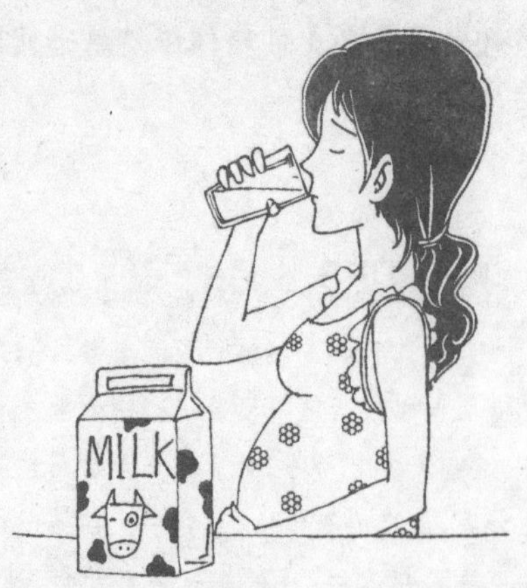

强免疫力，防止孕期感染。牛奶中的镁能使心脏和神经系统耐疲劳，碘和卵磷脂能大大提高大脑工作效率，酪氨酸能促进快乐激素——血清素大量生长，促使孕期的母亲保持良好体力、脑力和情绪。

牛奶中的锌能促进胎儿大脑发育，铁、铜和维生素A有美容作用，能使皮肤保持光洁，维生素B_2可提高视力，喝牛奶还可防止动脉粥样硬化等。

由此可见，孕妇常喝牛奶，胎儿确实受益多多。因此，若条件允许，孕妇最好每天喝200～400克牛奶，以满足母子健康的需求。

孕妈妈应多吃瘦肉

人体较易吸收各种动物的瘦肉和肝脏中含的铁，吸收率约为20%；而对一些谷类食物中的铁的吸收率只有百分之几。原因是动物体内的铁其存在形式更易于被人的小肠细胞吸收和利用，且人体对它的吸收

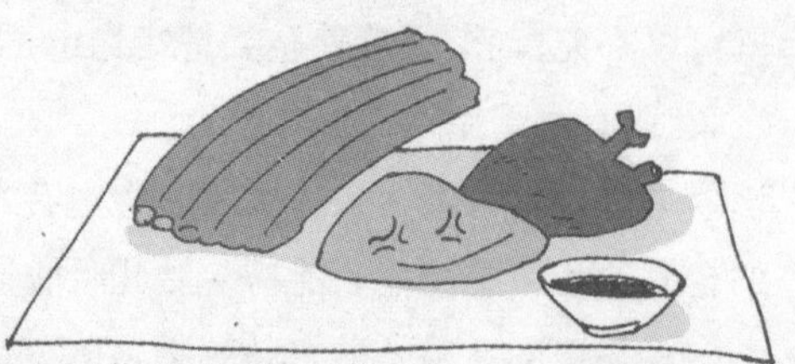

不受食物中其他成分的影响。

另外，动物肌肉中存在着能促进非动物铁吸收的物质，对食物中的非动物铁有促进吸收作用。若单独吃玉米膳食，则铁的吸收率只有2%，而与牛肉共食，铁吸收率就能达到8%。孕妇在怀孕期对铁的需求量骤增，共需铁约1000毫克，这是很难从一般饮食中得到满足的，因此孕妇多吃些瘦肉、肝脏和动物血，这样不但可以补充大量的铁和促进非动物铁的吸收，而且还可以补充必需的动物蛋白质，从而在较快的时间内提高孕妇的血红蛋白水平，改善或防止贫血。

孕妈妈不宜多吃酸性食品

孕妇在妊娠早期，常会出现恶心、呕吐的正常反应，流行在民间的习俗是用酸性食物缓解孕期的呕吐，甚至还有些人滥用酸性药物止呕，这些做法是极不科学的。

研究发现，妊娠早期的胎儿酸度低，母体摄入的酸性药物或其他酸性物质容易大量聚集在胚胎组织中，影响胚胎细胞的正常分裂增殖与生长发育，并易诱发遗传物质突变，导致胎儿畸形。在妊娠后期，由于胎儿日趋发育成熟，其组织细胞内的酸碱度与母体相接近，受影响的危害性相应小些。

因此，孕妇在妊娠初期的最初半个月左右，不宜服用酸性药物、饮用酸性饮料或食用酸性食物。

贴心 TIPS

如果孕妇确实喜欢食用酸性食品，应该选择营养丰富且无害的天然酸性食物，如番茄、樱桃、杨梅、石榴、海棠、橘子、草莓、酸枣、葡萄、苹果等新鲜水果和蔬菜。这些食品既可改善孕后发生的胃肠道不适症状，又可增进食欲，增加多种营养，可谓一举多得。

孕妈妈不宜多吃罐头食品

不少妇女喜食罐头食品，这是很不科学的。据营养学专家研究证实，妊娠早期大量食用含有食品添加剂的罐头食品，对胎儿的发育非常不利。

在罐头食品的生产过程中，往往加入一定量的添加剂，如人工合成色素、香精、

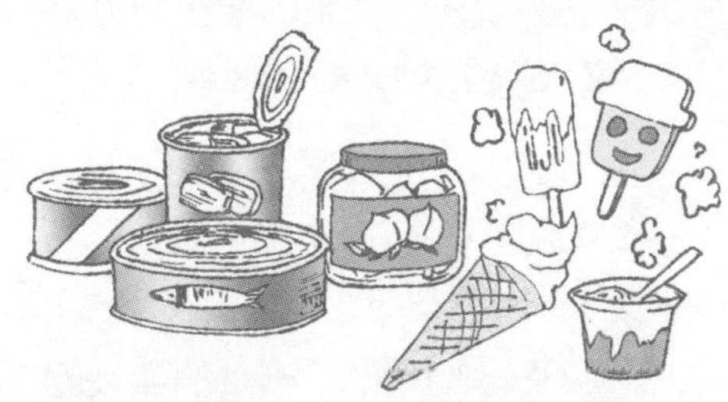

甜味剂和防腐剂等，这些物质大都是人工合成的化学物质，在正常标准范围内对人影响不大，但对胚胎组织是有一定影响的。

在胚胎早期(受孕20～60天)，细胞和组织严格按一定步骤和规律进行繁殖和分化，这时的胎儿对一些有害化学物质的反应和解毒功能尚未建立。因此，尽管罐头食品中添加剂量不大，但长时间大量食用也会引起慢性中毒，甚至会引起流产和胎儿畸形。

罐头食品的保质期限一般均在一年左右。市场经常会出现超过保质期限的罐头食品，这些罐头的质量得不到保障。有些罐头外表虽然看不出变化，其实质量已发生了变化，孕妇吃了当然对健康不利。所以，最好少吃水果罐头。

孕妇不宜多吃冷饮

很多孕妇孕期血热气盛，总觉得身上很热很燥，特别是在炎热的夏天，于是她们随意吃冷食、喝冷饮。其实多吃冷饮会使胃肠血管突然收缩，胃液分泌减少，消化功能降低，从而引起食欲不振、消化不良、腹泻等情况，甚至会引起胃部痉挛，出现剧烈腹痛现象。

孕妇的鼻、咽、气管等呼吸道黏膜往往充血并有水肿，太多的冷刺激还会使口腔、咽喉、气管等部位的抵抗力下降，诱发上呼吸道感染或诱发扁桃体炎等。

有人发现，腹中胎儿对冷的刺激也很敏感，当孕期喝冷水或吃冷饮时，胎儿会在子宫内躁动不安，胎动会变得频繁。因此，孕妇吃冷饮一定要有节制。

孕妇饮水不宜过多

水是人体必需的营养物质，它能够参与人体其他物质的运输和代谢，调节体内各组织间的功能，并有助于体温的调节。孕妇和胎儿都需要水分，因此，孕妇比孕前的用水量明显增加，孕妇每天必须从饮食、饮水中摄取足够的水分。

但是，孕妇饮水量也应有一定限度，并不是多多益善。如果孕妇水分摄入过多，就

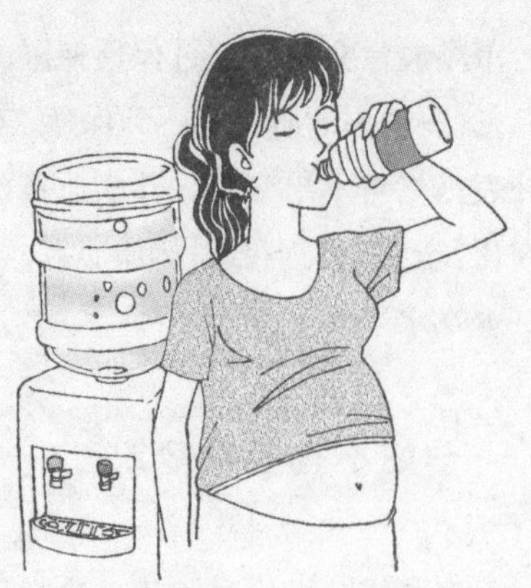

会无法及时排出，多余的水分就会潴留在体内，引起或加重水肿。

贴心 TIPS

一般来说，孕妇每天喝1~1.5升水为宜。当然，这也不是绝对的，要根据不同季节、气候、地理位置以及孕妇的饮食等情况酌情增减，但不要超过2升，特别是妊娠晚期，更应该控制饮水量，以每天1升以内为宜，以免对自己及胎儿造成不良影响。

天热时补水以自然凉开水为宜，这样可促使汗腺扩张，多出汗，身体自然爽快。如果在出汗多时，在凉开水内稍加点盐，这样可以补充因出汗造成体内损失过多的盐的不足。

孕妈妈喝酸牛奶好处多

酸牛奶是将消毒牛奶加入适当的乳酸菌、放置在恒温下经过发酵制成的。由于酸牛奶改变了牛奶的酸碱度，使牛奶中的蛋白质发生变性凝固，结构松散，容易被人体内的蛋白酶水解消化。

另外，牛奶中的乳糖经发酵，已水解成能被小肠吸收的半乳糖与葡萄糖，因此可避免某些人吃牛奶后出现的腹胀、腹痛、稀便等乳糖不耐受症状。由于乳酸能产生一些抗菌作用，因而酸牛奶对伤寒、痢疾等病菌以及肠道中的有害生物的生长繁殖也能起到一定的抑制作用。

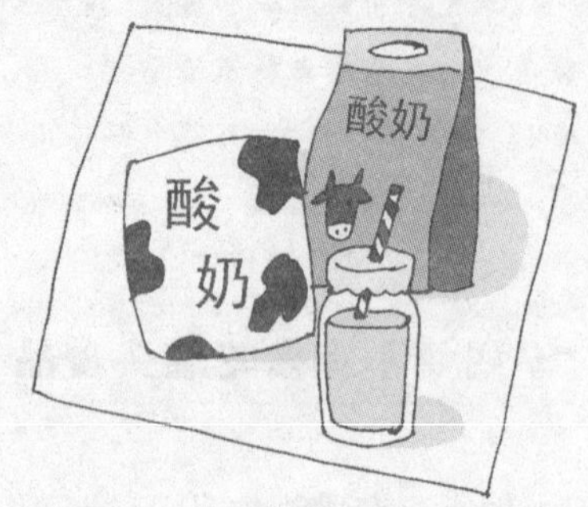

乳酸菌在人肠道里能合成人体必需的多种维生素，因此酸牛奶更含有“别具一格”的营养，对孕妇、产妇更为适宜。但是，切不可把保存不当受到污染而变酸的坏牛奶当做酸牛奶喝。

孕妈妈不宜多食桂圆

桂圆能养血安神，生津液，润五脏，是一味良好的食疗佳品，被人们视为滋补良品。然而，孕妇食桂圆(特别是早孕妇女)却是麻烦多多。

桂圆虽然能补气血、益心脾，但它性温味甘，能助火化燥，对于内有痰火者及患有热病者不宜食用，尤其是孕妇，更不宜进食。

中医认为，孕妇的主要生理变化是“阳常有余，阴常不足”。妇女受孕后，阴血偏虚，阴虚则滋生内热，因此孕妇往往有大便干燥、小便短赤、口干、胎热等症状，如果这时再食用性热的桂圆，非但不能产生补益作用，反而会增加内热，容易发生动血动胎、漏红腹痛、腹胀等先兆流产症状，严重者可导致流产。

医学家们发现，孕妇临产时进食桂圆汤后，会使有规律的子宫收缩减缓乃至乏力，导致产程延长，这是因为桂圆中有种物质，能够降低子宫平滑肌对催产素的敏感性，且有扩张血管的作用。所以，桂圆味虽美，但孕妇食之麻烦多，还是少吃为妙。

贴心 TIPS

像鹿茸、鹿角胶、胡桃肉等属温补助阳的补品，也都不适宜孕妇服用。相反，怀孕期较适合凉补，例如春季可以多吃些莲藕，夏季多吃些西瓜，秋季多吃些山药、马铃薯、甘薯，冬季多吃些枸杞等，都是很好的凉补选择。

孕妈妈不宜过分滋补

看到孕妇，周围的人总是不忘提醒"要多吃补品"。不过，母体补得过多会造成营养过剩，同时因活动太少，反而会使分娩困难。

营养专家指出，孕妇食物应多种多样，均衡营养。如果准妈妈吃得太多、太好，而运动又太少，就会造成摄入和消耗不均衡，导致超重。

孕妈妈超重带来的后果是不可轻视的，不仅在孕期容易导致孕妇并发症，不利于胎儿成长，在分娩时也会有困难，产后难以恢复体形。超重的准妈妈应及时咨询营养医生，调整饮食结构，合理调配营养。

大多数准妈妈都是健康的，她们只需在医生的指导下补充所需的食物和营养即可。而对那些身体欠佳的孕妈妈来说，也不要盲目乱补，应在医生指导下采取措施，缺什么补什么。

贴心 TIPS

喜欢多吃鸡、鸭、鱼、肉、蛋，并不见得营养丰富，反而会造成营养缺乏症。因为多吃鸡、鸭、鱼、肉、蛋，必然少吃了蔬菜和主食，而一些营养素则恰恰含在蔬菜、粮食等素食里。所以，孕妇进食要荤素搭配，摄取全面营养。

孕妈妈更宜吃粗粮

在当今社会，有的人嫌粗粮不好，只吃精米精面，殊不知，长期如此，非常容易造成孕妇和胎儿营养缺乏。

因此，吃东西要注意营养，不要只讲色鲜味美、香甜可口，更要注重营养的摄取。

米、面是我国人民现阶段的主要食品，内含蛋白质、糖类、矿物质、维生素等营养成分，但是大部分都含在稻和麦子的麦皮内，集中于胚芽周围。一些经过细加工的精米精面，其中所含的微量元素和维生素常常已流失了。所以，越是多吃精米精面的人，越缺乏人体所需的微量元素和维生素。

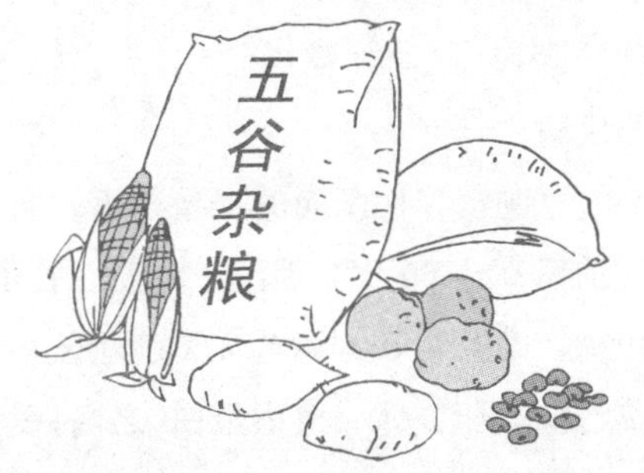

据有关部门统计表明，将糙米碾成精米，损失的糖类高达 50%，丢失的维生素多达 90%。长期吃精米，不摄入其他含矿物质、维生素较多的食物，就会引起钙和磷等微量元素、维生素 B_1、烟酸、核黄素等的不

足，从而导致骨质疏松、人体机能紊乱、智力下降、食欲减退、恶心、呕吐、烦躁不安、健忘、精力不集中、多梦、胸腹胀满、心跳增快、气喘、水肿，从而诱发神经炎、口角炎、角膜充血、脂溢性皮炎等病症。

土豆、红薯、玉米等粮食作物，虽然没有精米、白面好吃，可是其营养丰富，纤维素多，摄入后不仅能补充身体所需的营养，而且可刺激肠蠕动，减少毒素的吸收，防止便秘和肠道肿瘤的发生，被营养学家誉为“人类的平衡食物”。搭配着吃，有益于身体健康。

实践证明，土豆、玉米、大豆、甘薯等一类杂粮，有的营养成分高于主食、鱼和肉。如2千克甘薯或土豆，所含的蛋白质、脂肪、糖类、矿物质、维生素比0.5千克大米或面粉要多得多，其还能弥补大米、面粉中缺乏维生素C和胡萝卜素的弊病。

玉米中含有相当丰富的亚油酸、卵磷脂、维生素E，大大超过大米和小麦；硒、镁等微量元素，有抗癌作用；赖氨酸是人体必需的氨基酸之一，有利于人体新陈代谢和儿童的智力发育。因此，医学家认为，玉米可预防高血压、动脉粥样硬化、冠心病、癌症等疾病。

大豆的营养比米面的还要丰富，含蛋白质的量高达36.3%，脂肪、糖类、钙、磷、铁和复合维生素B都可与大米、小麦相媲美，被营养学家冠以“植物蛋白”之名，受到了发达国家人民的青睐。

在人民生活水平提高的今天，不只是要注重吃好，还要讲究科学进食，合理搭配膳食，从营养的角度出发。如果我们在以标准米、面为主食的同时，加食一些豆类、玉米、土豆、甘薯、植物油、猪肉、牛肉、羊肉、禽蛋、鱼、牛奶、蔬菜、瓜果等，能提供人体所需的蛋白质、脂肪、糖类、矿物质、维生素，保证人体生理活动的需要。

因此，孕妇要适当吃粗粮，避免造成某种营养的缺乏。

孕妈妈不宜喝咖啡

咖啡与茶一样，能使人的大脑和中枢神经系统兴奋，具有振奋精神、清醒头脑、消除疲劳、增进食欲、助消化、消暑利尿等作用。

当前，有些女性以饮咖啡为时尚，还有些女性为复习功课迎接各种考试，靠饮咖

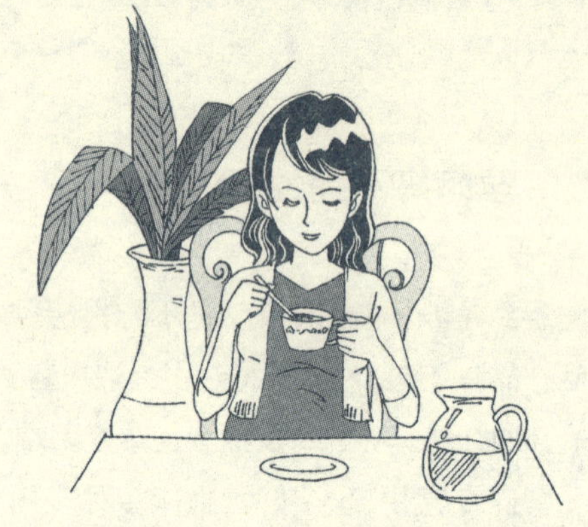

啡来提精神。当然，适当饮用咖啡也无可厚非，但对已经怀孕的妇女来说，就要少饮或不饮。

咖啡如同其他物质一样，有利有弊。饮咖啡的弊端主要有以下几个方面。

引起神经兴奋。如果长期不适当地饮用咖啡，就会引起神经中枢兴奋，表现为不安和失眠。

影响婴儿健康。哺乳期妇女饮用咖啡，咖啡因会通过乳汁进入婴儿体内，使婴儿发生肠痉挛等情况和忽然无故啼哭等情况。

增加患癌的可能性。有报道称，每天即

使只饮一杯咖啡的妇女，罹患膀胱癌的危险性比不饮咖啡的妇女高 2.5 倍。

破坏维生素。咖啡中含有咖啡因，能破坏维生素，导致维生素 B_1 缺乏症，表现为烦躁、易疲劳、食欲不振及便秘等，严重的可发生多发性神经炎、心脏扩大、心跳减慢、肌肉萎缩或浮肿等症状。

对胎儿不利。孕妇若长期饮用咖啡危害更大，可导致胎儿损伤或流产，产下的婴儿不如正常婴儿健壮，也不如正常婴儿活泼。

贴心 TIPS

可乐型饮料中也含有咖啡因，咖啡因可迅速通过胎盘作用于胎儿。如果孕妇过量饮用可乐型饮料，母体内的胎儿会直接受到其不良影响。母亲饮用含咖啡因的可乐型饮料，咖啡因随乳汁分泌而被婴儿吸收，会间接危害婴儿的健康。德国科学家还证明了咖啡因能破坏人类细胞的染色体。

因此，为慎重起见，凡处于新婚期的夫妇和怀孕期的女士最好不饮或少饮咖啡及含咖啡因的可乐型饮料。

孕妈妈不宜多食动物肝脏

为了减少胎儿患先天性缺陷的危险性，怀孕的妇女不要多吃动物肝脏之类的食物。这是为什么呢？

论营养，动物肝脏的营养价值确实很高，它含有 20%的蛋白质、多种动物维生素、钙、磷、铁、锌等，其均属人体所必需的营养物质。特别是吃猪肝还有补血、护肝、养颜和防治夜盲症的保健作用，可谓是经济实惠的食中佳品。

但是医学研究人员作了大量的实验研究，发现动物在怀孕期内如果被喂食大量维生素 A，可使胎儿畸形。这是人们初次了解到维生素 A 与胎儿畸形的关系。还有人对 20000 多名孕妇作了调查，她们在孕期内曾摄入过量的维生素 A，结果出生的后代有的患有唇裂、腭裂、耳、眼部及泌尿道缺陷以及极少数中枢神经系统或胸腺发育不全等疾病。

据资料分析：在妇女妊娠期间，尤其在怀孕前 3 个月，孕妇每天所摄入的维生素 A 量若超过 15000 国际单位，就会增加胎儿致畸的危险性。其维生素 A 的来源主要为动物肝脏做成的食品和药物。

通常孕妇每天补充维生素 A 3000～5000 国际单位已足够，而每 500 克猪肝即含有维生素 A 43500 国际单位，同量的牛、羊、鸡、鸭等动物肝脏中含维生素 A 量均高于猪肝，其中鸡肝的含有量竟数倍于猪肝的含有量。因此为保障下一代的健康和安全，提醒孕妇不宜多吃动物肝脏及其制品。

贴心 TIPS

为了保证孕妇在妊娠期内所需的维生素 A，可以多吃一些富含胡萝卜素的新鲜果蔬之类食物，因为胡萝卜素可以在人体内转变成维生素 A，同时还可获得孕妇所必需的叶酸，有助于预防先天性无脑儿，可谓是一举两得。

孕妈妈宜多吃玉米

有些人平时不爱吃粗粮玉米，往往以精米精面为主，这对自身不利，如果怀孕后还不吃玉米，对胎儿健脑将会无益。

玉米中含蛋白质、脂肪、糖类、维生素和矿物质都比较丰富，其特有的胶质蛋白占30%，球蛋白和白蛋白占20%～22%。由于黄玉米中含有维生素A，因此对人的智力、视力都有好处。玉米脂肪中的维生素

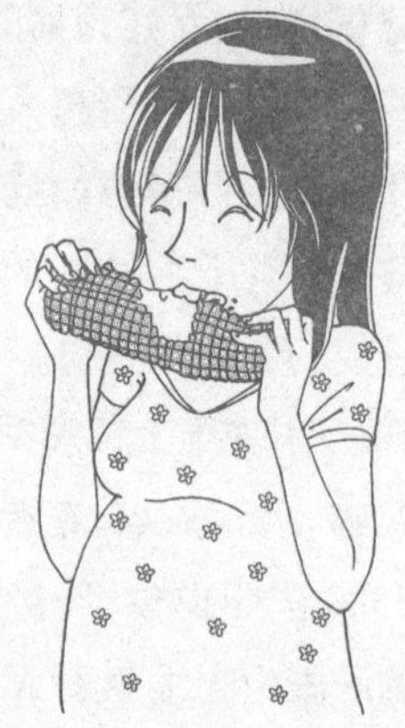

较多，可防止细胞氧化、衰老，从而有益于智力。玉米中粗纤维多，多吃玉米有利于消除便秘，有利于肠的健康，也间接有利于智力的开发。

有一种甜玉米，蛋白质的氨基酸组成中以健脑的天冬氨酸、谷氨酸含量较高，脂肪中的脂肪酸主要是亚油酸、油酸等不饱和脂肪酸。这些营养物质都对胎儿智力的发育有利。

因此，孕妇应适当在饮食中补充玉米，以利胎儿健脑。

不喜欢吃玉米的孕妇，可以在饮食加工上下工夫，比如玉米面、大米面、白面结合搭配吃，而且还可以加入美味的馅料，薄皮大馅，这都会令孕妇多吃些玉米。

怀孕期宜少食盐

妇女在怀孕期间容易患水肿和高血压病，因此主张孕妇不宜多吃盐。但一点盐都不吃对孕妇也并非有益，只有适当少吃些盐才是必要的。那么，有没有一个既能少食盐又能刺激孕妇食欲、两全其美的调味方法呢？

●若菜肴为两种以上，切莫在每盘中均衡施盐，应把盐集中撒在一种菜内。

●强烈的咸味感能唤起人们的食欲，所以炒菜时不宜先放盐，而应等起锅前再加盐。

●充分利用酸味，如用醋拌凉菜等，因为酸味能刺激胃酸分泌，增强食欲。也可以使用山楂、柠檬、柚子、橘子、番茄等，这些水果、蔬菜均能促进食物的酸感和风味。

●对于鱼和肉类，最好烧的时间稍长一些，使之色、香、味俱佳，以增进食欲。

●用蘑菇、紫菜、玉米等有天然风味的食品制成各种不加盐而味美诱人的膳食。

●肉汤中含有丰富的氨基酸，可以诱发强烈的食欲，因而在制作各种菜肴时，应充分利用肉汤。

●少用酱油，尤其是在拌凉菜时不宜用。

●灵活运用甜食和肉汤，合理搭配，花样翻新。

贴心TIPS

有以下情况的孕妇，一定要控制好孕期的食盐量：患有某些与妊娠有关的疾病（如

心脏病或肾病等)时,孕妇必须从妊娠一开始就要更加注意食盐的摄取量;如发现孕妇体重增加过多,特别是出现水肿、血压升高、有妊娠中毒症状者一定要忌食盐。

孕妇吃饭宜细嚼慢咽

妇女怀孕后,胃肠、胆囊等消化器官所有肌肉的蠕动减慢,消化腺的分泌也有所改变,致使孕妇消化功能减退。

尤其是在怀孕早期,由于孕期反应较强,食欲不振,食量相对减少,这就更需要在吃东西时引起注意,尽可能地多咀嚼,细嚼慢咽,使唾液与食物充分混合,同时也会有效地刺激消化器官,促使其进一步活跃,从而把更多的营养吸收到体内。这对孕妇的健康和胎儿的生长发育都是有利的。

近年来还有研究者认为,孕妇的咀嚼与胎儿的牙齿发育有密切的关系。日本医学博士松平帮夫发表文章说:“胎儿到了3周,牙胚就开始发育了,而且决定胎儿一生牙齿的质量,这时要教胎儿进行咀嚼练习,胎儿牙齿的质量与母亲咀嚼节奏和咀嚼练习的关系很大。”他还断言:“脑子的发达与咀嚼有很大关系。”这些说法应该是有一定道理的。

因此,如果孕妇吃饭时习惯于“速战速决”,那么,为了孕妇和孩子的健康,最好从现在开始改一改这个习惯。

孕妈妈不宜接触宠物

近年来,随着生活水平的提高,越来越多的家庭开始养起了宠物。宠物虽然可爱,

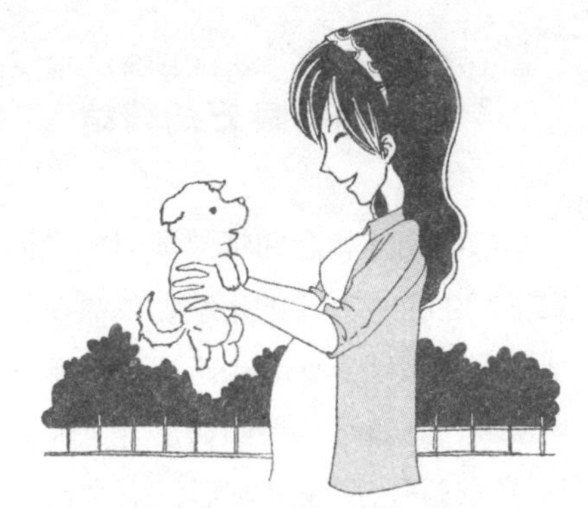

但不少宠物带有对人类有害的病毒及细菌,并能把这些病原体传染给人,人往往在与动物密切接触时不经意地被感染,从而造成了更大的危害。

弓形虫病是由刚地弓形虫引发的一种人畜共患疾病,经常会通过猫、狗传染给人类。一旦孕妇感染了急性弓形虫病,不管本人是否出现症状,都会通过胎盘传染胎儿,造成流产、早产、死胎和胎儿畸形,亦可导致其儿童期的智力低下。有的孩子出生时并无症状,但却会在数月或数年后发生神经系统症状及眼部损害症状。

所以,为了优生,准备怀孕或已经怀孕的妇女一定要避免接触小猫、小狗等宠物,也不要到养动物的朋友家或动物园去玩。

贴心 TIPS

如果孕妇家中有宠物,又不愿交给别人喂养,则要注意以下三点:给宠物注射防疫针;注意宠物的卫生;把宠物固定到一个地方,绝对不能与孕妇接触。

此外,为了预防弓形虫感染,孕妇还应注意不要吃不熟的肉、蛋及乳类食品。家中已有宠物或因工作需要与动物密切接触者,应在准备怀孕之前先到医院接受检查,以了解自己是否感染了弓形虫病。

孕妇要保持良好的情绪

孕妇的精神状态和情绪能对胎儿的生长发育产生至关重要的影响。如果孕妇在怀孕早期的情绪不好，会造成肾上腺皮质激素增高，这就可能会阻碍胎儿上颌骨的成长，造成腭裂、唇裂等畸形。

怀孕3个月后，如果孕妇受到惊吓、忧伤、恐惧或其他严重的精神刺激，会导致胎儿加速呼吸和身体移动。

调查表明：孕妇在吵架时，有5%的胎儿心率会加快，80%以上的胎儿胎动增强，胎动次数增至平常的3倍，最多时，可达平常的10倍，这样有可能会引起子宫出血、胎盘早期剥离，婴儿往往身体功能失调，特别是消化系统容易发生紊乱，易躁动不安，易受惊吓。

因此，为了孩子的身体健康，孕妇应保持心胸豁达、心情平静愉快，切不可过度兴奋或悲伤，尽量避免情绪激动、精神紧张。所有家庭成员都应为其创造一个平静、舒适、愉快的妊娠环境，从而达到优生、优育的目的，确保胎儿的健康生长。

那么，孕妇怎样做才能保持良好的心态呢？请注意以下几点：

● 家庭成员要尊重和关心孕妇，家庭气氛温馨和睦。充分休息，保证睡眠，进行一些健康文明的文化娱乐生活，尽快恢复孕妇由于妊娠而被破坏的心理平衡，家人共同创造有利于优生、优育的生活条件和客观环境。

● 孕妇要加强道德修养，心胸宽广，不动怒，勿暴躁，勿恐惧，勿忧郁，勿愁闷和捧腹大笑。

● 孕妇要养成良好的文化娱乐和生活习惯，不去人多的市区或商场，不看带暴力或淫秽色彩的书籍或影片，多欣赏美丽的风景或图片，多读优生优育和有利于身心健康的书刊，多听悦耳轻快的音乐，保持心情愉快。

总之，孕妇需要一个良好的心态，融洽的氛围，这些都是孕妇达到优生优育的重要因素。只有这样，才能使生下的孩子更健康、更聪明。

坚持每天做孕妇体操

提倡从怀孕3个月起开始坚持每天做孕妇体操，借以活动关节，使孕妇精力充沛，减少由于体重增加及腹部渐渐隆起所致的肌肉疲劳。这里介绍一种早孕保健操，

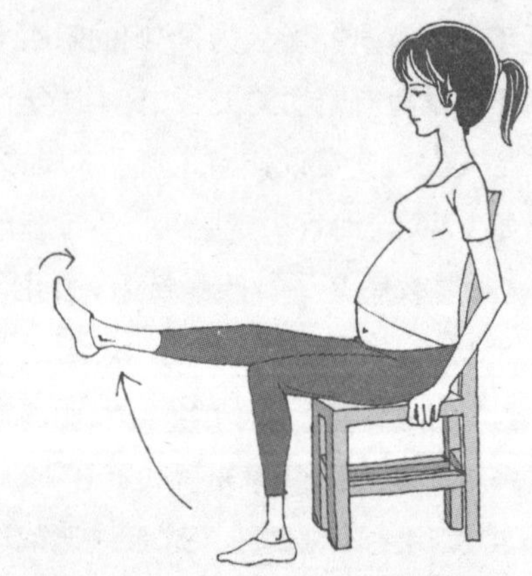

此保健操从怀孕第3个月开始锻炼，循序渐进，贵在持之以恒，每次锻炼之前应排空大便。

足尖运动。孕期3个月前体操活动以足尖、踝关节为主。坐在椅子上，两足平放在地面上，尽力上翘足尖，然后放下，反复多次。注意足尖上翘时，脚掌不要离地。

踝关节运动。坐在椅子上，架起二郎腿，下面一条腿的足平放在地面上，上面的一条腿脚尖伸直，上下缓缓活动踝关节数次。然后将足背向下伸直，使膝盖、踝关节和足背连成一条直线。两腿交替练习上述动作。

以上两种练习的次数和时间不限，目的是增强踝关节与足部韧带的弹性和力量，以承受日益增加的体重，并避免孕妇足或踝部扭伤。

什么是产前检查

产前检查从月经停止及发生早孕反应时开始。在妊娠3个月左右时，要作一次较全面的检查。检查包括以下内容。

询问病史。

- 了解孕妇的一般情况。如年龄、职业、住址等。
- 了解既往病史。如有无心、肝、肾等病史。
- 家族遗传病史。如夫妻双方家族中有无传染病、遗传病史。
- 月经史。如初潮年龄、月经周期、来潮天数、末次月经等。
- 婚姻史。如结婚年龄、配偶年龄、配偶健康情况等。
- 妊娠及分娩史。如过去有无流产、早产、死产等情况，过去妊娠、分娩的情况。
- 本次妊娠经过。如早孕反应、病毒感染或服药等。

验血。孕妇验血有两个目的。

- 检验是否贫血。
- 验血型，如生产时需要输血，就可以马上告诉医生孕妇是什么血型。

化验尿液。每次作产前检查，都要先化验尿液。因为妇女怀孕后，肾脏的工作量大大增加，如果肾脏不能负担这项额外的工作，经它排出来的尿液就会起变化。

全身检查。检查孕妇全身状况、营养情况，测量身高、体重、血压，检查乳房发育情况，并检查各脏器情况。

产科检查。

- 腹部检查。检查子宫底高度、腹围、胎位、胎心等。
- 阴道检查。了解阴道有无真菌或滴虫，产道、子宫及附件是否异常。
- 骨盆测量。测量骨盆内外径。

贴心 TIPS

产前检查的原则是早期开始，定期检查，有异常情况者增加检查次数或随时检查。一般产前检查时间如下：

孕5个月以前至少检查1次，20周后每4周1次，36周后每周1次。妊娠后期应缩短检查间隔时间。

怎样选择产前检查的医院

在接受初诊的时候，最好提前选定医院，而且无论是产前检查还是生产，都要在同一家医院。由于各个医院的种类及处理方法都不同，所以有必要选择适合自己的医院。

选择医院时应考虑的重点事项。在选择医院之前，最重要的事情是自己决定采取怎样的生产方式。现在的医院所采用的生产方式，有自然生产、剖宫生产以及无痛分娩等。

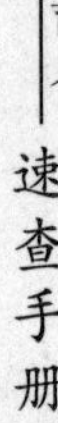

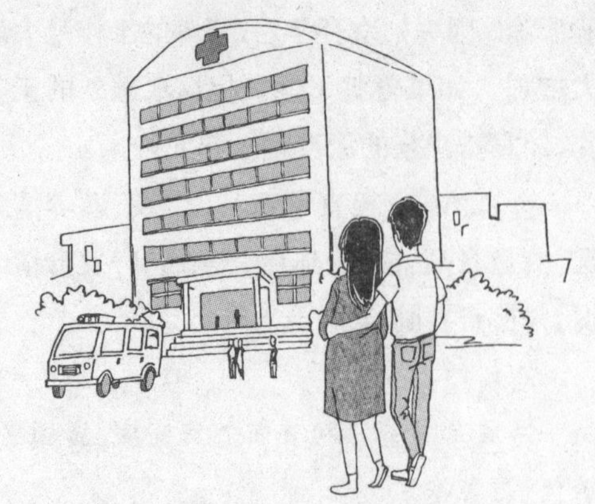

当你决定采取某种生产方式之后，就必须考虑所选择医院的下述条件：

- 生产的种类——医院是否能够进行自然生产、剖宫生产以及无痛分娩？
- 母子是同室还是分开？
- 是否方便给新生儿喂奶？
- 生产的费用是多少？
- 住在同一病房的人数是多少？
- 对会阴切开的见解如何？
- 附近的居民对医院的评价如何？
- 从家里到达医院交通是否方便？
- 亲戚朋友是否能够到医院探望？

医院的种类及特征。各个医院的生产设施有好有坏，因此最好是能够详加考虑来加以选择。

例如，当产妇有其他合并症发生时，最好选择有其他科别的综合医院。

现在大多数人都喜欢选择大型的医院，但是在等待看病的过程中，往往必须花费一些时间。因此，检查仔细、服务周到的私人诊所，亦可作为选择的对象之一。不过，有些私人诊所对于某些异常的突发状况，往往不能应付自如，所以在选择私人诊所时，必须特别谨慎小心。

产前检查的好处

通过产前检查，可以方便医生及早了解孕妇的全面情况和发现潜在的不利于妊娠和分娩的各种因素，每个孕妇都必须主动地接受产前检查。从确定怀孕时开始，就应定期到当地医院请妇产科医生作全身体格检查和产前检查。产前检查的目的如下：

- 通过全身体格检查，可以及时了解孕妇的健康状况。早孕期健康检查能达到无病早防、有病早治的目的。
- 在妊娠 18 周前后进行产前检查，可对胎儿是否患有先天性畸形或遗传性疾病作出诊断。

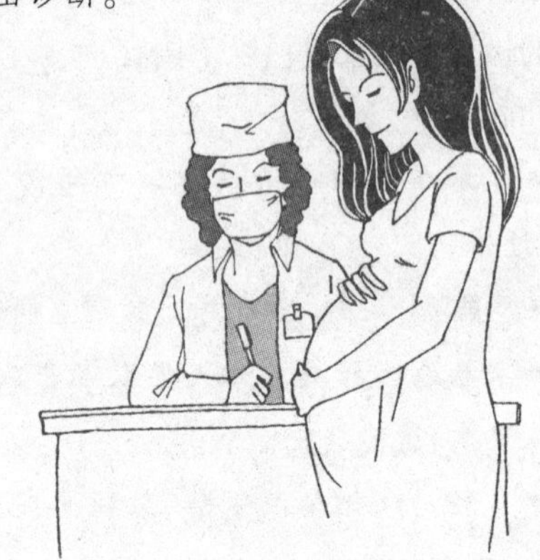

- 经过定期检查，可以了解胎儿发育和母体各方面的变化情况。如有异常，可及早进行预防和治疗，使其不致威胁孕妇健康和影响胎儿正常发育。
- 通过孕期卫生知识的教育以及临产前各种准备工作的指导，可使孕妇增强体质，精神愉快，顺利地度过孕期。
- 通过全面和系统的观察，可以及时发现和纠正异常胎位。还可以结合孕妇的具体情况，早期确定分娩时的处理方式，保证安全分娩。

因此，产前检查是贯彻“预防为主”的方针，是保障母体及胎儿健康和安全分娩的必要措施。

产前检查时的注意事项

在检查的当天，要注意进餐的时间。刚吃完饭时尿里容易出现糖分，这时作尿液检查容易得出错误结论。

通常在怀孕初期、中期和末期，医生都会安排做一次B超，来检查胎儿的发育情况。遇到特殊情况，如胎儿在子宫内发育不良等，医生则会根据情况确定B超检查的次数。

值得一提的是：医生的检查手法不会对胎儿和孕妇产生危害。事实证明，那些流产的胎儿大多是本身有缺陷的，和接受检查、尤其和内诊是没有关系的。准妈妈要防患于未然，认真对待产前检查。

通过产前检查，医生将根据每位孕妇的具体情况给予指导。一些条件较好的医院还专门建立产科病历和卡片，妇幼保健站还发给孕妇一本产前检查记录手册，上面详细地记载了每次检查的结果，孕妇入院时应随身携带，以供医生接生时参考。

作产前检查前，应穿着穿脱方便的衣服。袖子肥大、前边能解开的短外衣，配上下摆肥大的裙子最理想（冬季可穿肥大的羽绒运动服）。如果要作血、尿的常规检查，早上不要吃饭，或饭后两小时再去检查，以免影响检查结果。检查前，应准备纸和笔，以便把准备向医生提出的问题以及医生提出的注意事项认真记录下来。

贴心 TIPS

不少孕妇在开始出现某些早孕反应时不以为意，既不及时告诉家里人，也不主动去医院检查，一拖就是一两个月。这样，确定妊娠时，大多已是妊娠三个多月了，已错过了预防畸胎和流产的最佳时期。忽视早孕保健，对母子健康极为不利，甚至会导致严重后果。如果不按期进行产前检查，就不能及时发现妊娠并发症及胎位、胎儿异常等情况，而这些都是造成难产的重要原因。

因此，按时到医院检查对孕妇和胎儿的健康大有益处，即使错过早期检查，孕妇也应尽快到医院进行检查，并向医生说明在未作检查期间所发生的一切情况，如有无腹痛、阴道出血、发烧、与有毒物质接触、头痛、头晕、眼花等不适，有无胎动异常等现象。

孕妇腹痛怎么办

孕妇在妊娠3个月左右时，容易发生下腹疼痛，其发生原因可能有两点。

- 孕妇妊娠3个月时子宫明显增大，造成盆腔韧带被牵拉，若是行走多或体位变动时，则会引起下腹疼痛；在妊娠晚期于夜间休息时会出现假宫缩现象，这也会引起下腹疼痛，但持续时间仅仅数秒，白天就好多了。此种腹痛要注意休息，不可过累，并在睡眠及休息时注意适当变换体位，疼痛就会缓解。
- 孕妇在腹痛的同时，腹部肌肉变硬，如果是持续性疼痛并伴有阴道出血，则有可能是发生了流产、早产或胎膜早剥情况，要马上去医院进行检查处理。

贴心 TIPS

妊娠合并急腹症是腹部疼痛的总称，可能是多种疾病，如急性胃肠炎、泌尿系统感染、肠梗阻、急性阑尾炎、尿路结石、卵巢囊肿破裂等急性疾病引起的，其对孕妇和胎儿健康都有极大影响，必须去医院诊治。

孕妈妈不宜多吃方便食品

方便食品吃起来既方便又有滋味，即使怀孕了，仍有很多孕妇喜欢吃。不少母亲过分依赖方便食品，尤其是在怀孕的前 3 个月，其实这样做是错误的。

这种饮食的结果是虽然吃了足量的蛋白质、但却使孕妇的体内缺乏了必需的脂肪酸，脂肪酸是胎儿大脑发育所需的重要营养成分。而且，孕早期如果要形成良好的胎盘及丰富的血管，就特别需要脂肪酸，因为多种不饱和脂肪酸是形成胎儿血管和神经等细胞的组成成分，严重缺少脂肪酸的胎儿会发育不良。

所以，孕妇在调剂饮食时，一定不要怕麻烦，要遵照医嘱制定出丰富多样的食谱。

4 怀孕第 4 个月

小宝宝的成长

在妊娠 15 周后期，胎儿的身高约为 16 厘米，体重约 120 克。此时，胎儿的骨头和肌肉发达，其胳膊、腿能稍微活动。尽管如此，母体还感觉不到胎儿的活动。

此时胎儿已完全具备人的外形，由阴部的差异可辨认出男女，皮肤开始长出胎毛，内脏发育大致已经完成，心脏跳动活泼，可用超声波听诊器测出心音。

还有，胎盘在这时已形成，与母体的连接更紧密，流产的可能性大大减少。由于胎盘长出，改善了母体供给胎儿的营养，胎儿的成长速度加快，胎膜亦变得结实了，羊水的数量也从这个时期开始急速增加。

胎儿的皮肤颜色发红，光滑透明，可透过皮肤看到血管，在胎儿皮肤颜色加红的同时，皮肤也增厚了，从而有了一定的防御能力，有利于保护胎儿的内脏器官。

贴心 TIPS

怀孕第 4 个月时，胎盘已经形成，胎儿与母亲的关系也越来越牢固。孕妇在这个时期务必要找一些可以稍微活动身体的事情来做，如每天擦拭厨房，常常更换床单，天气好时，每天散一次步等，孕妇的这一类活动可刺激胎儿的皮肤，帮助胎儿脑部发育。

孕妈妈身体的变化

孕妇在这个阶段的基础体温开始下降，一直到生产时都保持低温状态。这段时期稍能看出腹部的隆起，子宫明显增大，在下腹部很容易摸到。此外，孕吐已经结束，孕妇的心情会比较舒畅，食欲开始增加。尿频与便秘现象渐渐消失。

从这时起，每次产前检查都要测量子宫底，测量从耻骨中央到下腹部的隆起处（这就是子宫底）的长度，根据这个长度来判断子宫的大小，到15周末时，子宫的高度应是5～12厘米。

贴心 TIPS

这个时期，痛苦的孕吐已结束，孕妇的心情会比较舒畅，胎内的环境安定，孕妇食欲也于此时开始增加。尿、便渐渐恢复了正常，但分泌物仍然不减。需要注意的是，如果这时仍有严重的呕吐现象，有可能是怀孕异常，应作检查。

营养搭配要求

怀孕第4个月的饮食要求是，除食物保持丰富的营养外，孕妇还应有良好的食欲。此时，胎儿发育所需要的营养是多方面的，如果孕妇偏食或乱用药物的话，就有可能造成胎儿发育所需的营养缺乏，从而导致神经系统发育不良、兔唇、先天性心脏病等，特别对胎儿血液系统有较大的影响，因为此时胎儿已经开始生成成人血红蛋白了。

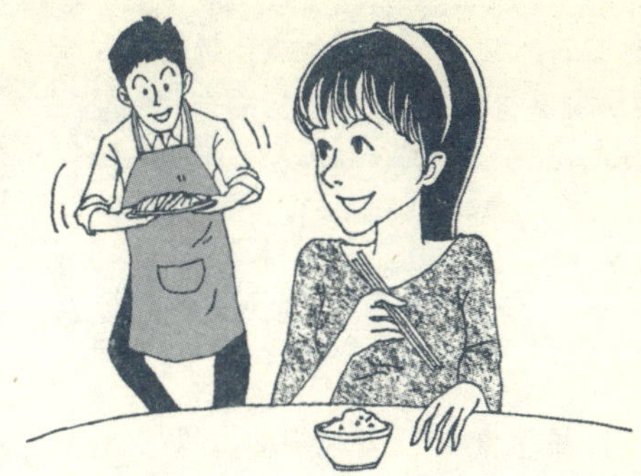

孕妇可遵循以下食谱来安排一天的饮食。

早餐。主食：莲子糯米粥两碗，小馒头两个（约100克）。

副食：炝菜1盘，蛋1个，酱瘦肉50克。餐后水果，苹果、梨均可。

午餐。主食：白米饭两小碗，或白面豆沙卷2～3个（量在100克以内）。

副食：青菜、鱼、肉等各一种，鱼汤或各种高汤为主的汤羹类两小碗，餐后水果约150克。

晚餐。主食：米饭两小碗，或鸡蛋挂面1碗（干面条约150克）。

副食：清炖牛腩柿子，炒西芹或炒菜花，蒸鸡蛋羹或其他汤类（如吃粥可根据自己的口味调配）。餐后水果，香蕉、苹果、梨均可（原则是能增加维生素，帮助消化）。

贴心 TIPS

从本月起必须增加能量和包括蛋白质、碳水化合物、脂肪、无机物、维生素等在内的营养物质，以满足合成代谢的需要。

在摄取蛋白质时，应注意动物性蛋白与植物蛋白混合食用，这样能使两者中的氨基酸相互补充，提高蛋白质的利用率。每日的脂肪摄取量不得超过总能量的30%，摄取过量会导致肥胖。由于妊娠期摄取的蛋白质较多，所以肉类中含有的动物性脂肪也就自然增多了,因此,妊娠时应该使用植物油,每日标准的用量为2~3匙。

孕妇要适量摄入维生素A

维生素A又名视黄醇。维生素A有促进胎儿生长发育的作用,并能增强母体抵抗感染的能力。如果维生素A供应不足,可引起胚胎发育不良,严重不足时,可导致婴儿骨骼和其他器官畸形,甚至流产。但过多的维生素A却能妨害正常胎儿的骨骼发育。

鉴于以上原因,我国营养学会推荐孕妇维生素A的供给量标准与非孕妇一致,皆为微克当量视黄醇,即3300国际单位。

贴心TIPS

含有丰富维生素A的食物有动物肝脏、乳类、蛋黄、红黄色蔬菜、水果及绿叶蔬菜。绿叶蔬菜中含有较多的胡萝卜素,1毫克的胡萝卜素相当于500国际单位的维生素A。

另外,要注意的是孕早期孕妇不可补充过多的维生素A,因为胎儿吸收维生素A过多有致畸危险,故孕初期孕妇不宜多吃猪肝和鱼肝油。

孕妇忌缺乏B族维生素

维生素B_1缺乏的孕妇除易患脚气病外,还有更明显的表现——疲劳、乏力、小腿酸痛、心动过速,其不利于胎儿生长发育。孕妇由于代谢水平提高,对热量要求增加,维生素B_1需求量也会随之增加,故孕妇宜注意补充维生素B_1。

妇女妊娠期维生素B_2不足或缺乏,可引起或促发孕早期妊娠呕吐及早产儿发生率增加,导致婴儿体重不足甚至死亡。

妊娠期妇女由于雌激素增加,色氨酸代谢增加,维生素B_6需求量也随之增加,孕妇如果在孕期5个月时缺乏维生素B_6,便会影响胎儿中枢神经的发育,导致智力低下。

妊娠期维生素B_{12}供给不足,孕妇易患巨幼红细胞贫血,新生儿也可患贫血,对优生不利。

贴心TIPS

维生素B_1的食物来源丰富,谷类、豆类、酵母、瘦肉、花生、干果、酸果、动物脏器、绿叶蔬菜、水果、牛奶等食物中含得都较多。孕妇维生素B_2每日摄入量不应少于0.2~0.8毫克,牛奶、奶酪、大豆、蛋、有色蔬菜和肝脏中,维生素B_2含量较丰富;含维生素B_6的食物有肉、鱼、蟹、鸡蛋、牛奶、花生仁、核桃、黄豆、胡萝卜、香蕉、柿椒、甘薯、全麦粉等;含维生素B_{12}的食物有虾、鸡肉、鸡蛋、牛奶、豆腐等。

孕妇要适量摄入维生素C

维生素C又名抗坏血酸,是连接骨骼、结缔组织所必需的一种营养素,能维持牙齿、骨骼、血管、肌肉的正常功能,能增强人们对疾病的抵抗力,促进伤口愈合。

人体如果缺乏维生素C,可引起坏血病,并有毛细血管脆弱、皮下出血,牙龈肿胀流血或溃烂等症状。

怀孕期间，胎儿必须从母体中获取大量维生素 C 来维持自身的骨骼与牙齿的正常生长发育、造血系统的健全和机体抵抗力等，以至于母体血浆中维生素 C 含量逐渐降低,至分娩时仅为孕早期的一半。

缺乏维生素 C 的孕妇，其先天畸形儿发生率虽然未升高，但早产率会升高。因此,孕妇在孕期要适量摄入维生素 C。

贴心 TIPS

专家指出，孕妇每日需要补充 100 毫克维生素 C。孕妇宜多吃些新鲜水果、蔬菜，尤其是酸味水果如橘子、柚子、红果、酸枣等,以补充丰富的维生素 C。

加工富含维生素 C 的蔬菜时,要用急火快炒,以减少营养流失;洗菜时不可长时间用水泡,更不宜用热水洗,避免维生素 C 大量流失。

孕妇要适量摄入维生素 D

维生素 D 是类固醇的衍生物，具有抗佝偻病的作用,被称为抗佝偻病维生素。维生素 D 对调节钙、磷的正常代谢,促进钙、磷在小肠内吸收，促进牙齿和骨骼正常生长,具有十分重要的作用。

当孕妇缺乏维生素 D 时，可出现骨质软化。最先而且最显著的发病部位是骨盆和下肢,以后逐渐波及脊柱、胸骨及其他部位,严重者会出现骨盆畸形,由此会影响自然分娩。

维生素 D 缺乏可使胎儿骨骼钙化以及牙齿萌出受影响，严重者可造成小儿先天性佝偻病。

为了预防小儿佝偻病，孕妇在孕期应采取如下措施：

- 适量吃一些富含维生素 D 的食物，如蛋黄等。
- 常到室外晒太阳,适当参加劳动。
- 怀孕后半期和哺乳期妇女应口服维生素 D,发生低血钙抽筋的孕妇应及时治疗。

贴心 TIPS

富含维生素 D 的食品有鱼肝油、鸡蛋、鱼、动物肝脏、小虾等。孕妇只要能正常食用这些食物,就可保证维生素 D 的供给。

长期大量服用维生素 D 可引起中毒,中毒症状包括食欲下降、恶心、呕吐、腹痛、腹泻等,因此,不可过量食用富含维生素 D 的食品,孕妇每日需要 400~800 国际单位的维生素 D。

孕妇要适量摄入维生素 E

维生素 E 与维持生殖系统正常功能有重要关系,因此也有人将其称为生育酚。它能促进人体新陈代谢,增强机体耐力,维持正常循环功能,它还是一种高效抗氧化剂,能保护生物膜免遭氧化物的损害，还能维持骨骼、心肌、平滑肌和心血管系统的正常功能。

保证孕妇维生素 E 的供给非常必要。研究认为，维生素 E 缺乏与早产儿溶血性贫血有关。为了使胎儿贮存一定量的维生素 E,孕妇应每日增加 2 毫克摄入量。

贴心 TIPS

维生素 E 广泛存在于植物油中，特别优良的来源为麦胚油、玉米油、菜籽油、花生油及芝麻油等。此外，猪油、猪肝、牛肉以及杏仁、土豆等食物中也含有维生素 E。只要孕妇在饮食上做到多样化，就不会缺乏维生素 E。

孕妇不宜大量补充维生素类药物

有的孕妇生怕胎儿缺乏维生素，每天服用许多维生素类药物。当然，在胎儿的发育过程中，维生素是不可缺少的，但盲目大量补充维生素只会对胎儿造成损害。

医学专家指出，过多服用维生素 A、鱼肝油等会影响胎儿大脑和心脏的发育，诱发先天性心脏病和脑积水，脑积水过多又易导致反应迟钝，故孕妇服用维生素 A 的剂量每日不宜超过 8000 国际单位。

如果孕妇维生素 D 摄入过多，则可导致婴儿高钙血症，表现为囟门过早关闭、腭骨变宽而突出、鼻梁前倾、主动脉窄缩等畸形，严重的还伴有智商减退。故孕妇在怀孕前期每天可摄取钙 800 毫克，后期和哺乳期增至 1100 毫克，不宜再多。平时常晒太阳的孕妇可不必补充维生素 D 和鱼肝油。

孕妇为减轻妊娠反应可适量服用维生素 B_6，但也不宜服用过多。孕妇如果服用维生素 B_6 过多，其不良影响主要表现在胎儿身上，会使胎儿产生依赖性，医学上称之为"维生素 B_6 依赖性"。

当这样的小儿出生后，维生素 B_6 的供给量不像在母体内那样充足，会出现一系列异常表现，如容易兴奋、哭闹不安、容易受惊、眼球震颤、反复惊厥等，还会出现 1～6 个月体重不增加现象，如诊治不及时，将会留下智力低下的后遗症。

孕妇需要补充更多的铁

孕妇较易出现缺铁性贫血，导致贫血的主要原因有下面一些。

- 妇女怀孕后需血量明显增加，相应也会增加对铁的需求量。
- 胎儿自身造血及身体的生长发育都需要大量的铁，这些铁都由母体供给。
- 分娩时的出血及在婴儿出生后的乳汁分泌也须在孕期储备一定量的铁。

孕妇要补充足量的铁来满足上述需求，通过普通的膳食来补充是很困难的，所以孕期较易出现缺铁性贫血。一般服用铁剂 10 天左右，贫血症状就会开始减轻，连续服用 2～3 个月，贫血症状可得到改善。常用的口服药是硫酸亚铁，每次 0.3～0.6 克，每日 3 次，也可服用 10% 枸橼酸铁铵 10 毫克，每日 3 次，或葡萄糖酸亚铁、右旋糖酐铁等。

服用铁剂的同时最好加服维生素 C 100 毫克，这有利于铁的吸收。服药贵在坚持，而且在贫血被治疗好后还应继续服药 1～2 个月，此时每天服药 1 次即可。

孕妇还可多食用肝、虾米、蛋黄、心、肾、瘦肉、骨髓等动物性食物，瓜果里含铁也较丰富，如李子、干杏、干枣、核桃、甜瓜、葵花子、樱桃、草莓、葡萄、红果等。

贴心 TIPS

整个妊娠期铁的总需求量在1000~1360毫克之间。其分布为:胎儿需铁400~500毫克,胎盘需铁60~100毫克,子宫需铁40~50毫克,母体血红蛋白增多需铁400~500毫克,分娩失血需铁100~200毫克。我国营养学会推荐的孕妇在孕期每日铁供给量约为28毫克。

孕妈妈不可缺铜

铜是一种常见的微量元素，正常成人体内的含铜总量为100～200毫克,一个足月新生儿体内含铜总量约为16毫克。铜是人体多种酶的组成部分之一。

体内的铜部分以血浆铜蓝蛋白的氧化酶形式存在于血浆中，这是一种多功能的氧化酶,它可促进铁在胃肠道内的吸收,进而制造血红蛋白。

孕妇缺铜可影响胚胎的正常分化及胎儿的发育,导致先天性畸形,表现为胎儿的大脑萎缩、大脑皮质变薄、心血管异常、大脑血管弯曲扩张;血管壁及弹力层变薄,并可导致孕妇发生胎膜早破、流产、死胎、低体重儿、发育不良等各种异常现象。

谷类、豆类、肉类、蔬菜中含铜较多,孕妇可根据具体情况食用。

孕妇要适量补锌

锌是人体不可缺少的微量元素之一,它参与体内许多种酶的组成，与蛋白质和核酸的合成密切相关。如体内缺锌,可造成免疫力低下,易患感冒及各种感染性疾病。

有关专家指出，缺锌是现代人的普遍现象。中国人的膳食结构和饮食习惯使每天的锌摄入量仅为人体正常需求量的40%～60%，这是远远不够的。

孕妇在分娩时子宫肌肉的收缩力与其血清中锌的含量密切相关。如果孕妇在分娩时血清中锌含量过低，就会大大降低子宫肌肉的收缩力。由于宫缩迟缓无力,会增加产妇的痛苦及出血量，同时极易导致分娩时的并发症和危险性。

如果产妇血清中锌含量正常，则可使产程缩短、出血量降低、并发症减少,有利于胎儿顺利娩出和产妇的健康。

因此,医学家认为,孕妇在整个孕期及哺乳期内,都应适当补锌。

含锌丰富的食物有牡蛎、动物肝脏、肉、蛋、鱼以及粗粮、干豆等。此外,孕妇还可常吃一点儿核桃、瓜子等,也能起到较好的补锌作用。

孕妈妈不可缺碘

碘是合成甲状腺素的重要成分,而甲状腺素则会影响全身组织的氧化作用。

碘经过消化道进入人体血液后，大部分以甲状球蛋白的形式贮存于甲状腺中，以保证有足够的原料合成甲状腺激素并输送到全身,以满足新陈代谢的需要。

怀孕后,由于胎儿生长发育的需要,对碘的需求量会逐渐增加。妊娠12～22周,正是胎儿大脑和神经形成的特定时期,若缺碘,则会造成大脑皮层中主管语言、听觉和智力的部分不能得到完全分化和发育。

待分娩后，婴儿可表现出不同程度的聋哑、痴呆、身材矮小、痉挛性瘫痪、智力低下、小头等畸形情况。

最好的补碘食品为海产品，如海带、紫菜、鱼肝、海参、海蜇等，甜薯、山药、大白菜、菠菜、鸡蛋等也含有碘，均可适量多吃一些。

贴心 TIPS

我国很多地区属于缺碘区，这更易造成孕妇缺碘，这些地区的妇女在怀孕前和怀孕中，必须注意补充碘，以免造成缺陷儿出生。但是，如果用碘化盐补充碘时也不可过多，以免引起产后甲状腺功能低下等情况。

孕妈妈不可缺钙

钙享有“生命元素”之称，它是构成骨骼和牙齿的主要成分，人体99%的钙存在于骨骼和牙齿中，1%存在于体液内。此外，钙能降低毛细血管和细胞膜的通透性，能控制炎症和降低神经肌肉的兴奋性，其对心肌有特殊作用，有利于心肌收缩，维持心跳节律。

骨骼中的钙和血液中的钙要保持动态平衡。正常血钙为2.25～2.75毫摩尔/升，如低于1.25毫摩尔/升，则可使神经肌肉的兴奋性增高，从而导致手足抽搐。胎儿及婴幼儿在生长发育时期，如果缺少钙就容易患佝偻病。

因孕妇要把一部分钙转移给胎儿，所以对钙的需求量也很高，哺乳的母亲体内的钙通过乳汁输送给婴儿，因此对钙的需求量也很大。孕妇和产妇如果严重缺钙也会发生骨软化症。

由于孕妇自身及胎儿、胎盘对钙的需要增加，故宜及时补充。如果孕妇在膳食中钙摄入量轻度不足或暂时减少，会使母体血液中含钙水平降低，但由于甲状旁腺素分泌增强，可以更多地动用母体骨骼中的钙盐，保持血钙浓度正常，不致影响胎儿骨骼钙化过程。

但如果长期缺钙或缺钙程度严重，不仅可使母体血钙降低，诱发小腿抽筋或手足抽搐，还可导致孕妇骨质疏松，进而产生骨质软化症，胎儿也可能发生先天性佝偻病和缺钙抽搐等现象。

奶和奶制品含钙量比较丰富，而且吸收率也高。鱼罐头(鱼骨头也可食用)、鱼松、小虾皮等也是钙的良好来源。此外，豆类及其制品也含有较丰富的钙。核桃仁、榛子仁、南瓜子等也含有较多的钙，孕妇可以适当增加食用量。孕妇还可以在医生的指导下服一些钙片和维生素D，这样有利于钙的吸收。

怀孕后应少吃或不吃的食品

适宜的食品有助于胎儿生长发育及智力提高，相反，饮食不当会对胎儿造成不良影响。从这一点出发，孕妇为了腹中胎儿的安全与健康应“忌口”，在食品选择上要有所牺牲，“忍痛割爱”。下述各类食品对胎儿不利，孕妇不宜食用。

油炸食品及香辣调料。油炸食品含有较多的铝及含苯环的芳香族化合物，不仅催人衰老，影响胎儿发育，而且可诱发癌症、畸形等，故孕妇不宜选用。

含有酒精的饮品。除含酒精的饮品之外，含有防腐剂、色素的各种罐头食品应尽量避免食用。

生制食品。生鱼、生肉、生鸡蛋以及未煮熟的肉类食品。

腌熏制品。香肠、腌肉、熏鱼、熏肉等含有亚硝酸盐，可致胎儿畸形。

可疑的食物。不新鲜的肉、鱼、贝壳类动物，发芽的土豆，霉变的花生，不能确认的野生蘑菇以及开始变质的水果、蔬菜等。

过多的糖类以及过咸、过辣的食品。奶油、肥肉、糖果、糕点、巧克力等食品含热量较多，吃得过多将导致孕妇体重剧增，脂肪堆积，组织弹性减弱，分娩时易造成滞产或大出血，孕妇本人也会因肥胖而易患妊娠中毒症、糖尿病、肾炎等病症。

孕期慎吃辛辣食物

辛辣食物主要是指葱、姜、蒜、辣椒、芥末、咖喱粉等调味品。有人认为孕妇最好不要吃辛辣的食物，但是，辛辣的食物可以刺激食欲，偶尔吃一吃也无妨。尤其是喜欢吃咖喱的孕妇，没有必要完全禁食，因为食欲不好的时候吃些咖喱，可以促进食欲。由于怀孕的时候必须严格地控制食盐的摄取量，所以可以在食物中添加一些香料。

但是，刺激的食物会使痔疮恶化，所以绝对不能吃得太过量。尤其是有妊娠毒血症倾向的孕妇，最好是避免吃刺激性的食物。

孕妈妈不宜多吃菠菜

说起少吃菠菜可能人们会有些诧异，菠菜富含铁质，可以补血，又富含维生素 C 等多种营养，孕期本应该多吃，为什么要少吃呢？

研究表明，菠菜里虽然含有铁，但并不多，它还含有大量的草酸，而草酸对锌、钙等微量元素有着不可低估的破坏作用。钙和锌是人体不可缺少的矿物质，如果被草酸大量破坏，就会使孕妇体内缺钙缺锌。儿童一旦缺钙，就可能发生佝偻病、鸡胸、罗圈腿以及牙齿生长迟缓等现象。所以，孕妇过多食用菠菜对胎儿发育无疑是不利的。

孕妈妈要少吃山楂食品

众所周知，山楂（亦称红果）是一种天然植物，食用后有开胃消食的作用，酸甜可口，大多数人都爱吃。

无论从生理需要还是从营养学的角度来看，孕妇在妊娠期喜吃酸味食物都是有一定科学道理的，但是，千万要注意，就山楂来说，无论是鲜果还是干片，虽然酸甜可口，但孕妇不宜多吃。

现已证明，山楂对孕妇的子宫有促兴奋作用，可促使子宫收缩，倘若孕妇过量食用山楂食品，就有可能刺激子宫收缩，甚至导致流产。尤其是过去有过自然流产史或是怀孕后有先兆流产症状的孕妇，更要格外注意，不要食用山楂食品。

孕妇喜酸应选择诸如番茄、杨梅、樱桃、橘子、甜橙、葡萄、苹果等新鲜水果，它们不仅酸味浓郁，而且营养丰富。

贴心 TIPS

除山楂外,孕妇也不可多食甘蔗

甘蔗中含有大量蔗糖,在体内消化分解后,会使人体内糖浓度增高。当血糖超过正常限度时,则会使体内的酸性代谢产物过多,使孕妇的血液变成酸性,容易导致胎儿发生畸形,即使娩出后婴儿正常,但也有可能在其成年后会诱发糖尿病。

孕妈妈不宜多吃水果

很多怀孕的妇女认为,多吃水果可增加营养,不会令人发胖,生出的小孩皮肤细腻白嫩,其实不然。

水果中90%是水分,此外还含有果糖、葡萄糖、蔗糖和维生素等。这些糖类很易消化吸收,一个中等大小的苹果能产生100~200千卡的热量,相当于一碗米饭所产生的热量。果糖和葡萄糖经代谢还可转化为中性脂肪,不但会促使体重迅速增加,而且易引起高脂血症。

所以一般主张孕妇每天水果食量不应超过800克,而且在饭后吃才不至于影响食欲。贫血的孕妇不要多吃石榴、杏等。

孕妈妈不宜多吃油条

油条吃起来很可口,也是人们经常摆上餐桌的早餐食物,但孕妇却不可多吃油条。

在美国长岛地区,长期流行着一种震颤麻痹性神经系统的疾病,后经过科学家化验,发现当地土壤中铝的含量高得惊人。有人用含铝高的饲料喂养动物或直接把铝注入猫的脑内,结果这些动物都变成了痴呆。也有科学家解剖了一些因痴呆而死亡的病人,同样发现其大脑中含有高浓度的铝元素,最高者可达正常人的30倍以上。由此判断,铝超量对人的大脑是极为不利的。

油条在制作时需要加入一定量的明矾,而明矾正是一种含铝的无机物。一般来讲,吃两根油条就会使你摄入3克左右的明矾。这样明矾就会在身体里蓄积,天长日久,体内会积累高浓度的铝。这些明矾中的铝通过胎盘侵入胎儿的大脑,会使其形成大脑障碍,增加智力低下儿的发生率。

贴心 TIPS

孕妇不宜吃油炸食品,应多吃些新鲜肉类、蔬菜、蛋和奶,其营养丰富,且无有害物质,利于母子吸收营养成分。还要注意炒菜用油要适量,不可将炒过菜的剩油再拿去炒菜,这种油也会对人体产生危害。

孕妇不宜多吃鸡蛋

鸡蛋营养丰富,许多体虚、大病初愈者及孕妇都喜欢多吃鸡蛋,以补充营养,增强体质。然而,过多吃鸡蛋的效果往往不是人们想象的那么理想,相反还会出现副作用,如腹部胀闷、头晕目眩、四肢无力,严重的可导致昏迷。现代医学称这些症状为蛋白质中毒综合征。

体虚、大病初愈者及孕妇肠胃机能都会有所减退,若在此时大量食用鸡蛋,就会增加其消化系统的负担。如果体内蛋白质含量过高,在肠道中就会造成异常分解,从而产生大量的氨。

这种氨是有毒的，一旦氨溶于血液中，未完全消化的蛋白质也会在肠道中腐坏，分解出羟、酚、吲哚等化学物质，这些化学物质对人体毒害很大，因此，就会出现上述的症状。

孕妈妈不宜喝浓茶

在我国，许多人都有喝茶的习惯，但是，这里要提醒孕妈妈的是，怀孕后不宜饮用浓茶。

浓茶含有高浓度鞣酸，在肠道内易与食物中的铁、钙结合沉淀，影响肠黏膜对铁和钙的吸收利用，可诱发缺铁性贫血以及低钙血症，从而影响胎儿生长发育。

此外，浓茶内所含的咖啡碱浓度高达10%左右，会加剧孕妇的心跳和排尿，增加孕妇的心、肾负担，诱发妊娠高血压综合征等，不利于母体和胎儿的健康。

临产前如饮过多的浓茶，可因咖啡因的兴奋作用引起失眠，导致产妇精疲力竭，宫缩无力，造成难产。哺乳期妇女过度饮浓茶，浓茶里的高度鞣酸被肠黏膜吸收进入血液循环后，会产生收敛和抑制乳腺分泌的作用，造成乳汁分泌不足，影响哺乳。

贴心 TIPS

虽然孕妇不宜饮浓茶，但是茶叶中有许多成分对人体有好处：茶素可降低血脂，茶叶中的氟化物对牙齿有保护作用。更值得一提的是，茶叶中含有多种维生素，可补充人体的需要。因此，孕妇适当喝一些淡茶是不会带来什么副作用的。

孕妇不宜多饮汽水

孕妇不宜经常饮用汽水，因为过量饮用汽水可能会导致缺铁性贫血。

汽水中含有磷酸盐，其进入肠道后能与食物中的铁发生化学反应，形成难以被人体吸收的物质排出体外，所以大量饮用汽水会大大降低血液中的含铁量。

在正常情况下，食物中的铁本来就很难被胃肠道吸收，在怀孕期间，孕妇本身和胎儿对铁的需求量比任何时候都要多，如果孕妇过多饮用汽水，势必会导致缺铁，从而影响孕妇的健康及胎儿的发育。

另外，充气性汽水内含有大量的钠，若孕妇经常饮用这类汽水，会加重水肿。由此可见，孕妇不宜经常饮用汽水。

孕妈妈应怎样安排自己的睡眠

早孕期孕妇除有常见的食欲不振、恶心呕吐等反应外，还会有嗜睡现象，妊娠3个月左右就能恢复正常。

怀孕4~6个月是孕妇身体负担较轻的阶段，在这期间除了避免重体力劳动以外，多数孕妇都可照常工作、学习和起居，睡眠时间则应适当延长，每晚保证八九个小时，中午加1小时午睡。到怀孕最后1个月，由于子宫明显增大，活动不便，各器官负担加重，为了避免出现高血压、浮肿、腰腿痛等现象，更需要充分的睡眠和休息。

但临近产期，有些孕妇容易精神紧张甚至会失眠，有时不规律宫缩、胎动也会干扰其入睡，使得孕妇虽然有充分的时间却得不到有效的睡眠。孕妇白天活动,晚间又欲睡不能,精神、体力消耗大,一旦临产,会因疲乏而引起宫缩无力、产程延长等异常情况。

所以,应适当地向孕妇宣传孕产期知识,解答孕妇的疑问和顾虑,使她们情绪稳定,有信心迎接分娩。产假可由预产期前两周开始。孕妇充分休息,适当活动及睡眠,可以保证其生产时的体力。如晚间实在难以入睡,可间断地口服安定 2.5~5 毫克催眠,对胎儿没有不良影响。

贴心 TIPS

孕妇睡觉时不宜开灯,因为灯光对人体会产生一种光压,长时间照射会引起孕妇神经功能失调,灯光以每分钟 50 次的速度抖动,当室内门窗紧闭时,它与污浊的空气结合产生含有臭氧的光烟雾,使居室内的空气受到污染。

白炽灯光只有自然光线中的红、黄、橙三色,缺少阳光中的紫外线,不符合人体的生理需要。荧光灯发出的光线带有看不见的紫外线,短距离强烈的光波能引起人体细胞发生遗传变异,容易诱发畸胎或皮肤病。

因此,孕妇应在睡觉前关灯的同时,将窗户打开 10~15 分钟,让有害物质自然散出窗外。白天在各种灯光下工作的孕妇,应该特别注意去室外晒太阳。

孕妈妈睡眠采取什么姿势为好

孕妇睡眠时的姿势很重要。妊娠早期,可以采用自己觉得舒适的姿势,在妊娠中、晚期则要侧卧,最好是左侧卧,避免仰卧。

据研究表明,侧卧位能避免妊娠期子宫对肾脏的压迫,能使肾脏保持充分的血流量,维持肾脏的良好功能,这样,就可预防和治疗妊娠高血压综合征(浮肿、高血压、蛋白尿)。

另外,在怀孕期间取左侧卧位,可以使因妊娠造成的右旋子宫转向前位,以减少因右旋子宫引起的胎位或分娩的异常;还可以避免子宫对下腔静脉的压迫,增加回心血量和心血排出量,减轻下肢浮肿,发送子宫和胎盘的血液灌注量,有利于胎儿继续在子宫内生长发育,还有利于减少早产率和胎儿宫内生长迟缓等并发症。

孕妇临产前,取侧卧位还可以预防和治疗胎儿宫内窘迫(缺氧)情况。

贴心 TIPS

许多孕妇睡着了,就会不自觉地改成仰天"大"字形睡姿。许多妇女由于睡不惯左边而休息不好,有的因为一定要逼自己左侧睡,结果弄得腰酸背痛。

所以,左侧躺是原则,不过可依个人状况调整。如果肚子非常大(包括双胞胎以上),不妨两边都放上较软的枕头,这样翻身比较容易。为了能容易入睡,可以在就寝前洗洗澡或喝些奶等。

孕妈妈如何提高睡眠质量

保证睡眠质量,有不少好办法,如可在睡前洗个温水澡;常晒被,使之松软;睡眠时可用棉被支撑腰部,两腿稍弯曲;下肢浮肿或静脉曲张的孕妇,须将腿部适当垫高;

冬天不妨放个暖水袋把被窝弄得暖和些，肩部应该有一个垫子塞着，不要使肩部着凉；身体的肌肉应全部放松，这样就很容易睡得香甜了。

失眠时不要随便吃安眠药，应遵医嘱，最好不要依赖药物。只要找出失眠的原因并在日常生活中注意纠正，睡眠质量是可以得到改善的。如白天做点适当的家务活，或做柔软体操，但必须避免过度疲劳。此外，阅读一些报纸杂志，以调节情绪，或者看看电视、戏剧，也有助于消除疲劳。

此外，有研究表明，地球磁场对孕妇的睡眠有一定影响，孕妇取头西脚东的睡眠方向睡得更香、更甜，婴儿的致畸率也会相对较小。

孕妈妈不宜睡席梦思床

席梦思床是一种高级弹簧床，目前已成为许多年轻人新婚必备之物。一般人睡席梦思床有柔软、舒适之感，但孕妇则不宜睡席梦思床。原因有以下两点。

易致脊柱的位置失常。孕妇的脊柱较平常人的前曲更大，睡席梦思床及其他高级沙发床后，会对其腰椎产生严重影响。仰卧时，其脊柱呈弧形，使已经前曲的腰椎小关节的摩擦力增加；侧卧时，脊柱也会向侧面弯曲。长此下去，会使脊柱的位置失常，压迫神经，增加腰肌的负担，既不能消除疲劳，又不利于生理功能的发挥，并可引起腰痛。

不利于翻身。正常人在入睡后睡姿是经常变动的，一夜辗转反侧可达20～26次。有学者认为，翻身有助于人脑皮质抑制的扩散，提高睡眠效果。然而，席梦思床太软，孕妇深陷其中，不容易翻身。

同时，孕妇仰卧时，增大的子宫会压迫腹主动脉及下腔静脉，导致子宫供血减少，对胎儿不利，甚至会出现下肢、外阴及直肠静脉曲张现象，有些人因此而患上了痔疮。当右侧卧位时，上述压迫症状消失，但胎儿会压迫孕妇的右输尿管，易患肾盂肾炎。左侧卧位时上述弊处虽可避免，但可造成心脏受压、胃内食物排入肠道受阻，同样不利于孕妇健康。

因此，孕妇不宜睡席梦思床。

贴心 TIPS

孕妇的床最好是棕绷床或硬板床，上铺9厘米厚的棉垫或褥子为宜，既能保证一定的柔软性，又不会太软而不利于翻身和活动，方便孕妇不断变换睡姿。

孕妈妈不宜睡电热毯

很多人喜欢用电热毯保暖，但孕妇不宜使用，以免造成下一代大脑发育不良。

这是因为：当人们使用电热毯时，由于人体和电热毯之间存在着电容，因此即使是绝缘电阻完全合格的电热毯，也会有感应电压产生并作用于人体。人体与电热毯之间的感应电压可达到40～70伏特，且有15微安的电流强度。这个电流虽小，但由于电热毯紧贴在孕妇身下，对处于发育阶段的胎儿可能存在潜在的危险，最易导致各种器官的畸形，同时对胎儿大脑发育不利，会使出生后的婴儿智力低下。

因此，为了下一代的健康，孕妇还是不

要使用电热毯为好。如须取暖,可以采用其他方法。

孕妇不宜忽视午睡

妊娠妇女的睡眠时间应比平常多一些,如平常习惯睡 8 个小时,在妊娠期以睡到 9 个小时左右为好。增加的这一个小时的睡眠时间最好加在午睡上。即使在春、秋、冬季,也要在午饭后稍过一会儿躺下,舒舒服服地睡个午觉。睡午觉主要是可以使孕妇神经放松,消除劳累,恢复体力。

午睡时间长短可因人而异,因时而异,半个小时到一个小时,甚至再长一点均可,总之以休息好为主。平常劳累时,也可以躺下休息一会儿。

贴心 TIPS

特别是孕妇感到消化不良、食欲不佳或血液循环不好时,更应该注意午睡。午睡时,选择适宜自己的睡姿,脱下鞋子,把双脚架在一个坐垫上以抬高双腿,然后全身放松,这样休息效果更好。

孕妇要选择合适的鞋子

在怀孕期间穿什么样的鞋对准妈妈的身体健康来说尤为重要,这是由孕妇的生理特点所决定的。

大多数孕妇怀孕 3 个月后,大脚趾下面会出现浮肿现象;6 个月后,整个脚浮肿得如同平脚;妊娠后期腿脚浮肿得难以维持走路时的平衡。孕妇体重的增加使血液循环不畅,脚底会有沉重的压迫感,从而加剧了腰痛。因此,准妈妈选择鞋子时应注意以下几点。

孕期不能穿高跟鞋和平底鞋。妇女怀孕后,身体有了变化,肚子一天一天增大,体重增加,身体的重心前移,站立或行走时腰背部肌肉和双脚的负担加重,如果再穿高跟鞋,就会使身体站立不稳,容易摔倒。

另外,因孕妇的下肢静脉回流常常会受到一定影响,站立过久或行走较远时,双脚常有不同程度的浮肿。由于高跟鞋鞋底、鞋帮较硬,此时穿高跟鞋不利于下肢血液循环。因此,孕妇不宜再穿高跟鞋。

如果鞋跟高了,再加之脚部浮肿,走路不稳,有可能引起腹坠感,腰部酸痛。如果穿平底鞋,孕妇会更难行走,行走产生的震动会直接传到脚上,站立或行走过久还会引起脚跟痛。因此,孕妇所穿的鞋鞋跟的高度应该为 2~3 厘米,以选择柔软而有弹性的坡跟鞋最为理想。

鞋要松软、透气性好。孕妇不应选用合成革、皮、尼龙等材料做的鞋,最好是羊皮鞋或布鞋。孕晚期脚部浮肿,要穿松紧性稍大一些的鞋子。脚背要与鞋子紧密结合。有能牢牢支撑身体的宽大后跟,鞋底应带有防滑纹。

能正确保持脚底的弓形部位。可用 2~3 厘米厚的棉花团垫在脚心部位作为支撑。鞋子的宽窄、大小均要合适,重量要轻。孕妇从怀孕 6 个月后,应选穿比自己的脚稍大一点的鞋为宜。

孕妇弯腰系鞋带不方便,应穿容易穿脱的轻便鞋。此外,孕妇也不要穿凉鞋和拖鞋,因为这类鞋容易脱落,会导致孕妇摔倒。

孕期外出旅行的注意事项

一般来讲，在胎盘尚未发育完全的怀孕初期以及容易发生阵痛与早产的怀孕后期,都不适合去旅行。如果一定要去旅行,最好是选择怀孕16～28周的安定期去,而且要作好充分准备,以保证安全健康。

怀孕期间的旅行，应以避免过度的疲劳为重要的原则。因此,在制订旅行计划的时候,行程的安排不宜太过紧凑,而且要避免单独外出。

在出发前应在进行产前检查的医院就诊一次,向医生介绍整个行程计划,然后征求医生的意见,看是否能够出行。如果医生认为健康状况好方可旅行，并请医生帮助准备必须携带的药品。

如果到比较远的地方去旅行，中途最好能够休息一个晚上，如果是开车去旅行的话,那么沿途不妨在休息站多多休息。

到达目的地之后，也可以在同一地方多逗留几天,免除到处奔波的辛苦。

交通工具若是震动得非常厉害，就很容易引起早产。因此,最好尽量避免搭乘震动得厉害的交通工具。

孕妇长期采取同样的坐姿会相当痛苦,所以孕妇的座椅应该尽量宽大舒适。

贴心 TIPS

孕妇外出还要注意饮食营养及饮食卫生。在旅途中,营养不易平衡,特别是饮水、蔬菜往往无保障。因此,孕妇外出前应作好充分准备,痢疾、肠炎而导致的高热、腹泻脱水对孕妇来说危害很大。孕妇外出要处处注意饮食卫生，不吃包装不严格或过期的食品,不要随便饮用无厂家无商标的饮料。

学会松弛技巧

当孕妇在晚上不能得到充分睡眠时,在白天若有时间的话就需要考虑小睡一会儿,或者把脚放平松弛一下,紧闭双目5～10分钟,把脚放平休息可充分恢复精力。下面介绍一些放松的小技巧。

臆想锻炼法。如果你希望能控制自己,以便在30秒钟内松弛下来,可以进行下列臆想锻炼法。

首先采取舒适的姿势。深吸一口气并屏住5秒钟,慢慢数至5,然后呼出,使所有肌肉松弛。集中呼吸并重复2～3次,直至完全松弛为止。

回想一下过去最愉快的事，有助于你运用想象来克服思想障碍，以便能更多地学会控制自己。上述方法在妊娠和分娩时是有用的。

松弛技巧。

(1)全身松弛法。

无论何时,只要有可能就要休息,不要等到身体实在疲倦时才强迫自己躺下休息。

如有可能，最好每日按下述方法练习两次,共15～20分钟。在饭前不久或饭后1小时左右练习为宜。

仰卧，取舒适位置或用软垫垫着,闭目。注意力集中在右手，收紧一会儿后放松,手掌朝上。觉得手有沉重感和热感时,朝地板或软垫方向按压肘部,放松。此时通过你的身体右侧、前臂和上臂向肩部收紧，耸肩，然后放松。重复做，你会觉得手、臂和双肩有沉重感和热感。

然后双膝翻向外侧，放松臀部，向地板或软垫方向轻压背下部。放松，让气流进入腹部和胸部，使肌肉有沉重感和热感，呼吸应开始慢下来。如未能慢下来，尝试在每次呼吸之间数至“2”便会慢下来了。

此时放松颈部和颌骨，连同唇部、颌骨下垂，舌头放在口腔底部，面颊放松。对额部和眼周肌肉要特别注意，以消除皱纹。

(2)精神松弛法。

通过有规律和缓慢的呼吸清除思想上的焦虑、担心和其他杂念，全神贯注地进行呼吸运动，十分缓慢和均匀地默念“吸气、屏住、呼气”，使愉快意念流通至头部，清除杂念。如出现烦恼，可在呼吸运动中默念“不要有杂念”或全神贯注进行深呼吸运动。

然后紧闭双目，想象诸如清澈的蓝天或平静的蓝色大海等和平、安静的景象。试图想象出愉快和蓝色的景象，因为蓝色已证明是特别能令人松弛的一种颜色。

全神贯注于呼吸运动。要感觉它是如何缓慢和自然的。每次呼、吸气都要集中精力，倾听着你的呼吸。

记住要保持脸部、眼睛和前额肌肉松弛，并使前额有凉感。

防治孕妇贫血

在妊娠期间，血液总容量增加，而红细胞数增加较少，使血液稀释，这被称为妊娠期生理性贫血。孕期血红蛋白低于110克／升，红细胞数低于350万／立方毫米，即为贫血。

孕期贫血以缺铁性贫血最为常见。这是因为在妊娠期间胎儿生长发育和子宫增大都需要用铁，红细胞中血红蛋白的合成也需要用铁，当身体对铁质的需求量超过饮食中铁摄入量时，就会引起贫血。

如果孕妇有痔疮、牙龈出血、钩虫病、慢性腹泻等情况时，也容易发生贫血。孕妇偏食、挑食也是造成妊娠期营养不良和贫血的重要原因之一。

轻度贫血(红细胞在350万／立方毫米以下，血红蛋白在90~110克／升之间)对妊娠、分娩无大影响，重度贫血(红细胞在150万／立方毫米以下，血红蛋白在30~60克／升之间)则可能引起早产、死胎，生出的孩子比正常的孩子小，产后容易感染疾病。

防治妊娠期贫血，首先要补充足够的营养物质，做到不偏食、不挑食，以满足孕妇本身及胎儿的需要。动物肝脏、绿色蔬菜、蛋、豆类、瘦肉、水果中均含有丰富的蛋白质、铁、维生素。用铁锅炒菜也可补充铁。

其次要及时治疗慢性失血，如痔疮、牙龈出血、鼻出血、钩虫病等疾病。如有慢性消化不良时，要及时治疗，以促进营养物质的吸收。

贴心 TIPS

由于人体对铁的吸收率低，尤其是对植物性食物中的铁的吸收率更低，故许多学者建议孕妇在怀孕4个月以后可补充硫酸亚铁0.3克，每日一次，配合用维生素C吸收更佳，以预防缺铁性贫血。同时建议怀孕4个月以后每日补充叶酸5毫克，以预防巨幼红细胞性贫血。一般服药两周后血红蛋白就会开始上升，轻度贫血服药4~6周后即可恢复正常。

妊娠期发生坐骨神经痛的原因

怀孕期间发生坐骨神经痛是由腰椎间盘突出引起的。怀孕后内分泌的改变使关节韧带变得松弛，这是为胎儿娩出作准备，但腰部关节韧带或筋膜松弛，稳定性就会减弱。另外，怀孕时体重增加加重了腰椎的负担，若发生腰肌劳损和扭伤，就很有可能导致腰椎间盘突出，往往会压迫坐骨神经起始部位，引起水肿、充血等病理改变。

X 线拍片或 CT 检查是诊断腰椎间盘突出的好办法，但孕妇却不宜采用，以免影响胎儿发育，诊断只能靠临床表现。

很多治疗腰椎间盘突出的方法都不适用于孕妇，如活血化淤的中成药或膏药可影响胎儿，佩带腰带会限制腹中胎儿活动，不利于胎儿发育等。

孕妇应注意不能劳累，穿平跟鞋，睡硬板床，休息时在膝关节下方垫上枕头，使髋关节、膝关节放松，以减少腰部后伸，使腰背肌肉、韧带、筋膜得到充分休息。为减少分娩时的痛苦和困难，可选择剖宫产。分娩后，腰椎间盘突出常能缓解。如不缓解，可以采取常规的治疗方法。

怎样防止流产

流产是指妊娠 28 周以前妊娠中断的现象，怀孕 16 周以前则是最易发生流产的时期，所以必须特别小心。以下所叙述的各种事项，必须注意。

- 不要拿重的东西。
- 避免精神上的压力。
- 减少外出的次数。
- 不要压迫下腹部。
- 小心性生活。
- 拿取地板上的东西时，一定要先蹲下。
- 避免激烈的运动。
- 不要让下腹部着凉。
- 上下楼梯要避免摔跤。

尤其是有过流产史及习惯性流产的人，应尽早用一些黄体素来安胎，则可以避免流产。

贴心 TIPS

当孕妇有出血及下腹痛类似流产的情形发生时，一定要立刻安静地躺下来。如果是发生流产的情形，只要安静地卧床休息，有七成左右的人都可以避免流产。

若是出血及腹痛的情形愈来愈严重，必须立刻到医院接受治疗。

5 怀孕第 5 个月

小宝宝的成长

此时胎儿的成长很惊人，身长约为 25 厘米，体重在 250～300 克之间。头约为身长的 1/3，全身长出细毛，鼻和口的外形逐渐明显，头发、眉毛、指甲等已齐备。皮肤逐渐呈现出美丽的红色，皮下脂肪也开始形成，心脏的跳动也有所增加，力量加大。骨骼、肌肉进一步发育,手足运动更加活泼,母体已开始能感觉到胎动。

这时,胎儿的神经组织已经比较发达,并且开始有了一些感觉。羊水达400毫升左右。胎儿已会吞咽羊水。

贴心TIPS

胎儿生长到第5个月时,手指可以单独地活动,会吸吮手指,动起来仿佛是在跳舞似的。慢慢地会用脚踢子宫壁,向母亲传达"我很健康"的信息。

此时,胎儿内耳区负责传递声音的"蜗牛壳"也已发育完成,可以听到声音,因此,在这个时期可以记忆母亲的声音。这时母亲不妨多对胎儿讲讲话。

孕妈妈身体的变化

此时,母体的子宫如成人头般大小,已经相当大了,子宫底的高度位于耻骨上方15~18厘米处。肚子已大得使人一看便知是一个标准的孕妇了。胸围与臀围变大,皮下脂肪增厚,体重增加。

如果前一个月还有轻微的孕吐情形,此时会完全消失,食欲依然不减,身心皆进入安定时期。

此时微微可以感觉胎动,但刚开始也许不太明显,肠管会发生蠕动声音,会有肚子不舒服的感觉。胎动是了解胎儿发育状况的最佳方法,孕妇应将初次胎动的日期记下,以供医师参考。

鉴于孕妇食欲旺盛,体重增加,又由于心脏被子宫挤到上面去了,饭后有时会感到胃里的东西不易消化;还有,此时胎儿最容易吸收母体的营养,这也是母体最容易患贫血的时期。

贴心TIPS

这时,由于激素的分泌使乳房开始变大,孕妇最好选择较大尺码的胸罩,避免过紧而影响呼吸。孕妇下腹部逐渐突出,腰围因此加大,因而裤子应选用宽松肥大的,否则会妨碍胎儿的生长。为防止腹部发冷及松弛,最好使用腹部防护套。

营养搭配要求

在这一个月内,由于胎儿各部位的器官组织在不断地完善和发育,因此需要大量的、各方面的营养素。所以孕妇的饮食必须保证充足的蛋白质、糖、脂肪、水分、维生素D、钙、磷、铁等营养物质和其他微量元素。

孕妇可遵循以下食谱来安排一天的饮食。

早餐。主食:牛奶250克,奶油面包或小牛肉包子5个(量约150克)。

副食:清淡炝菜,五香鸡腿,餐后搭配水果200克。

午餐。主食:米饭两小碗,白面豆包(量约150克)。

副食:芹菜炒牛肉(精牛肉200克,芹菜100克),瘦肉红焖香菇(猪精瘦肉150克,鲜香菇250克,木耳100克),蔬菜营养汤两小碗。餐后水果可吃葡萄。

晚餐。主食:米饭两小碗,或小花卷2~3个(量约150克)。

副食:鸡蛋炒菠菜(菠菜250克,鸡蛋

120 克)，青椒肉丝（青椒 250 克，瘦猪肉 100 克)，汤或粥两小碗。

贴心 TIPS

怀孕的第 5 个月，也是胎儿大脑开始形成的时期，所以孕妇在这个时期应该注意从饮食中充分摄取对脑发育有促进作用的食品，以利胎儿脑组织发育。核桃、花生、松子、板栗等，这些既可食用又可做种子的坚果具有加速脑细胞的分裂、增殖的作用，孕妇应该从此时起大量食用。

但有些食品对胎儿的大脑发育有害，应尽量避免过多地摄入，以免影响胎儿大脑的正常发育。如肉类、精白砂糖、黄油等。

孕妈妈在居住方面的注意事项

孕妇的居住环境应该保证安静舒适、清洁卫生，有清新的空气以及良好的通风设施，这些有助于孕妇轻松悠闲地度过孕期。

整洁通风的房屋。居室不要求豪华漂亮，但必须要有良好的通风设施，室内应整齐清洁，舒适安静。另外，要避免居室装修后所散发的气味，这种气味会严重地影响孕妇和胎儿的健康。

居室的空间。居室的空间不一定很大，重要的是家要装饰得温馨舒适，让准妈妈身处其间，始终都能保持轻松愉快的心情。

适宜的温度。准妈妈居室的室温最好保持在 20～22℃，温度不能太高，否则会使人产生精神不振、头昏脑涨、全身不适的感觉，温度也不能太低，否则会影响其正常工作和生活。

夏天室温高，可开窗通风；亦可使用电风扇，但不能过凉或对着电风扇直吹，以免生病。冬天以暖气取暖调节室温，若以煤炉取暖，应防止发生一氧化碳中毒，因一氧化碳中毒而造成的缺氧对孕妇和胎儿有害，所以即使在冬天，也不要忘记定时开窗使空气流通。

适宜的湿度。居室最好的空气湿度以50%为宜，若相对湿度太低，会使人觉得口干舌燥、喉痛、流鼻血等。调节的方法是在火炉上放水壶，暖气上放水槽，室内摆水盆，或用加湿器等；若湿度太高，则室内潮湿，衣服、被褥发潮，会引起消化功能失调、食欲降低、肢体关节酸痛、水肿等。调节办法是移去室内潮湿的东西及沸腾的开水，或打开门窗通风换气，以散发潮湿的空气。

居室的色彩。居室的色彩搭配应以温和清新为主，可采用乳白色、淡蓝色、淡紫色、淡绿色等色调，可使孕妇内心的烦闷很快消除，心情趋于平和、安详。

如果孕妇是在紧张繁忙、技术要求高的环境中工作，家中不妨用粉红色、橘黄色、黄褐色进行布置。因为这些颜色都会给人一种健康、活泼、鲜艳、悦目、有希望的感觉，可使孕妇神经得到松弛，体力得到恢复，有利于胎儿大脑与情绪的发育。

孕妈妈居室不宜多放花草

孕妇和婴儿的卧室里不宜多放花草，因为有些花草会引起孕妇和婴儿的不良反应。有些花草如万年青、五彩球、洋绣球、仙人掌、报春花等易引起接触性过敏。如果孕妇和婴儿的皮肤触及它们，或其汁液弄到皮肤上，会发生急性皮肤过敏反应，出现痛痒、皮肤黏膜水肿等症状。

还有一些具有浓郁香气的花草，如茉莉花、水仙、木兰、丁香等会引起孕妇嗅觉不灵敏、食欲不振，甚至出现头痛、恶心、呕吐等症状。所以，孕妇和婴儿的卧室最好不要多放花草，特别是芳香的盆花。

贴心 TIPS

有些花草在阳光下吸进二氧化碳，吐出氧气，可是在夜间无阳光时，则会吸收氧气，放出二氧化碳，出现在夜间与人争夺氧气的现象。因此，孕妇室内少量养的花草，夜间也要搬出室外。

孕妈妈着装要宽松

现在，一些青年妇女在怀孕后仍然穿着紧身的衣服，不愿选择宽松舒适的衣服，生怕破坏了形体美，这是非常不正确的。

孕妇的体态会因怀孕而改变的是胸围、腰围和臀围，胸部会增加 10 厘米左右的幅度，腰身也会变粗，臀部在怀孕前与怀孕后期大约相差 10～20 厘米。如果再穿原来的衣服，特别是紧身的衣服，就会影响呼吸和血液循环，甚至会引起下肢静脉曲张，还会限制胎儿的活动。

一般来说，孕妇在冬天需要注意保暖，要穿厚实、保暖、宽松的衣服，如羽绒服或棉织的衣服，既防寒又轻便。夏季容易出汗，宜穿肥大不贴身的衣服，如穿不束腰的连衣裙，或胸部有褶和下摆宽大的短衣服，裤子的腰部要肥大，也可穿背带裤。

贴心 TIPS

现在市场上有很多孕妇服出售，怀孕的妇女可选择适合自己的孕妇服。职业妇女的孕妇装应挑选容易穿着、舒适不妨碍工作、设计良好的服装。孕妇偶尔需要穿着正式的服装，但因机会不多，最好挑选产后也能穿的款式为宜。越简单越好，最好能遮住腹部，袖子以宽松为佳。

穿着窍门是把重点放在胸部与领口部分，可以用花饰装饰，或戴短而鲜明的项链等。在颜色的选择上，大红、大绿或花哨的图案会增加孕妇的臃肿感，条状花纹能使孕妇相对地“苗条”一些。

孕妈妈不宜多闻汽油味

生活在城市中，每个人都需要乘坐各种交通工具。现代的交通工具有很多都使用汽油作为动力，比如汽车、摩托车、飞机等。有的孕妇喜欢闻汽油味，其实，汽油味对孕妇和胎儿都有一定危害。

飞机、汽车及摩托车等机动车辆所使用的动力汽油对人体的危害较大，因为这些动力汽油为了防震防爆，都加入了一定量的四乙基铅，故又称其为乙基汽油。

乙基汽油燃烧时，四乙基铅即分解出铅，随废气排放到大气中。据调查，空气中的铅有 60%来源于汽油，人通过呼吸吸到体内的铅会在血液中沉积，进而对人体包括孕妇腹中的胎儿产生危害，会引起胎儿铅中毒和先天性发育畸形。

乙基汽油中的四乙基铅毒性剧烈，短时间内吸入高浓度四乙基铅的蒸气或皮肤大量接触吸收后，均可能发生急性中毒。倘若不慎误服，则会通过消化道被吸收而引起严重中毒。

孕妈妈不宜久坐久站

下肢静脉曲张主要发生在下肢皮下浅在的大静脉，其次是小静脉。妇女妊娠时，下肢和外阴部静脉曲张是常见的现象，静脉曲张往往随着妊娠月份的增加而逐渐加重，越是妊娠晚期，静脉曲张越厉害，经产妇比初产妇更为常见而且严重。

这是因为，妊娠时子宫和卵巢的血容量增加，以致下肢静脉回流受到影响；增大的子宫压迫盆腔内静脉，阻碍下肢静脉的血液回流。此外，如果孕妇久坐久站，势必会加重阻碍下肢静脉的血液回流，使静脉曲张更为严重。

静脉曲张是可以减轻和预防的，主要是孕妇在妊娠期要休息好。有些孕妇因工作或习惯经常久坐久站，就易出现下肢静脉曲张现象，因此只要孕妇注意平时不要久坐久站，也不要负重，就可避免下肢静脉曲张。

贴心 TIPS

有的孕妇已经出现下肢或外阴部静脉曲张，如自觉下肢酸痛或肿胀，容易疲倦，小腿隐痛，踝部和足背有水肿现象出现，行动不便，则更要注意休息，严重时需要卧床休息，用弹力绷带缠缚下肢，以防曲张的静脉结节破裂出血。

孕妈妈不宜打麻将

孕妇迷恋麻将不仅对孕妇自身不利，而且有害于胎儿的身心健康，既不利于优生，也不是积极的胎教方式。

孕妇在麻将桌上往往精神紧张、大喜大悲、患得患失，使母体内的激素分泌异常，对胎儿大脑发育造成危害，使出生后的婴儿性情执拗、食欲不振、好哭、心神不宁，有些婴儿甚至会出现癫痫和心理障碍。

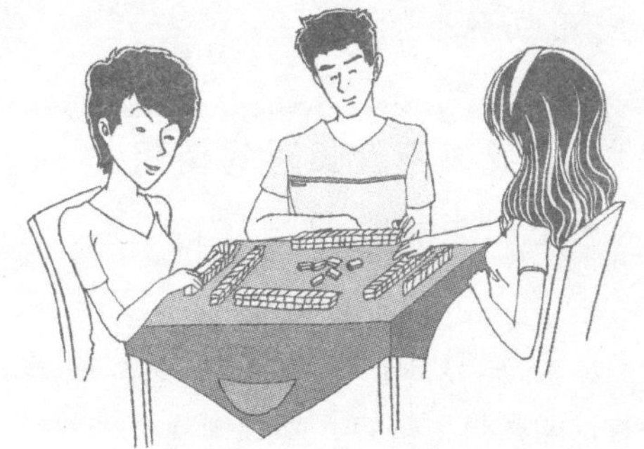

况且打麻将时，往往是烟雾缭绕、酒气扑鼻、空气污浊。一副麻将，多人触摸，细菌病毒积于其间。这些都可能使胎儿供氧不足、母婴感染病毒，造成胎儿出生缺陷或发育迟缓、行为异常。

而且，长时间坐姿不变，不利于胃肠蠕动，腹部的压迫又使盆腔静脉血液回流受阻，从而直接影响胎儿的大脑发育。加上在麻将桌上往往身不由己，睡眠和饮食不规律，这些对胎儿的生长发育都不利。所以，孕妇应该修身养性，戒除打麻将这种活动。

孕妈妈不宜多进行日光浴

阳光中的紫外线是一种具有较高能量的电磁辐射，有显著的生物学作用。多晒太阳，能促使皮肤在阳光紫外线的照射下制造维生素D,进而促进钙质吸收和骨骼生长。

但是，一定强度的日光也可使皮肤受到紫外线的伤害,故孕妇晒太阳必须适当,不要过多进行日光浴。

日光浴可使孕妇脸上的色素斑点加深或增多,出现妊娠蝴蝶斑或使之加重。日光对孕妇皮肤的损害，还可能发生日光性皮炎(又称晒斑),尤其是在初夏季节人们的皮肤尚无足量黑色素起保护作用时更易发生。此外,由于日光对血管的作用,还会加重孕妇的静脉曲张。

孕妈妈不宜长时间使用电风扇和空调

由于孕妈妈的新陈代谢十分旺盛,皮肤散发的热量也较多，基础体温比一般人高0.3~0.5℃,所以比一般人耐热能力差,在炎热的夏季，如果孕妇用电风扇久吹不停或长期使用空调,就会有头晕头痛、疲乏无力、饮食下降等不良反应出现。

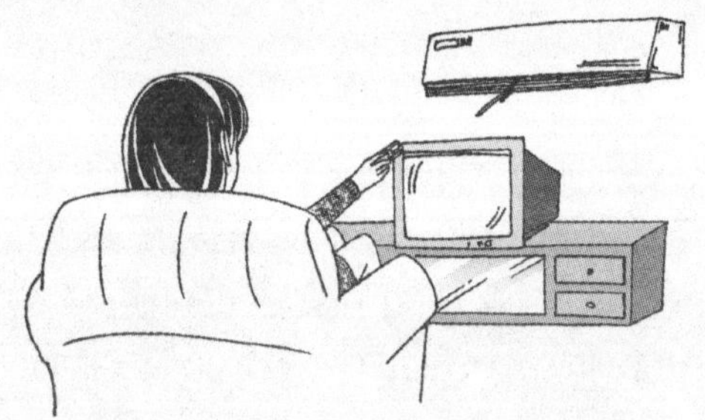

因为电风扇和空调的风吹到皮肤上时,汗液蒸发作用会使皮肤温度骤然下降,导致表皮毛细血管收缩，血管的外周阻力增加而使血压升高;表皮血管呈舒张状态,血流量增多,尤其是头部因皮肤血管丰富,充血明显,对冷的刺激敏感,所以易引起头晕、头痛症状。

为了调节全身体温达到均衡状态,全身的神经系统和各器官组织必须加紧工作,因此,吹风时间长,人并不会感到轻松,反而容易疲劳。

孕妇出汗多时，更不要马上吹风扇或吹空调,因为这时全身皮肤毛孔疏松,汗腺大开,冷风极易乘虚而入,轻者伤风感冒,重者高热不退，这会给孕妇和胎儿的健康造成危害。

因此，孕妇应注意避免突然或长时间吹电风扇和使用空调，更不可用吹电扇的方法消汗。在必须吹电风扇时,只宜选用微风间隙吹,或用手扇扇子纳凉。

孕妈妈不宜经常操作电脑

目前电脑应用范围越来越广，电脑对人体健康的影响也逐渐被人们所认识和重视。电脑的电磁辐射、噪声、光照不足及铅污染对人体均可产生不良影响，长期操作电脑的人常会有头昏、头痛、眼肌及肩臂疲劳、食欲下降等反应。

如孕期经常操作电脑，不仅会有以上不适反应,还可导致流产、早产、死胎、胎儿发育异常,这种不良影响对怀孕1~3个月的孕妇危害更大,故孕妇不宜操作电脑,尤其不宜长时间操作电脑。

贴心 TIPS

经常接触电脑的妇女怀孕后,最好不要再上机,若无可能调离电脑工作,为减少电磁波给母婴带来的危害,孕妇在使用电脑时应与电脑保持一定的距离，并与他人操作的电脑保持两臂以上的距离。

孕妇操作电脑时，还要特别注意室内经常开门窗通风，并在工作1小时后到室外或窗前活动一下，呼吸新鲜空气。

远离电磁辐射的对策

尽管家电产品产生的电磁波对人类健康会造成很多的不良影响，但人们又不能完全不使用这些为生活带来极大便利的产品，那么就应该有技巧地避开电磁辐射的伤害。远离家电产品电磁辐射有以下3种对策。

保持安全距离。家电用品所产生的电磁波无处不在，使用者必须非常小心。

孕妇使用吹风机时不要将吹风机贴近头部。孕妇最好不要使用电热毯。

孕妇应与烤箱、烤面包机保持70厘米以上的距离，与音响、电冰箱、电风扇保持1米以上的距离，与电视机、冷气机、运作中的微波炉以及电热器保持2米以上的距离。

研究显示，手机在拨通、接听瞬间产生的电磁波最强，因此这些时候最好使手机尽量远离人体。

电脑显示器背面与两侧产生的电磁波都比正面要强，因此不宜过于接近电脑显示器的背面和侧面。孕妇要与电脑显示器背面保持1米以上的距离，与电脑屏幕保持70厘米以上的距离，使用后必须立即远离。

若屋外有输电缆线通过，要尽量将床放在距离输电缆线最远的地方。

减少使用时间。一般人使用电脑的时间一天不应超过6小时，每小时需要离开电脑10分钟，孕妇和孩童一周使用电脑的时间不应超过20小时。

手机每天通话时间不可超过30分钟。

尽量少看电视，少打电动玩具，尤其是孕妇、儿童，如果看电视或打电玩时间过长，不仅会受电磁辐射，伤害眼睛，更会因此而减少活动量，有碍健康。

不使用电器产品的时候要拔掉电器产品的插头。当电器产品接上插头时，即使没有打开电源开关，仍有微量电流通过，也会产生微量电磁波。若在不使用电器时拔掉插头，则可避免不必要的电磁波辐射，还可节省10%的电力。

孕妇应避免噪声

噪声的污染，会对孕妇及胎儿形成非常不良的影响。因此，专家们呼吁孕妇要警惕身边的噪声。

孕妇受噪声影响可使胎心加快，胎动增加，对胎儿极为不利。高分贝噪声可损害胎儿的听觉器官，并使孕妇的内分泌功能紊乱，诱发子宫收缩而引起早产、流产、新生儿体重减轻及先天畸形。

研究证明，那些曾经受过85分贝以上(重型卡车音响是90分贝)强噪声影响的胎儿，在出生前就丧失了听觉的敏锐度。

有关专家对131名4～10岁男女儿童(他们的母亲怀孕时曾在声音极为嘈杂的工厂里工作)进行了检查，结果表明：那些出生前在母体内受过最大噪声量影响的儿童对400赫声音的感觉是没有受过噪声影响的儿童的1/3。

研究显示，构成胎儿内耳一部分的耳蜗从孕妇妊娠第 20 周起开始成长发育，其成熟过程在婴儿出生 30 多天时间内仍在继续进行。由于胎儿的内耳耳蜗正处于成长阶段，极易遭受噪声损害。大量低频噪声可进入子宫被胎儿听到，影响胎儿的耳蜗发育。胎儿内耳受到噪声影响，可使大脑的部分区域受损，严重影响大脑的发育，会导致其在儿童期内出现智力低下现象。

有关专家对万余名婴儿作了研究，结果证实，在机场附近地区，婴儿畸形率从 0.8%增至 1.2%，主要是脊椎畸形、腹部畸形和脑畸形。有关资料表明，在噪声污染区的新生儿体重平均在 2000 克以下（正常新生儿体重为 2500 克以上），相当于早产儿体重。

噪声能使孕妇内分泌腺体的功能紊乱，从而使脑垂体分泌的催产激素过剩，引起子宫强烈收缩，导致流产、早产。

因此，孕期应尽量避免噪声的影响。

贴心 TIPS

目前在我国，妊娠期妇女接触噪声的机会很多，主要是：城市噪声，仅街道行车噪声，一般可达 70 分贝以上；生产噪声，如纺织机、印刷机可高达 150 分贝。即使是机场、工厂区以及家电噪声和人群的吵闹声，声音都不低于 70 分贝。

假如孕妇的工作场所充满了强烈的噪声，不妨换一个安静的工作场所。住宅最好远离高速公路、铁路，如果无法避免，不妨在房间内装设隔音设备。

孕期工作中的注意事项

一般来说，妊娠到了 5 个月时容易疲倦，但这会因年龄、生产次数、生活状态等而有所不同，所以不能一概而论。工作过于激烈、睡眠不足、营养不足，都是造成疲倦的原因。

当感觉到非常疲倦时，必须及早找出原因。首先要接受全身的健康检查，还有血液（梅毒、贫血的有无）、血压、肺、心脏和尿液的检查等。如果是贫血的话，身体也容易疲倦，要设法治疗才是。

若检查的结果显示身体本身并没有什么特别的异常，则要把工作量减少或在工作中适时休息即可。妊娠的时间愈长，睡眠时间就要安排得愈多，并且请别忘了要摄取充足的营养。只要在每一个事项中加以注意，就可以避免疲倦的产生了。

妊娠中过度疲劳，不但会发生流产，同时它也是早产（8 个月左右生产）的原因。

另外，过劳之余，如果母体营养还不足的话，胎儿的营养也会不足。胎儿发育不良会造成虚弱儿或发生妊娠中毒症的可能性增高，此点必须要多加注意。

贴心 TIPS

怀孕期间，如果在办公室进行一些简单的布置，就可以舒适地工作，每一点微小的变化都会给准妈妈带来一天的好心情。

● 把脚放舒服，可以在办公桌底下放个鞋盒当做搁脚凳，并准备一双拖鞋，需要时换上。

● 穿舒适的鞋，选择适合孕妇的长袜。

- 穿宽松舒适的连衣裙。衣料的弹性比较大，方便坐下或站起。
- 向其他做了母亲的同事寻求帮助。
- 多喝水，在你的办公桌上准备一个大水杯，随时填满它。
- 如果你不得不去洗手间，尽快去。
- 在计算机前工作的孕妇更容易受腕管综合征的影响，因此最好将桌椅调整得尽可能舒适。
- 避免危险的工作场所。
- 自我减压。如果工作压力太大，尝试一些办法去缓解，如深呼吸，舒展肢体，短时间散步等。
- 如果你的同事小心地照料你，你应愉快地接受。在你的人生旅途里，这是一个非常特殊的时期，所以不必感到害羞，坦然接受别人的帮助。

孕妇上班路上的安全策略

孕妇在上班的路上，应注意以下一些事项。

- 上班途中忌急行，应眼观四方，对面有行色匆匆的行人走过来应立刻避让，免得其撞过来而躲之不及。

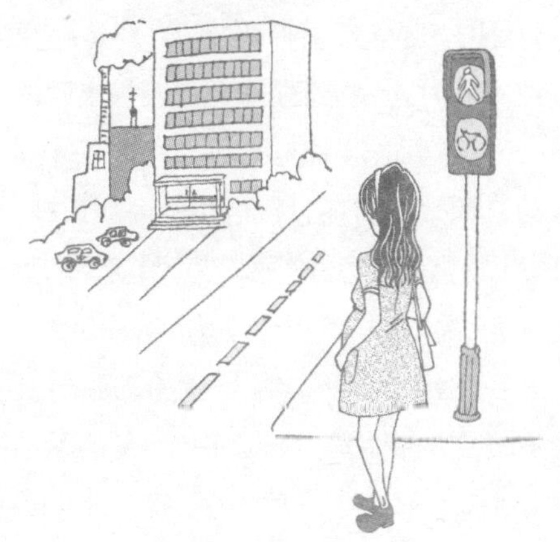

- “腹”荷使得孕妇的重心发生了变化，胎儿的重量使孕妇重心向前，在光滑的地面上行走，孕妈妈要稍稍向后倾，以免摔倒。
- 自己开车上班的孕妈妈，要牢记系好安全带，安全带的正确系法是：把安全带箍在腹下及大腿骨之上，将带子紧贴盆骨。并可在身后加坐垫以减轻腰背的压力。
- 乘坐的士上班的孕妈妈，不要坐副驾驶座位，以免防撞气垫弹出撞伤肚子。
- 乘地铁或公交车上班的孕妈妈，应选车头或车尾位置，其会保证空气流通而且可尽量避免被人撞伤。

孕妈妈不宜去人多的地方

怀孕后，应尽量避免去人多拥挤的地方，如商场、农贸市场等公共场所。其不利因素有以下几点。

- 很多公共场所人多拥挤，稍不留神，孕妇腹部就会受到挤压和碰撞，这样很容易诱发流产、早产或胎盘早剥。
- 公共场所人流量大，空气混浊，二氧化碳多而氧气少。长时间处在这种环境中，孕妇吸入混浊的空气会感到胸闷、气短，会影响胎儿的氧气供应。
- 人多的地方，传染疾病的机会也多，由于孕妇的自身抵抗力下降，更容易遭受细菌、病毒的侵害，这对于孕妇及正处于生长发育过程中的胎儿来说都是比较危险的。
- 人多拥挤的场合必然人声嘈杂，形成噪声，这种噪声对胎儿发育十分不利。

因此孕妇应尽可能地避免进入这类场所。

B 超检查会不会伤害宝宝

B 超检查是先进的物理诊断技术，它应用于临床已近 40 年了，B 超检查的安全性已得到肯定。

B 超是产科中应用最广泛的检查手段，B 超对胎儿到底有无伤害，在医学领域中尚没有权威性定论，大多数学者认为 B 超检查对胎儿没有肯定的伤害，至今尚没有 B 超检查引起胎儿畸形的报道。

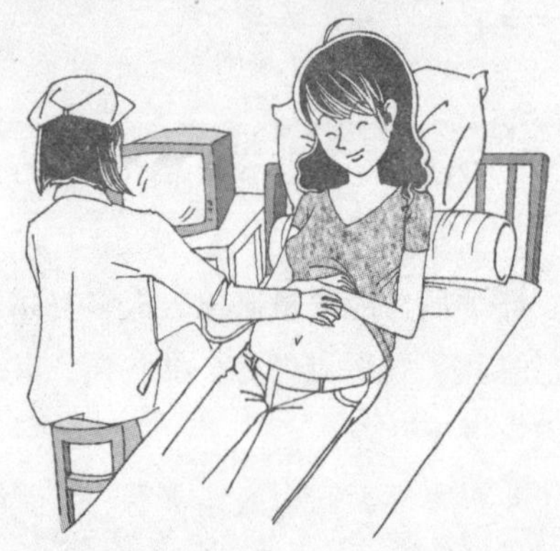

但也有少数专家指出，B 超是一种高强度脉冲超声波，有很强的穿透力，对处于敏感期的胚胎和胎儿会产生一定的不良反应。有些国外专家根据实验证明，B 超对女婴的卵巢可能有影响，有可能影响将来卵巢所承担的生育和调节月经的功能。所以孕早期尽量不做或少做 B 超为好。正常的妊娠 B 超检查次数最好不要超过三次。

第一次 B 超检查时间最好安排在妊娠 18～20 周之间，在此期间，胎儿的各个脏器已发育完全，B 超检查可查看到每一个重要的脏器有无异常情况等，还可确定怀的是单胎还是多胎，对母亲身体的影响也较小。

第二次 B 超检查时间最好安排在孕 28～30 周之间，此时做 B 超的目的是了解胎儿发育情况，是否有体表畸形，其还能对胎儿的位置及羊水量作进一步了解。

最后一次 B 超检查的时间最好安排在孕 37～40 周之间，此时作 B 超检查的目的是确定胎位、胎儿大小、胎盘成熟度、有无脐带缠颈等情况，进行临产前的最后评估。

贴心 TIPS

通常认为，怀孕 18 周以内的孕妇最好不要作 B 超检查，尤其在怀孕早期要尽量避免作 B 超检查。不过特殊情况例外，例如怀孕早期阴道流血者，须作 B 超检查以确定胚胎是否存活、能否继续妊娠、有无异常妊娠等情况。孕两个月以内，若作 B 超检查过多，会使胚胎细胞分裂，也会使胎儿脑部发育受到影响。

胎动计数及结果判断

胎动是胎儿在孕妇子宫内活动的表现。有胎动，表明胎儿情况正常。如果胎动次数突然减少或过多，都表明胎儿不正常，应及时请医生诊治。

胎动的次数和强度有一定的规律：妊娠 5 个月时，当孕妇精神集中，特别是在夜间躺在床上时，会感到腹部像有一只虫似的一下一下地蠕动，这就是胎动。孕 28～34 周为胎动最频繁的时期，接近足月时略微减少。妊娠过期胎动次数明显减少。胎动平均每小时 3～5 次，12 小时内胎动为 30～40 次。

在正常情况下，一昼夜胎动强弱及次数有一定的变化。一天之中，早晨的胎动次数较少，下午 6 点以后增多，晚上 8～11 点胎动最为活跃，每小时可达10多次，也最强有力。这说明胎儿有自己的睡眠规律，其被称为胎儿生物钟。巨大的声响、强光刺激、触压孕妇腹壁，均可使胎动次数增加。

计数胎动的意义：胎动的次数、快慢、强弱等可以预示胎儿的安危。胎动正常表示胎盘功能良好，输送给胎儿的氧气充足，胎儿发育健全，小生命在子宫内愉快健康地生长着。如果12小时内胎动少于15次，或1小时内胎动少于3次，往往就表示胎儿缺氧，孕妇不可掉以轻心。

胎动的计数方法是：从妊娠28周开始至临产，孕妇每天上午8～9点，下午1～2点，晚上20～21点，各计数胎动1次，每次计数1个小时，每次计数时，孕妇最好取躺位，双腿以舒适为宜，手掌轻轻按放在腹部，呼吸要平稳，情绪要放松，排除一切干扰和杂念，3次计数相加乘以4，就是12小时的胎动数。如果每天测3次有困难，最少也要测一次，最好在晚上测，但时间要固定。

测定结果判断：12小时的胎动总值在30～40次为良好，少于20次就意味着胎儿缺氧，10次以下为不良。如果在一段时间内感到胎动超过正常次数，动得特别频繁，也是子宫内缺氧的表现，应立即去医院检查。如孕妇自觉胎动显著减少甚至停止时，也许当时还能听到胎心音，1～2天后如发现胎心音消失，表示胎儿已在宫内死亡。

另外，孕妇如服用安眠镇静或镇痛药，会对胎动有抑制作用。在计数胎动时，要考虑排除这种影响，并告诉医生。

情绪差会导致胎动多

一般情况下，胎动不仅表明胎儿发育正常，而且预示着孩子出生后抓、握、爬、坐等各种动作将发展较快。但值得注意的是，如果孕妇的情绪过分紧张，身体极度疲劳，或腹部压力过重，都可使胎儿躁动不安，产生强烈的活动。这种反应是不好的征兆，应尽快去医院检查。

虽然母胎之间没有直接的神经传递，但当孕妇情绪发生变化时，体内就如同经历了一段“坏天气”一样，胎动次数会较平常多3倍，最多可达正常时的10倍。若胎儿体力消耗过多，其出生时往往会比正常婴儿轻。如果孕妇在孕期心情长期压抑，婴儿出生后往往会出现功能失调情形，特别是消化系统功能容易出现紊乱。

这是因为母亲情绪刺激可激发起体内自主神经系统的活动，释放出乙酰胆碱等化学物质，还可引起内分泌变化，分泌出不同种类和数量的激素，这些物质都会经胎盘和脐带进入胎儿体内，从而影响其身心健康。

另外，神经高度紧张会使孕妇大脑皮层的兴奋性增强，致使大脑皮层失去与内脏的平衡，也会影响胎儿正常发育。

因此，孕妇应该做到胸怀博大，性情开朗，情绪平和，举止端正，抛弃和避免悲伤、急躁、焦虑、愤怒等不良的情绪。这样，才会使腹中的胎动有规律、能按照正常生命的节律良好发育。这对未来的孩子的性格、智力以及身体发育有着良好的促进作用。

贴心TIPS

胎儿是在感受着母亲的情绪中度过每一天的，其不能拒绝不良的情绪，也不能让自己喜欢的情绪重放，只有靠妈妈的选择。

了解了这一点，妈妈就要考虑到胎儿的感受，对胎儿始终充满爱心，始终拥有一份平和的心情，这种情绪会给胎儿带来良好的刺激，使胎儿更加健康地发育成长。

如何尽早发现双胞胎

孕妇怀双胞胎或多胎后，母体处于超负荷状态，有一些特殊变化，可以尽早确认双胞胎，有利于母、胎保健。

孕妇在怀孕后，要随时注意子宫的大小，如发现子宫较一般怀孕妇女的大，尤其是在孕20周子宫底高度超过正常范围时，要考虑双胎妊娠的可能，应及时去医院检

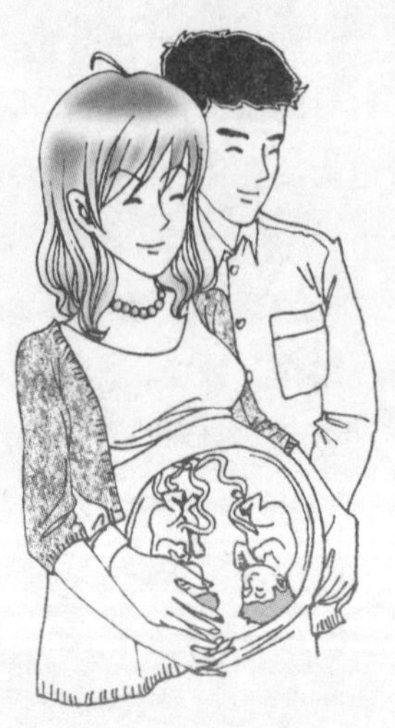

查，如确认是双胎妊娠，应在妊娠28周起，得到系统的护理和采取各方面的保护措施。

双胞胎如不及时进行合理调节，就会在妊娠、分娩和产后的不同阶段，使孕妇和胎儿或婴儿发生各种异常变化，严重时可导致孕妇和胎儿死亡，因此应尽早发现双胎妊娠，早进行必要的保健。

贴心 TIPS

当经检查发现是双胎妊娠时，要注意下列事项。

- 由于双胎孕妇的血容量会比单胎者的明显增多，极易发生贫血。因此，孕妇在妊娠期应尽可能多吃些营养食品，特别是多吃含铁量高的食物，并要根据血红蛋白的情况及时补充铁剂，以预防和治疗贫血。
- 双胎孕妇，由于身体负荷重，易发生不适和合并症。因此，更应该定时作产前检查，而且要比一般孕妇适当增加检查次数。

如何防止妊娠纹

许多孕妇在怀孕5个月以后，在大腿内侧、腹部及乳晕周围的皮肤上出现淡红色或紫红色的稍凹陷条纹，有的伴有轻度瘙痒感，这就是“妊娠纹”。这种妊娠纹中间宽，两端细，可以平行或交叉，局部光滑但稍凹陷。形成妊娠纹的原因主要有两个。

- 怀孕时，肾上腺分泌的类皮质醇(一种荷尔蒙)数量会增加，使皮肤的表皮细胞和纤维母细胞活性降低，导致真皮中细小的纤维断裂，从而产生了妊娠纹。

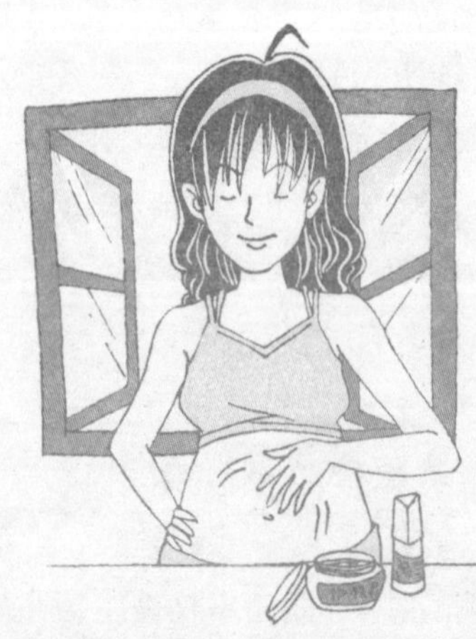

● 怀孕中后期，胎儿生长速度加快，或是孕妇体重短时间内增加太快，肚皮来不及撑开，都会造成皮肤真皮内的纤维断裂，从而产生妊娠纹。

因此，孕妇在孕前就应注意身体运动，特别是腹部的锻炼，如进行仰卧起坐、俯卧撑等运动。女性经常进行这种锻炼，大多在孕期不会出现妊娠纹，即使有也较轻微。

此外，孕妇要防治病理性妊娠，如巨大胎儿、羊水过多、多胎妊娠等，以减少因子宫过度胀大而使腹部过度膨胀的因素。例如合理调节饮食，避免营养过剩而产生巨大胎儿等。

贴心 TIPS

孕妇在刚出现妊娠纹时，可在妊娠纹部位涂抹妊娠纹美容护肤品，这类产品的主要成分是油脂，不会对孕妇和胎儿产生不好的影响，还能帮助皮肤恢复弹性。但要注意必须购买正规厂家专为孕妇设计的产品，只有这种用品才会充分地考虑到孕妇的安全。

孕妇腹泻要及时治疗

正常人每日都会大便一次，而孕妇则容易发生便秘，往往是隔日或数日才大便一次。如果妇女妊娠后每日大便次数增多，便稀，伴有肠鸣或腹痛，这就是发生了腹泻。腹泻对孕妇不利。

腹泻常见的原因有肠道感染、食物中毒性肠炎和单纯性腹泻等。对于轻度单纯性腹泻，一般服用止泻药即可治愈，对孕妇不会造成过多损害。因肠道炎症引起的腹泻，大

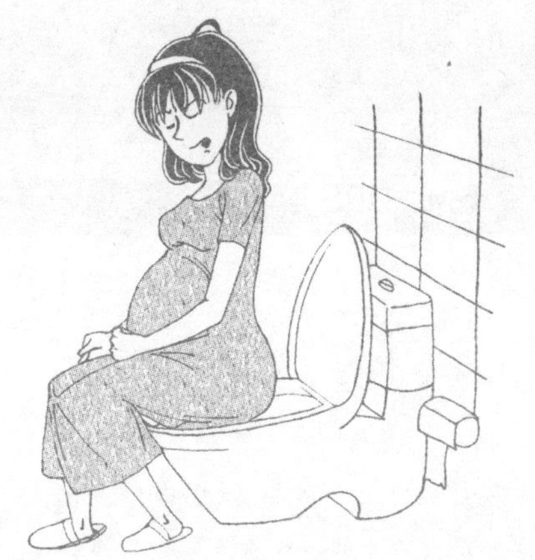

便次数会明显增多，这容易引发子宫收缩，引起流产；细菌性痢疾感染严重时，细菌内的毒素还可波及胎儿，导致胎儿死亡。

因此，孕妇一旦发生了腹泻，不要轻视，应尽快查明原因，进行妥善、及时的治疗。

防治孕妇阑尾炎

怀孕妇女一旦有腹部疼痛等可疑症状时，千万不能大意，应及时到医院检查。

如果确诊为阑尾炎，就要考虑如何选择治疗方法。

妊娠期阑尾炎的治疗原则是：一经确诊，为防止炎症扩散，在给予大剂量广谱抗生素的同时，要尽快施行手术治疗。对高度可疑病人，也可行剖腹检查，目的是避免病情迅速发展。一旦并发阑尾穿孔和弥漫性腹膜炎，对母婴均会造成严重后果。

阑尾炎手术后 3～4 天内应给予宫缩抑制药，以防发生流产或早产。若妊娠已近预产期，应先行剖宫产，再行阑尾切除术。剖宫产以选择腹膜外剖宫产为宜。

当阑尾已穿孔并引发弥漫性腹膜炎，盆腔感染严重，或子宫胎盘已有感染征象时，应考虑在行剖宫产的同时，进行子宫次

全切除术，并须引流。

贴心 TIPS

在妊娠期进行阑尾切除手术要特别小心，操作要轻柔，减少对子宫的干扰。手术切口也不要像一般阑尾炎那样采取右下腹部斜切口，而要根据病人的具体情况决定。手术前后的每一个环节，也要格外注意，如手术前病人的健康指数不佳，应尽快处理，采取各种措施，补充适当水分，制止脱水或酸碱平衡紊乱。

6 怀孕第6个月

小宝宝的成长

妊娠6个月时，胎儿身高约30厘米，体重600～700克。身体逐渐匀称。皮下脂肪的沉着进展不大，因此还很瘦，全身都是皱纹，由于皮下脂肪的缘故皮肤呈黄色。胃肠会吸收羊水，肾脏能排泄尿液。此时用听诊器可听出胎儿的胎心音。

从这时起，会在皮肤的表面开始附着胎脂。胎脂是从皮脂腺分泌出的皮脂和剥落的皮肤上皮的混合物。它的用途是：一直到分娩都会给胎儿皮肤提供营养、保护皮肤；同时在分娩时能起润滑作用，使胎儿能顺利通过产道。

胎儿在6个多月时就有了开闭眼睑的动作，特别是在孕期最后几周，胎儿已能运用自己的感觉器官了。从6个月起，胎儿就带着积极的情绪生活着，不满意时也会发点小脾气。因此，胎儿并不是传统科学描述的那种消极的、无思维的小生命。

研究表明，胎儿在子宫里不仅有感觉，而且还能对母亲相当细微的情绪、情感差异作出敏感的反应。

贴心 TIPS

6个月的胎儿已经可以凝神倾听了，在各种声音里，母体的心脏节奏是胎儿最关注的声音，这能使其对所处的环境感到无忧无虑。对外部世界的声音刺激，胎儿也会立即作出反应，像音响能使胎儿心律变快，汽车喇叭声会使胎动频繁等。

此外，科学家们还发现，如果胎儿在母体内患有先天性耳聋，通过听力训练可以作出初步的诊断，这样当胎儿出生时就可以采取相应的措施。

孕妈妈身体的变化

孕妇子宫底高度为18～20厘米，肚子越来越凸出，接近典型孕妇的体形。体重急剧增加。由于长大了的子宫压迫各个部位，

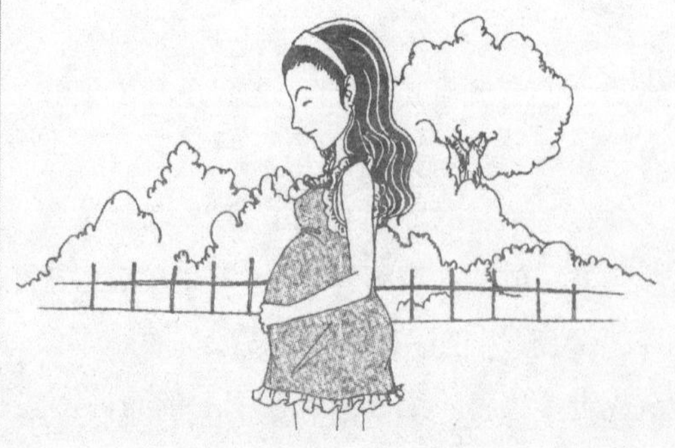

使下半身的血液循环不畅，为此下半身容易疲劳，而且疲劳很难解除，有时背肌、腰部会疼痛。

乳房不但外形饱满而且用力挤压时会有稀薄的淡黄色乳汁(初乳)流出。此时，几乎所有的孕妇都能清晰地感觉到胎动。还有，由于钙质等成分被胎儿大量摄取，有时会牙痛或患口腔炎。

贴心 TIPS

在这个月时，孕妇肚子越来越大，身体的重心也随之改变，很容易跌倒，并且容易疲倦。尤其弯身向前时或做其他姿势时，就会感觉到腰痛。上下楼梯或登高时，应特别注意安全。

此时，孕妇身体已能充分适应怀孕状态，身心舒畅。要经常散步，或做适度的体操，以活动筋骨，并且要保证充足的休息与睡眠。短程行走与性生活不必刻意避免，只要按正常的生活步调进行即可。

营养搭配要求

这个月胎儿发育已趋向成熟，骨骼的发育须从母体摄入大量的钙质，因此孕妇的食谱应安排富含钙质的高能量饮食，同时适量增加铁质，如硫酸亚铁、富马酸铁、维生素 C、钙片等。

孕妇可遵循以下食谱来安排一天的饮食。

早餐。主食：排骨面两小碗，或排骨包 3 个(量均在 150 克左右)，牛奶 450 克。

副食：虾仁菠菜(炝、炒皆可)，酱牛肉或其他酱瘦肉 100 克，餐后水果橘子 3 个(约 300 克)。

午餐。主食：米饭两小碗，或小花卷 2～3 个(量约 200 克)。

副食：叉烧肉 100 克，清炒虾仁(鲜虾仁 150 克、瓜丁 100 克)，丝瓜炒火腿(丝瓜 200 克、热火腿 50 克)，黄豆鲫鱼汤两小碗，餐后水果甜柚 1 个(约 100 克)。

晚餐。主食：米饭两小碗，或豆沙枣泥包 3 个(量约 150 克)。

副食：木耳炒肉(精瘦肉 100 克、水发木耳 100 克)；青椒炒猪肚(猪肚 100 克、青椒 100 克)；猪骨萝卜汤两小碗；餐后水果两个(品种可根据自己的口味选择，约 200 克)。

贴心 TIPS

这个时期，孕妇要做到饮食有规律，即三餐要定时、定量、定点。最佳的吃饭时间应为早餐 7~8 点，午餐 12 点，晚餐下午 6~7 点，吃饭时间以 30~60 分钟为宜，进食时，心情要愉快，态度要从容，注意尽量不要受外界干扰。

此外，这段时期孕妇容易便秘，应该常吃富含纤维素的蔬菜水果，牛奶是一种有利排便的饮料，应多饮用。便秘严重时，最好请教医生如何改善。

孕妇吃鱼好处多

孕妇多吃鱼，特别是多吃海鱼，可以使出生的孩子更聪明。所以，在孕妇的日常膳食中适当增加一些鱼类是十分必要的。

二十二碳六烯酸(DHA)是构成大脑神经髓鞘的重要成分，能促进大脑神经细胞的发育，多食富含DHA的鱼类，宝宝会更聪明。

鱼肉中含有的二十碳五烯酸是人体必需的脂肪酸，机体自身是不能合成的。它具有多种药理活性，可以抑制促凝血素A_2的产生，使血液黏度下降，使抗凝血Ⅲ增加，这些活性都可以起到预防血栓形成的作

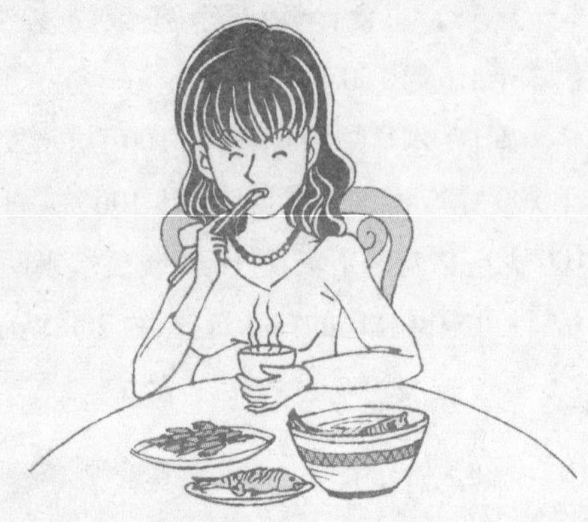

用。同时，二十碳五烯酸在血管壁能合成前列腺环素，可使螺旋动脉得以扩张，以便将足够的营养物质输送给胎儿，促进胎儿在母体内的发育。

另外，鱼肉中含有较多磷质、氨基酸，这些物质对胎儿中枢神经系统的发育会起到良好的作用。

所以，在孕妇的膳食中增加些鱼类食物，尤其是海产品类，无论对胎儿还是对孕妇本身，都是十分有益的。

孕妈妈如何选择饮料

水是生命之源，也是六大营养素之一，人体不可缺水。水可从饮料或食物中补充，身体内代谢时也可产生“内生水”补充需要。

饮用开水是孕妇补充水分的主要方法。开水经过煮沸消毒，清洁卫生。

孕妇不要喝生水，以防腹泻或被传染其他疾病。咖啡及浓茶具有较强的兴奋性，应该少服。矿泉水中含有许多微量元素，可以经常饮用。市场供应的许多饮料含糖分高，不宜多饮。夏天，西瓜是较好的饮料，既可补充水，也可补充一些矿物质，又可消暑解热，孕妇及产妇都可以吃。

孕妇及产妇不论喝什么饮料，均不宜冰镇时间过长，太冷的饮料对消化道有刺激，过急或大量喝进去可使胃肠血管痉挛、缺血，以致出现胃痛、腹胀、消化不良等情况。

贴心 TIPS

孕妇不宜用饮料代替白开水，因为白开水是补充人体体液的最好物质，它最有利于人体吸收，而又极少有副作用，各种果汁、饮料都含有较多的糖及其他添加剂，含有大量的电解质。这些物质能较长时间在胃里停留，会对胃产生许多不良刺激，不仅直接影响消化和食欲，而且会增加肾脏的过滤的负担，影响肾功能。摄入过多糖分还容易引起肥胖。

孕后该怎样运动

孕期运动要因人而异，适可而止，切不可进行高强度的运动，或急于求成，劳累过度。要知道，任何过量的运动都可能会给孕妇和胎儿带来危险。

一般早孕反应消失后便可开始运动，并逐渐增加运动量，每次活动时间以20分钟为宜，以运动后身心不感到疲劳与紧张为度。可以根据自己的爱好选择不同的体育运动，如散步、打太极拳等。

如果孕妇平时不喜欢运动，那么妊娠后就不必勉强自己参加过多的活动，否则将会影响胎盘血液供应，对胎儿不利。孕妇只要每天做 10 分钟的体操并选择一个空气新鲜的地方步行半小时至 1 小时就足够了。

对平时骑自行车上、下班的孕妇，怀孕初期仍可照常，因为骑车本身也是一种运动，但要注意车速不要太快，避免在颠簸的路面上行驶；上、下车时注意勿撞击腹部；车座也要放低一些。

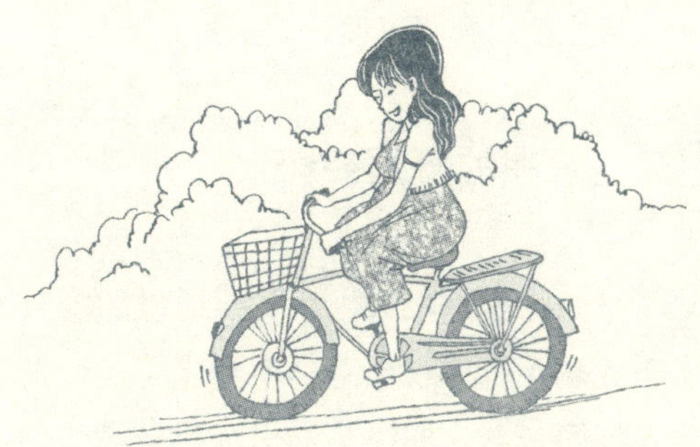

如果孕妇是运动员，或者孕前就习惯某种运动，那么可以继续进行这些运动，但前提是禁止高强度及过量的运动。

妊娠进入中晚期后，可选择一些节奏缓慢的运动项目，如打太极拳、散步等，此外，还可承担一些轻微的家务劳动。

贴心 TIPS

妇女怀孕以后，运动习惯都有一定的改变，但孕妇不论产前有无运动习惯，在产前初诊时都要向医生请教有关运动的问题。如果你想晚些时候开始运动或改变运动计划，行动之前也要先听取医生的意见。如果孕妇出现以下情况，则不能参加运动：有子宫颈无力症病史，或有早产、反复流产史者；妊娠初期高血压者；多胎妊娠者；已经确诊患心脏病者；阴道出血者等。

孕妈妈为什么不宜取仰卧位睡觉

一些孕妇认为，仰卧睡觉可以避免胎儿受压，能使小宝贝在腹中自由自在地生长发育。其实，对于那些大月份的孕妇来说，是不宜采用仰卧位睡姿的。

妊娠时子宫增大，胎盘血循环形成，使血容量增加，盆腔静脉血通过下腔静脉回到心脏的血量也相应增加。仰卧时，特别是在妊娠晚期，子宫很大，挤压腹腔中的腹主动脉和下腔静脉等大血管，造成邻近部分组织器官的动脉血液供应障碍和静脉回心血流量减少，导致子宫本身血流量供应不足，必然会影响胎儿对氧和营养物质的需求。

而且孕妇本身也会因大脑的血液和氧气的供应不足而出现头晕、胸闷、脸色苍白、恶心、呕吐等现象，严重时还会使血压下降，医学上将这种现象称为“仰卧位低血压综合征”。

正如前面所说的，仰卧时，下半身血液回流不通畅，造成下肢、直肠和外阴的静脉压力增高，容易发生下肢及外阴静脉曲张、痔疮和下肢水肿。

到了妊娠晚期，孕妇仰卧睡觉还可诱发胎盘早期剥离，出现突发性腹痛、阴道及子宫内出血等症状。孕妇仰卧睡觉，还可造成输尿管机械性梗阻，使细菌易于生长繁殖，增加了孕妇患肾盂肾炎、膀胱炎的机会。

孕妇行走坐立的姿势

妊娠早期，孕妇身体没有明显的变化，随着妊娠周数增加，腹部逐渐向前突出，身体重心位置发生变化，骨盆韧带出现生理性松弛，容易形成腰椎前倾，给背部肌肉增加了负担，易引起疲劳或发生腰痛。

孕妇若于坐、站立、行走时保持正确的姿势，可以减少这些不舒服症状的发生。

坐的姿势。孕妇坐椅子时要先坐于椅子前边，然后移动臀部至椅背，深坐椅中，屁股和膝关节成直角，大腿成水平状，这样坐不易发生腰背痛。

站立姿势。站立时，两腿平行，两脚稍微分开，这样站立，重心落在两脚之中，不易疲劳。但若站立时间较长，可将两脚一前一后站立，并隔几分钟换一下位置，使体重落在伸出的前腿上，以减少疲劳。

行走姿势。行走时背要直，不弯腰，不驼背，不过分挺胸，不用脚尖走路。抬头，紧收臀部，保持全身平衡，稳步行走，可能时利用扶手或栏杆走路。

上下楼梯的姿势。上下楼梯时不要猫着腰或过于挺胸腆肚，只要挺直脊背就行。

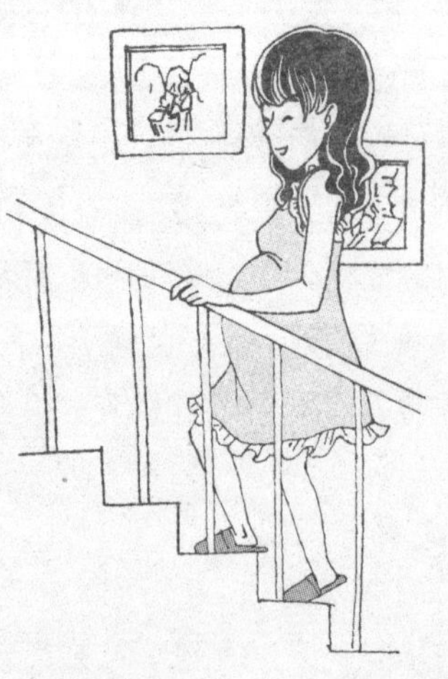

要看清楼梯，一步一步地慢慢上下，只用脚尖走是很危险的。特别是在怀孕晚期，隆起的肚子遮住视线，看不见脚下，要注意千万不要踩空，脚踩稳了再移动身体。如有扶手，一定要扶着走。

从床上起来时的姿势。从仰卧的姿势起来时，先采取横卧位，再到半坐位，然后起来。禁止使用腹肌以仰卧的姿势直接起身。

孕期的舒适姿势

孕妇的腹部增大以后，照通常的姿势坐下或躺下可能就会感到不舒服了。特别是在妊娠末期，如果孕妇仍采用平躺的姿势躺一段时间，那么胎儿的重量将会使分布在背部的大血管受到压迫。

躺下的姿势。侧身躺下，大腿和手臂向上弯曲，另一只手臂放在体侧。如果在膝部和大腿下面垫上一个或几个枕头，那么，孕妇会觉得这种姿势更为舒适。

减轻背部疼痛。孕妇只要感到舒适，可以平躺着，在双膝下垫上些垫子，就是一种非常好的休息姿势，尤其是背部有些不适时更应如此。

抬高双脚。平躺下，在臀部垫些软垫，离墙大约 45 厘米。抬起双腿，倒放在墙上。双腿伸直并尽量分开至觉得舒适为止。

斜靠的姿势。如果孕妇觉得侧身躺着还不能休息的话，那么可以用一种向后斜的姿势，需要多少枕头就用多少。把一些枕头放在膝部下面，这样有助于孕妇双膝能柔和屈曲。

盘腿而坐。盘腿而坐，或者将双脚放在一起，挺直背部，张开腹股沟，使大腿内侧绷

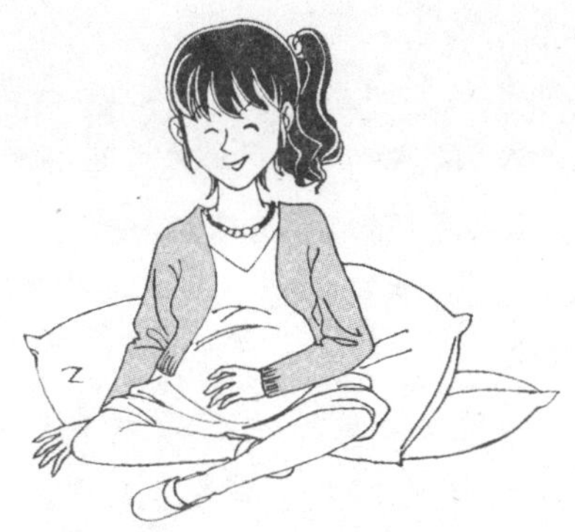

紧。轻轻地将大腿向下压以增加这种伸展,以保证在分娩期间能更好地使双腿张开。

分开双腿。肩膀与背部呈垂直状,分开双腿坐着,这对脊柱、大腿内侧和腹股沟都有好处。屈起双脚会感到沿着大腿有紧张感。双膝和脚趾一定要朝上。

贴心 TIPS

只采用一种姿势睡是不可取的,它只能用于短时间的休息,或者是用于躺下做体操时。使用枕头和软垫也会有助于休息,不过不要在头下放太多的枕头,否则孕妇的脊柱将会过度弯曲。坐着的时候不要将腿架起成二郎腿姿势或者用力弯曲,因为这会加重静脉曲张。

孕妈妈夏季的生活调理

夏季天气炎热,孕妇身体的代谢加快,皮肤的汗腺分泌增多,易引起汗疹,甚至中暑,因此安排好夏天的生活极为重要。下面就衣、食、住、行方面提出一些值得注意之处。

洗澡。用温水淋浴是散热防暑的好方法,不宜坐浴。水温以28℃~30℃为好。洗浴时注意外阴部和乳房的卫生。乳头要多擦洗,以加强其韧性;浴后宜涂点油脂,以防产后哺乳发生乳头皲裂。

勤换衣。特别是内衣要常换洗,保持身体清爽。内衣要选择透气性、吸汗性好的纯棉织品。衣服最好是较宽大又不贴身的,这可以保持凉爽。

卧室通风好。卧室要注意空气流通,睡觉时注意盖好腹部,以防受凉。用电风扇吹风时,宜用近似自然风的一挡,并适可而止。

注意饮食。饮食方面要吃凉爽可口的食物,或者少吃多餐,因高温天气常常会使食欲减退,致使早孕反应加重。还要注意不食变质的食物,以防止患痢疾,并多饮一些清凉饮品,可消暑。

避免烈日。夏天尽量减少外出,避免阳

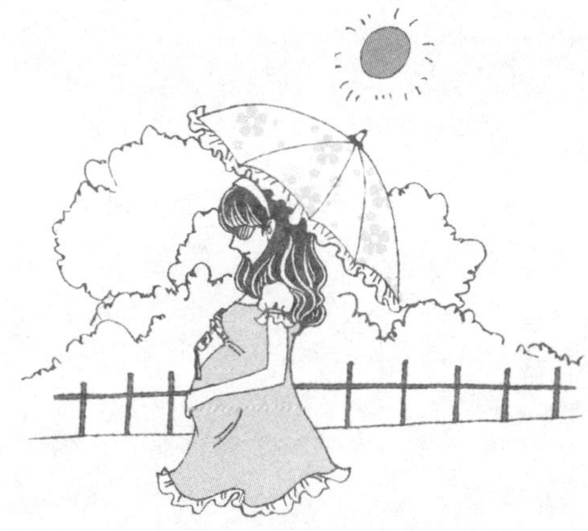

光直射,必须出门时应带遮阳伞或戴遮阳帽。保证午间睡眠时间。

贴心 TIPS

孕妇在夏季不可到过道去吹风,以防受风影响健康。孕妇室内用空调、电风扇也要适度,不可直吹风或过多吹风。

孕妇夏季睡觉也应盖上薄被或穿好睡衣,不可受凉风吹,以免发生热伤风,影响健康。

孕妈妈冬季的生活调理

冬天天气寒冷，空气干燥，易患感冒，这个时期，孕妇应特别注意预防感冒，不去人多拥挤的地方，特别是感冒流行的地方，以免被传染上。

人们因天寒怕冷，经常紧闭门窗，不注意换气，造成室内空气污浊，氧气不足。这不但会使孕妇感到全身不适，还会对胎儿的发育产生不良的影响。

散步是孕妇最适宜的运动。不要因天气冷就不外出，应该在阳光充足、天气比较温暖的下午坚持散步，活动肌肉筋骨，促进血液循环，又可呼吸新鲜空气。

贴心 TIPS

冬季孕妇穿衣服要做到既保暖又轻便，不可穿得过多，也不可受寒，所以宜穿轻便保暖的衣服，并注意根据天气变化调换衣服。

冬季雪天或有冰冻时，孕妇行动要特别小心，防止摔跤。孕妇在冬季最好穿防滑鞋，或上下班有人陪伴，做到安全有保证。

高层住宅的孕妇要注意什么

据调查发现，住高层住宅的孕妇流产、早产率比一般孕妇要高。但是，这并不是建议凡是怀孕的妇女，就要变更住所，而是要提醒你们注意下列几点。

- 尽可能减少每天上、下楼梯的次数。买菜尽量进行一周一次的采买，并让家人陪同。日常生活如果有计划，可以省去许多出门走楼梯的机会。
- 上、下楼梯不要着急，也不要提很重的物品，以免增加腹部压力而发生流产、早产，尤其在妊娠末期，这也是早产、早期破水的原因。在假日时，一切琐事还是由丈夫代劳为宜。
- 在公共场所上、下楼梯时不要太着急，尤其是在下雨天，要注意千万别滑倒。

妊娠期皮肤的保养

孕妇皮肤的清洁卫生很重要。在妊娠期间因为激素的关系，皮肤失去光泽，或者皮肤的类型有所改变，这是由于新陈代谢旺盛、汗腺和皮脂都增多的结果。而且，因为皮肤变得敏感了，稍不注意，皮肤就会粗糙。

因此，虽说是在妊娠期，也不要疏于保养皮肤。应以一个漂亮、有魅力的孕妇面目度过妊娠期。把自己收拾得干干净净的，自己也会感到心情愉快，对产后恢复皮肤功能也有好处。

洗脸。妊娠期的美容，主要是洗脸。早晚两次，使用平时常用的香皂，擦出泡沫来，仔细地洗，洗干净以后，搽上化妆品。

夏天是容易出汗的季节，要增加洗脸

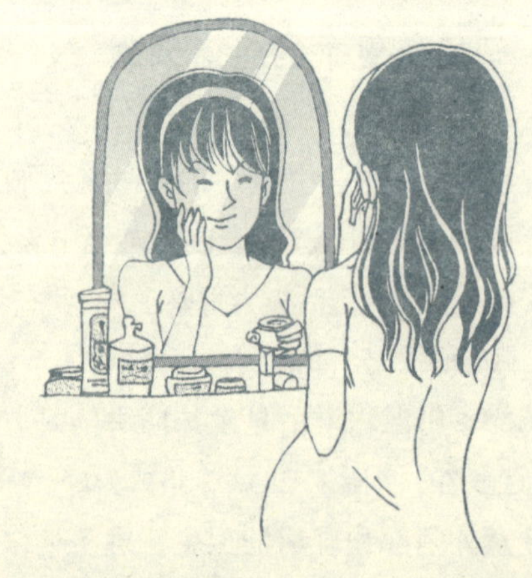

次数。勤洗脸，不光是为了去掉油垢，也可使心里感到爽快。由于激素的作用，脸上容易长雀斑，一般在产后就好了，不必十分介意。受紫外线照射也容易长雀斑，所以不要让强烈的阳光照在脸上。散步或外出时，要戴帽子。在脸上抹些防晒膏，以保护皮肤。

按摩。在妊娠期每天进行脸部按摩也是非常重要的，它既能加快皮肤的血液流通、促进皮肤的新陈代谢，又能预防皮肤病，保持皮肤的细嫩，使皮肤的生理机能在产后早日恢复。

在妊娠以前一直坚持按摩的人，应该做得更勤些；以前没有做过的人，从知道已经妊娠的时候起，就要开始做。按摩的要领如下：先用洁面膏擦掉脸上的污垢；用香皂把脸洗干净后，用毛巾将水擦干；在脸上均匀地搽上冷霜膏，然后用中指和无名指从脸的中部向外侧螺旋式按摩；按摩完了，用一条热毛巾擦拭。

贴心 TIPS

在怀孕期间，孕妇脸部比较没光泽，化妆时就要强调明快、清爽的感觉。选用粉红系列的粉底，并注意整体打扮上的协调，眼影宜采用浅色系，腮红则选用明亮的色彩，但是千万不要浓妆艳抹，以免刺激皮肤，产生过敏现象。

从脸部的状态可以判断孕妇是否健康，因此前往医院作产前检查时，最好不要化浓妆。

游泳训练易顺产

许多国外专家研究发现，职业游泳女教练、在热带地区经常游泳的女性以及长期从事水上作业的女性（如下海采贝的妇女、女潜水员等），在怀孕后经常游泳，分娩时大多会顺产。

研究人员还开办了一所孕妇游泳训练学校。凡参加过游泳训练的孕妇，在分娩时都很顺利，同时分娩时间缩短了一半，并且有些胎位不正常的孕妇在训练中恢复了正常，从未发生过流产或早产现象。

贴心 TIPS

孕妇若孕期未满 4 个月，或者有流产、早产、死胎病史，或有阴道出血、腰部疼痛、心脑病患者不宜参加游泳训练，妊娠晚期也不可游泳。

孕妇在游泳时要特别注意。首先要学会放松全身、漂浮在水面的方法。因为分娩要重复全身紧张和放松的运动。如果能学会全身放松，对生产过程很有帮助。

游泳时，要选择子宫不易紧张的时间(上午 10 点至下午 2 点)，水温要适宜，如果水温太高，会有疲倦感。下水之前，一定要量血压、测脉搏，合格的人在水温 29℃~31℃、并有专门教练指导的条件下，才能下水游泳。

听小宝宝心跳的声音

胎心能够直接反映小宝宝在子宫内的安危。

怀孕 6 个月以后，可在孕妇的腹壁听到胎儿心脏跳动的声音，其速度很快，一般每分钟 120～160 次。

孕妇在去医院作产前检查时，可先让保健医生帮助确定胎心的位置，然后在腹

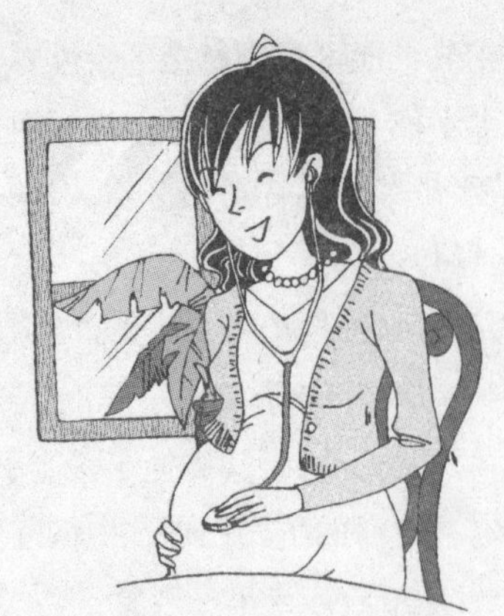

部做一个标记。回到家后，孕妇的家人可用一个木制听筒，每天听1～3次。

方法为：孕妇仰卧在床上，双腿平伸直，孕妇的家人把木制听筒直接放在腹壁上听即可。胎心每分钟超过160次或少于120次，或跳动不规则都属异常，说明胎儿在子宫有缺氧情况发生，应及时去医院。

要注意的是，胎动时可引起胎心加快，但在胎动后即恢复正常；有时会听到子宫动脉跳动声，它与孕妇的脉搏次数一致，要注意加以区别。

触摸胎位是否正常

胎位是否正常，一般是通过检查胎头的位置来确定的。

胎头是球状，相对较硬，是胎儿全身最容易摸清的地方，孕妇可先请保健医生教会自己检查方法。正常胎位时，胎头应该在下腹部中央，即耻骨上方，孕妇可摸到圆圆的、较硬、有浮球感的东西就是。

孕妇若在上腹部摸到胎头，而在下腹部摸到宽软的东西即为臀位；如果在侧腹部摸到呈横宽走向的东西则为横位，这两种都属不正常胎位。

因为胎儿浮在羊水中，并经常有胎动，所以胎位会经常发生变化。但怀孕32周后胎位基本上比较固定。

若胎位不正常，孕妇每天要采取胸膝卧位，每次15～20分钟，早晚各1次。胎位纠正过来后，也还须坚持作自我检查，以防再次发生胎位不正现象。

贴心 TIPS

孕妇胎位正常与否十分重要，它关系到分娩能否顺利进行。在妊娠28周前，胎儿尚小，而羊水相对较多，胎儿活动空间大，即使此时胎位不正，一般也能自行转正。若在30周后胎位仍不正，就要在医生指导下进行自我矫正。

防治孕妇小腿抽筋

有些孕妇到了妊娠六七个月，或八九个月时，常常会发生小腿抽筋现象，因而感到十分苦恼。该症状实质上是由于小腿后部腓肠肌痉挛性收缩而产生的剧烈疼痛，俗称小腿抽筋或腿肚子转筋。

胎儿在子宫内生长发育，是通过胎盘从母体血液中获得各种养料的。钙为胎儿骨质生长所必需的，胎儿越成熟，所需要钙的量就越大。如果孕妇饮食中的钙质不足，就会引起母体血液中钙的含量降低，降低到一定程度时就会使神经系统对刺激的敏感性提高，从而引起小腿抽筋。

另外，若孕妇受寒、休息不好，也可引起小腿抽筋。

通过摄入含钙丰富的食品、适当的户

外活动、接受日光照射，便可以预防缺钙引起的小腿抽筋，必要时还可服用钙片及维生素 D。只要体内不缺钙了，小腿抽筋现象几乎就不会发生了。

贴心 TIPS

当抽筋引起小腿局部剧烈疼痛时，只要将足趾用力扳向头侧或用力将足跟往下蹬，使踝关节过度屈曲、腓肠肌拉长，症状便可迅速缓解。为了防止夜晚小腿抽筋，可在睡前用热水洗脚，平时行走不要过多。

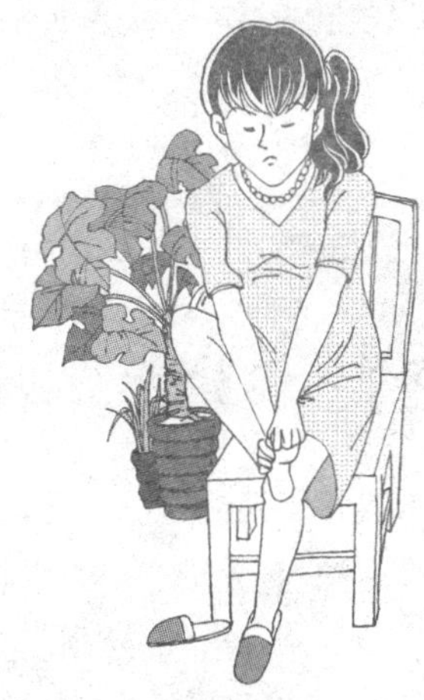

如小腿抽筋较严重，经上述治疗效果不佳，可增服甲状旁腺素，因为甲状旁腺素能使血浆钙离子浓度保持正常水平，服后症状会好转或消失。

妊娠高血压综合征的预防和治疗

妊娠高血压综合征，简称“妊高征”，是妊娠期特有的症候群。在妊娠中、晚期（20周后）出现，临床表现为高血压、蛋白尿、水肿，严重者有头疼、头晕、眼花等症状，甚至会出现抽搐、昏迷以及母婴死亡等现象。

引起妊娠高血压综合征的病因尚不清楚，医学界众说纷纭。

经调查和统计，认为本病也有一些好发人群：年轻初产妇或高龄产妇；有慢性高血压、慢性肾炎、糖尿病等病史的孕妇；精神过分紧张或受刺激致使中枢神经功能紊乱者；营养不良、贫血、低蛋白血症者；子宫张力过高（如羊水过多、双胎妊娠、糖尿病、巨大儿及葡萄胎等）者；有家族高血压史，尤其是孕妇母亲有重度妊娠高血压综合征者。

本病的病理变化主要为全身小动脉痉挛，病变可累及多个器官，严重时可导致心、肝、肾、脑等主要器官缺氧、水肿、坏死，甚至功能衰竭。部分患者还会有慢性高血压及肾病等后遗症。

避免孕妇患妊娠高血压综合征，重在预防，主要做法是：

首先，孕妇在孕期一定要按时定期检查，观测血压、尿蛋白及水肿情况；其次，一旦发现血压高或水肿等，则应与医生配合，注意休息，并采取左侧卧位减少子宫对下腔静脉的压迫，使下肢及腹部血流充分回到心脏，保证肾脏及胎盘的血流量；注意多吃些高蛋白食物，适当限制食盐的摄入。

必要时按医嘱服些降压或镇静药物，及早发现并治疗轻度妊娠高血压综合征使之痊愈，是预防重度妊娠高血压综合征发生的重要而有效的措施。

如患中、高度妊高征，一经确诊，应立即住院治疗。主要给予解痉（硫酸镁）、降压（安定）、镇静、合理扩容和必要时利尿、适时终止妊娠的治疗。重症患者住院治疗24～48小时，病情不见好转应考虑终止妊娠。部分患者会遗留产后高血压及肾病后遗症，故应做好产后随访工作，观察血压及肾功能状况，如有异常应及时治疗。

贴心 TIPS

控制妊娠高血压在饮食上要限制水分和食盐的摄入。每天摄入水不超过1200毫升，重度高血压者的饮水量，可按头一天尿量加上500毫升计算，食盐每天不得超过7毫克。另外，小苏打、发酵粉、味精也含钠，应注意限量食用。

7 怀孕第7个月

小宝宝的成长

这个时期，胎儿身长为36～40厘米，体重1000～1200克。由于皱纹很多，相貌像是老人。上下眼睑已形成，鼻孔开通，容貌可辨，但皮下脂肪尚未充足，皮肤呈暗红色。

这时，胎儿脑部逐渐发达。男胎的睾丸还未降至阴囊内，女胎的大阴唇也尚未发育成熟。胎儿还没有完全具备在体外生活的适应能力，若在此时出生，往往因为发育不良而死亡。

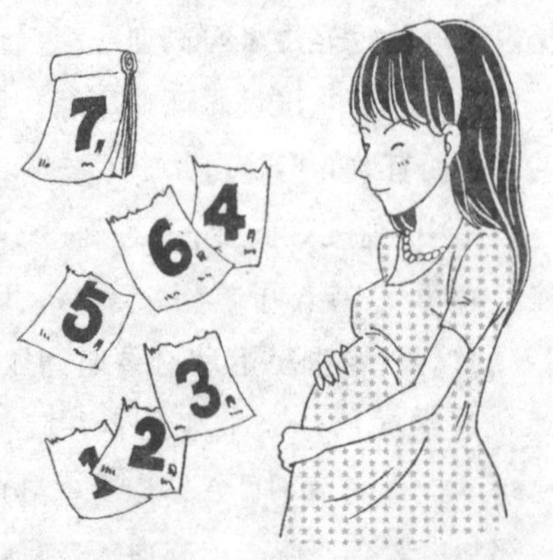

贴心 TIPS

俗话说："睡觉的孩子容易长大。"这个观点也可以用在胎儿身上。腹中的胎儿也会睡觉。如果孕妇的睡眠姿势与胎儿的姿势不相合，恐怕孕妇的睡眠质量就会受到影响。

解决的办法是在腰部垫个枕头，或是侧躺时在双脚或腹侧夹个小坐垫，寻找容易入睡的姿势，左边向下，腿稍微弯曲，不仅容易入眠，而且胎儿也不会动得太厉害。

孕妈妈身体的变化

子宫底高度上升到肚脐以上，达21～24厘米，不仅下腹部，连上腹部也大起来，肚子感到相当沉重。子宫对各种刺激开始敏感，胎动亦渐趋频繁，偶尔会有收缩现象，乳房更加发达。

子宫越来越大，压迫下半身的静脉，因此会出现静脉曲张。而且由于子宫压迫骨盆底部，便秘和长痔疮的人也多起来了。

挺着大肚子走路时，为取得重量的平衡，就要昂首挺胸，这就更容易引起后背和腰部的疼痛。因受激素的影响，髋关节松弛，有时会股部颤抖，步履艰难。

也有的人会有腿肚子抽筋、眼花、神志昏迷等症状。

贴心 TIPS

这个时候孕妇的心理特点主要是担心分娩问题，如胎儿多大、是否能顺利生下来、是否需要剖宫分娩、是否能到条件好些的医院分娩等。与此同时，孕妇产生恐慌、担忧，甚至要求医生做剖宫产。其实，完全不必要这么过虑，只要孕妇按时作产前检查，在孕37周时由医生作全面的鉴定，并与医生配合，有见红、不规律宫缩、阴道流水等情况时及早到医院检查，绝大部分产妇都会自然顺产。

营养搭配要求

此间胎儿需要大量的蛋白质，以使皮肤充满脂肪，孕妇则需要各种营养，特别是含铁丰富的食物来增加血容量和血红细胞，减轻贫血的症状。同时需要食用一些含碘丰富的食物，如各种海产品。其他营养如胡萝卜素、核黄素、锰、锌、铜、镁、硒等微量元素也不可忽视。

孕妇可遵循以下食谱来安排一天的饮食。

早餐。主食：营养菜粥两小碗，芹菜馅包子3～4个(量约150克)。

副食：肉片百合、西芹、腰果，餐后水果香蕉两个(约200克)。

午餐。主食：米饭两小碗，或金银卷2～3个(玉米面、白面相掺，量约150克)。

副食：肉末烧茄子(茄子250克、瘦肉150克)，麻酱菠菜(菠菜250克)，鲜鱼汤两小碗，餐后水果可根据条件选择(量约200克)。

晚餐。主食：米饭两小碗，或蔬菜肉丝挂面1碗(量约150克)。

副食：黄瓜炒鸡蛋(黄瓜250克、鸡蛋120克)，醋熘白菜(白菜250克)，骨汤两小碗，餐后水果石榴1个。

贴心 TIPS

在此阶段，孕妇应注意保持良好的胃口。饮食最好选择富含植物纤维和有润肠作用的食物，这样可以缓解由于子宫压迫直肠而引起的便秘，如各种蔬菜、香蕉、地瓜等。

进入妊娠晚期后，应该控制饮水量，水量每天保持在1升以内为好。如果不太喜欢饮水，可以选择一些含水量多的水果。吃水果的时候注意用水冲洗干净，最好生吃，去皮后立即食用。

孕期补钙不可过量

钙是母体和胎儿骨骼发育不可缺少的元素，是胎儿造骨的原料。妊娠期妇女每日平均需要摄入钙1.5克，整个妊娠期需要储备35～45克钙，以满足胎儿骨组织的生长发育及母亲生理代谢的需要。胎儿所需的钙是从母体获得的，即使母体缺钙时，胎儿仍需要从母体吸收足够量的钙。

由于我国传统的饮食结构与西方人的不同，普遍表现为钙含量不足，所以一般人都存在不同程度的缺钙现象，因而，补钙成了大众的热门话题，孕期补钙尤显突出。但是，孕妇盲目地采用高钙饮食，大量饮用牛奶，加服钙片、维生素D等，其实对胎儿有害无益。

营养学家认为，孕妇如果补钙过量，胎儿有可能会患高血钙症，出生后婴儿囟门过早关闭，腭骨变宽而突出，鼻梁前倾，主动脉缩窄，既不利于胎儿生长发育，又有损于颜面美观。

总的来说，孕期补钙应以食补为主，即宜多吃富含钙质的食物。如果需要采用药补的方式补钙，则必须在医生的指导下进行。

贴心 TIPS

根据我国营养学会推荐的标准，孕妇每日钙供给量标准是孕中期为 1000 毫克，孕晚期为 1500 毫克。

但有些孕妇为了胎儿健康，盲目地大量服用钙质食品或钙剂，这样对体内胎儿的生长是很不利的。孕妇如果长期大量食用钙剂，会和大量食用鱼肝油一样，引起食欲减退、皮肤发痒、毛发脱落、神经过敏、眼球突出、血中凝血酶原不足及维生素 C 代谢障碍等症状。

同时，如果孕妇血中的钙浓度过高，会出现软弱无力、呕吐和心律失常等情况，这都不利于胎儿生长。

衣着要适应体形变化

孕妇到了妊娠 7 个月以后，子宫变大，大得越来越明显，腹部因此向前方扩张，为了配合这种变化，孕妇所穿着的衣、鞋、袜必须加以讲究，除了注意选择质地柔软、吸汗保温的纯棉制品外，还须考虑以下要点。

避免过紧。孕妇不要穿紧身衣，不然会影响腹部的血液循环而使胎儿发育不良；孕妇易出现下肢水肿，因此袜口不要太紧，避免使水肿加剧，并要穿吸汗防滑袜；鞋帮和鞋底要松软柔和，并有牢牢支撑身体的宽大后跟，有一点坡度反而会减轻孕妇身体的重量带来的腰部酸痛及脚跟痛。

身体保暖。如果孕妇身体受凉，特别是腰腹部，会使腹部淤血导致流产或早产，覆盖式内裤不仅能保暖，而且还可自行调节松紧度。

孕妈妈不宜戴隐形眼镜

很多患近视的人都喜欢戴隐形眼镜，因为隐形眼镜方便不碍事。但根据医学研究发现，孕妇在妊娠期间会因体质改变造成眼角膜出现各种变化，应绝对禁止戴隐形眼镜，否则有角膜发炎、溃疡甚至失明的危险。

孕妇角膜的含水量比常人高，尤其是在怀孕末期，角膜透气性差，此时如果戴隐形眼镜，容易因为缺氧而使角膜变肿。软式隐形眼镜（紧贴于角膜）比硬式隐形眼镜更糟。

同时，孕妇角膜的曲度也会随着怀孕月龄及个人体质而改变，使近视的度数增加或减少。如果勉强戴隐形眼镜，容易因为

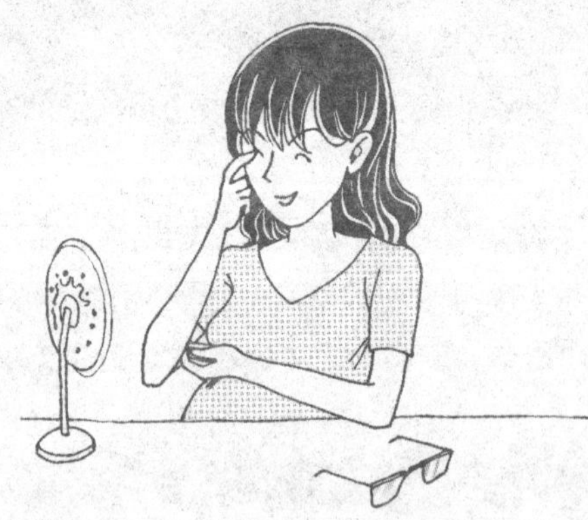

不适造成眼球新生血管膜生长或长到角膜周围，甚至导致上皮剥落。此时，一旦隐形眼镜不洁滋生细菌，将会因为感染造成角膜发炎、溃疡，甚至失明。

此外，一些妊娠并发症也会造成眼睛

的变化，如妊娠毒血症所引发的高血压，会导致视网膜血管收缩，进而产生视网膜病变，甚至出血及剥离，对视力产生极大的威胁，必须及时给予治疗。一般产妇大约要在产后两周后视网膜病变才会渐渐消退，因此，孕妇不宜戴隐形眼镜。

妊娠期必须拔牙的妇女，拔牙的时间要选择在妊娠3个月以后7个月以前。在拔牙的前一天和拔牙的当天，孕妇应当肌肉注射黄体酮10毫克，拔牙时用的麻醉剂中不可加入肾上腺素。麻醉要安全，以防因疼痛而反射性引起子宫收缩导致流产或早产。

孕妈妈怎样保持口腔卫生

妊娠期间，孕妇往往忽略了口腔卫生，这是非常不应该的。

怀孕后，在体内大量雌激素的影响下，从妊娠第8～12周起口腔就开始出现一些变化，如牙龈充血、水肿以及牙龈乳头肥大增生，触之极易出血，医学上称之为妊娠性牙龈炎。由于这些变化，口腔对一些致病细菌以及有害物质的抵抗力下降，使孕妇很容易患牙龈炎和口腔炎。

孕妇要坚持早、晚刷牙，每次进餐或吃水果后都要漱口，及时清除口腔内的食物残渣，防止细菌在口腔内繁殖，并要多吃一些鸡蛋、肉类、豆制品和富含维生素的水果和蔬菜等，这样不仅可以防止牙病的发生，而且对胎儿牙齿和骨骼的发育也有好处。

牙龈出血时，可局部外涂1%碘甘油，或用2%食盐水、1∶5000呋喃西林溶液漱口，并可口服维生素C，以提高组织的再生能力。

贴心 TIPS

一般来讲，妇女有牙病应在孕前处置好。如果是轻微牙病，则应维持到产后再处置。在孕期只要坚持经常漱口、刷牙就可以了。

孕妈妈能坐飞机吗

乘坐飞机旅行的优点是快，适宜长途旅行，几个小时的旅程不会使孕妇感到不便，对胎儿也没有影响。有人怀疑飞机飞得很高，人会缺氧，对这点不必顾虑，因为民

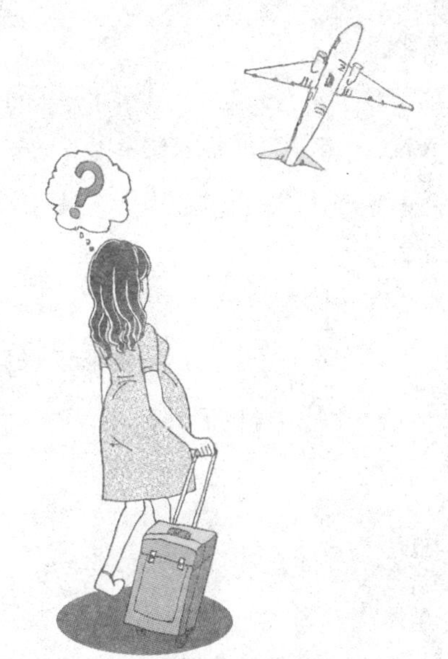

用飞机是气密座舱，氧气供应正常，但有人乘飞机容易晕吐，所以怀孕早期最好避免乘坐。患有高血压、心脏病的孕妇最好不要乘坐飞机。

一般航空公司规定，孕妇怀孕7个月后不要乘坐飞机，以免孕妇早产或在机舱里分娩。

孕妇要少驾驶汽车

孕妇驾驶汽车有发生早产、流产的危险,其原因有三。

驾驶时姿势的影响。如果驾驶时身体过于向前倾,就会使子宫受到压迫。怀孕初期,虽然子宫很小且还在骨盆内,不会直接受到压迫的影响,但怀孕初期是最容易流产的一段时期,即使对子宫并没有什么直接的压迫,但是仍然会受到因为驾驶而产生的腹部压力的影响。所以,最好还是避免长期的驾驶为佳。

怀孕七八个月以后,若采取前倾姿势驾驶的话,就会直接压迫到子宫而发生早产的情形。

到了怀孕末期,为了作生产的准备,子宫口会稍微地张开一些。如果由于驾驶姿势过分向前倾而使腹部压力不断地增加,便会有早期破水的现象发生。

车身震动引起的不良影响。驾驶时难免会因为道路不平而引起强烈的震动,这不但会直接影响到子宫,同时也会刺激自律神经,使血压升高、心脏的跳动增加、氧气的消耗量增加等。因此母体的新陈代谢会受到阻碍从而会影响到胎儿,使胎儿流产或是婴儿期的死亡率增加。

驾驶汽车会令人精神紧张。妊娠中神经比平常要敏锐得多,因此很容易疲倦、心情不佳,且容易入睡。驾驶汽车时精神过分地专注,上述这些情形就会加强,而且会令人觉得疲倦不堪,食欲不振。

基于以上的几点理由,孕妇最好还是不要驾驶汽车。

贴心 TIPS

如果实在不能避免驾驶汽车,最好是短距离驾驶,且不要采取前倾的姿势驾驶。如果路况不好的话,放弃长距离的驾驶比较安全。其他的交通工具如摩托车等,在怀孕期间是绝对不能乘坐的。

孕妇能否服用人参

体弱的孕妇在孕早期可适当进补人参,提高自身免疫力,抵御外来病菌的侵入,并能增进食欲。

研究表明,人参可明显增加机体红细胞膜的流动性,具有明显的抗缺氧作用,对血液循环有明显改善作用,还能增强心肌收缩力,对胎儿的正常发育可起到促进作用。

在孕早期,中医学主张服用红参,体质偏热者可服用生晒参。孕中晚期,如水肿较明显,动则气短,也以服红参为宜,体质偏热者可服西洋参。总之,人参应在医生指导下选择服用,千万不要过量服用。

红参、西洋参常用量为 3~10 克,生晒参为 10~15 克,蒸煮 45 分钟左右为佳,服时以少量多次为宜。服参时忌与萝卜同服,少饮茶。

在临近产期及分娩时,不提倡服用人参,以免引起产后出血,其他人参制剂也应慎服。当出现头涨、头痛、发烧、舌苔厚腻、失眠、胸闷、憋气、腹胀、玫瑰疹、瘙痒、鼻衄等症状时,应立即停服。

孕妇下肢浮肿的处理

在妊娠期间，为了满足胎儿生长发育的需要，孕妇的血浆和组织间液体增多，如果劳累、行走或站立时间过长，下肢容易浮肿。特别是到了妊娠后期，子宫逐渐增大，压迫下肢静脉，使下肢静脉血液回流受阻，下肢更容易浮肿。

不过，一般经卧床休息后，这种浮肿大多能自动消退，如经卧床休息后仍不能消退的，称之为妊娠水肿。妊娠水肿又分显性水肿和隐性水肿。

如孕妇下肢皮肤发亮、弹性减低，用手指按压后出现凹陷，叫做显性水肿；有些孕妇体表无明显水肿，液体潴留在各器官的间隙中，体重增长很快，每周超过0.5千克以上，这类水肿叫做隐性水肿。

在妊娠期出现的水肿是怀孕引起的生理反应，不用害怕，只要注意休息，坐、卧时将双腿抬高，少吃含盐过高的食物，水肿就可以减轻和消失。如果下肢水肿严重，或伴有头晕、恶心、呕吐等情况，则要考虑是否患了其他疾病，需要到医院作进一步的诊治。

防治孕妇腰背痛

妊娠后半期，随着胎儿不断发育长大，孕妇为了使重心前移的身体保持平衡，不得不使头部和肩部向后倾斜、腰向前挺，使背部肌肉处于一种不自然的紧张状态，这样就增加了腰部的负担，如果孕妇平时缺少锻炼，腰肌张力差，就容易感到腰酸背痛。

当然，背部和腰部的疼痛也不完全是由于妊娠的关系，在患有阑尾炎、脱肛、内

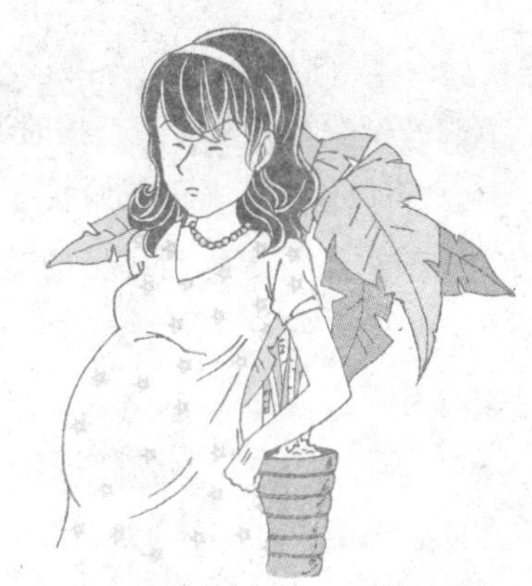

脏扭转、急性肾盂肾炎或尿管结石的时候也会发生。因此，如果觉得腰疼比较严重的话，就应该找妇产科医生检查一下。

腰背痛可以想办法减轻，经常洗热水澡，可改善腰部血液循环，减轻腰部疼痛。轻轻按摩腰部，对减轻腰部疼痛也有很好的作用，不要长时间保持一种姿势，不要久站，不要过多走路。下腹部使用腹带，穿柔软合适的低跟或坡跟鞋，防止下肢水肿，保证充足的休息时间，这对减轻腰肌紧张和负担都是有益的。

孕期便秘的对策

便秘是妇女怀孕期间常见的症状之一。

怀孕中受到黄体素的影响，肠道的蠕动会变弱，而且加上子宫变大后会压迫到直肠，因此会经常发生便秘。患便秘的孕妇，轻者食欲降低，因而使肠功能失调的状况更严重；严重者会诱发自身中毒，这是因为体内许多代谢产物要随粪便排出。重度便秘时，在肠管内积聚的代谢产物又被吸收而导致中毒。这对孕妇和胎儿都很不利。

因此，孕妇应重视预防和治疗便秘。

按时上厕所。可在晨起、早餐后或临睡前，不管有没有便意，都要按时去厕所，长

期这样就会养成按时大便的习惯。

孕妇若是能够养成每天都按时上厕所的习惯,就可以慢慢改善便秘的状况。虽然有的人会因为旅行等生活环境的改变,又开始有便秘现象,但这个时候,只要再训练自己按时上厕所,就可以改善便秘。

注意调理好膳食。有便秘现象的孕妇可以多吃一些含纤维素多的食物, 如马铃薯、甘薯、扁豆、大豆、蔬菜、水果等。至于乳酪及牛奶、酸奶等,也可以刺激大肠的蠕动、

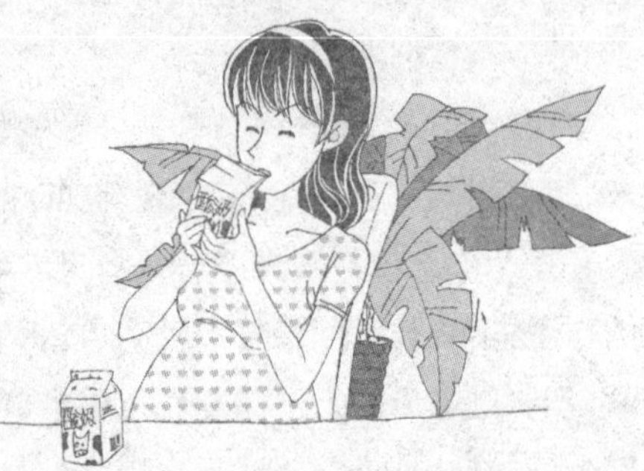

软化粪便,不妨多多食用。应少吃葱、蒜、辣椒、胡椒等刺激性食物。

适当进行一些轻微活动。这样可促使肠管蠕动增加,缩短食物通过肠道的时间,并能增加排便量。

可在每天早晨空腹饮一杯凉开水。这也是刺激肠管蠕动的好方法,有助于排便。

如采用上述方法仍患便秘者, 可服用一些缓泻剂,如中药的番泻叶颗粒等,也可用开塞露或甘油栓来通便, 但必须在医生指导下使用。禁用蓖麻油等重泻剂,以免引起流产或早产。

贴心 TIPS

孕妇在患便秘后,可采用以下食疗方法治疗。

- 清晨服用 1 食匙液体石蜡,可解除便秘。石蜡对孕妇和胎儿无不利影响。
- 每日喝 1 杯酸乳或红茶菌,可增强消化功能,并有肠道防腐通便用途。
- 每天早上空腹时吃橘子或鸭梨 1~3 个,不要立即吃饭,可有排便效果。香蕉不宜晚上吃,因其含有镁,能使人兴奋,对便秘治疗不利。

妊娠期真菌性阴道炎的防治

在妊娠期,孕妇尿糖含量增高,如果合并糖尿病,尿糖会更高。尿糖的增高会使真菌迅速繁殖, 所以孕妇特别容易患真菌性阴道炎。

孕妇如果患了真菌性阴道炎,会感觉外阴和阴道瘙痒、灼痛,排尿时疼痛加重,并伴有尿急、尿频,性交时也会感到疼痛或不舒服。真菌性阴道炎的其他症状还有白带增多、黏稠,呈白色豆渣样或凝乳样,有时稀薄,含有白色片状物,阴道黏膜上有一层白膜覆盖,擦后可见阴道黏膜红肿或有出血点。如果进行涂片检查和培养,便可发现真菌。

治疗妊娠期真菌性阴道炎时, 应选择正确的药物和用药方法。首先要彻底治疗身体其他部位的真菌感染,注意个人卫生,防止真菌感染经手指传入阴道。口服酮康唑和氟康唑有使胎儿畸形的危险, 最好采用制霉菌素栓剂和霜剂局部治疗。

母子血型不合的孕妇该怎么办

母子血型不合主要是由孕妇和胎儿之间血型不合而产生的同族血型免疫疾病。此

病会造成新生儿溶血症，主要是由于母亲为O型血，子女为A型或B型血的缘故。

在正常情况下，母体与胎儿的血液被胎盘中的一层膜隔开，通过这层膜进行物质交换，保证胎儿的营养和代谢物质的出入，母体和胎儿的血液并不是相通的。如果由于某种原因，胎盘的天然屏障遭到破坏，胎儿有少量的血液流入母体，这就等于胎儿给母亲输血。

由于母子血型不一样，胎儿的血会刺激母体产生抗体。母体产生的这种抗体会通过胎盘带给胎儿，进而与胎儿红细胞发生作用，尤其在有较多的抗体进入胎儿体内时，便会破坏其红血球，这就造成了新生儿溶血症，也就是ABO溶血症。除了ABO溶血症外，还可发生其他血型系统的溶血症，但在中国以ABO溶血症最为常见。

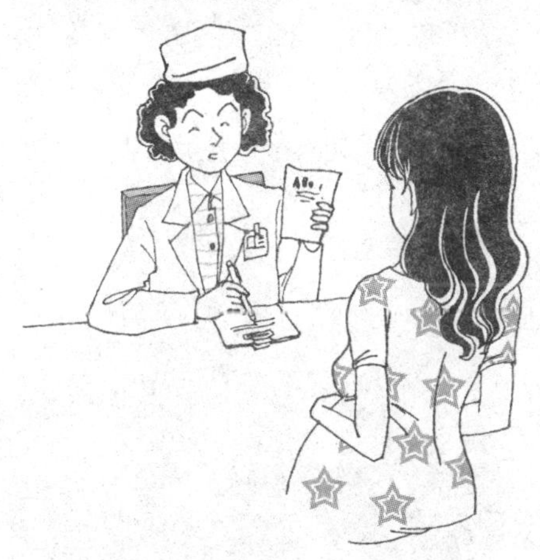

新生儿溶血症，轻者表现为黄疸、贫血和水肿等，重者发生核黄疸，使脑神经核受损，出现抽风、智力障碍等症状，更为严重者，胎儿会在母体内死亡。

凡过去有不明原因的死胎、死产或有新生儿溶血病史的孕妇，如再次妊娠仍可能会产生母子血型不合性溶血症。这类孕妇要及早检查，如怀疑母子血型不合，应做好监护工作，进行中西医结合治疗，医生要详细询问既往病史，测定夫妻双方的血型和RH因子。

如果孕妇血型为O型，丈夫为A型、B型或AB型，则胎儿有可能发生ABO型的血型不合症，此种情况较多见，其病情轻，危害较小；如果夫妇一方血型为RH阳性，另一方血型为RH阴性，则可能发生RH型血型不合症，这在我国较少见。这种情形病情重，常会导致胎儿宫内或新生儿黄疸。不过，如果准备好新生儿的抢救工作，一般能够分娩出一个健康的孩子。

羊水过多怎么办

羊膜为胎儿的附属部分，羊膜腔内的液体称为羊水。羊水可保护胎儿免受挤压，防止胎体粘连，保持子宫腔内恒温恒压。正常羊水量约为1000毫升左右，羊水量超过2000毫升称之为羊水过多。在大多数情况下，羊水量的过度增加是缓慢的，称之为慢性羊水过多；羊水量在数天内急剧增加此情况极少，称之为急性羊水过多。

慢性羊水过多常发生在妊娠晚期，发展较慢，一般孕妇无明显不适。

急性羊水过多时羊水急剧增加使孕妇子宫迅速过度膨胀，可以引起腹痛、腹胀不适；压迫横膈、心脏、肺，引起心慌、气短、不能平卧等；压迫下肢静脉可出现下肢、外阴浮肿。

急性羊水过多发生在妊娠24周以后，故孕妇常在此阶段发现腹部增大迅速，行走不便，有时腹壁皮肤发亮。检查时常见胎位不清，胎心音遥远或听不到。孕妇常常发生早产，如果胎膜破裂，羊水大量外溢则易发生胎盘早期剥离。产后由于子宫收缩力差而易发生产后出血。

根据临床表现多可确诊，也可作B超检查，测量羊水。

由于产生羊水过多的原因尚不明了，故孕妇一旦发现腹部增大明显时即应去医院检查，以明确是否为羊水过多，胎儿有无畸形及有无其他合并症如双胎、妊娠高血压综合征等。

如症状不重，胎儿无畸形可继续妊娠，但应注意休息，服低盐饮品，或在医生指导下用药。如症状严重，可从腹部作羊膜穿刺，放出一部分羊水，以暂时缓解症状，并应预防感染。如有胎儿畸形，应终止妊娠，经阴道作高位破膜。

贴心 TIPS

妊娠晚期羊水量少于300毫升者称之为羊水过少，妊娠早、中期羊水过少时多以流产而告终。羊水过少时，羊水黏稠浑浊，呈暗绿色。羊水过少的原因现在还不清楚，一般可见于胎儿发育不良、胎盘缺血，或并发妊娠高血压综合征，或合并心血管疾病；也有人认为过期妊娠者可导致羊水过少。

羊水过少主要表现为在胎动时孕妇常感到腹痛；检查时常因轻度刺激引起子宫收缩；分娩时产程往往延长，胎儿易发生宫内窒息；如破膜则可见少量黏稠羊水。羊水过少有时诊断较难，易忽略，可作B超检查可见羊水量明显减少。

对足月妊娠确诊为羊水过少者，要密切观察胎儿情况，如有异常应终止妊娠，或立即破膜引产、终止妊娠。产程中要严密观察胎儿情况，如有宫内窒息情况发生，应立即结束分娩。足月妊娠而无胎儿畸形者，可进行剖宫产。

8 怀孕第8个月

小宝宝的成长

此时，小宝宝的身长为41~44厘米，体重为1600~1800克。胎儿身体发育已算完成，肌肉发达，皮肤红润，皮下脂肪增厚。体形浑圆，脸部仍然布满皱纹。神经系统变得发达，对体外声音有反应。胎儿动作更活泼，力量更大，有时会用脚踢蹬子宫壁。

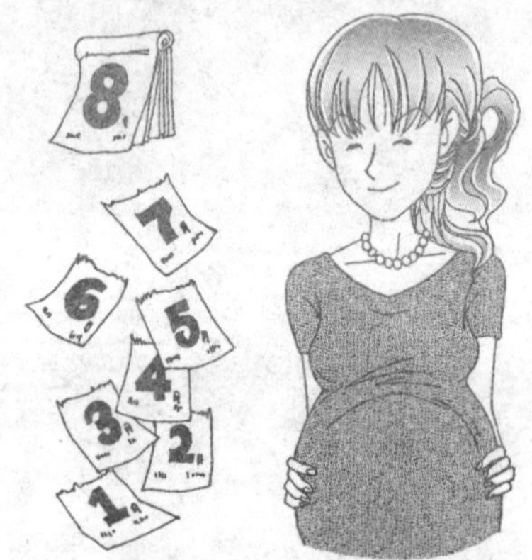

从这时起，羊水量不再像以前那样增加了。迅速成长的胎儿身体，紧靠着子宫。一直自由转动的胎儿，这个时期，位置也固定了。由于头重，一般头部自然朝下。

这段时期胎儿已基本具备了生活在子宫外的能力，但孕妇仍须特别小心。

贴心 TIPS

怀孕8个月的时候,胎儿区别声音强弱的神经已经完成,即使不知道母亲言语中的意思,也能敏感地感受到母亲的音调。

因此,孕妇应随时调整心态,保持愉快、轻松的心情,以传达给胎儿良好的信息,促进胎儿身心和智力的发育。

孕妈妈身体的变化

此时孕妇子宫底高27~29厘米,上升到心窝部的下面一点,因此会向后压迫心脏和胃,引起心跳、气喘或胃胀,没有食欲。孕妇还会感到身体沉重,行走不便,腰背及下肢酸痛。在仰卧时,会因子宫的压迫而感到不舒服。

孕妇腹部皮肤紧绷,皮下组织出现断裂现象,从而产生紫红色的妊娠斑。下腹部、乳头四周及外阴部等处的皮肤有黑色素沉淀,妊娠褐斑也会非常明显。

在思想情绪上,孕妇会对妊娠期即将结束,感到兴奋。

贴心 TIPS

母亲在这一时期腹部突出,动作迟缓,因应身体的要求,想睡就睡,可说是"懒散"的时期。

但早晨一定要先起床和丈夫一起吃过早餐、送丈夫出门后再回去休息,或做一些不会造成腹部负担的扫除或轻松体操,轻微活动身体,必然有助于生产。

营养搭配要求

此时胎儿发育大体完成。由于胎儿的推挤,孕妇内脏全部上移,胃部也有受压迫感,所以会感到食欲不振。这段时间极易患上妊娠高血压综合征,因此尽量少吃含盐多的食品。除此之外,这个月的饮食安排还应以含钙质丰富的食物为主,同时应多吃含纤维素多的蔬菜、水果,少吃辛辣食物,以减轻便秘和痔疮的症状。

孕妇可遵循以下食谱来安排一天的饮食。

早餐。主食:麦片粥1小碗,蟹黄包两个(量约100克)。

副食:各类清淡炝菜,清炒鸡蛋或瘦肉类,餐后水果可吃猕猴桃两个(约200克)。

午餐。主食:米饭两小碗或两掺面小馒头两个(量约150克)。

副食:竹笋炒肉(猪瘦肉50克,鲜竹笋或水发竹笋250克),清炖羊肉(羊肉250克),萝卜大骨汤两小碗,餐后水果香蕉两个(约200克)。

晚餐。主食:米饭两小碗,或鸡蛋骨汤面两小碗(量均约150克)。

副食:肉片西兰花(西兰花150克、青椒50克、瘦肉100克),绿豆芽炒肉丝(瘦肉50克、绿豆芽100克),虾仁炒冬瓜(冬瓜200克、鲜虾仁100克),紫菜鸡汤或营养粥两小碗,餐后水果品种可根据自己的口味选择(量约200克)。

贴心 TIPS

从这个月开始，胎儿的身体长得特别快，细胞体积迅速增加，大脑的增长达到高峰，肺部迅速发育，体重增加约 700~1000 克。营养对胎儿的影响较前两孕期更为重要。若孕妇营养摄入不合理，或者是摄入过多，就会使胎儿长得太大，出生时造成难产。所以一定要合理地安排此时期孕妇的饮食。

专家建议，这个时期每天饮食的品种和数量如下：主食（大米、面粉、小米、玉米和杂粮）370~420 克，蛋类（鸡蛋、鸭蛋、鹌鹑蛋）50 克，牛奶 2500 克，肉类和鱼类 150 克，动物肝脏 50 克（每周 1 次），豆类 60 克，蔬菜 500 克，水果 100 克，烹调用油 20 克。

孕妇远出注意事项

孕妇到妊娠晚期不宜远出，主要是因为行程劳累，再加上车船远行的颠簸，很容易引发早产。在车船上分娩困难多，也很危险，如果必须远出，比如回家去生孩子，一定要注意以下问题。

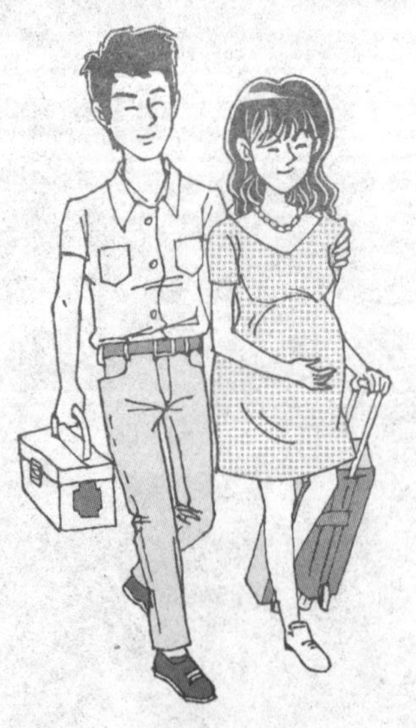

- 不要临近预产期时才开始动身，最好提前 1~2 个月动身，以防在途中早产。
- 出发前最好随身带一些临产用的东西，如纱布、酒精、止血药品等，若有医护人员护送最为理想。
- 应考虑目的地的气候条件，带好必要的衣物，以防受凉受寒。
- 选好交通工具，尽量防止晕车、晕船，因为恶心、呕吐易诱发子宫收缩，导致早产。
- 途中出现腹部阵痛、阴道出血等分娩先兆时，应立即报告车船上的工作人员，以采取紧急措施，以备分娩。

贴心 TIPS

如果是临近分娩期远行，最好是有医生陪伴才比较安全，否则还是就地分娩再回家坐月子的好。

另外，孕妇远行时，在登船和登机时，要与船、机工作人员取得联系，一是能得到合理照顾，二是可以使船、机工作人员有所准备。

孕期面部保健按摩

在妇女怀孕以后，有的人皮肤光滑润泽，有的人却面色灰暗。如果在孕期能经常进行面部按摩，则能够促进面部血液循环，刺激神经系统，使面部疲劳的神经得到休息和恢复，并使脸色红润有光泽。按摩前应将脸洗净，在面部涂上一些按摩膏。

- 用两手的拇指微用力按下腭部进行按摩。
- 对齐食指和中指，从下腭到耳朵下

方进行滑动式按摩。

● 中指稍用力按在耳朵后面的凹陷处进行按摩。

● 食指和中指并拢，从嘴角两侧到耳朵前方进行滑动式按摩。

● 食指和中指对齐按在鼻翼两侧进行按摩。

● 食指从鼻翼两侧到耳朵上方进行按摩。

● 两手无名指从眉心沿眉毛滑向太阳穴。

● 两手食指、中指、无名指并拢，用指面或指肚从额头正中滑向太阳穴。

● 食指和中指从眼内侧轻轻敲向眼角。

以上每个动作进行30秒钟，每天1次，有助于改善你的面部疲劳。

妊娠期乳房护理

乳房是女性第二性器官，它可以体现出女性体形的曲线美，更重要的是乳房是哺育后代的"粮库"，所以，必须加强对乳房的保护。

● 洗澡后，在乳头上涂上油脂，然后用拇指和食指轻轻抚摩乳头及其周围部位。不洗澡时应用干净的软毛巾擦拭，再用以上方法按摩乳头。

● 孕妇的皮脂腺分泌旺盛，乳头上常有积垢和痂皮，不要生硬地将其取掉，应先用植物油(麻油、花生油或豆油)涂敷，使之变软后再清除。也可在入睡前在乳头上覆盖一块涂满油脂的纱布，次日早晨起床后擦掉。

● 把内陷的乳头擦洗干净后，用双手手指置乳头根部上下或两侧同时下压，可使乳头突出。乳头短小或扁平者则可用一只手压紧乳晕，另一只手自乳头根部轻轻向外牵(有早产倾向者不宜使用此法)。这些都是简便易行的纠正方法，每日可进行10~20次，甚至更多，数月后，就可见到成效。

● 孕妇平时不要留长指甲，以免在作乳头养护时使乳房受到损伤。

● 为疏通乳腺管，促进乳腺发育，可用温热毛巾敷在乳房上进行按摩。从怀孕的第33周起，用手指把乳晕周围挤压一下，使分泌物流出，以防止乳腺管不通，造成产后乳汁淤积。

贴心 TIPS

从妊娠5~6个月开始，经常用中性肥皂和温水擦洗乳头，然后在乳头和乳晕上涂一层油脂，以防皲裂。

自妊娠晚期开始，每日认真擦洗乳头两次，锻炼乳头皮肤。这样做可以保持乳房清洁，更重要的一点在于其可增强乳头皮肤的坚韧性，因新生儿、婴幼儿吃奶时吸吮力量很大，这样做就为哺乳作好了准备，避免哺乳期乳头受损，引发乳腺炎。

妊娠期乳房保健注意事项

众所周知，母乳是婴儿的理想食品。因此，在孕期必须对乳房进行很好的保健工作。

切不可挤压乳房。睡眠时不要俯卧，因为俯卧会使乳房受到挤压。

不宜穿过紧的衣服。妇女怀孕后，乳房进一步发育长大，孕期不宜穿过紧的衣服，更不要束胸，以免由于压迫乳房而妨碍其发育或者造成乳腺管的堵塞，使产后乳汁排出不畅，造成乳腺炎。

勤洗澡，勤换内衣，保持乳房清洁。妊娠期要经常用温开水清洗乳头，用毛巾轻轻将乳头擦洗干净，内衣要勤换勤洗。

如果在孕期乳房出现异样疼痛和外形改变，应及时就诊。

禁用丰乳霜或减肥霜。丰乳霜和减肥霜都含有一定的激素或药物成分，无端使用会使乳房的正常发育受到影响。

防止出现大小乳房。怀孕期间，由于雌激素增多，乳腺导管出现增生，血液供应增加，乳房内基质增多，脂肪沉积，乳房此时的体积和重量都会增大。此时，睡觉时尽可能不要经常性地侧向固定的一边，要均匀地两边侧睡，以免产后乳房变成一边大一边小，也可适当多按摩一下小的乳房。

使乳房结实。由于怀孕期间脂肪的沉积、乳房的增大，容易造成产后乳房下垂现象。为减少其松垂，在怀孕期间可每星期做一次胸膜，就是用面膜膏涂于乳房及胸肌上，令乳房和胸肌增强收缩力。

采取以上措施后，对于保持形体美和对方便哺乳都是有帮助的。

孕妇鼻塞和鼻出血的处理

大约有20%的孕妇在妊娠期鼻子不畅和鼻出血，尤以最后3个月多见。这常会使孕妇误认为是患了感冒，因而担心腹中的宝宝是否会受到影响。实际上，妊娠期鼻堵塞不一定是患了感冒，其中大部分是由于内分泌系统的多种激素刺激鼻黏膜，使鼻黏膜血管充血肿胀所致。

此现象常在分娩后消失，不会留下后

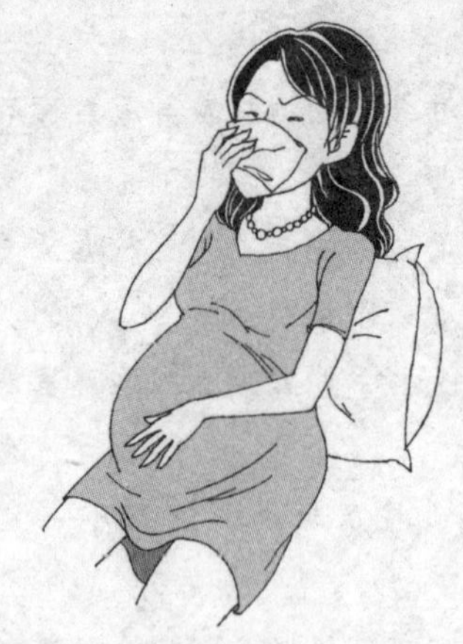

遗症。因此孕妇不用紧张，否则会加重鼻塞的症状。

孕妇在鼻子不通气、流涕时，可用热毛巾敷鼻，或用热蒸气熏鼻部，这样可以缓解症状。

孕妇不要擅自使用滴鼻药物，如麻黄素、滴鼻净等。特别是血压高的孕妇，使用麻黄素类药物会加剧血压升高。即使使用激素类、抗组胺等抗过敏药也应遵医嘱，以免服用后影响胎儿的正常发育。

贴心 TIPS

发生出血症状时，孕妇可用手捏鼻翼，便能很快止住血。如果仍未能止住，可在鼻孔中塞一小团清洁棉球5~10分钟，并捂住鼻梁。若是鼻出血较多或经常反复出现，孕妇应及时去医院作检查，因为这种情况大多会伴有妊娠血管瘤等疾病，如能早期诊断和早期治疗，则可预防孕妇和胎儿发生严重的不良后果。

避免胎儿长得太大

孕妇在妊娠8～10个月时，胎儿的身体长得特别快，胎儿的体重通常都是在这个时期增加的。

主要特点为大脑、骨架、筋脉、肌肉都在此时完全形成，各个内脏器官发育成熟，皮肤逐渐坚韧，皮下脂肪增多。若孕妇营养摄入不合理，或者是摄入得太多，就会使胎儿长得太大，出生时造成难产。

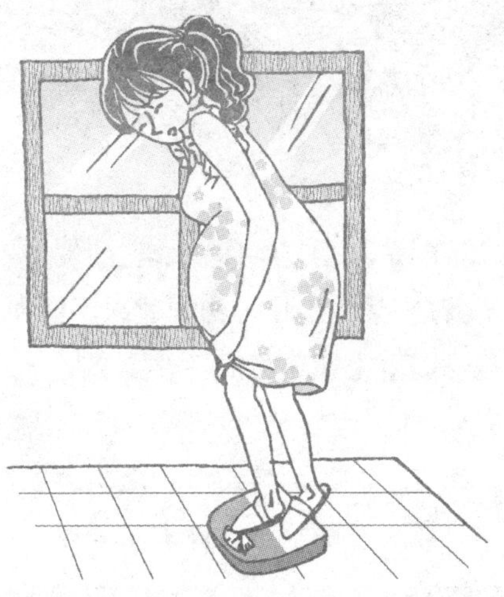

因此这段时间的饮食安排应注意以下几点。

● 孕妇体重的增长每周不应超过500克。

● 孕妇要少吃过咸的食物，每天饮食中的盐应控制在7克以下，不宜大量饮水。

● 孕妇应适当限制食糖、甜食、油炸食品及肥肉的摄入，油脂要适量。

● 孕妇应选体积小、营养价值高的食物，如动物性食品，避免吃体积大、营养价值低的食物，如土豆、红薯等，以减轻胃部的涨满感。

怀孕后期腹痛的鉴别

怀孕后期，孕妇容易腹痛，要注意鉴别。

正常现象。有些准妈妈下腹两侧经常会有抽痛的感觉，尤其在早晚上下床之际，总会感到一阵抽痛，这种抽痛一般是由子宫韧带拉扯而引起的抽痛感，并不会造成什么危险。

危险状况。如果下腹感觉到有规则的收缩痛，就要怀疑是不是由于子宫收缩引起的，应该尽快到医院就诊，检查是否出现早产情况。如果的确属于早产前兆，应在子宫口尚未打开前赶快到医院就诊，只要找出早产的原因，还是可以安胎的。

如果延误了就诊时机，等到子宫口已开了3厘米以上，想安胎就很难了。

胎位不正怎么办

有的孕妇在临近分娩时，胎位仍会不正，对选择自然产还是剖宫产，常常拿不定主意。其实，胎位不正也不必惊慌，只要定期作产前检查，按医生的指导去做，也能安全度过分娩期。因此，孕妇要去医院作详细的检查，尽可能弄清引起胎位不正的原因，如骨盆狭窄、子宫畸形、胎盘异常、多胎等，了解能否纠正及纠正方法。

在妊娠30周前，顺其自然，只要勤进行产检就行了。可采取饮水疗法，每小时饮1碗水，每天10碗，连饮3天后休息3天，检查胎位是否正常了。

妊娠30～34周，是纠止胎位的好时机。

● 采用膝胸卧位来纠正。其方法是，最好空腹进行，先排空小便，松开腰带，在硬板床上，胸膝着床，臀部抬高，大腿和床垂直，胸部要尽量接近床面。每天早晚各1次，每次做15分钟，连续做1周，每周检查一次看胎位是否转正。

• 如子宫壁较紧，必要时可在做胸膝卧位之前15~30分钟口服舒喘灵2.4~4.8毫克(1~2片)。

• 用艾炙至阴穴两小脚趾甲跟部外侧，每日1次，每次15~20分钟，连续做1周。注意艾炙离皮肤不要太近，以免烧伤皮肤。两种方法可合并使用，如无人帮助，可一先一后运用，如有丈夫协助，可同时进行。

如果以上两种方法都不见效，到妊娠34周后，由医生检查确定是否可以从外部进行倒转，让胎儿转180度，并与医生约好倒转的时间。

经上述方法胎位仍然不能得到纠正的，则需要在预产期前1~2周住院待产。即使胎位不正医生也可根据你的具体情况决定分娩方式，不一定都要行剖宫产，根据骨盆大小、胎儿大小、胎位不正的类型、产力及产次等情况决定分娩方式，当然剖宫产也不失为是解决胎位不正的一个常用、安全的方法。

如何预防早产

在妊娠满28~37周之间分娩者，称为早产。此时娩出的新生儿发育尚未成熟，体重多在2500克以下。早产占所有分娩的5%~15%。一般来说，早产月份越小，新生儿体重越轻，生命力也越弱。

早产是新生儿死亡的重要原因之一，早产儿中约有15%在出生后1个月内死亡，另有8%的早产儿虽能存活，但留有智力障碍或神经系统的后遗症。

早产儿由于各器官系统尚未发育成熟，抵抗力较差，容易感染一些疾病，如肺部疾病、颅内出血、感染等。部分早产儿需要用暖箱保育，给予特殊护理。

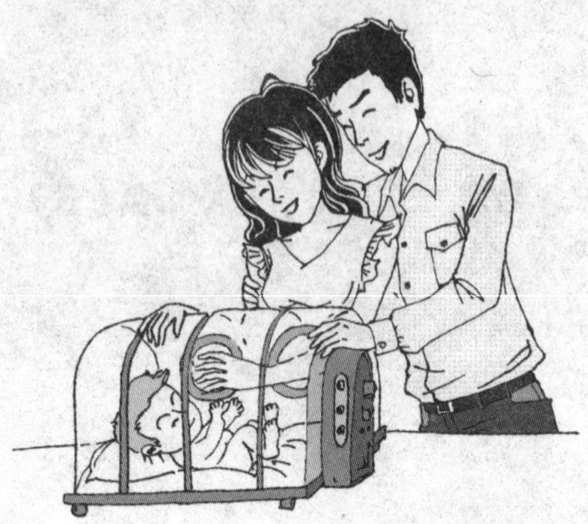

早产是一个复杂问题，它的发生机制尚不清楚，某些治疗方法的效果不够理想，仍是目前新生儿死亡的主要因素之一。早产应从预防着手。

• 有心、肾疾患或高血压的患者在妊娠前就应到医院检查，以决定是否可以妊娠或何时妊娠为宜。一旦妊娠，要按期进行产前检查，以减少并发症的发生。

• 孕期应增加营养，减少或禁止性交，防止感染；注意身心健康，尽量避免精神创伤，避免过度劳累及从事过重的体力劳动。

• 要积极治疗妊娠期合并症，尤其要做好妊娠高血压综合征的防治工作，减少早产发生。

• 一旦出现下腹坠胀、疼痛、阴道有血样分泌物等早产征兆时，应采取左侧位卧床休息的方式，并根据胎儿情况，在医生指导下采取必要的保胎措施，尽可能延长妊娠期，让胎儿更趋成熟，提高早产儿的存活率。

贴心 TIPS

孕妇预防早产要注意起居饮食，适当增加营养，不吃有刺激性的食物，如浓茶、咖啡、辛辣食品，以及戒酒、烟等。平时要注意劳逸结合，既适当参加劳动，又要避免繁重的体力劳动，不使身体过于疲劳，尤其要注意避免腹部撞击。

到妊娠最后一两个月时，要适当增加休息时间，特别要防止妊娠高血压综合征和贫血等疾病发生，禁止房事，不外出旅行。一旦有了早产的征兆，应立即去医院治疗。

前置胎盘的处理

怀孕 28 周后，如果胎盘附着于子宫下段，甚至胎盘下缘达到或覆盖子宫颈内口，其位置低于胎先露部位，称为前置胎盘。发病率为 1/200 产次，多发生于多次妊娠的经产妇或有剖宫产及子宫原发病变阻碍受精卵正常位置着床的孕妇。

以胎盘边缘与子宫颈内口的关系将前置胎盘分为三种类型。一是完全性前置胎盘，即子宫颈内口全部被胎盘组织覆盖；二是部分性前置胎盘，即胎盘部分覆盖宫颈内口；三是边缘性前置胎盘，即胎盘边缘附着于子宫下段，甚至达到子宫颈内口，但不超越子宫颈内口。

妊娠晚期或临产时反复发生无诱因、无痛性阴道流血，是前置胎盘的主要症状。出血是因为此时子宫下段逐渐伸展，异常位置的胎盘与附着处剥离。阴道出血量大，呈鲜红色，患者状况随出血量而定，严重时可有休克征象。

前置胎盘的治疗原则是止血补血，如出血少，胎儿未足月，可使用“期待”疗法，孕妇应保持心态平静，绝对卧床休息，严禁性交。出血停止，可走动，就诊方便且不再出血的孕妇可允许出院。

贴心 TIPS

孕妇发生前置胎盘情况，如果反复大量出血导致贫血甚至休克者，不论胎儿成熟与否，为了母亲的安全，都应终止妊娠。胎龄达到 36 周后，胎儿成熟度检查提示胎儿肺成熟者，亦应终止妊娠。如边缘性前置胎盘，胎头下降可压迫胎盘，能有效止血，这种情况可经阴道分娩，但是分娩时必须备血，在其他情况下，终止妊娠的方式以剖宫产为首选。

9 怀孕第 9 个月

小宝宝的成长

胎儿的身长为 47～48 厘米，体重 2400～2700 克。可见完整的皮下脂肪，身体圆滚滚的。脸、胸、腹、手、足等处的胎毛逐渐稀疏，皮肤呈粉红色，皱纹消失，指甲也长至指尖处。男婴的睾丸下降至阴囊中，女婴的大阴唇开始发育，也就是说，生殖器几乎已完备。

到这时，胎儿肺和胃也都很发达。已具备呼吸能力，胎儿喝进羊水，能分泌少量的消化

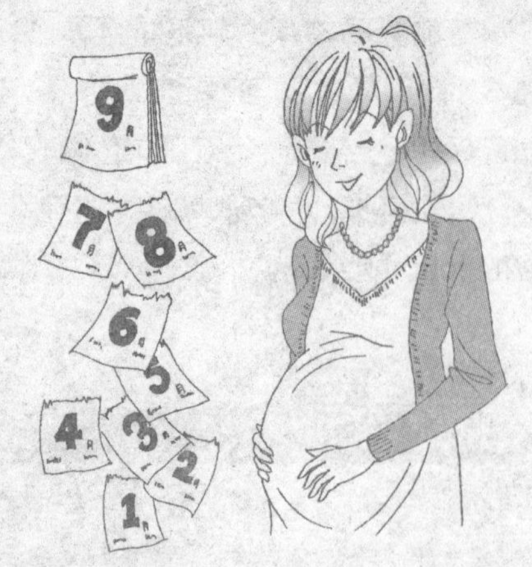

液。尿也排泄在羊水中。因此,胎儿若在这个时期娩出,有在暖箱中生长的能力。

贴心 TIPS

怀孕9个月的孕妇注意绝不可以熬夜。对于生活无规律的母亲来说,至少在这一时期要改变生活方式。因为人体有所谓的生物钟,白天按规律运行,到了夜晚则须安静休息。但是受到文明社会的影响,违反自然规律的“夜猫型”的人愈来愈多。不过,胎儿是依循其固有的规律成长的,所以,要尽可能配合大自然的规律,帮助胎儿形成正确的生物钟。

孕妈妈身体的变化

该月末,孕妇子宫底高30~32厘米,上升到心脏和胃的位置,会引起心跳、气喘,孕妇感觉胃胀,没有食欲。分泌物更加增多,排尿次数也更加频繁,而且排尿后仍会有尿意。

孕妇体重持续增加,全身倦怠,腰腿容易疲劳,阴道和子宫下部逐渐变软,白带增多,乳头有时会泌出稀薄的乳汁。

贴心 TIPS

这个月的孕妇体力大减,是越发容易疲劳的时期。为了储备体力准备生产,应该保证充足的睡眠与休养。

做完家务后的休息时间也应加长,但不可忘了适度的运动。此时不可随意刺激子宫,并且因为有早产的可能性,最好能停止性生活。

营养搭配要求

由于胎儿在腹内的占位,孕妇胃部的压迫感更加强烈,再加上胎儿的重量,孕妇会备感疲惫,胃口大减。因此在饮食上应以少食多餐、清淡营养为原则。由于胎儿最后发育的需要,在这一时期内,孕妇的营养应以丰富的钙、磷、铁、碘、蛋白质、多种维生素(如维生素E、维生素B类)为主,同时应进食含植物纤维素较多的蔬菜和水果,以缓解便秘和痔疮。

孕妇可遵循以下食谱来安排一天的饮食。

早餐。主食:各种米粥两小碗,豆沙包1~2个(量约100克)。

副食:各种清淡拌菜1盘,鸡蛋1个,酱牛肉100克。餐后水果以开胃为首选,如桃、梨子等。

午餐。主食:米饭1小碗,或馒头两个(量均约150克)。

副食:粉丝煨牛肉丝(牛肉150克、粉丝150克),蒜薹烧肉(瘦肉50克、蒜薹150克),骨汤类的汤羹两小碗。餐后香蕉两个。

晚餐。主食:白米饭两小碗,或挂面1碗(量约150克)。

副食：虾仁豆腐(豆腐100克、瘦肉50克、虾仁20克、青蒜50克)，豌豆苗炒肉(瘦肉50克、虾仁25克、豌豆苗150克)，豆腐草鱼汤两小碗。餐后水果可根据自己的口味选择。

注：在此基础上，中间可适当加餐。

贴心 TIPS

怀孕末期的膳食构成及每日摄入食物量推荐如下：

- 米、面主食：400~500克。蛋类：50~120克。
- 猪、牛、羊肉：200克。
- 动物肝脏(每周)：60克。
- 豆制品：250克。
- 新鲜蔬菜：500~750克。
- 时令水果：500克。
- 植物油：30~50克。

怀孕晚期不宜长时间坐车

妊娠晚期，孕妇的生理变化很大，对环境的适应能力降低。长时间坐车会给孕妇带来诸多不便。

- 长时间坐车，车里的汽油味会使孕妇恶心、呕吐、食欲降低。

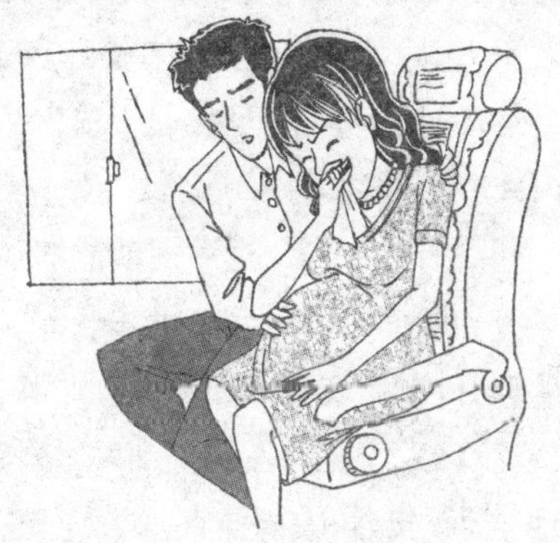

- 长时间颠簸影响孕妇休息，可引起疲劳和精神烦躁。
- 长时间坐车，下肢静脉血液回流减少，会引起或加重下肢浮肿，行动更加不便；另外，乘车时比较拥挤，怀孕晚期孕妇腹部隆起，受到挤压或颠簸容易导致流产、早产等。
- 车内空气污浊，各种致病菌较多，增加了孕妇感染疾病的概率。万一在车上发生流产、早产等意外，将会给孕妇及胎儿带来生命危险。

因此，孕妇在怀孕晚期应尽量避免长时间坐车。

孕妇多散步有利于胎儿健康成长

孕妇在怀孕期间，由于腹部逐渐隆起，脊柱向前凸出，行动十分不便，不适宜做剧烈运动，因此，孕妇可选择动作缓慢的运动，其中散步是孕期最佳运动之一，它有利于母亲和胎儿的身体健康。

孕妇散步可使腿肌、腹壁肌、心肌加强活动，增强神经系统和心肺的功能，促进新陈代谢。对身体细胞的营养，特别是对心肌的营养有良好的作用。所以，散步是增强孕妇和胎儿健康的有效方法。

孕妇散步时应注意以下三点。

散步的天气。孕妇散步应选择风和日丽的天气，避开有雾、雨、风的天气及天气骤变的情况，以免感冒。

散步的地点。在道路平坦、环境优美、花草茂盛、空气清新的公园或街道散步，可使孕妇心情愉快，头脑清醒，有利于消除疲劳，促进胎儿健康成长。医学研究表明，孕妇愉悦的情绪可促使孕妇血压、脉搏、呼吸、消化液的分泌均处于相互协调的最佳状态，有利于孕妇身心健康。同时能改善胎盘供血量，促进胎儿健康发育。

另外，散步时要避开空气污浊的地方，如闹市区、集市及交通要道等，因为在这种地方散步，汽车排出的尾气对胎儿非常不利。

散步的时间。孕妇可根据工作和生活情况安排散步时间，但最好选择早晨。孕妇坚持每天早晨散步，呼吸新鲜空气，这样可在大脑皮层的调节下，改善机体神经系统和肺部换气功能，加速组织氧化还原过程，促进人体新陈代谢，提高机体免疫力等。同时可增加胎儿的血氧，有利于优生。另外，通过散步可产生适度的疲劳，能帮助睡眠，变换心情，消除烦躁郁情绪。

贴心 TIPS

● 值得注意的是，散步锻炼不宜在饭后马上进行，更不能选择在雨后、下雪后锻炼，以免滑倒、摔伤。

● 散步步履要和缓，心里不慌，脚步不乱，从容地行走。做到形劳而不倦，汗出而微见，气粗而不喘。这样有利于气血畅达、百脉流通、内外调和。

● 散步时可配合擦双手、浴眼、浴鼻、浴面等活动，以增强健身效果。

孕妇实用体操

孕妇体操可分为以下几节进行。

脚部运动。通过脚尖和踝关节的柔软活动，增强血液循环的畅通，而且对强健脚部肌肉也是行之有效的。

坐在椅子上，腿和地面呈垂直状态，两脚并拢，脚掌平放在地面上，脚尖使劲向上翘，待呼吸 1 次后，再恢复原状；把一条

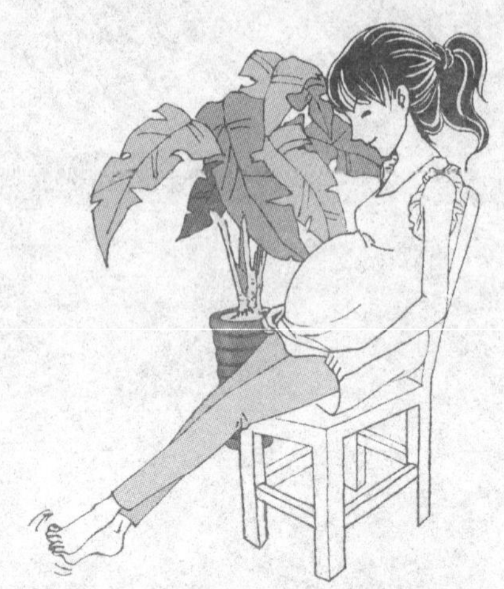

腿放在另一条腿上，上侧脚尖慢慢地上下活动，约两分钟后两腿位置互换，以同样的要领练习两分钟。每日数次，每次 4 分钟左右。

盘腿坐运动。这项运动可以松弛腰关节，伸展骨盆的肌肉。可使胎儿在分娩时容易通过产道，顺利生产。

盘腿坐好，精神集中，把背部挺直，收下颌，两手轻轻放在膝盖上（双手交叉按膝盖也可以），每呼吸 1 次，手就按压 1 次，反复进行。按压时要用手腕按膝盖，一点儿一点儿用力，尽量让膝盖一点点接近床面。

运动时间可选在早晨起床前、白天休息时或晚上睡觉前，每次各做 5 分钟左右。

扭转骨盆运动。这项运动能够加强骨盆关节和腰部肌肉的柔软性。

仰卧，双肩要紧靠在床上。屈膝，双膝并拢，带动大小腿向左右摆动，要慢慢有节奏地运动。接着，左脚伸直，右膝屈起，右脚

平放在床上。右腿的膝盖慢慢地向左侧倾倒。待膝盖从左侧恢复原位后,再向右侧倾倒,之后左右腿交替进行。

最好在早晨、中午、晚上各做5~10次。

骨盆运动。该项运动除了能松弛骨盆和腰部关节外,还可使产道出口肌肉柔软,并强健下腹部肌肉。

先仰卧床上,后背紧靠床面上,屈双膝,脚掌和手掌平放在床上。腹部呈弓形向上凸起,默数10下左右,再恢复原来体位。

然后四肢着地,低头弓背,使背部呈圆形。抬头挺腰,背部后仰。上半身缓慢向前方移动,重心前后维持不变,一呼一吸后复原。早晚各做5~10次。

孕妇皮肤痒疹的治疗

有些正常孕妇在妊娠最后3个月,会出现皮肤痒疹的现象,在身体的胸部、腹部、足部及外阴部出现红色小皮疹,伴有痒感,但皮肤没有病变,这在医学上称之为妊娠期肝内胆汁淤积症。

孕妇发生皮肤痒疹,主要是由于妊娠后对体内增多的激素异常敏感所致,也有些孕妇是因为胆汁代谢异常引起皮肤瘙痒和皮疹的。

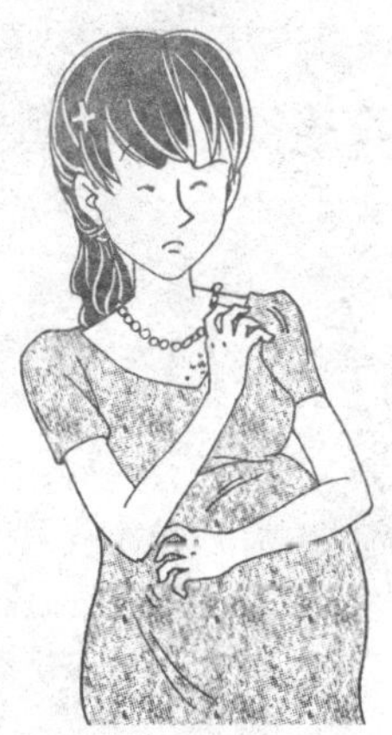

孕妇发生皮肤痒疹可采用以下方法治疗。

- 用炉甘石洗液,或5%~20%黑豆馏油,或用10%~20%中药蛇床子溶液,或用75%酒精涂擦局部止痒。
- 要尽量避免用手去搔抓痒处,以防抓破皮肤后引起细菌感染。
- 忌用肥皂水擦洗。
- 在医生指导下可适当用些镇静药和抗过敏药,如口服三溴合剂、非那根(即异丙嗪)、扑尔敏、赛庚定等。假如再加服维生素B、维生素C和静脉注射10%葡萄糖酸钙等,止痒效果会更好。

贴心 TIPS

孕妇把皮肤痒疹控制在轻度范围内,尽快治愈,对胎儿危害较小。控制方法是:多吃新鲜蔬菜和水果,增加维生素的摄入,以利于血液流通,减少肝脏胆汁淤积,少吃辣椒、大蒜、韭菜等刺激性食物;少搔抓患处;不可擅自用药,以防致畸。

防治孕妇静脉曲张

妊娠晚期,由于静脉回流受阻,有些孕妇小腿、大腿及外阴处静脉扩张突出,宛如蚯蚓样伏在皮肤上,这就是静脉曲张。孕妇要注意不要碰撞静脉曲张部位,以免受伤出血。要尽可能改善静脉血回流状况,避免静脉血淤积的因素是处理孕妇静脉曲张的原则。

- 妊娠早期已有静脉曲张的患者,应尽量避免长时间站立,多休息,卧床时要抬高下肢及臀部，以促进静脉血回流。

• 下肢用弹性绷带包扎，显著的外阴部静脉曲张可用泡沫橡皮垫支撑，以减轻静脉曲张程度。

• 在分娩时要重点防止曲张的静脉破裂，减少出血概率。

• 在妊娠期尽量不做静脉结扎术或切除术，因为易复发。

如何预防痔疮

痔疮是由于肛管和直肠的静脉血回流受阻造成的，也是孕妇常见的一种合并症，在孕妇中的发生率高达66%。

当子宫变大之后，就会压迫到直肠周围的静脉，使血液的循环不好，久而久之就演变成痔疮。排便时疼痛、出血以及肛门发痒等，都可以说是痔疮的症状。

预防痔疮的方法之一，应是避免便秘。孕妇除了注意食物中营养成分齐全、数量充足外，还应适当多吃些纤维素较多的蔬菜，如芹菜、丝瓜、白菜、菠菜、莴苣等，以增加肠蠕动，并注意多喝水。

运动太少也是导致便秘的原因之一。孕妇应避免久坐久站，应适当参加一些体育活动。最好养成每天早上定时排便的习惯，有排便感时不要忍着。大便干结难以排出时，吃些蜂蜜、麻油、香蕉或口服液体石蜡等润肠药物，不可用芒硝、大黄、番泻叶等攻下的药物，以防引起流产。

还要采取措施，促进肛门部位的血液循环，帮助静脉血回流。每日用温热的1∶5 000高锰酸钾(PP粉)溶液坐浴。并可进行提肛锻炼，方法是做忍大便的动作，将肛门括约肌往上提，吸气，肚脐内收；再放松肛门括约肌，呼气，一切复原。如此反复，每次做30回，早晚各锻炼1次。早上最好在起床前，仰卧在床上进行，这样效果较好。

此外，还要避免对直肠、肛门的不良刺激，及时治疗肠道炎症和肛门其他疾患；不要饮酒，不吃辣椒、胡椒、芥末等刺激性食物；手纸宜柔软洁净；内裤常洗、常换，保持干净。

贴心TIPS

发生痔疮时，可用33%硫酸镁溶液热敷患处，有收敛消肿作用；局部涂上痔疮药膏，然后用洗净的手指将痔核推入肛门；痔疮疼痛出血时，可在便后经肛门放入一枚安钠素栓剂，或涂抹痔疮膏。口服中成药槐角丸，它有止血、消炎和止痛作用。如须手术治疗，一定要到产后两个月方可施行。

孕妇患妊娠中毒症怎么办

妊娠中毒症是妊娠所特有的疾病。在怀孕后期的疾病中，最容易得的，也是最可怕的，就是妊娠中毒症。

发生妊娠中毒症的确切原因目前尚不十分明确，有子宫胎盘缺血、家族遗传因素、免疫学说、血流动力学的改变、血液黏稠度的改变等说法。子宫胎盘缺血可能是引起妊娠中毒症的重要原因之一。因为妊娠中毒症多见于初产妇、多胎妊娠、羊水过多、葡萄胎或伴有慢性血管及肾脏疾病的患者。

妊娠中毒症代表性的三大症状有：浮

肿、高血压、蛋白尿。症状的表现因人而异，有三种症状同时表现出来的，也有只表现一种的。此外还会出现头晕目眩、胃痛、恶心、呕吐、视力模糊、尿量及次数减少等症状。

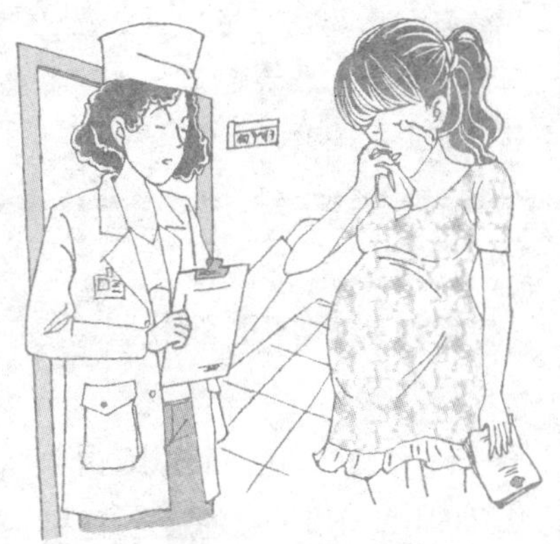

孕妇下肢容易浮肿，长时间站立更容易浮肿。如果是正常状态，浮肿在夜里睡眠时即可消失；但如果在早晨起床时浮肿并不消失，而且不只是下肢，连手、脸、腹部等处都看得出有浮肿现象，就有可能是妊娠中毒症。

由于血液的循环障碍，会引起高血压。一般高压在140毫米汞柱以上、低压在90毫米汞柱以上时，就要注意了。有高血压时，胎盘血管容易破裂，引起早期剥离，因此必须多加注意。

由于怀孕时肾脏的活动不充分，即使不是妊娠中毒症也会出现蛋白尿现象。如果是妊娠中毒症，尿中会排出大量的蛋白质，根据验尿可以作出明确的判断。另外，体重骤增的症状，也可判明是妊娠中毒症，这叫做潜在浮肿，因为这多半显示出体内水分正处于积蓄的状态。

罹患妊娠中毒症的孕妇一般在3‰左右。患妊娠中毒症的孕妇如果立刻治疗，大部分都可平安地生下活泼的婴儿，而且分娩后也不会留下肾脏机能方面的后遗症。倘若没有接受妊娠检查，不知道患了这种疾病，往往会因此导致死亡，轻者也会在分娩后留下肾脏方面的器质性病变，有时母体也会产生突发性痉挛而致死亡，因此孕妇须特别注意。

如有轻度中毒倾向，用限制摄盐和保持安静的办法，有可能好转。限制盐分的程度及安静的程度，因症状而异，应按照医生的指示，严格执行。水分也不要摄取过多。

如果症状进一步发展，就应服用利于排尿的利尿剂和降血压的降压剂，或具有两种功能的降压利尿剂。继续限制摄入过多的盐分并保持安静，同时服用这些药。药量要遵医嘱，正确服用。病情进一步加重时，要住院治疗。

用这些疗法不奏效时，或胎儿的发育不令人满意时，不用等到40周，可提前分娩，但分娩时间和分娩方法应在医生慎重的判断下进行。

贴心 TIPS

日常应注意的是避免过度劳累，保证充足的睡眠时间。还要少吃咸的和辛辣的食品，这在怀孕早期就应留意，但进入怀孕晚期则应特别注意。辛辣的作料等刺激性强的东西也要控制食用。

10 怀孕第10个月

小宝宝的成长

这阶段的胎儿身高50~51厘米，体重2900~3400克。皮下脂肪继续增厚，体形圆润。皮肤没有皱纹，呈淡红色。骨骼结实，头盖骨变硬，指甲也长到超出手指尖，头发长出2~3厘米，细毛几乎看不见了，内脏、肌肉、神经等都非常发达，已完全具备了生活在母体之外的条件。胎儿的身长约为头的4倍，正常情况下头部嵌于母体骨盆之内，活动力比较受限。

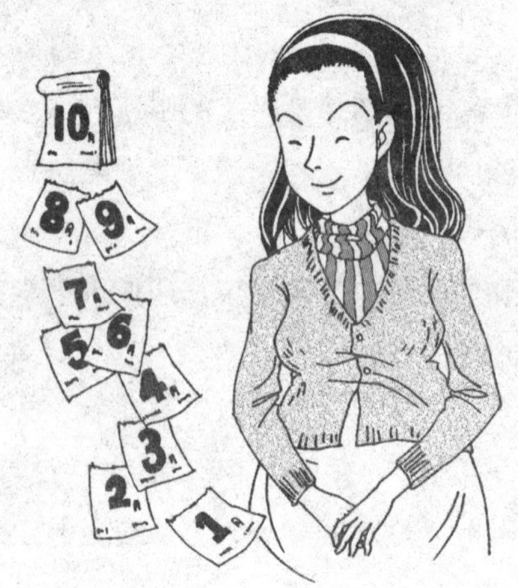

还有，胎儿的头部已进入了母体的骨盆之中，身体的位置稍有下降，胎动比以前更加频繁。

贴心 TIPS

在怀孕的最后一个月，胎儿视、听、触、味等感觉已健全，出现明显的好恶情绪。孕妇可给胎儿讲简单的童话、儿歌，向胎儿介绍他（她）将面临的这个家庭。

孕妇还可以亲手创作一些“幼儿教育”使用的原始教材，每天读给胎儿听。这样可以促进胎儿大脑的发育。

孕妈妈身体的变化

孕妇子宫底高30~35厘米。由于胎儿下降，腹部凸出部分有稍减的感觉，胃和心脏的压迫感减轻，但因为下降的子宫压迫膀胱，尿频更为明显，而且阴道分泌物也增多起来。由于肚皮胀得鼓鼓的，肚脐眼也消失了，成了平平的一片。

胎儿压迫胃的程度渐小，胃舒服了，食欲也增加了。而且，常感到肚子发胀，子宫出现收缩的情况。这种情况如果每日反复出现数次，就是临产的前兆。子宫收缩时，把手放在肚子上，会感到肚子发硬。

贴心 TIPS

孕妇此时要尽量抛开不安与担心，应该以轻松的心情迎接宝宝的降临。为防止胎儿发生异常情况，必须每周进行一次孕检，检查准备事项是否还有遗漏之处，譬如与家人的联络方法、前往医院的交通工具等是否安排就绪，以便随时到医院生产。此外，还须了解生产开始的各种征兆以及住院、分娩和产褥期的相关知识。

营养搭配要求

由于临产期越来越近，胎儿进入母体的骨盆中，孕妇上腹部的挤压感明显减轻。由于感到胃比以前舒适了，因此食欲将比以前有所增加。这一时期，孕妇为了保证生产时的体力，饮食除注意增加营养外，仍要以富含纤维素多的蔬菜、水果为主，同时保证摄取足量的蛋白质、糖，以及钠、钾、钙、铁和磷等营养元素。

孕妇可遵循以下食谱来安排一天的饮食。

早餐。主食：牛奶 250 克，奶油包两个（约 150 克）。

副食：各种新鲜炝菜，鸡蛋 1 个，肉类 50 克。餐后水果可选择香蕉两个或苹果 1 个。

午餐。主食：米饭两小碗，或小花卷两个（量约 150 克）。

副食：炒三丁（鲜笋 200 克、胡萝卜 100 克、鸡肉 100 克），番茄里脊片（番茄酱 100 克、猪里脊肉 100 克），羊肉丸子白菜汤两小碗。餐后葡萄约 200 克。

晚餐。主食：米饭两小碗，或馒头 2～3 个（面粉约 50 克）。

副食：香菇西兰花（西兰花 250 克），红焖牛肉土豆（牛肉 250 克、土豆 200 克），菠菜豆腐排骨汤两小碗，餐后水果品种可根据自己的口味选择。

贴心 TIPS

为了保证孕妇营养的需要，每天膳食最好做到以下几点。

- 摄取主食 400~500 克，植物油 50 克。
- 蛋类可以提供孕妇需要的优质蛋白质、叶酸、B 族维生素和铁等，因此，孕妇应每天食用 1~3 个鸡蛋。
- 摄取各种鱼、瘦肉等约 80~150 克，每周最好食用 300~500 克动物肝脏。
- 孕妇适量吃些豆类食品，将对胎儿健脑十分有益。每天可食用 200 克大豆制品。
- 每日必须食用新鲜蔬菜，如芹菜、油菜、番茄等 400~500 克，新鲜水果如苹果、香蕉、橘子、红枣等根据个人情况选择食用。
- 为了保证碘的摄入，孕妇每天应食用海鱼、海虾、紫菜等。
- 孕妇每天要保证充足的水分，富含各种矿物质的汤水也是必不可少的。

临产前不宜吃黄芪炖鸡

黄芪是人们较为熟悉的补充肺脾之气的中药。鸡肉的营养价值高，此两者合用，其补养身体的效果更强。所以，有的孕妇很愿意吃黄芪炖鸡。

据妇产医生观察发现，一些孕妇在临产前，由于吃了黄芪炖鸡，不少人发生了过期妊娠情况，或因胎儿过大而造成难产，结果不得不进行会阴侧切、产钳助产，甚至采用剖宫产分娩，给孕妇带来痛苦，同时也增

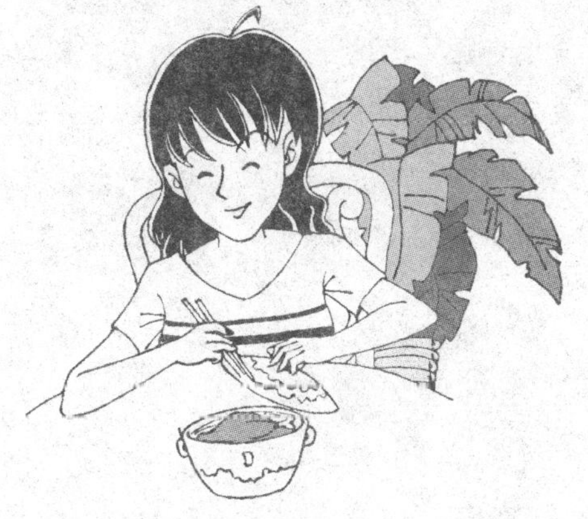

加了胎儿受损伤的机会。

孕妇吃黄芪炖鸡造成难产的原因有以下几个方面。

黄芪有益气、升提、固涩的作用，干扰了妊娠晚期胎儿正常下降的生理规律。

黄芪有助气壮筋骨、长肉补血的功用，加上母鸡肉本身是高蛋白食品，两者同起滋补作用，使胎儿骨肉发育势头过猛，造成难产。

黄芪有利尿作用，通过利尿，羊水相应减少，以至于延长产程。

因此，从各方面角度考虑，孕妇不宜吃黄芪炖鸡。

产前诊断的方法

产前诊断，又称出生前宫内诊断，是指出生前诊断胎儿在子宫内的生长发育各方面有无异常情况，通过羊水穿刺等方法对胎儿性别及健康状况的特殊检查，并根据遗传学原理进行分析、判断胎儿是否患有某些畸形和遗传缺陷，从而作出继续妊娠或终止妊娠的决定。

产前诊断是优生学的一项重要手段。常用的产前诊断方法有下面一些。

B超。B超不仅能对早期妊娠、异位和异常妊娠作出诊断，而且对胎儿生长情况及生长速度、胎儿是否存活、胎儿大小、胎盘位置、胎盘成熟度、羊水多少等均可进行探查。对胎儿神经管畸形(如无脑儿、脊椎裂等)及胎儿体内结构异常(如心脏、肾脏异常等)均可作出较准确的诊断。进行B超诊断的条件是：

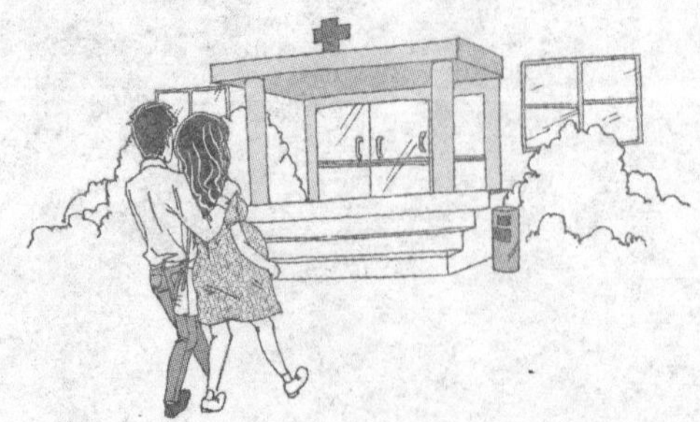

- 曾经生过一胎畸形儿。
- 羊水过多的孕妇。
- 羊水过少的孕妇。
- 猜测怀双胎者。
- 胎儿生长迟缓者。
- 须探查胎盘供血情况者。
- 胎位不清楚者。

虽然B超是产前诊断的重要手段之一，但是现在不能肯定B超对母胎完全无害，因此不能滥用。

羊水检查。胎儿生活在母体子宫内，漂浮于羊水之中。这样，胎儿皮肤、消化道、呼吸道和泌尿生殖系统的脱屑细胞均悬浮在羊水内。把羊水细胞进行体外培养，使其生长繁殖，可供分析诊断。

羊水穿刺一般在妊娠16～20周进行，这是由于此时期的子宫内羊水较多，在胎儿周围形成较宽的羊水带，易于穿刺又不易伤及胎儿。此外，这时期羊水有活力的细胞较多，易在体外培养。此时如发现胎儿异常，也可及时进行引产。

绒毛细胞检查。羊水检查要到妊娠16～20周才能进行，而绒毛细胞检查则可提前到妊娠6～8周。绒毛是胚胎组织的一部分，绒毛中心有微细血管与胎儿血管相通。绒毛像楔子一样伸入母亲子宫壁和血窦内，通过薄薄的绒毛间质及表面绒毛细胞层，进行母胎体液内营养物质的交换。

正因为绒毛细胞是胚胎组织的一部

分，因此分裂旺盛，繁殖迅速，经过特殊处理，即可制作出绒毛的染色体核型。绒毛的染色体核型亦即胎儿的染色体核型，如发现核型异常，可诊断为严重的染色体疾病。一般来说，有以下情况的孕妇可以进行绒毛细胞检查。

- 35岁以上的高龄孕妇。
- 以前生过一个染色体易位病儿的孕妇。
- 家族有某些遗传病史的孕妇。
- 夫妇一方有染色体平衡易位者。
- 有多次流产、死胎史的孕妇。

胎儿镜检查。这种检查方法是将内镜从腹壁上开的小口子插入孕妇腹中，在宫腔内直接观察胎儿情况，并可取出胎儿血和皮肤，作进一步检查。这种检查方法难度大，在我国没有推广使用。

哪些人需要作产前诊断

产前诊断与产前检查不同，产前检查是每个孕妇都要作的，产前诊断不可能也不需要每个孕妇都去作。如果孕妇有下列情况，应作产前诊断。

35岁以上的高龄孕妇。女性年龄在35岁以上，卵子容易老化或染色体易发生畸变，她们生先天畸形儿或先天愚型儿的危险性较高。因此，高龄孕妇应该进行产前诊断。另外，丈夫的年龄超过55岁，由于精子老化或染色体发生畸变，也可能发生先天畸形或先天愚型情况，因此即使妻子在35岁以下，也应该作产前诊断。

已经生过一个先天痴呆儿的孕妇。先天痴呆儿一般是由于染色体异常所致，如果第一个孩子染色体异常，第二个孩子有10%的可能仍然是染色体异常。

已经生过畸形儿的孕妇。已经生过畸形儿的孕妇再次怀孕，同样生畸形儿的概率为5%～10%。

有习惯性流产、胎儿早产、死产史的孕妇。有习惯性流产史或死产史，有可能是由于胎儿染色体异常导致的。在有习惯性流产史的夫妇中进行性细胞染色体检查，往往会发现一方或双方性细胞有染色体异常现象，其会使胎儿发生染色体畸变。以后再怀孕，胎儿仍有染色体畸变的可能。如果对染色体畸变的胎儿不进行流产，反而保胎，将来很可能会生出畸形儿或痴呆儿。

已经生过一个代谢病儿的孕妇。生过代谢病如苯丙酮尿症、白化病等患儿的孕妇，再怀孕，胎儿生同样病的概率为25%。

家族有伴性遗传病史或生过血友病患儿的孕妇。因为伴性遗传病有的是由母亲传给儿子，女儿却平安无事；有的是由父亲传给女儿的，儿子却安然无恙。因此，可以测定胎儿的性别，以决定保留男胎还是女胎。

妊娠前3个月服用过使胎儿致畸药物的孕妇。如果孕妇在妊娠早期长时间大剂量服用可的松、乙烯雌酚等激素类药物或其他药物，如苯海拉明、扑尔敏等，大约会有20%的胎儿畸形，因此要作产前诊断。

妊娠前3个月患病毒感染的孕妇。例如，妊娠前3个月感染风疹、流感、带状疱疹等病毒时，会传染给胎儿，使胎儿患先天性心脏畸形、耳聋、白内障、肝脾肿大等病症。据研究，痴呆儿中有20%是病毒感染引起的。

以上这些情况应该先经过遗传咨询，然后由医生确定是否作产前诊断。产前诊断一般在妊娠16～20周进行。

到产房看看

生孩子前如果对你所要待的产房环境有所了解,你就不会那么紧张了。

产床。产床上设有利于产妇分娩的支架,有些部位可以抬高或降低,床尾可去掉。

胎儿监测仪。可时刻记录下宫缩和胎儿心跳,通过这种仪器可以了解胎儿情况。

保温箱。因新生儿的热量易于丧失,为防止体温降低,有时会将其放入保温箱内。

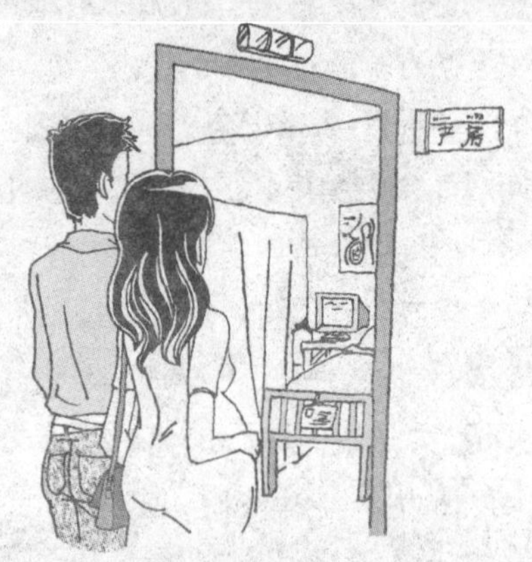

吸氧设备。宫缩时胎儿的血液和氧气供应都会受到影响,吸氧会使产妇的氧气储备增加,增加对宫缩的耐受能力,对产妇和胎儿都有好处。

吸引器。胎儿在母体内处于羊水包围之中,口腔和肺内有一定量的羊水存在,新生儿受到产道的挤压,羊水被挤压出去,可减少肺部疾患的发生。少数新生儿口腔内仍有羊水,甚至还会有胎粪,就需要用吸引器吸出,它是产房必备的设备之一。

贴心 TIPS

随着产期的临近,孕妇及家属应及早做好分娩的思想准备,愉快地迎接宝宝的诞生。可以多阅读一些有关分娩的书刊,了解分娩的过程,做到心中有数。丈夫应该给孕妇充分的关怀和爱护,周围的亲戚、朋友及医务人员也必须给予产妇以支持和帮助。实践证明,有心理准备的产妇比没有心理准备的产妇在生孩子时要顺利得多。

预产期的推算法

人类的怀孕期是平均满 40 周 (共 280 天),所以怀孕满 40 周的那一天就是预产期。因为一个月约 4 个星期,所以人们常说“怀胎十月”。可是一个月不都是 28 天,大月有 31 天,小月有 30 天,2 月才 28 天,所以仔细算起来,妊娠 280 天其实应是 9 个月零 7 天。

因此,可采用以下方法来计算预产期。

月经有规律的人,预产期以最后一次月经的月份加 9(如果加 9 后得出的数字超过 12,则改为减 3),天数加 7 即可得知。

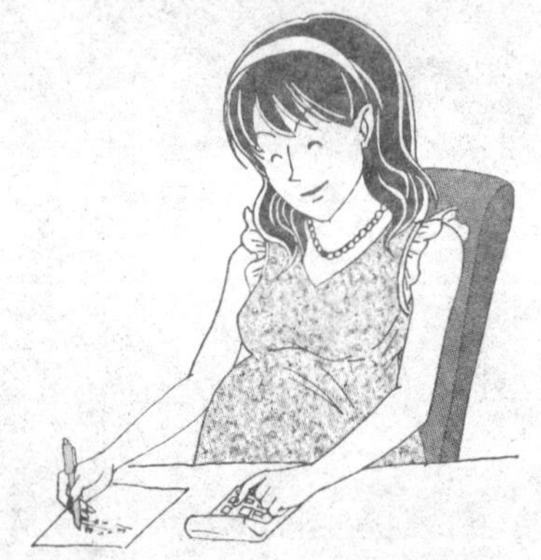

例如最后一次月经为 1 月 1 日,则预产期就在 10 月 8 日;若最后一次月经为 10 月 10 日,则预产期即为第二年 7 月 17 日。

不过,这种推算法只适用于月经周期为 28 天的女性,因此,23 日型的孕妇的预产期较28日型孕妇的会提前5天，而35日型的孕妇，则会往后延7天。依此类推。

用上述方法推算出来的预产期，只能说是大概的分娩日期，并不是一定会在那一天生产。据统计，恰在预产期生产的不到5%，在预产期前后两周内生产都属于正常现象。

如果孕妇对末次月经来潮的确切日期记不清了，那么可参考下面的方法进行推算。

据早孕反应的时间推算。在一般妊娠反应在闭经6周左右出现，这时，预产期的推算方法是：出现早孕反应日加上34周，为估计分娩日。

据胎动出现的时间推算。在一般情况下，孕妇能感觉胎动出现是在怀孕18～20周，那么按胎动推算预产期的方法是胎动出现日期再加上20周，这就能推测出大约的预产期。

不过，曾生产过的孕妇往往会提早感觉胎动，大概在17周、18周就会发生，因此加22周才是预产期。

自觉胎动时期往往因人而异，所以这种算法并不精确。

B超检查推算分娩日期。主要通过B超测双顶径(BPD)、头臂长(CRL)及股骨长(FL)进行测算。孕早期B超对胎龄的估计较为准确。

到了预产期就一定会分娩吗

胎儿在母体内发育平均需要266天。鉴于排卵日期可能提前或滞后，胎儿的成熟及分娩又存在一定的个体差异，实际上只有5%的孕妇恰好在预产期那天分娩，而75%左右的孕妇则会在预产期前3周内及其后两周内临产。故妊娠37～42周间分娩，均属于足月产。超过预产期分娩，是常见的情况，不属异常，对此不必过分焦虑。

超过预产期两周或两周以上仍不临产者为过期妊娠。存在着如胎儿过大或胎头过硬、分娩时胎儿不容易通过产道等的难题；还有，过期产胎盘老化或功能减退以及羊水减少致使胎儿不能耐受产程中强烈的子宫收缩而易发生宫内缺氧等高危因素，对胎儿安全娩出不利。所以，应尽量设法避免发生过期妊娠。

超过预产期的孕妇，仍应按时进行产前检查。经医生核对预产期，一旦确定已过1周时，应遵照医生要求及时入院，并接受适当的引产措施，以保证在妊娠42周内顺利分娩。

贴心TIPS

有些孕妇过了预产期还没生，就开始急躁不安，甚至影响工作和休息，恨不得立即去医院引产或剖宫产，其实过了预产期就要住院分娩或手术是没有必要的，只要加强产前检查(每3天检查一次)，自己观察胎动是否正常，作胎心监护了解胎儿在宫内的情况，B超监测羊水量等均正常，则可以到过预产期1周再住院，如果平时月经周期长(>30天)，还可适当延长几天再住院。

过期妊娠的预防及处理

妊娠达到或超过42周(即超过预产期两周)称为过期妊娠，发生率为8%～10%。

过期妊娠对母子不利，尤其对胎儿有害，所以应当避免其出现。防止过期妊娠应做到以下几个方面：

● 按期作孕期保健检查。

● 核对末次月经及以往月经周期是否规律，以准确计算胎龄。

● 凡预产期(经核实)超过 10 天，应入院作好引产准备，计划分娩。

● 凡羊水不少、胎儿大小适中、胎盘功能正常、宫颈尚不成熟的，可积极进行宫颈软化，在全面监测后，延迟分娩 2~3 天。如果没有条件监测，则应及时采取引产措施，勿使妊娠超过 42 周。

凡原本月经规则、28 天为一周期的孕妇，预产期一旦过了 10 天还不分娩的，应及时看医生。医生会根据实际情况决定终止妊娠的方案，如引产或剖宫产等。

胎儿宫内发育迟缓的防治

胎儿宫内发育迟缓是指怀孕 37 周后，胎儿体重低于 2500 克，或低于同孕龄正常平均体重的两个标准差，或低于同孕龄正常平均体重的 10 个百分点。在我国的发病率平均为 6.39%，是围产期的主要并发症。

避免发生胎儿宫内发育迟缓情形，可进行早期预防。

首先应从孕前开始，如毒物和放射性物质应避免接触，勿吸烟酗酒等。在妊娠后应避免病毒感染，忌乱服药。从妊娠 3 个月起，应特别注意增加蛋白质、维生素、铁、钙的摄入。注意防治妊高征、肾炎等内科合并症，避免影响子宫胎盘供血。

孕妇，尤其是有内科疾病及浮肿的孕妇，应该增加侧位卧床休息的时间，并采取左侧卧位，可以有效地保证子宫胎盘供血，以增加胎盘血流量。

当胎儿宫内发育迟缓已被确诊时，可采取以下措施进行治疗。

注射葡萄糖或麦芽糖。用复方氨基酸静注或羊膜腔内注射，补充维生素，可促进胎儿生长发育。如能早期发现，早期补给锌、叶酸，有利于胎儿生长发育。间断吸氧和采用子宫绒毛间隙供血方式也很有效，为达到后一目的，常用沙丁胺醇 2.4~4.8 毫克注射，每日 3~4 次，其已被证明效果良好。

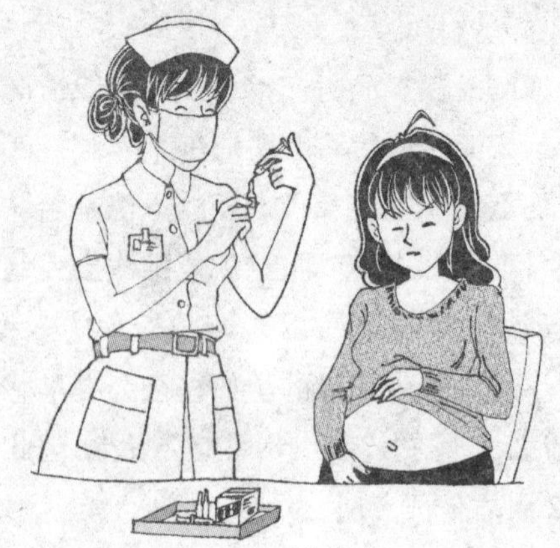

产科处理。主要是考虑是否终止妊娠。能继续妊娠的为：如胎儿宫内发育迟缓被纠正，而且没有合并症；胎盘功能及胎儿宫内情况良好。须终止妊娠的为：有并发症，并于治疗中加重的；治疗后未好转，胎儿已成熟、未成熟促其成熟者；胎盘功能不佳，继续妊娠危险者。

如果为宫内发育迟缓的胎儿，分娩前应定期作胎心监护、超声波检查，准确了解病情变化。分娩后新生儿应重点监护，长期随访其生长发育情况。

第三部分

胎教知识

Message

- ❖ 胎教中的科学
- ❖ 丈夫在胎教中的作用
- ❖ 音乐胎教
- ❖ 和胎儿沟通的方法

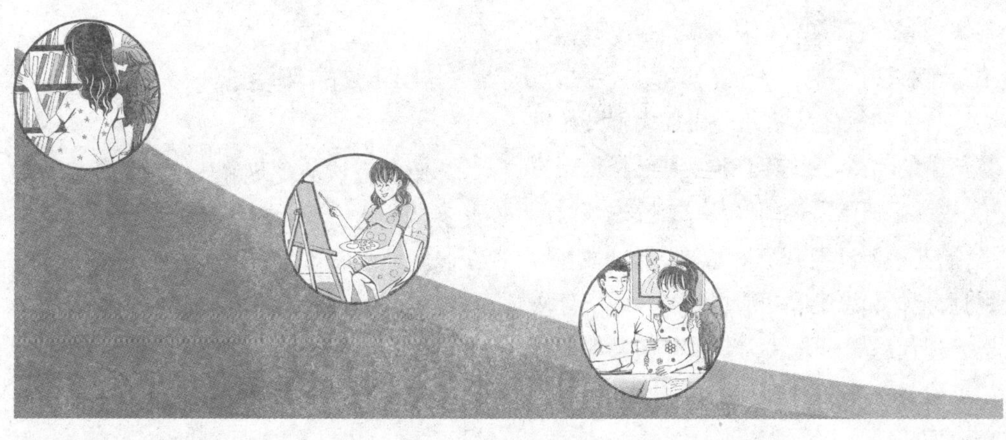

1 胎教中的科学

从什么时候开始胎教

胎教从什么时候开始好？这是很多人都很关心的问题。

其实，胎教应该是越早越好，理想的胎教，应包括受精前至少3个月的准备期到胎儿娩出这段过程。所以，胎教从孕前就可以开始了。但是，这并不是说，已经怀孕或

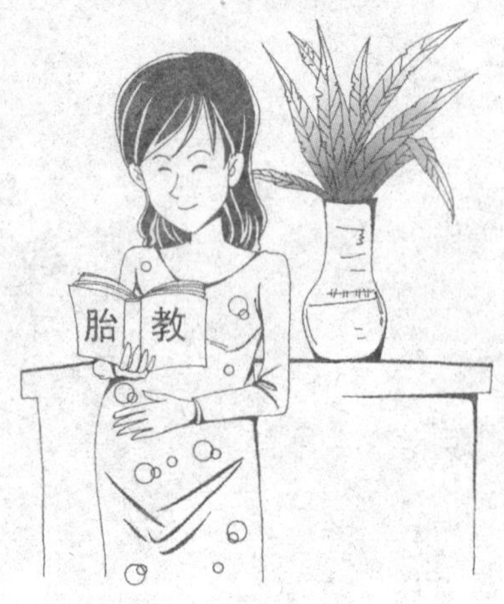

怀孕期已过半，再进行胎教已失去了意义。其实，胎教对怀孕任何阶段的胎儿来说，都不会过时！

我们的祖先从胎儿形成那天就开始计算孩子的年龄，当孩子出生时已将近一岁了，也就是通常所说的“虚岁”。在这段时间里，胎儿不但已经有了生命，他(她)的听觉、视觉、记忆和思维等功能也已经开始发育。

现代医学研究认为，胎儿从第5周开始即有较复杂的生理反射机能，10周时已形成感觉、触觉功能。胎儿在20周左右，开始对音响有反应，30周时有听觉、味觉、嗅觉和视觉功能，能听到妈妈的心跳和外界的声音。这时妈妈的一举一动都能影响胎儿，是对胎儿进行教育的重要时期。

任何对胎儿有影响的因素都可以使小宝宝发育正常或异常，其中良好的影响因素，可以称之为“胎教”。

在妊娠之后，胎儿逐渐有了各种感觉，因此可以适时进行必要的胎教。

贴心 TIPS

怀孕3个月时，胎儿已初具人形，对外界的压、触动作可以有反应，这时的胎教内容主要是孕妇的自我情绪调整和人为地对感官进行刺激两方面。

孕妇怀孕第12~16周时，胎儿器官和组织正在迅速发育，并在功能上逐渐完善，有了一定视听能力，能对外界各种刺激作出反应，具备了接受教育的基础，所以怀孕中期是进行胎教的最佳时期。这一时期的胎教内容主要是针对胎儿的各个感觉器官进行的，如触觉、听觉、视觉等。

怀孕晚期胎教的主要内容则是继续巩固妊娠中期的各种训练。

胎教的环境

胎教应该从受孕前开始，优身受孕是胎教的起点，父母身体健康，选择最佳受孕年龄与受孕时机。此外，父母双方都要注意孕前及孕期保持良好的精神状态，有较好的营养物质。这些都是胎教的基础，能保证没有先天遗传的缺陷和使胎儿发生畸形的

危险。

胎教最重要的条件之一是使胎儿生活在优良的环境中，即“优境养胎”。胎儿所生活的环境大概可以分为两部分：母亲的身体是胎儿生活的内环境；而母亲生活的环境，包括父亲的生活环境和父亲的影响，是胎儿生活的外环境。

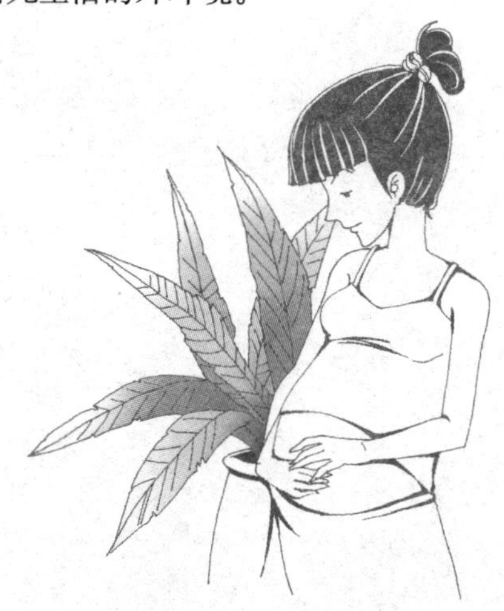

母亲的身体健康，能使胎儿生活在一个良好的环境中。母亲有丰富的营养供应，按时作息，经常进行有益的运动，不轻易用药更不乱用药，精力旺盛，情绪愉快，都会使胎儿感到生活在一个愉快的环境中，这对胎儿生长发育提供了有利的条件。

母亲的修养、兴趣、爱好、职业，以及母亲与父亲的融洽爱情关系，都是能影响胎儿生存的外环境。高尚的情趣、豁达的心胸、成功的事业、丰富的生活、真挚热烈的爱情，都会使胎儿的外环境稳定，胎儿还未出世就会感到未来的幸福。

胎教的实质性内容是对胎儿开展积极教育，父母和亲属应当有计划、有意识地对胎儿提供有益且适当的刺激，促使胎儿对刺激作出相应的反应，从而进一步刺激胎儿大脑的功能、躯体运动功能的生长发育。

胎教必须以胎儿的生理发育为基础，根据胎儿生长发育的规律，有计划地提供视觉、听觉和触觉方面的刺激，使胎儿在子宫内就能“听”、能“看”并能运动。这会使其大脑的神经细胞不断增殖，为其出生后的聪明程度奠定基础。合理适当地进行胎教能训练胎儿的生理和心理功能，使胎儿能预先为拥有强健体魄和优良品德、坚毅性格打下良好基础。

贴心 TIPS

年轻夫妇在准备受孕前6个月就应开始学习环境卫生知识，为胎儿创造优良的环境，保证胎儿的健康发育。在妊娠期间，孕妇要避免不利于妊娠的内外环境，如多次人工流产或自然流产后受精，夫妻体弱患病受精，不洁的性生活引起胎儿宫内感染，放射线伤害，职业与嗜好的不良刺激，污染源及噪音等。

胎教人人都能做到

人们往往觉得胎教有点“玄”，甚至感到其高深莫测、可望不可及，而实际上，胎教并不神秘，人人都可以做到。

孕妇在怀孕当中带着对将要出生的小宝宝的无限喜悦和希望，格外珍惜这次做母亲的机会，这就是一种极好的自然胎教。

相反，当一个未来的母亲不接受怀孕的情感需要，不欢迎即将到来的小生命，不愿意为此付出代价、承担责任，或者是对怀孕持模棱两可的态度时，那么她的这种心理也将作为一种自然胎教——一种不良的胎教传递给她的孩子。

显然，我们需要的是前一种胎教，并且在其自然胎教的基础上加以升华，充实一些科学的胎教内容，使之成为父母能够送给孩子的最珍贵的礼物。

由此可见，胎教任何人都能够做到，而且所有的人也都在有意或无意中自然地做着。

贴心 TIPS

胎教并不神秘，问题的关键在于每一个母亲是否具有高度的责任感和美好的愿望；是否能注意身心修养，保持良好的情绪；是否以极大的爱心对待生活，从中寻找美的感受，静静地等待着孩子的出生。老实说这些要求是不过分的，每一个未来的母亲都能够而且也应该做到。

怎样做好胎教的主角

我们知道，胎儿是由母亲孕育的，母体既是胎儿赖以生存的物质基础，又是胎教的主体。一方面，母体为胎儿的生长发育提供了一切必要的条件，母亲的身体素质和营养状况直接关系到胎儿的体质健康；另一方面，母亲的文化修养、心理卫生情况又不可避免地在胎儿幼小的心灵中打下深深的烙印，对孩子的精神世界产生不可低估的影响。

因此，孩子生命中第一任老师的重要角色责无旁贷地落在了母亲的身上。

一般情况下，从发现自己的腹内已经萌芽出一个小生命时起，多数未来的母亲便意识到保护和培养这一幼小生命的责任感和使命感，努力捕捉来自子宫内的任何一点细微的信号，自然而然地开始了和小生命的“对话”，与之进行着亲切而又温暖的交流。

当然，对于每一位母亲的家庭环境、文化素养、道德修养、对胎教的认识与付出的时间和精力以及投注的爱心等方面的差异，造成了胎教的不同结局。

因此，每一位即将做母亲的人都应充分认识自己所肩负的责任，增强体质，加强修养，很好地进入“主角”的角色，为孩子的“超”早期教育作出贡献。

贴心 TIPS

也许有些孕妇会因为自己的文化水平不高等因素感到气馁，对胎教缺乏信心。其实，在胎教过程中最为关键的莫过于母亲的爱心；只要您把培养孩子作为生活的中心，付出一切可能的精力和时间，倾注全部的爱心，那么你未来的孩子就一定会令人满意。

母体与胎儿生理信息的传递

孕妇是胎儿与母体的复合体，因此母亲与胎儿之间血肉相连，息息相关。母体与胎儿的生理变化都会影响对方，他们之间最早发生的沟通莫过于生理信息的传递。这种生理信息的传递分为两个方面。

胎儿方面。胎儿的存在是妊娠生理现象得以继续进行的基础与先决条件。胎儿的存在促进了母体分泌维持妊娠所必需的激素，并使母体产生孕育胎儿所必需的生理上的变化，如子宫增大、变软、乳腺增殖，乳房增大、基础代谢加快、激素活动增加以及全身各器官的生理机能增强等。

胎盘分泌的一系列激素也在维持妊娠的正常进行。简而言之,胎儿在积极地促使身体分泌一些物质，协助母亲维持自己的生命。就是说胎儿已经能够对自己的生命施加一定的影响。即妊娠后胎儿并不是被动的,其促进身体分泌一定特质,协助母体维持自己的生命，对自己的生命施加一定的影响。

母体方面。母体不断向胎儿传递营养必需物质和生理信息，通过母体自身的变化对胎儿生存施加影响。

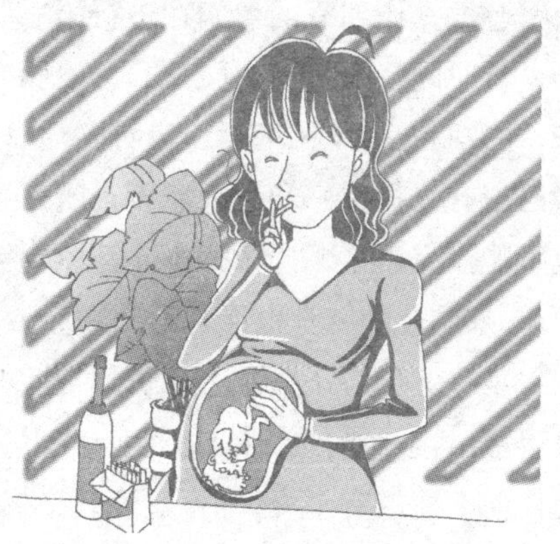

如母亲遭受不安时分泌出来的激素使血液中化学成分发生变化，通过胎盘对胎儿的生长发育产生影响。当母亲有嗜烟、酗酒、滥用药物、暴饮暴食以及遭受外伤等情况时，可使胎儿的生长环境发生有害的变化,进而使胎儿产生恐惧的心理,表现为胎动异常、心动过速等。

从胎儿到母体,再从母体到胎儿,母体与胎儿之间就是这样传递着彼此的生理信息,互相影响,互相作用。可以这样说,几乎每一个对孕妇产生影响的外界因素和孕妇自身的因素，都会通过孕妇体内内分泌、激素以及相应化学物质的变化由胎盘传达给胎儿并对其产生影响。因此孕妇与胎儿之间的生理信息传递是最基本的也是最重要的传递内容。

母体与胎儿情感信息的传递

母体与胎儿之间不仅有生理信息传递,而且还存在着情感信息的交流,母子之间的情感交流或传递，是通过两种方式来进行的。

梦境方式。胎儿能够通过母亲的梦,向母亲传递信息。这一点乍看起来有点荒诞可笑,其实这并不奇怪,因为孕妇的梦恰恰是她在清醒状态下的情绪和思维的反应。所谓“日有所思,夜有所梦”就是这个道理。

神经——内分泌方式。母亲的情感状态,如怜爱胎儿、欢迎胎儿、期望胎儿健康成长的美好愿望及向往,以及紧张、恐惧、不安等信息也将通过类似神经——内分泌的方式和其他方式传递给胎儿，进而对胎儿产生潜移默化、由量变到质变的影响。

比如说，当母亲在绿树成荫的小路上散步,心情愉快舒畅时,这种信息便很快地传递给胎儿,使他(她)体察到母亲恬静的心情,随之安静下来。而当母亲生气、愤怒、烦躁时，胎儿则会迅速捕捉到来自母亲的情感变化信息,变得躁动不安。据证明,一些不明原因的流产，正是由于母亲的情绪剧烈变化而造成的。

总之，母亲与胎儿之间是存在情感沟通渠道的。

贴心 TIPS

许多事实已经证明，凡是生活幸福美满、对孩子充满期盼和热爱的母亲所生的孩子大都聪明伶俐、积极活泼、性格开朗外向；而生活不幸福又不喜欢孩子的母亲所生的孩子则往往反应迟钝、消极被动、自卑怯懦等。

因此，母亲要随时保持良好的心态，因为腹中的小生命是个善解人意的宝宝，多给他(她)一些温暖，多给他(她)一些爱，使他(她)对母亲及外面的世界充满美好的愿望，使其能够在健康的环境中发育成长。

实施胎教不要心切

生育一个健康聪明的孩子，是父母们共同的心愿，胎教正是帮助实现这一愿望的有效手段。但有些父母出于对后代的责任感。他们意识到此生只有一次养育子女的机会，因此总是抱着“只能成功，不能失败”的态度。这样往往容易出现操之过急、期望过高等情况，收不到好的效果。

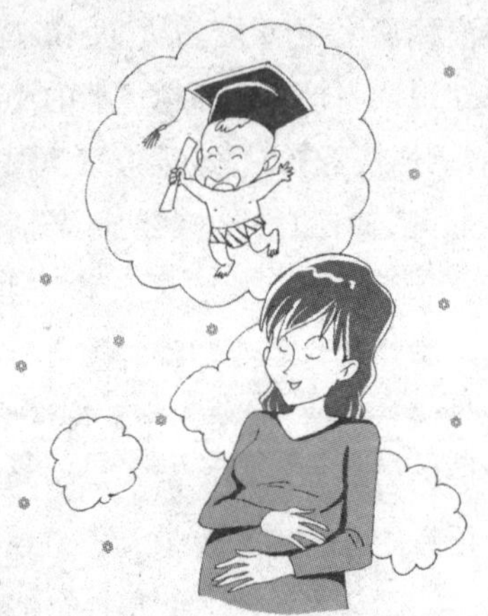

胎教可以使每个普通的孩子心身发育得更健康、更聪明，而且可以提高其综合素质水平。其主要目的是让孩子的大脑、神经系统及各种感觉功能、运动功能发育得更健全完善，为其出生后接受各种刺激和训练打好基础，使孩子对未来的自然与社会环境具有更强的适应能力。

为了正确实施胎教，使胎儿真正受益，孕妇必须认真学习胎教内容，准确掌握胎教的正确方法。孕妇生活要有规律，这既是胎教的一项内容，也是对每位孕妇的起码要求。在实施胎教过程中，严格按胎教的方法去做，如抚摸胎教，一两天不足以和胎儿建立起联系，需要坚持长期有规律地去做，使胎儿领会到其中的含义，并积极地响应。

并不是所有方法比规定的多做一些就会更有效，比如有的孕妇在进行语言胎教时，长时间将耳机放在腹部，会使胎儿烦躁，导致胎儿生下来变得十分神经质，以致对语言有一种反感和敌视态度。听音乐时也不能没完没了，连孕妇本人都感到疲惫不堪，那胎儿的感觉也绝对不会好。

某些父母盼子成龙心切，想把胎儿培育得更出色一些。这种心情是可以理解的，但任何事情都有个度，一旦过度，其结果就会适得其反，不仅达不到预定的目的．而且还会导致不良后果。

贴心 TIPS

胎教的每项内容都会使胎儿受益，如果不能适度地实施，胎儿不但不能获益，还会受害。因此，孕妇对胎儿进行胎教时，不能热情过度，不能太急，孕妇的信心和持之以恒是胎教成功的保证。只有母亲和胎儿相互配合、相互协作，胎儿的智力发育才能得到激励和发展。

胎教要忌懒

许多妇女在怀孕后，由于害怕过多的活动会伤害胎儿，对胎儿不利，于是容易发懒，什么也不想干，什么也不愿想。有人认为，这是孕妇的特性，随它去好了。殊不知，这正是胎教学说的一大忌。

根据研究发现，胎儿能够感知母亲的思想。孕妇与胎儿之间是能传递信息的。如果母亲既不思考也不学习，胎儿也会深受感染，变得懒惰起来，这对于胎儿的大脑发育是极为不利的。

因此，孕妇要始终拥有浓厚的生活情趣，保持强烈的求知欲和上进心，充分调动

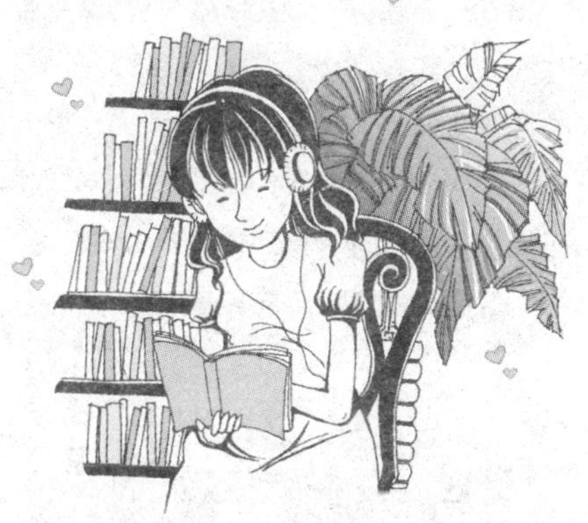

自己的思维活动，从自己做起，勤于动脑、勇于探索，在工作上积极进取，在生活中注意观察，把自己看到和听到的事物通过视觉和听觉传递给胎儿，使胎儿不断接受刺激，促进其大脑神经和细胞的发育。

2 丈夫在胎教中的作用

孕妇最期望丈夫做的事情

在怀孕期间，孕妇的生理和心理会发生很大变化，而且会出现许多不适，感到格外脆弱，需要丈夫的照顾和保护。

希望丈夫多陪陪自己。大多数的孕妇在孕期心理都很脆弱，她们对爱人及家人有太多的依赖，并且一点点刺激都会给她们带来很大的麻烦。所以作为丈夫，应多抽出点时间多陪陪妻子，多照顾妻子，缓解妻子不良的情绪。每次妻子去医院检查时，丈夫都应陪着，给妻子一种依靠感，让她觉得怀孕不再是一个人的事，还有丈夫在陪着。

希望丈夫能够负担起责任。因为家庭是给孩子温暖和安全的地方，父母是孩子的第一任老师。许多孕妇都希望自己的丈夫在孩子出生之前能够作好足够的心理准备，在孩子出生之后，肩负起抚养和教育的责任，并希望丈夫能为孩子着想，改掉不良嗜好，在各个方面做个好榜样，成为一名称职的父亲。

希望丈夫能够和自己一起进行胎教。丈夫如果能够和妻子一起对胎儿进行胎教，对于孕妇及胎儿来说都有很好的影响。对于孕妇来说，丈夫这样做可以体现爱人的温情，可以使妻子感受到丈夫对两人爱情结晶的喜悦，增进夫妻感情；对于胎儿来讲，夫妻双方共同对胎儿进行胎教，可增进父子感情。

贴心 TIPS

以上这些都是孕妇怀孕后最希望丈夫做到的,如果丈夫能够明白妻子的这些怀孕心事,努力朝着妻子的期望去做,能够对妻子和孩子付出自己最多的感情,那么,对于夫妻二人来说这都将是一生的幸福。

配合妻子做好胎教

准妈妈是胎教的主角，准爸爸就是胎教中母亲的第一助手。胎教不是准妈妈的专利,准爸爸参与胎教也是十分重要的。

首先，准爸爸与准妈妈一道精心选定了受孕的最佳时机，并以最佳状态参与了造就新生命的全部过程，奠定了胎教的基础;之后,他又在制造有益的胎教氛围、创造良好的胎教环境以及调节孕妇的胎教情绪等方面发挥了重要的作用。

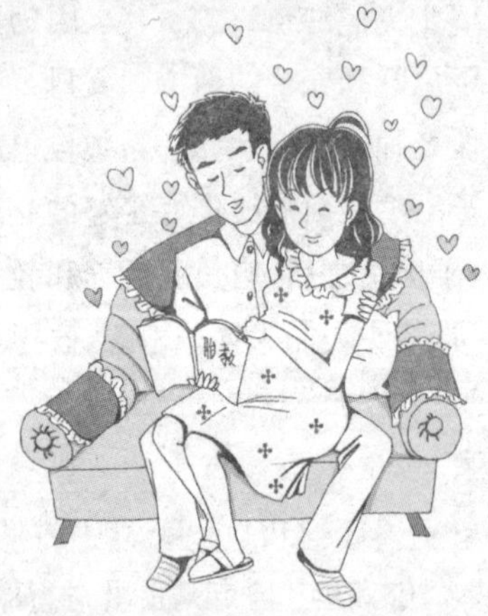

胎儿是夫妻爱情的结晶，准爸爸应该经常和胎儿说话、讲故事,胎儿最喜欢听爸爸浑厚的男中音。丈夫要关心、体贴妻子，使孕妇在怀孕期间保持愉快的心情，保证妻子有充足的营养,要陪妻子散步,主动分担家务,和妻子一起选择胎教音乐,购买有趣的童话故事及文学著作，协助妻子记好胎儿日记,每天为妻子听胎心。

有资料显示，有丈夫陪同一起来医院作超声波检查的孕妇,可以增进感情,建立良性互动。借着屏幕上出现的胎儿形态,让夫妇俩更可以感受到腹中成长的生命,不再是抽象的想象，而是能亲眼目睹的具体影像。当他们看到屏幕中的小宝宝会招手、会打呵欠,想必会更珍惜这个小生命。

因此，每一个未来的父亲都应充分意识到自己的责任,及时准确地进入角色,用博大深厚的父爱滋润、培育未来的小宝宝。

贴心 TIPS

作为丈夫——未来孩子的父亲,在胎教中有着义不容辞的责任，特别是情绪胎教,只有让怀孕的妻子有良好的情绪,才能对胎儿有良好的胎教。因此,丈夫一定要对胎教有正确的认识，端正自己在胎教中的态度,从而在胎教中起到应起的重要作用。

保证妻子情绪稳定

科学结论证明，孕妇情绪的稳定有利于胎儿的发育。为了生一个健康聪明的孩子，除了妊娠妇女要善于自我控制与调节自己的精神情绪外，丈夫也要努力调节好家庭的精神生活，为保证妻子良好的精神状态作出自己的贡献，使妻子的精神更加愉快,情绪更加稳定。

丈夫的一言一行，往往对妻子的心灵有很大的触动，因此要善于洞察妻子的心理活动,知道她在想什么、有什么心事,希望你如何去做等。针对妻子的心理要求,做一些迎合妻子心理的事情与工作。要加倍体贴关怀正在怀孕的妻子，创造良好的家庭氛围，使家庭更为温馨。如果发现妻子不高兴，丈夫要殷勤地给以安慰，可以给妻子放几段轻松愉快的音乐，谈一些外面的听闻，讲一些幽默动人的故事等，这都是调节孕妇情绪的良好措施。

贴心 TIPS

现在仍有不少人被旧的世俗观念所影响，有着严重的重男轻女思想，这种不以人们意志为转移的问题，很容易给孕妇的思想造成压力，因此，作为丈夫一定要注意不能有这种思想，因为不管是男孩还是女孩都会给家庭带来莫大的快慰。

可为胎儿做的事

在怀孕期间，要做好胎教工作，有许多事情需要准爸爸和准妈妈一起去做，比如，准爸爸可以帮准妈妈称体重、数胎动、听心音、量宫底等。

定时监测体重有利于及时发现孕妇和胎儿的异常。一般来说，健康的孕妇孕期体重会比非孕期体重增加20%～25%，妊娠28周以后，每周增加0.5千克，全孕期增重10～12.5千克。从妻子怀孕28周开始，丈夫可每周为妻子测量一次体重，如果孕妇体重增加过快或不增加，都是不正常的表现，应到医院请医生检查。

胎动是胎儿健康状况良好的一种表现。从怀孕第4个月起，丈夫应该帮妻子数胎动。妻子仰卧或左侧卧位，丈夫手掌放在妻子的腹壁上可感觉到胎儿有伸手、蹬腿等活动，即胎动。胎动一天有两个高峰，一个是下午7～9时，一个是午夜11时至凌晨1时。如果胎动突然增多或减少，说明胎儿有异常情况，要及时去看医生。

发育正常的胎儿的心音是能听到的。丈夫定期听胎儿的心音，可以掌握胎儿的成长情况。丈夫可直接用耳朵或木质听筒贴在妻子腹壁上听胎儿的心音，其声响是有规律的跳动声，过快、过慢或不规则，均属异常现象。正常情况下，胎心每分钟为120～160次，如有异常现象，要及时到医院看医生。

宫底升高的速度反应了胎儿生长和羊水等情况。妻子排尿后，取仰卧位，两腿屈曲。丈夫可用卷尺测量妻子耻骨联合上缘至子宫底的距离。自妊娠20周开始，每周一次，一般每周增加1厘米，到36周时，由于胎头进入盆腔，宫底上升速度减慢，或略有下降。

提高自己的文化修养

父母在学识、礼仪、情操等方面的素质，对胎儿都会产生影响。特别是妊娠后期，胎儿已具备了听觉与感觉能力，反复的对话，使胎儿产生了神经条件反射，对父母的言行能作出一定的反应，出生后的新生儿也有所记忆，所以，父母一定要为胎儿的

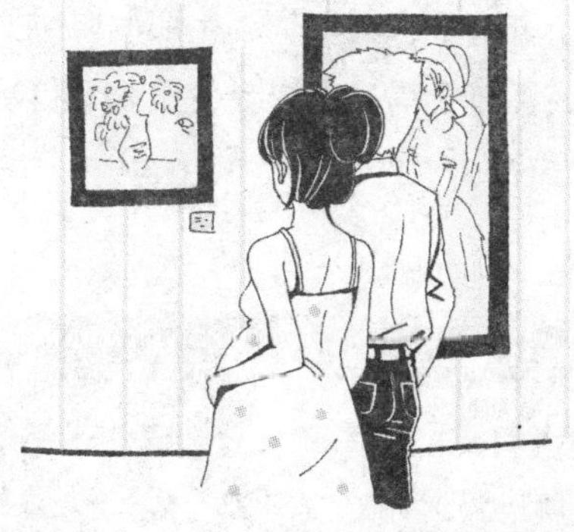

生长发育创造良好的环境。

由于准爸爸在胎教期间有着很重要的责任，准爸爸的一言一行，乃至情感态度，不仅影响着准妈妈，也影响着胎儿，所以，准爸爸应首先积极提高自己的文化修养。

一是言行举止要文明，要让准妈妈感受到亲切、疼爱，使其心情舒畅，情绪稳定，保证胎儿的健康成长。

二是与准妈妈一起经常欣赏艺术，看看表演，选好胎教音乐，阅读一些画报和著作，让自己和准妈妈有丰富的情感，同时为胎儿创造一个陶冶情操的外部环境。

三是要协助准妈妈记好胎教日记。

四是准爸爸要注意自身的健康，为了孩子应该主动戒除烟酒，在怀孕初期和末期节制房事，要保护准妈妈不受惊吓，不让其悲伤和忧虑。

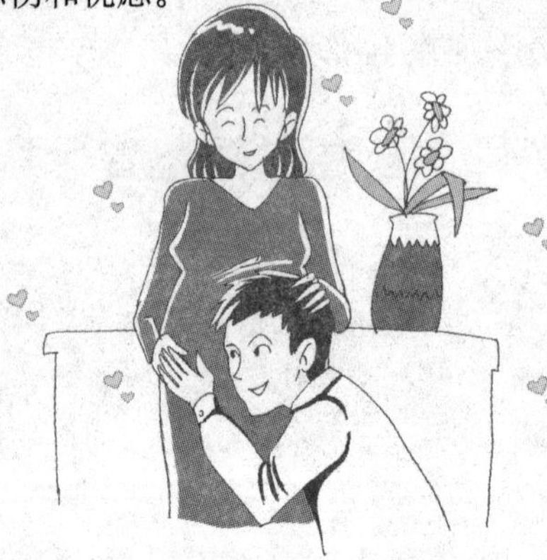

总之，准爸爸在参与胎教过程中，要培养、激发准妈妈和自己的爱子之情，想想美满的小家庭中，因一位小生命的降临而带来的温馨与幸福，这样会使胎教做得更自觉、更愉快。

贴心 TIPS

据调查，父母的不良行为、不高尚的行动，会在胎儿大脑中留下痕迹，这不仅影响胎儿的生长发育，甚至会导致孩子在出生后产生不良情绪。所以，父母一定要多读一些有益的书籍，提高自己的文化修养，培养自己各方面的兴趣与素质，以此影响胎儿，为出生后婴儿的成长打下良好的基础。

3 音乐胎教

音乐胎教方法

音乐可以给腹中的胎儿留下和谐而又深刻的印象，美妙怡人的音乐还可以刺激孕妇和胎儿的听觉神经器官，促使母体分泌出一些有益于健康的激素，使胎儿健康发育。可见，让胎儿听音乐是一个增进智力的好办法。

哼歌谐振法。孕妇每天可以哼唱几首曲子，要轻轻哼唱，不必放声大唱。最好选择抒情曲或轻歌，也可唱些“小宝宝，快睡觉”等类似摇篮曲的歌。唱时心情舒畅，富于感情，如同面对你亲爱的宝宝一样。这时，母亲可想象胎儿正在静听你的歌声，从而达到母子心音的和谐共振。

音乐熏陶法。母亲每天多次欣赏音乐名曲，如《春江花月夜》、《雨打芭蕉》、《江南好》等传统名曲。在欣赏音乐中，借“曲”移情，浮想联翩，时而沉浸于一江春水的妙境，时而徜徉在芭蕉绿雨的幽谷。在这时如醉如痴，旁若无人，如同进入美妙无比的仙境中，神驰魂荡，遐思悠悠。

器物灌输法。可准备一架微型扩音器，将扩声器放置于孕妇腹部。乐声响（音量要小）时，不断移动扩音器，将优美的乐曲透过母亲的腹壁，源源不断地灌输给胎儿。每一次可播放 2～3 支乐曲，既要让胎儿欣赏音乐的美感，又要防止胎儿听得过于疲乏，这样才会收到良好的灌输效果。

母教子"唱"法。胎儿有听觉，但胎儿毕竟不能唱。母亲应充分合理地发挥自己的想象力，让你腹中的宝宝神奇地张开蓓蕾似的小嘴，跟着你的音律和谐地唱起来。

母亲可先练音符的发音，或较简单的乐谱，这样就可使之容易学容易记，一教即会。比如：1234567，7654321，反复轻唱若干遍，每唱完一个音符，等待几秒钟，这几秒钟即是胎儿复唱的时间，之后再依次进行。

贴心 TIPS

妊娠 5 个月，胎儿已经有听力了，此时进行音乐胎教需要注意每次 5~12 分钟，6 个月以后，每次 20 分钟，一天 1~2 次。最好在胎动（清醒）时进行，如胎动强时可多听几次，但每次不可超过 20 分钟。

孕妇可采取坐姿、半卧式，即上身垫高，坐在床上，双腿稍弯曲或伸直均可，姿势要舒适，身体和精神都要放松。

胎教音乐的种类

我们知道，不同类型的音乐能对人的心理行为产生不同的影响。具体到每一个胎儿，还应本着因材施教的原则，具体情况具体对待。对于那些胎动频繁的胎儿，可侧重选一些缓慢、柔和的曲子；而对那些胎动比较弱的胎儿，则应侧重选择一些轻松活泼、节奏感强的乐曲。

音乐的曲调、节奏、旋律不同，对人体可产生不同程度的情感和共鸣，下面是乐曲的大致分类及其产生的作用，可供参考。

催眠。如二胡曲《二泉映月》、古筝曲《渔舟唱晚》、德国浪漫派作曲家门德尔松的《仲夏夜之梦》等。这类作品不仅具有轻盈灵动的旋律、美妙活泼的情感，而且还具有安详柔和的情调。

镇静。如民族管弦乐曲《春江花月夜》、琴曲《平沙落雁》等。这类作品优美细腻，音乐柔和平缓，带有诗情画意。

舒心。如《江南好》、《春风得意》等。

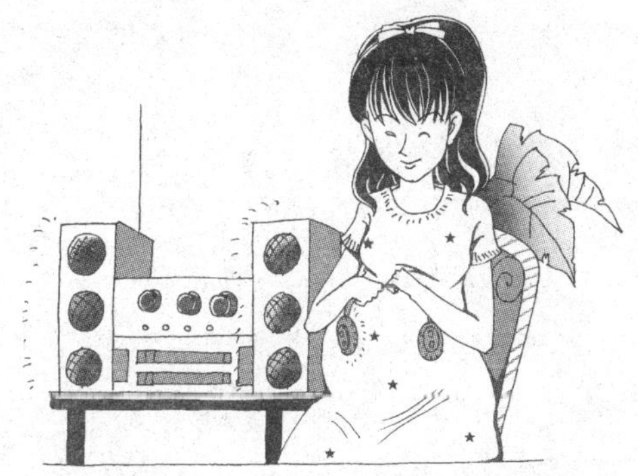

解除忧郁。如《喜洋洋》、《春天来了》和奥地利作曲家约翰·施特劳斯的《春之声圆舞曲》等。这类作品使人联想到春天，仿佛看到春天穿着美丽的衣裳，同我们欢聚在一起，其曲调优美酣畅，起伏跳跃，旋律轻盈优雅。

消除疲劳。如《假日的海滩》、《锦上添花》、《矫健的步伐》和奥地利作曲家海顿的乐曲《水上音乐》等。这类作品清丽柔美，抒情明朗。

振奋精神。如《娱乐升平》、《步步高》、

《狂欢》、《金蛇狂舞》等。这类作品曲调激昂，旋律变动较快，引人向上。

促进食欲。如《花好月圆》、《欢乐舞曲》等。

贴心 TIPS

目前市面上销售的胎教音乐磁带（碟）有许多，孕妇应根据自己的生活、精神需求而选择，除以上曲子外，孕妇还可以多听一些摇篮曲、圆舞曲以及古典音乐等，特别要多听一些好的古典音乐，因为古典音乐的节奏、速度与母亲每分钟 72 次左右的心跳相近，胎儿对母亲的心跳最有安全、亲密感。如海顿的《小夜曲》、门德尔松的《春之歌》、民族音乐《彩云追月》等。供胎儿听的乐曲不宜太多，有 3~4 支曲子反复听就足够了。

不利于胎教的音乐

现在有不少年轻的女性比较偏爱交响乐、摇滚乐以及爵士乐等类型的乐曲。这作为每个人的业余爱好来说本是无可厚非的，但是现在已经怀孕，对一位准妈妈来讲继续听这类音乐就是极为不适宜的。

因为，这类音乐音量较大，节奏紧张激烈，声音刺耳嘈杂，可使胎儿躁动不安，可引起其神经系统及消化系统的不良反应。并可促使母体分泌一些有害的物质，危及孕妇和胎儿。因此，未来的母亲应对腹内胎儿的健康着想，暂时摒弃你的这一爱好。关于这一点，每一个孕妇应该都是能够接受的。

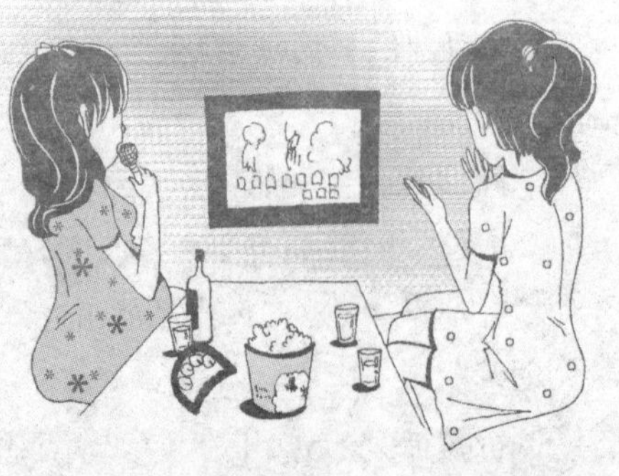

怀孕不同时期胎教音乐的选择

在怀孕的不同时期，需要选择不同的胎教音乐。

1~3 个月的孕早期。此时胎儿的器官正在逐步形成，孕妇往往会感到不适，胃口不佳，甚至恶心呕吐。此时，可听一些抒情、优美的曲子，比如，柴可夫斯基的《如歌的快板》、舒曼的《梦幻曲》等。这样可使孕妇分散注意力，使早孕带来的不适随着优美的音乐而缓解或消除。

4~6 个月的孕中期。在此期间胎儿发育很快，活动增多，孕妇可与宝宝一起听一些活泼欢快的音乐，如圆舞曲等，对于陶冶孕妇情操、促进胎儿发育大有收益。

7~9 个月的孕晚期。此时胎儿已逐渐成熟，由于不久将分娩，准妈妈在欣喜之余，会感到紧张和担心。此时，胎教音乐可选择轻松动听的曲子，如肖邦的《E 大调小夜曲》、贝多芬的《G 大调小步舞曲》等，使准妈妈的心灵得到安慰，心情得以放松，使宝宝有更良好的生长环境。

贴心 TIPS

在实施音乐胎教时，首先要保持环境安静，孕妇精神要集中，要和胎儿一起投入，注意听音乐，加深理解，丰富联想，这样做才能收到预期效果。

其次是要采用适当的方法，如音乐熏陶法、器物传声法等。如果使用录音机放音乐，可将录音机放在距离自己身体1米的位置，让扬声器对着腹部(腹部最好无衣服遮盖)，声音可稍强但不可太大，应为65~75分贝。

怎样给胎儿唱歌

如果母亲能亲自给胎儿唱歌，将会收到比单纯听音乐更为令人满意的胎教效果。

一方面，母亲在自己的歌声中陶冶了性情，获得了良好的胎教心境；另一方面，母体在唱歌时产生和谐又愉快的物理振动，使胎儿从中得到感情上和感觉上的双重满足。这一点，是任何形式的音乐所无法取代的。

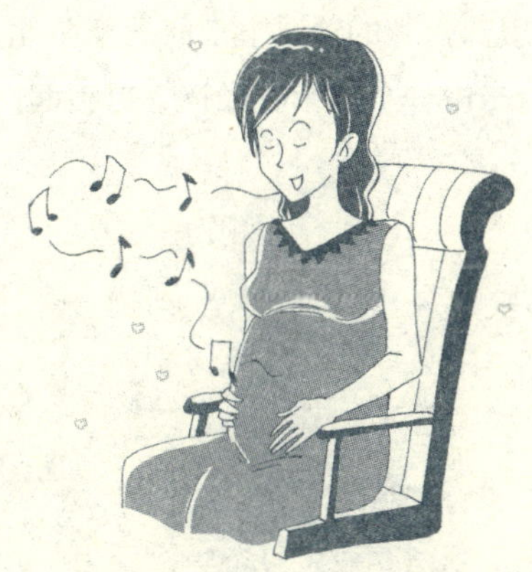

所以，准妈妈在工作之余，不妨经常哼唱一些自己喜爱的歌曲，把自己愉快的心情，通过歌声传送给胎儿，使胎儿分享你喜悦的心情。唱的时候尽量使声音往上腭部集中，把字咬清楚，唱得甜甜的，你的胎儿一定会非常喜欢的。

贴心 TIPS

有的孕妇认为，自己“五音不全”，没有“音乐细胞”，哪能给胎儿唱歌呢。其实，完全没有必要把唱歌这件事看得过于专业。要知道，给胎儿唱歌并不是登台表演，并不需要太多的技巧和天赋，要的只是母亲对胎儿的一片深情。当你带着浓浓的母爱哼唱出一个个音符，在胎儿听来，一定是十分悦耳动听的。

4 和胎儿沟通的方法

孕妇的求知欲会影响到胎儿

怀孕以后，不少孕妇往往容易发懒，什么也不想干，什么也不愿想，其实这正是胎教过程中的一大禁忌。

胎儿能够感知母亲的思想。如果母亲始终保持着旺盛的求知欲，则可使胎儿不断接受新鲜刺激，促进其大脑神经和细胞的发育。反之，怀孕的母亲既不思考也不学习，胎儿也会深受感染，变得懒惰起来。显然，这对于胎儿的大脑发育是极为不利的。

因此，孕妇要从自己做起，勤于动脑，勇于探索。在工作上积极进取，努力创造出优秀的成绩。要拥有浓厚的生活情趣，凡事都要问个为什么，不断探索新的问题，对于不理解的问题可以到图书馆查阅资料或请教有关专家，弄清根源。

总之，孕妇要始终保持强烈的求知欲

和进取心，充分调动自己的思维活动，使胎儿受到良好的教育。

贴心 TIPS

书是知识的载体，是孕妇文化修养的基础，也是胎教必不可少的精神食粮。孕妇担负着孕育培养胎儿的重任，更应注意从书籍中汲取精神营养，获得知识。那么，孕妇适宜阅读哪些方面的书刊呢？

从胎教的角度出发，孕妇宜选择阅读一些趣味高雅、给人以知识的启迪、使人精神振奋、有益于身心健康的书刊。因此，孕妇的阅读内容宜选择那些名人的传记、名言，优美的抒情散文，著名的诗歌、游记，有趣的童话故事，艺术价值高的美术作品以及有关胎教、家教、育婴知识等的书刊杂志，从中获得知识和力量。

培养胎儿的习惯

每一个人都有各自的生活习惯，而养成一种良好的生活习惯是不容易的。

一个人的习惯是什么时候养成的呢？其实，早在胎儿时期，一个人的某些习惯就已基本养成。胎儿的生活习惯在母亲腹内受到母亲本身习惯的影响，而被潜移默化地继承下来，这不是某个人的凭空想象，而是经过科学家实践证明的事实。

瑞典医生舒蒂尔曼曾对新生儿的睡眠类型进行了实验，结果证明，新生儿的睡眠类型是在怀孕后几个月内由母亲的睡眠习惯所决定的。他把孕妇分为早起型和晚睡型两种类型，然后对这些孕妇进行追踪调查，结果发现，早起型的母亲所生的孩子天生就有同妈妈一样的早起习惯，而晚睡型母亲所生的孩子也同其妈妈一样喜欢晚睡。

由此可见，母亲的习惯将直接影响胎儿的习惯。如果有些母亲本身生活无规律，那么从你怀孕起就要从自身做起，养成一个良好的习惯，才能培养出具有良好习惯的婴儿。

抚摩胎教

孕妇本人或者丈夫用手在孕妇的腹壁轻轻地抚摩胎儿，给胎儿触觉上的刺激，以促进胎儿感觉神经及大脑的发育，称之为抚摩胎教。

抚摩胎教可以在妊娠20周后开始，与胎动出现的时间吻合，并应注意胎儿的反应类型和反应速度。

方法是，孕妇躺在床上，全身尽量放松，在腹部松弛的情况下来回抚摩胎儿，具体做法是用一个手指轻轻按下再抬起。开

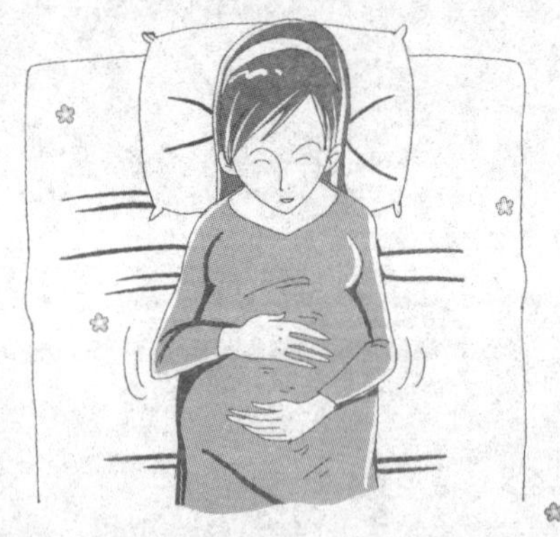

始时，有的胎儿能立即作出反应，有的则要过一阵才有反应。如果此时胎儿不高兴，他(她)会用力蹬腿反抗，碰到这种情况，就应马上停止。

过几天后，胎儿对母亲的手法习惯了，母亲用手按压、抚摩，胎儿就会主动迎上

去。到了6~7个月,母亲已能分辨出胎儿的头背时,抚摩应从胎儿头部开始,然后沿着背部到臀部至下肢,轻柔有序。

抚摩胎教可在每晚临睡前进行，每次抚摩以5~10分钟为宜。抚摩可与数胎动及语言胎教结合进行，这样既落实了围产期的保健,又能使父母及胎儿的生活妙趣横生。

贴心 TIPS

在用手抚摩胎儿时,别忘了同时还应轻轻地、充满柔情地与胎儿对话,让胎儿更强烈地感受到父母的爱意。父母也可以在触摸胎儿的时候与之谈谈心，交流交流感情,憧憬一下宝宝出生后的美妙生活，营造出温馨、亲密的气氛,这有利于加深一家三口的感情。

怎样与胎儿对话

父母通过动作和声音与腹中的胎儿对话,是一种积极有益的胎教手段。

母亲和父亲对胎儿说话，胎儿能够通过听觉和触觉感受到来自父母爱的呼唤,这对促进胎儿的身心发育具有十分有益的影响。

未来的父母可以给胎儿取个亲切动听的名字，每天在同一个时间呼唤胎儿的名字,越亲切越好,如果能同时抚摩胎儿就更好,这是父母和胎儿建立感情的好机会。

胎儿出生后会对父母的呼唤和讲话声作出良好的反应。应该特别提醒未来的父亲,父亲对胎儿讲话,不仅能安慰胎儿,还能安慰母亲。

对话可从怀孕3~4个月时开始,每天定时刺激胎儿，每次时间不宜过长,1分钟足够。随着妊娠的进展,每天还可适当增加对话次数。

首先要告诉胎儿一天的生活。从早晨醒来到晚上睡觉,你或你的家人做了什么,想了些什么,有什么感想,说了些什么话,这些都要用你的语言讲给胎儿听。这既是一般常识课，也是母子共同体验生活节奏的一个方法。在把思考转变为语言的过程中,你的思维印象变得更加鲜明,胎儿就会逐渐地接受这些信息。

由于胎儿还没有关于这个世界的认识,不知道谈话的内容,只知道声音的波长和频率,而且,他(她)并不是完全用耳朵听,而且还用他(她)的大脑来感觉,接受着父母的感情。所以在与胎儿对话时,父母要使自己的精神和全身的肌肉放松,精神集中,呼吸顺畅,排除杂念,心中只想着腹中的宝宝,把胎儿当成一个站在自己面前的活生生的孩子,娓娓道来,这样才能收到预期的效果。

研究发现,胎儿更喜欢听父亲的谈话。父亲或者说男性的声音更富有魅力和感染力,父亲的声音带磁性、低沉浑厚,使胎儿更感到安全有依靠。在此基础上,胎儿出生后会对父亲有深厚的感情。

系统性诱导语言可以从以下一些方面着手:

教胎儿数数儿,发出一个声响说“1”,发出两个声响说“2”……发声响时要注意节奏,要按一个节奏规律进行。教胎儿数数儿不能操之过急,要循序渐进。每次数数儿都要从1开始,数数儿不能太多,声响不能太大,用琴声更好。

母亲淋浴时可对胎儿说“这是水流声,

妈妈在洗澡”；听音乐时说“宝宝听听音乐吧”，感到胎动时说“宝宝开始活动了”等。

胎儿爱听爸爸的声音

据报道，胎儿的听觉容易接收低频音，因而也容易听到爸爸的声音。如能定时特别是在上床睡觉前，丈夫和妻子一起给胎儿进行抚摸、哼曲、呼唤、对话等，尽“母育父爱”的义务，对胎儿的正常发育很有裨益。

如美国波士顿有个叫大卫的神童，9岁时智商高达159，记者问大卫的母亲莉特太太，怎样才能生育智商高的孩子，她说：秘密在于孕育期间，她和丈夫悦声读念了不少有趣的文章。

看来，对话是不可忽视的。另外还可通过话筒教数字、读字母单词，刺激胎儿大脑，促进其智力的萌发。

经过这些训练生出的婴儿格外活泼，富于好奇心，对文字、音乐会表现出异常的兴趣。这类婴儿情绪高昂，很少哭闹。经过对孕妇产后的随访调查，作过胎教的婴儿智能指数确实会有所提高。

贴心 TIPS

父亲与胎儿讲话时，母亲应仰卧或端坐在椅子上，父亲把头俯在母亲的腹部上，嘴巴离腹壁3~5厘米，讲话时间最好选择晚上睡觉前，以5~10分钟为妥。讲话的内容可以多种多样，可以是日常生活用语，可以是童话小故事，还可以是诗歌，应该以希望、祝福、要求、关心等为主旨，语句简练温和，内容健康，切合实际。

怎样给胎儿讲故事

现代医学已经证明，生活在母亲子宫里的胎儿是个能听、能看、能感觉的小生命。母亲对外界事物的感受都能通过某种途径，巧妙地转化为教育因子而直接作用于胎儿。所以作为母亲，应不失时机地加强与胎儿之间的交流，对其施以良性刺激，以丰富胎儿的精神世界。

给胎儿讲故事就是一项不可缺少的胎教内容，它可以丰富胎儿的精神世界。这是因为讲故事时，母亲把腹内的胎儿当成一

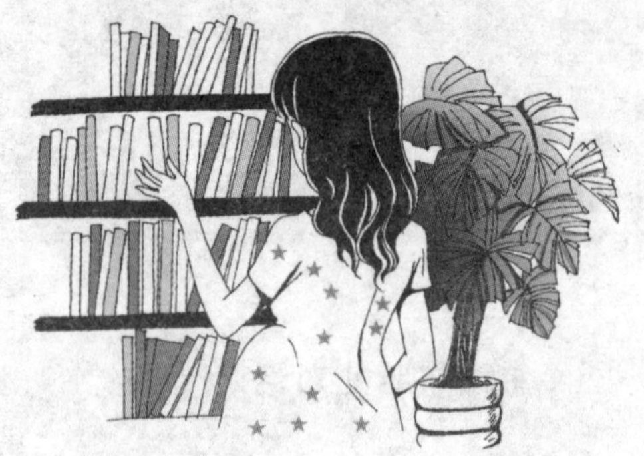

个大孩子，娓娓动听地述说，亲切的语言将通过声波的振动传递给胎儿，使胎儿不断地接受客观环境的影响，在不断变化的文化氛围中发育成长。

讲故事的方式有两种：一种是由母亲任意发挥，讲随意编就的故事，最好始终是以胎儿为主人公的故事；另一种是读故事书，最好是图文并茂的儿童读物。可选择那些内容短小的民间故事、童话故事等，故事的主人公（正面形象）也可换成胎儿的名字，这样更能使之进入故事氛围之中，效果能更好些。较易引起恐惧和伤感以及使人感到压抑的故事，如《灰姑娘》、《白雪公主》等就不宜选用。

贴心 TIPS

讲故事时,孕妇应取一个自己感到舒服的姿势,精力要集中,吐字要清楚,声音要和缓,既要避免高声尖气的喊叫,又要防止平淡乏味的读书,应以极大的兴趣绘声绘色地讲述故事的内容。除此之外,还可给胎儿朗读一些轻快活泼的童谣、诗歌、散文等。

怎样和胎儿做游戏

孕妇和胎儿做游戏,也是很好的胎教形式之一。孕妇与胎儿做游戏主要是玩“踢肚游戏”。怀孕5个月的孕妇,可开始与胎儿玩“踢肚游戏”。

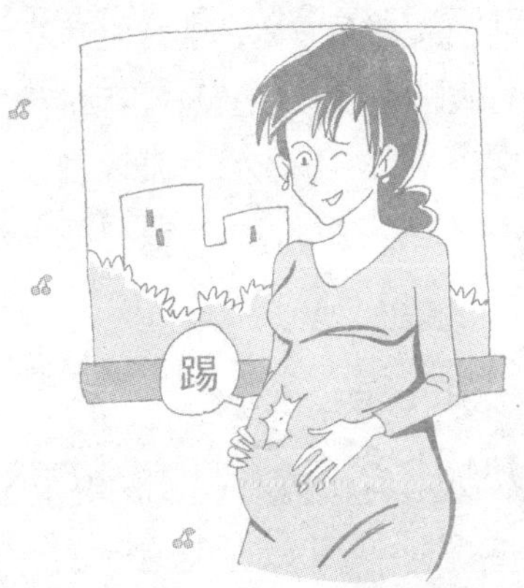

当胎儿开始踢妈妈的肚子时,孕妇要轻轻拍打被踢的部位,然后等待其第二次踢肚。一般在一两分钟后,胎儿会再踢,孕妇再轻轻拍几下,然后停下来。待胎儿再次踢肚子时,孕妇可改换拍的部位,胎儿会向你改变的地方去踢,这说明胎儿已和妈妈在玩游戏了。但必须注意改变的位置不要离胎儿一开始踢的部位太远,太远胎儿转动费力,游戏就做不下去了。

这样的游戏每天进行两次,每次可玩几分钟至十几分钟。据研究测定,经过这种胎教游戏玩耍的胎儿生下来以后,学站、学走路都会快些,手脚也比较灵敏,而且不爱啼哭。因为胎儿经过胎教游戏得到过锻炼。这种游戏对胎儿的身体发育、大脑发育都很有功效。

此游戏运动,怀孕后3个月内、临近产期及早期宫缩的孕妇不宜进行。还应注意训练的手法要轻柔,循序渐进,不可急于求成。

怎样教胎儿识字

教腹内胎儿识字也是一种行之有效的胎教方法。虽然这种方法的效果至今仍没有为令人满意的科学实验所证明,但这种方法起码对于集中孕妇精力,使其通过眼、耳、口、手等器官的刺激,专注、认真地观察、学习和讲解以及对腹内的胎儿都将会起到一些好的影响。

首先,要制作一些卡片,把数字和一些笔画简单、容易记忆的字制成颜色鲜艳的卡片,卡片的底色与卡片上的字分别采用对比度鲜明的不同颜色,如黑和白、红和绿等。总之,应鲜艳醒目,使人一目了然。

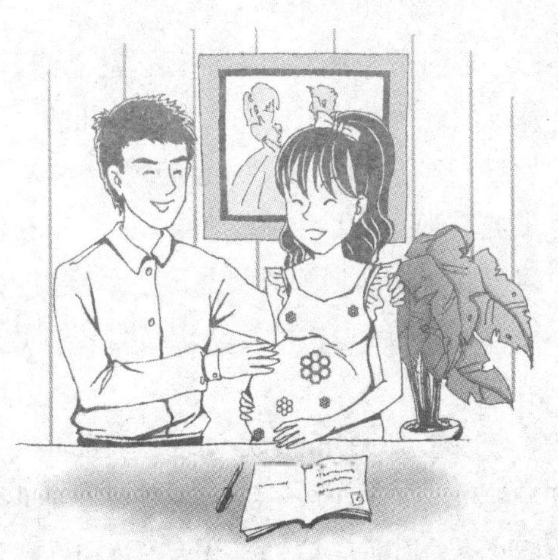

训练时母亲应精力集中，全神贯注，两眼平视卡片上的文字，一边念，一边用手沿着字的轮廓反复描画。每天抽出一定的时间定时进行，不断重复，反复强化。久而久之，将有助于条件反射的形成，对胎儿有益。

怎样对胎儿进行运动训练

“生命在于运动”，运动可以促使胎儿生长发育得更好。早在妊娠第7周，胎儿就开始了自主运动，但这时由于活动幅度很小，只能借助B超才可以观察到。当胎儿发育到16～20周时活动能力大增，表现多种

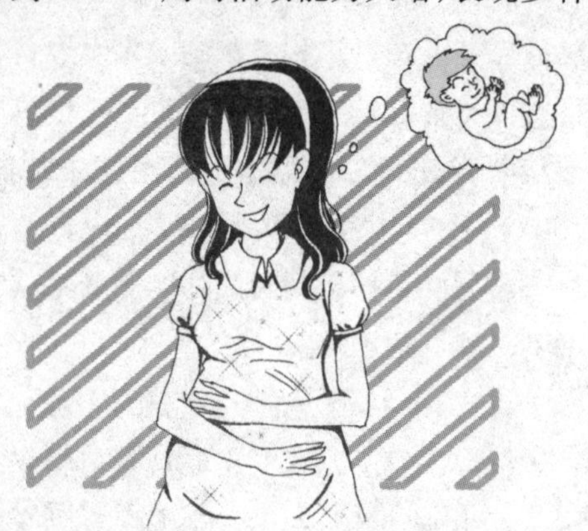

多样，如吮吸手指、握拳、伸腿、眯眼、吞咽，甚至转身、翻筋斗等。运动使胎儿逐渐强大，这时母亲也会感到胎动。

适时适当地对胎儿进行运动刺激，能激发胎儿运动的积极性，促进胎儿的身心发育。研究结果表明，胎儿活动的差异直接影响着他们出生后的活动能力。凡是在母体内受过运动训练的胎儿出生后翻身、爬行、坐立、行走及跳跃等动作都明显早于一般的孩子。

因此，对胎儿进行运动训练确实不失为一种积极有效的胎教手段。有些孕妇对进行胎儿运动训练表示担心，认为锻炼会伤害到胎儿，其实这种担心是没有必要的。胎儿在4个月时胎盘就已经很牢固了，胎儿此时在母体内具有较大的活动空间。而且，环绕着胎儿的羊水对外来的作用力具有缓冲作用，可以保护胎儿。所以，母亲对胎儿进行运动训练时并不会直接碰到胎儿，这一点孕妇可以放心。

胎儿的运动训练可于怀孕3～4个月时开始。训练时孕妇应仰卧，全身尽量放松，先用手在腹部来回抚摸，然后用手指轻戳腹部的不同部位，并观察胎儿的反应。开始时动作宜轻，时间宜短，几周后，胎儿逐渐地适应了这种训练方法，能积极作出一些相应的反应。这时，可稍微加大运动量，每次以5分钟为宜。

到了妊娠6个月以后，在腹部已能触摸到胎儿的头部和肢体，从这时起就可以轻轻拍打腹部，并用双手轻轻推动胎儿，帮助其在宫内“散步”。此外，如能配合音乐和对话等方法同时进行，将会收到更为理想的效果。

贴心 TIPS

对胎儿进行运动训练要掌握好时机，一般说来，怀孕后3个月以内和临近产期时都不宜进行。训练的手法一定要轻柔，要循序渐进，不可急于求成，即使在怀孕七八个月的训练高峰时期，每次也不宜超过10分钟，否则只能是拔苗助长、适得其反。

怎样用美学影响胎儿

美育是母亲与胎儿交流的重要内容之

一，也是净化胎教氛围的必要手段。

胎教中的美育是通过母亲对美的感受来实现的。具体地说，对胎儿的美育就是关于音乐美、大自然美和形体美的教育。

轻快柔美的抒情音乐，能转化为胎儿的身心感受，促进脑细胞的发育。

大自然的色彩和风貌对促进胎儿大脑细胞和神经的发育也是十分重要的。孕妇可于工作之余，欣赏一些具有美的感召力的绘画、书法、雕塑以及戏剧、舞蹈、影视文艺等作品，接受美的艺术熏陶，并尽可能地

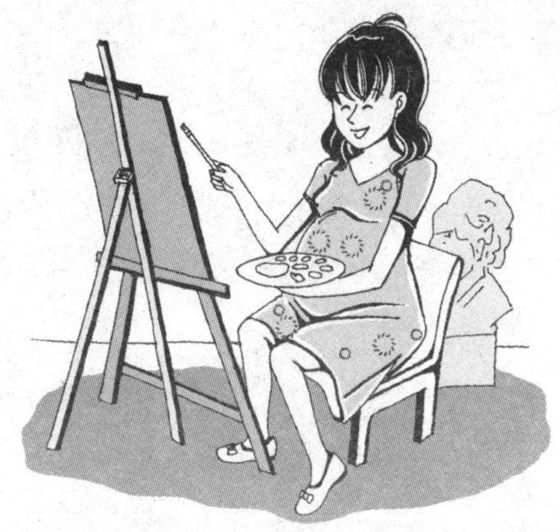

多到风景优美的公园及郊外领略大自然的美，把内心的感受描述给腹内的胎儿听。

如深蓝色的大海、红彤彤的晚霞，五颜六色的花朵、悠悠飘浮的白云、翩翩起舞的蝴蝶、歌声悦耳的小鸟以及沁人心脾的花香等。

形体美主要是指孕妇本人的气质。首先，孕妇要有良好的道德修养和高雅的情趣，知识广博，举止文雅，具有内在的美。其次，要有外在的美，孕妇穿着颜色明快、合适得体的孕妇装，一头干净、利索的短发，再加上面部恰到好处的淡妆，会显得精神焕发，这样会使胎儿在母体内受到美的感染而获得初步的审美观。

怎样进行光照胎教

胎儿的视觉能力发育较晚，到妊娠 7 个月时，胎儿的视网膜才具有感光的功能，即对光有反应。

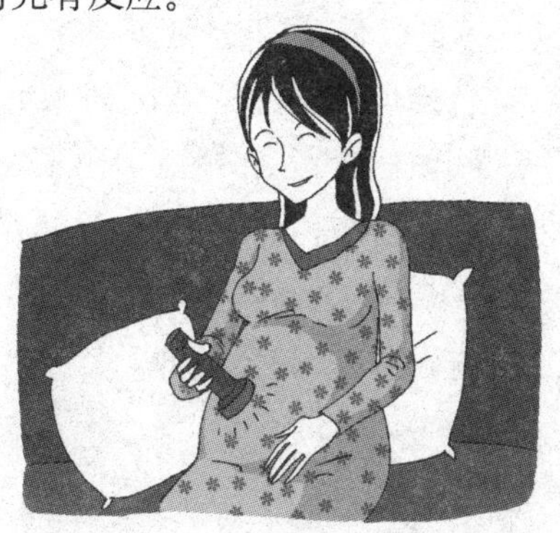

光照胎教，是指自孕 36 周开始，当胎儿醒着（胎动）时，用手电筒的微光一闪一闪地照射孕妇的腹部，以训练胎儿对光的感应，促进胎儿视觉功能及大脑的健康发育。

光照胎教可选择在每天早晨起床前与每晚 8 点左右进行，以便孩子出生后养成早起床、夜睡觉的好习惯。光照胎教时，准妈妈或准爸爸每天定时用手电筒微光紧贴腹壁一闪一灭照射胎儿头部位置。可用 4 节 1 号电池的手电筒进行照射。

色彩与胎教的关系

我们的眼睛可看见映入我们眼帘的一切自然景物，它们的呈现方式和声音一样，也具有波的特性。我们所能看见的光仅仅是 400～800 纳米的不同波长的光，即颜色。色彩与我们的生活息息相关。

色彩能够影响人的精神和情绪，它作为一种外在的刺激，通过人的视觉产生不同感受，给人以某种精神作用。因此，精神上感到舒畅还是沉闷，都与色彩的视感有

着直接的关系。

令人不舒服的色彩如同噪声一样，会使人感到烦躁不安，而看协调悦目的色彩则是一种美的享受。一般来说，红色使人激动、兴奋，能鼓舞人们的斗志；黄色明快、灿烂，使人感到温暖；绿色清新、宁静，给人以希望；蓝色给人的感觉是明静、凉爽；白色显得干净、整洁；粉红和嫩绿则预示春天，使人充满活力；灰色使人沉闷、忧郁；黑色使人肃穆、烦闷、丧气；浅绿、浅蓝，使人宁静轻松；橘黄使人胃口大开……

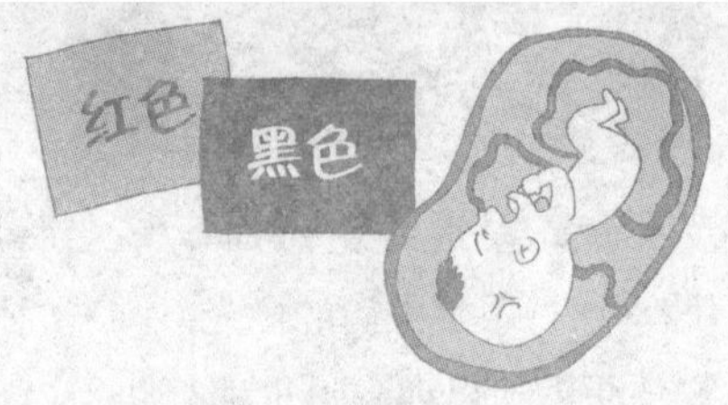

孕妇因体内激素的变化，往往性情急躁，情绪波动较大。因此，有意识地多接触一些偏冷的色彩，如绿色、蓝色、白色等，有利于其情绪稳定，保持淡泊宁静的心境。

要使腹内小宝宝安然平和地健康成长，不宜多接触红、黑等色彩，以免产生烦躁、恐惧等不良心理，影响胎儿生长发育。在布置孕期居室、选购日常及旅行用品时，要有意识地注意这个问题。

通过大自然陶冶来进行胎教

人类世世代代在大自然这片绿洲上生存、繁衍，感受到了它的广阔、神奇、美丽、富饶和温馨。因此，对一个新生命来说，首先要让其了解大自然，这也是促进胎儿智力开发的很重要的胎教基础课之一。

在大自然中，你可以欣赏到那飞流直下的瀑布、那“卷起千堆雪”的拍岸惊涛，还有那幽静的峡谷、叮咚的泉水。不仅可以领略到诗一般的奇观，使你赏心悦目，而且还可以将这些盛景不断地在大脑中汇集、组合，然后经母亲的情感通路，将这一信息传递给胎儿，使其受到大自然的陶冶。

国外曾发生过这样一件令人惊讶的事情。3岁的孩子在人群中大讲异国风光，人们发现他的“乱说一通”竟然大部分是事实。可是周围的人未对他进行过这方面的教育，他怎么知道得这么多呢？经调查，他妈妈在怀孕期间曾去那个国家旅游过，母亲的感知变成思维的信息传递给了胎儿。

另外，大自然中新鲜的空气有利于胎儿的大脑发育。有人曾在动物身上作实验，将怀孕的兔子和鼠分别放在箱子里，观察发现这两种动物所生的幼崽儿出现无脑畸形的比率非常高。

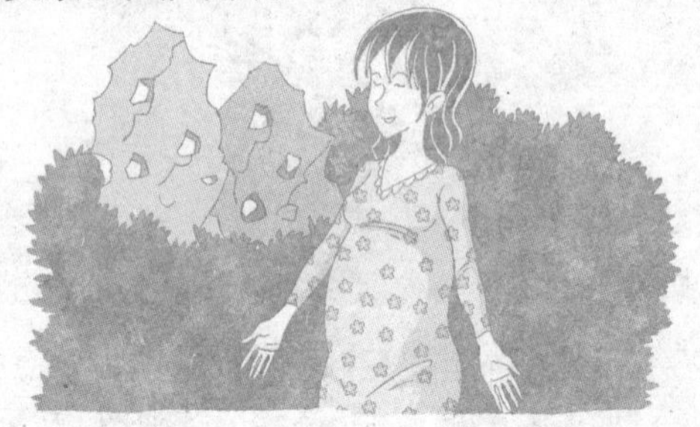

这项实验说明了氧气对大脑发育的重要性，这一点对人类来说也是一样的，大自然恰好能给胎儿提供充足的氧气。不仅如此，大自然中，如郊外、公园、田野、瀑布、海滨、森林等地，对人身心健康极其有益的负离子含量很高，每立方厘米可达数千甚至上万个。但是在我们城市的室内，每立方厘米只含40～50个负离子。因此孕妇经常到山川、旷野去，就能有机会获得这种“空气维生素”。

当你从大自然中归来时，皮肤会变得黑红，这正是阳光的无私馈赠。太阳光可以促进血液循环，杀灭麻疹、流脑、猩红热等传染病的细菌和病毒，还能促进母体内钙的吸收,促进胎儿骨骼的生长发育。

总之,大自然是无限美好的,它使人大开眼界,增长知识,陶冶情操,同时得到娱乐和休息,有利于母子身心健康。

贴心 TIPS

在妊娠中后期,孕妇由于自身的特殊生理条件,不可能去登临巡礼,湖海浪游,但只要注意美的熏染,在小小的庭院之中照样可以欣赏到自然的美景。如在居室之中摆几盆鲜花、喂养几尾金鱼,在庭院养种一些绿草、栽植几株花木等。

每遇节假公休时,在丈夫的陪伴下信步于街心绿地、清爽的公园,或外出郊游等;在农村地区,春天风和日丽,万物争荣;金秋季节,天高气爽,硕果累累,还有草地、树林、山峰、池塘等景物,只要有了审美的眼光,一切都能使孕妇赏心悦目。

同时,由于受到美的熏染,孕妇腹内胎儿的灵性也得到了陶冶,从而有利于胎儿健康发育成长。

想象胎儿的样子

母亲与胎儿在心理与生理上是相通的，怀孕时经常强化孩子的形象，等生产后，新生儿的形象在某种程度上会与母亲想象的比较相似。这是因为准妈妈在设想胎儿形象的过程中，会使情绪达到最佳状态,使体内具有美容作用的激素增多,使胎儿面部器官的结构组合及皮肤的发育良好,从而塑造出自己理想中的胎儿。

妊娠期通过意念想象可以达到胎教的

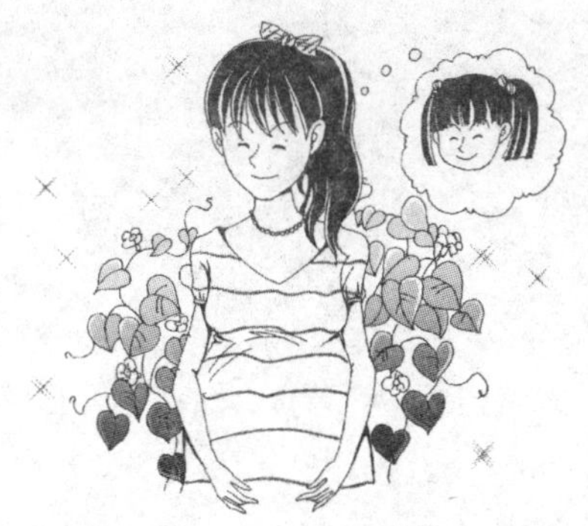

目的。在妊娠期孕妇可以随时随地想象着孩子未来可爱的样子，如悠闲地躺在躺椅上,就可想象娇儿绕膝的情形;当在公园或其他环境优美的地方时，就可想象自己带着漂亮宝宝,穿着漂亮服装在公园玩耍等。

并且，准妈妈还可刻意地去想象孩子的皮肤、眼睛、鼻子、嘴巴等会长成什么样子，久而久之，母亲就会通过意念进行胎教,从而塑造出心目中完美的宝宝。

贴心 TIPS

孕妇在心情平稳的时候,进行几分钟放松练习,然后再将自己的手放在已经隆起的下腹部上,然后一边看着肚子,一边想象着肚子里的宝宝。手要轻轻地抚摩肚子,同时想象自己的爱和活力正一波波地传递给胎儿。

这时,要用心去感受自己的心脏与胎儿的心脏正以相同的节奏在跳动。暂停一下呼吸,倾听胎儿的心跳声。

重复一遍上面的练习,一面感受自己心脏的跳动,一面聆听自己呼吸的声音:吸气、吐气、吸气、吐气。

最后,集中注意力,再慢慢将视线转移到熟悉的家具上面。此时的你,一定能拥有温暖而平稳的心情。

在怀孕中期,这样的练习每周至少要做 1 次,每次 2 分钟。

第四部分

分娩方案

Message

- ❖ 临产的事项
- ❖ 分娩的方式
- ❖ 分娩指导
- ❖ 应对分娩意外

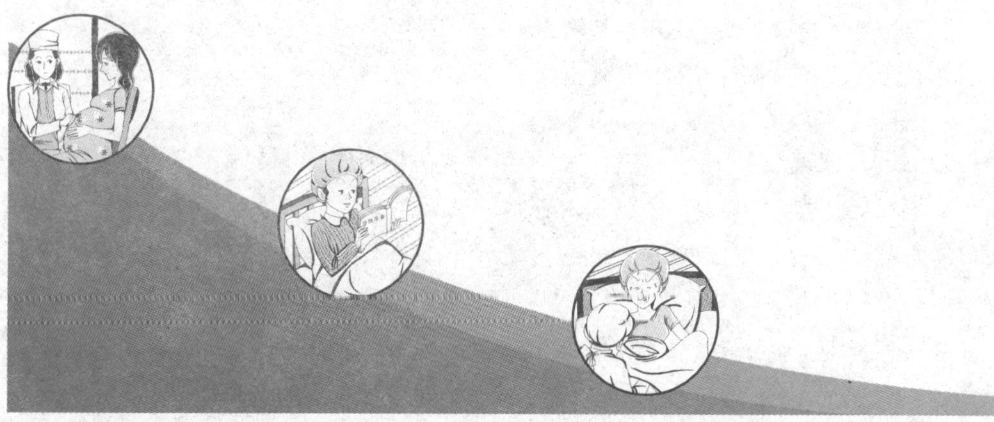

1 临产的事项

生产前应怎样避免紧张心理

初为产妇时往往缺乏心理准备，对生产既感到神秘，又有些惧怕。有的孕妇往往会想象分娩时的疼痛，担心分娩不顺利，忧虑胎儿是否正常及胎儿的性别和长相是否理想等。

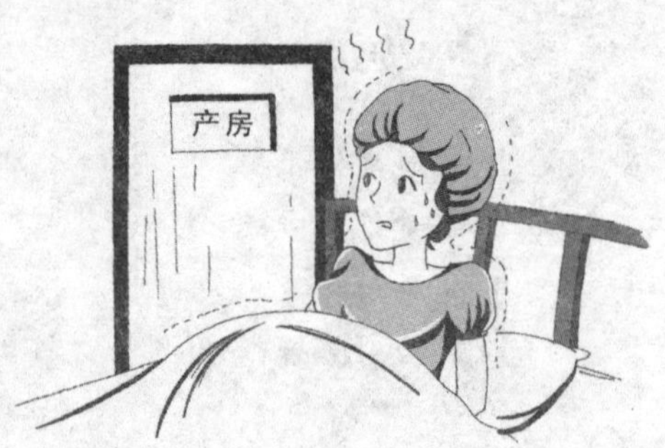

孕妇必须从思想上消除对分娩的恐惧不安的心理障碍，保持平静的心情，分娩时也就不会感觉太疼痛了。

● 要消除精神紧张情绪。精神越紧张，就会觉得越痛。心情越紧张，肌肉就会绷得越紧，产道不容易撑开，婴儿不能顺利出来，不但疼痛会更厉害，而且还会造成难产、滞产情形；相反，心情舒展，让肌肉和骨盆放松，婴儿才能顺利通过。

● 参加孕妇学校的课程，了解生产的过程和引起疼痛的原因，有助于克服对分娩的恐惧心理。

● 学习和练习分娩镇痛的呼吸和按摩方法。

● 安排好工作，处理好各种家庭、朋友、社会关系，消除各种矛盾，尽可能不把不良的情绪带到临产中。

● 与老公交谈，安排好分娩前的准备工作，协商好分娩过程中可能出现的问题的解决办法。

总之，持着"既来之，则安之"的态度，事先对分娩的过程有详细的了解，作好配合助产人员的准备，这种心理状态能很好地帮助产妇克服产前的种种不适和产后的尽快恢复。

贴心 TIPS

孕妇做到以下几点就能缓解临产前的紧张情绪。

● 定期进行孕期保健、定期检查，确保宝宝的安全，消除担心。

● 咨询产科和新生儿科专家，以消除心中的疑问，了解分娩和育儿的知识。

● 接受丈夫和家人的体贴关怀，消除孤独感。

● 与社会多接触，尤其是周围亲人，跟新妈妈们交谈，获取分娩和育儿的感受和经验，消除神秘感。

● 注意营养与休息。散步、听听轻音乐，尽可能地放松自己。

● 看一些喜剧片，读一些高雅的书籍，不看恐怖影视、小说，以免增加额外的紧张感。

分娩前的身体准备

预产前两周随时有发生分娩的可能。分娩前两周，孕妇每天都会感到几次不规则的子宫收缩，经过卧床休息，宫缩就会很快消失。这段时间，孕妇需要保持正常的生活和睡眠,吃些营养丰富、容易消化的食物,如牛奶、鸡蛋等,为分娩准备充足的体力。

睡眠休息。分娩时体力消耗较大,因此分娩前必须保证充足的睡眠时间，午睡对分娩也比较有利。

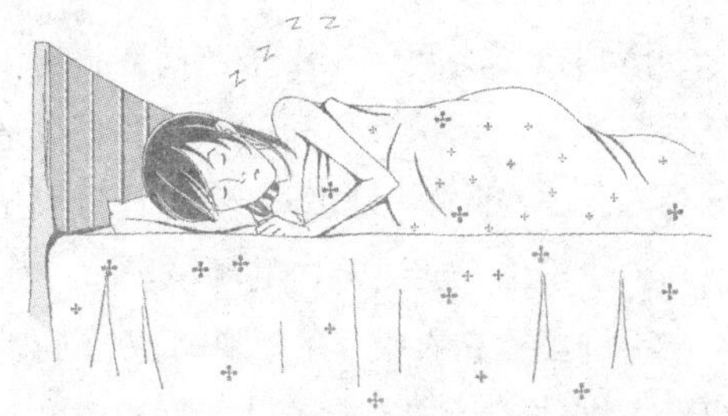

生活安排。接近预产期的孕妇应尽量不外出和旅行,但也不要整天卧床休息,做一些力所能及的轻微运动还是有好处的。

性生活。临产前应绝对禁止性生活,免得引起胎膜早破和产时感染。

洗澡。孕妇必须注意身体的清洁,由于产后不能马上洗澡，因此，住院之前应洗澡，以保持身体的清洁。若到公共浴室洗澡,必须有人陪伴,以防止湿热的水蒸气引起孕妇的昏厥。

家属照顾。妻子临产期间,丈夫尽量不要外出,夜间要在妻子身边陪护。

贴心 TIPS

预产期前几天,孕妇尤其要注意保持外阴清洁,每天早晚用肥皂、温开水反复洗涤外阴、大腿内侧和下腹部。

若临产前产妇患有阴道炎、阴道内分泌物较多,化验报告表明阴道有真菌、滴虫或清洁度在"++"以上者,除请求医生治疗外,可选用中药银花藤、苦参、野菊花、土茯苓、防风各 30 克,煎汤熏洗,或用 1:1000 的新洁尔溶液，或用 1:5000 的高锰酸钾溶液洗涤,早晚各一次,每次洗涤后须换上干净内裤。

临产前还要准备高锰酸钾 0.5 克,以备洗涤外阴之用。

分娩前的物质准备

孕妇可在妊娠第 7 个月开始，逐步着手准备入院分娩应带的用品，怀孕第 10 个月时,要把这些东西归纳在一起,放在家属都知道的地方。这些东西包括:

产妇的用品。产妇的证件:医疗证(包括孕妇联系卡)、挂号证、医疗保险证。

衣物:肥大、容易穿脱的睡衣或内衣至少两件；棉质内裤至少 4~6 件；棉质、宽

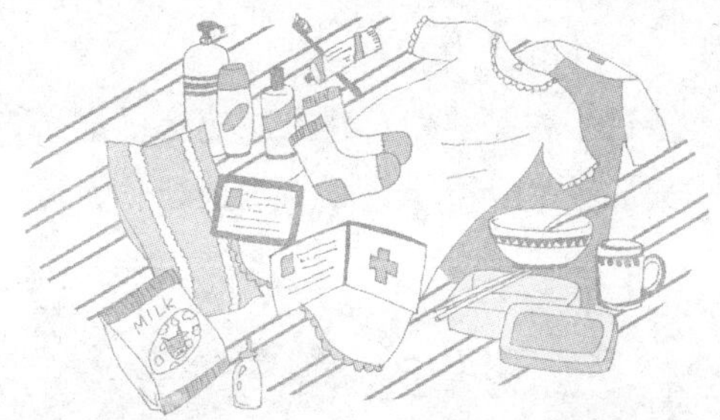

带、前面或侧面可拉开的胸罩 2~3 件;棉线袜两双,鞋 1 双。

日常用品:洗脸毛巾两条,洗脚毛巾、洗下身毛巾各两条;小洗脸盆 1 个(产妇洗下身专用);牙刷、牙膏、头梳、护肤品等洗漱用具 1 套;备好产妇用的卫生巾及卫生纸。

母乳喂养用品:手动吸奶器 1 个,乳头保护天然油脂适量,消毒湿巾 1 条,乳头保护罩 1 个。

其他:餐具 1 套,塑料或金属饼干筒 1 个 (放置饼干等小食品)，以及记录纸、笔(产妇或家属住院期间记事用)、零钱、电话等(便于产后在医院与家人联系)。

宝宝用品(在家里准备好)。婴儿洗澡用品：婴儿专用的洗浴用品，两条软毛巾(洗身体用),一条洗脸用的小毛巾,一条用来擦干身体的大毛巾,以及椭圆形的浴盆、消毒棉球或纱布。

婴儿床上用品:活动床或摇篮(可供婴儿白天使用),一条小毛毯或被子,带栏杆的婴儿床，数条棉质床单（以备尿湿更换用),可在婴儿床上吊挂的小玩具。

婴儿食品:配方奶粉,补钙用品。

婴儿日常用品:棉质尿布或纸尿裤,纯棉质婴儿服装。

人工喂养用品:125毫升奶瓶、250毫升奶瓶,普通奶嘴、防塌陷奶嘴,奶嘴消毒器,漏斗(便于将热好的奶倒入奶瓶中),奶瓶刷。

特殊用品:体温计,75%酒精。

这些物品孕妇及其家属应提前准备，备完后做个记号,临产前再次检查一下。

贴心 TIPS

● 分娩前要将坐月子所穿用的内衣、外衣准备好,洗净后放置在一起。

● 内衣要选择纯棉制品,因纯棉制品在吸汗方面较化纤制品优越,穿着比较舒服;上衣要选择易解、易脱的样式,这样比较适宜产期哺乳和室内活动的特点;衬衣要选择能够保护身体、方便哺乳的样式;裤子可选用比较厚实的针织棉纺制品,如运动裤,既保暖,又比较宽大,穿着舒适,同时还很容易穿脱。

● 坐月子时不便洗澡，多准备几套内衣,以便换洗。准备专用的洗脸毛巾、洗澡毛巾和10包左右的卫生巾(纸)。

妻子分娩前丈夫的准备

在妻子临产的前一个月，丈夫就要开始忙碌了,作好妻子产前的各项准备,迎接小宝宝的诞生。

清扫布置房间。在妻子产前应将房子清扫布置好，要保证房间的采光和通风情况良好,让妻子愉快地度过产期,让母子生活在一个清洁、安全、舒适的环境里。

拆洗被褥和衣服。在孕晚期,妻子行动已经不方便了，丈夫应主动地将家中的衣物、被褥、床单、枕巾、枕头拆洗干净,并在阳光下暴晒消毒,以便备用。

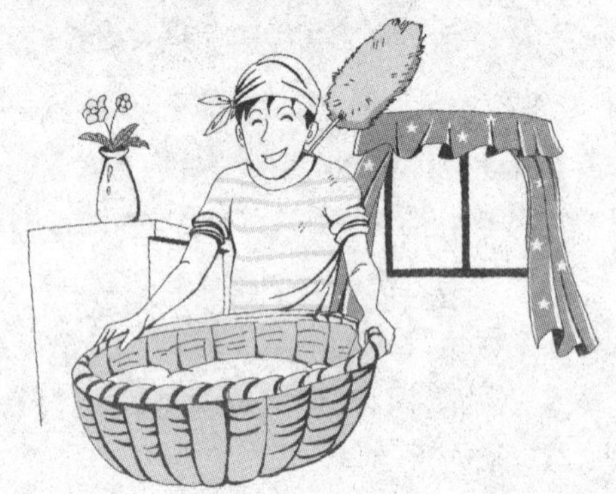

购置食品。购置挂面或龙须面、小米、大米、红枣、面粉、红糖,这是产妇必需的食品。还要准备鲜鸡蛋、食用油、虾皮、黄花菜、木耳、花生米、芝麻、黑米、海带、核桃等食品。

购置洗涤用品。如肥皂、洗衣粉、洗洁精、去污粉等。

分娩前的饮食准备

在分娩前，产妇一定要重视饮食营养，很多产妇在监控分娩时因子宫阵阵收缩带来疼痛而不愿进食,甚至还会呕吐,这对于分娩是非常不利的。

正确的方法是应该尽量少食多餐，吃些容易消化、高热量、低脂肪的食物，如稀饭、面条、牛奶、鸡蛋等，以增加体力。为有利于分娩，还要注意补充足够的水分，多喝糖水或含铁元素多的稀汤，为分娩时失去过多的水分作准备。

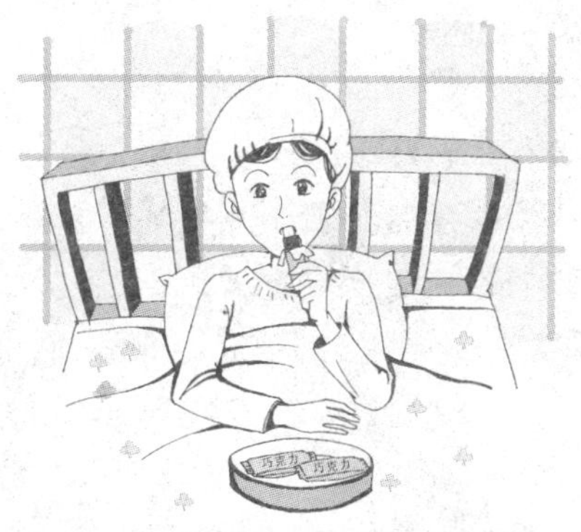

有人对分娩前的饮食进行了研究，并拟定出分娩前的食物种类和食谱。现记录如下，供大家参考。

临产前可准备 1～2 千克优质羊肉（或猪肉）、250 克红枣、250 克红糖、50 克黄芪、50 克当归。待临产前 3 天，每天取以上原料的 1/3，洗净（除红糖外），加入 1 升水，同放入锅中煮汤，待煮熟后取出，分为两份，早、晚各 1 次，服至分娩时为止。这既可增加孕妇的体力，有利分娩，还可以安神，并可防止产后恶露不尽，有益产后体力的恢复。

贴心 TIPS

孕妇在临产前要多补充些热量，以保证有足够的力量，屏气用力，顺利分娩。

很多营养学家和医生都推崇巧克力，认为它可以充当“助产大力士”，并将它誉为“分娩佳食”。

一是由于巧克力营养丰富，含有大量的优质碳水化合物，而且能在很短时间内被人体消化吸收和利用，产生出大量的热能，供人体消耗。二是由于巧克力体积小，热量多，而且香甜可口，吃起来也很方便。产妇只要在临产前吃一两块巧克力，就能在分娩过程中产生足够的热量。

分娩前进行呼吸锻炼

分娩是一个人类繁殖的自然过程，也是一个复杂的过程，所以应该作好充分准备，呼吸锻炼是准备工作的一部分，呼吸运动的锻炼可以减轻分娩时的疼痛，同时能增强膈肌的力量。分娩前的呼吸锻炼十分必要，应尽可能利用一切机会进行锻炼。

呼吸运动减轻产痛是分娩中最常用的方法，但呼吸练习也要有技巧，呼吸运动分浅呼吸、深呼吸和短促呼吸。

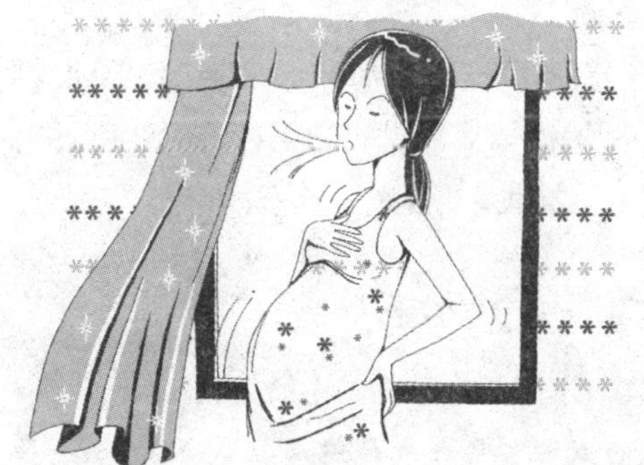

浅呼吸技巧是吸气要浅，感觉吸到肺的上半部，在宫缩达顶峰时用；深呼吸有镇静作用，在宫缩开始和结束时应用，技巧是尽量放松；短促呼吸用在子宫颈口未开大前抵御向下用力和镇痛，其技巧是呼吸上提放松，以不感到使力为度。同时还可以借助于丈夫的配合，丈夫可以用行为、手势和

语言来指导。

分娩前进行盆底肌肉的锻炼

盆底能支撑盆腔器官(膀胱、子宫、部分肠管)于正常位置。盆腔肌肉控制着膀胱和直肠功能，其断裂或功能不良就可引起疾病，如引起张力性尿失禁。盆腔肌肉的收缩也是构成产力的一部分，在分娩过程中其不仅能协助宝宝运动，而且也有助于孕妇产后盆底组织的恢复。它的功能减弱也可能导致难产，所以盆腔肌肉的锻炼就显得十分重要了。

那么如何进行盆底肌肉的锻炼呢？收缩和放松直肠、阴道和尿道，做类似排尿→憋尿→排尿的动作，上提肛门→放松→上提，这样反复练习。练习方法分为快速运动和慢速运动，快速运动就是在几秒钟内迅速收缩和放松，慢速运动是缓慢收缩和尽可能保持，或可以默数到十，然后放松休息几分钟后再重复。

这样每天锻炼数次，越接近分娩期越要增加锻炼次数，收缩保持的时间也逐渐延长，这种运动要坚持到产褥期。

贴心 TIPS

检测锻炼的效果可以用以下方法

在排尿过程中能否让尿停止或控制其缓慢排出。

住院待产时间的选择

一般来说，分娩不是突然开始的。母体和胎儿在一步一步地作好了分娩的准备以后，才送来信号。

如果平时月经规律，基本上是在预产期前后分娩。临近预产期时，就要作好入院的准备工作。但当你的身体出现以下症状时，说明你的产期越来越近了，分娩可能随时发生，就需要住院待产了。

宫底下降。胎头入盆，子宫开始下降，减轻了对横膈膜的压迫，孕妇会感到呼吸困难有所缓解，胃的压迫感消失。

下腹部疼痛、腹胀。到了怀孕晚期，会感到一日数次肚子发硬、发胀。有的人还会感到疼痛。这是因为子宫在不规则地收缩，要将之与临产时的宫缩区别开，这是假临产现象，是临产先兆之一。这种子宫收缩如以 15 分钟左右的间隔有规律地进行的话，就是临产信号——真正的宫缩了。

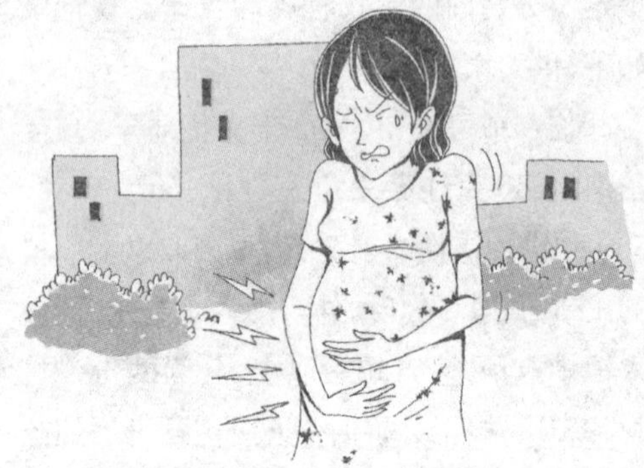

有的孕妇感觉不到假临产，就开始了真正的宫缩。

大、小便次数增多。胎头下降会压迫膀胱和直肠，使得小便之后仍有尿意，大便之后也不觉舒畅痛快。

分泌物增多。为准备生产，子宫颈管张开，因此阴道分泌物增多，是透明的或是白色有黏性的分泌物。如果出现茶色带血的分泌物，就该住院了。因此，在怀孕晚期，必须经常注意分泌物的性状。

胎动减少。这是由于胎位已相对固定的缘故。但如持续12小时仍感觉不到胎动,应马上接受医生诊断。

体重增加停止。有时还有体重减轻的现象,这标志着胎儿已发育成熟。

贴心 TIPS

经系统产前检查,如果发现孕妇有下列情况,就应按医生建议提前入院待产,以防发生意外。

● 如果孕妇患有内科疾病,如心脏病、肺结核、高血压、重度贫血等,应提前住院,由医生周密监护,及时掌握病情,及时进行处理。

● 经医生检查确定骨盆及产道有明显异常者,不能经阴道分娩,应适时入院,进行剖宫产。如果孕妇患有中、重度妊高症,或突然出现头痛、眼花、恶心、呕吐、胸闷或抽搐等情况,应立即住院,以控制病情的恶化,待病情稳定后适时分娩。

● 如果胎位不正,如臀位、横位等,或属于多胎妊娠,就须随时作好剖宫产准备。

● 有急产史的经产妇应提前入院,以防再次出现急产现象。

● 前置胎盘或过期妊娠者应提前入院待产,加强监护。

● 总之,对于患有妊娠并发症的孕妇,医生会根据具体病情决定其入院时间,孕妇及其亲属应积极配合,不可自作主张,以防发生意外。

2 分娩的方式

什么是自然分娩

自然分娩又称阴道分娩,是在产力的作用下,胎儿自然地通过母体产道,不用外力干涉,自然娩出的过程。其条件是经过医生测量检查后,确认可自然分娩的孕妇。

自然分娩具有以下一些优点。

● 孕妇有规律的宫缩是对胎儿身体的按摩,对日后孩子的感官系统的发育有益。

● 通过产道的挤压,能够使胎儿把吸入肺里的羊水吐出来,减少娩出后窒息发生的危险。

● 可有效配合宫缩用力。

● 母亲身体恢复得比较快,也比较好。

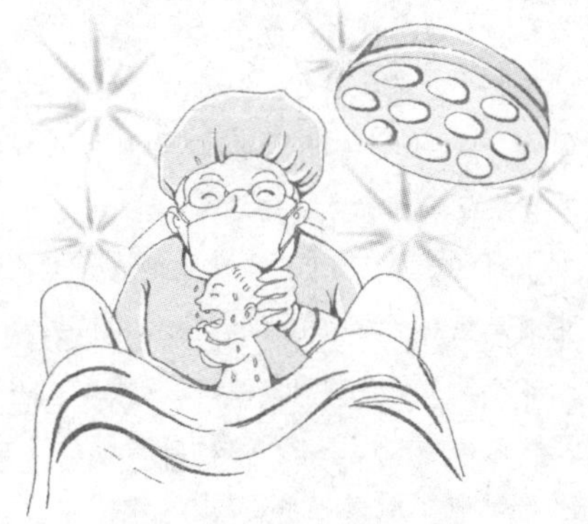

● 自然分娩是人类最自然的分娩方式,对人体造成的不良影响小。

其缺点有以下几个方面。

● 产程较长。

● 产前阵痛、阴道松弛、子宫膀胱脱垂后遗症、会阴损伤或感染、外阴血肿等。

●产后会因子宫收缩不好而出血，若产后出血无法控制，须紧急手术处理，严重者须切除子宫，甚至危及生命。

●产后感染或发生产褥热，尤其是早期破水、产程延长者。

●会发生急产（产程不到3小时），尤其是经产妇及子宫颈松弛的患者。

●胎儿难产或母体精力耗尽，须以产钳或真空吸引协助生产时，会引起胎儿头部血肿。

●胎儿过大，易造成肩难产，导致新生儿锁骨骨折或臂神经丛损伤。羊水中产生胎便，导致新生儿胎便吸入候群。

●胎儿在子宫内发生意外，如脐绕颈、打结或脱垂等现象。

●毫无预警地发生羊水栓塞。

贴心 TIPS

对于多数孕妇来讲，最好的分娩方式还是选择自然分娩，因为剖宫产并不是十全十美的。自然分娩对产妇来说，没有手术可能出现的并发症和创伤，分娩后活动自如，身体恢复快，子宫上不留瘢痕，如果再次分娩较有瘢痕子宫的产妇危险性小。

胎儿自然分娩，子宫有节律地收缩使胎儿胸部受到相应的挤压和扩张，从而刺激胎儿肺泡表面活性物质加速产生，使胎儿出生后肺泡富有弹性，容易扩散。在经过产道时，胎儿胸廓受压，娩出后，胸腔突然扩大，产生负压，有利于气体吸入，另外，自然分娩不会出现手术生产时器械损伤新生儿的危险。

什么是剖宫产

剖宫产是产妇在分娩过程中，由于产妇及胎儿的原因，无法使胎儿自然娩出而由医生采用的经腹切开子宫取出胎儿及其附属物的过程。

剖宫产手术的实施降低了孕产妇及围产儿的死亡率，对产钳及困难的臀位产造成的创伤及新生儿并发症也明显减少。但剖宫产有利也有弊，实施中应谨慎对待。

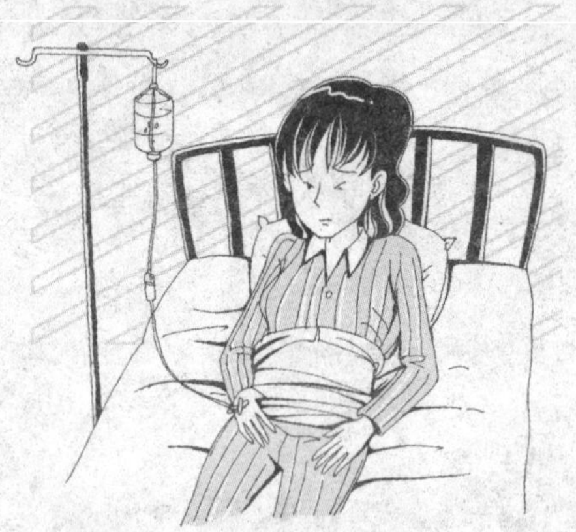

剖宫产的方法按照手术方式分类，可以分成四种，再加上目前的新式剖宫产（以色列式），共计五种，即子宫下段剖宫产术、古典式剖宫产术、腹膜外剖宫产术、剖宫产加子宫切除及新式剖宫产。对每一位产妇须根据具体的情况选择不同的术式。

子宫下段剖宫产术。又称腹腔内腹膜外剖宫产术，使用最广泛。它是指妊娠晚期或临产后经腹切开子宫下段取出胎儿及其附属物的手术，具有操作简便、出血少、切口愈合好、并发症少的优点。

子宫下段剖宫产术适合于绝大多数（99%）产妇，子宫下段形成不良或有大量曲张血管、严重粘连、子宫下段无法暴露、前壁前置胎盘须进行打洞、连体胎儿估计经下段切口难以娩出者，不宜进行子宫下段剖宫产术。

古典式剖宫产术。早期称Sanger手术,也称之为子宫上段剖宫产术,是最早使用的手术方式,现在已经基本不用。仅用于前壁前置胎盘和子宫下段粘连严重无法暴露者。

腹膜外剖宫产术。腹膜外剖宫产术是通过腹膜外途径进行的，具有对腹腔内的脏器干扰少、术后胃肠道功能恢复快、术后无须禁食、并发症少的优点。但其需要的时间长,操作复杂,对麻醉的要求高,不适合胎儿较大、有前次剖宫产史、前置胎盘以及紧急状态的剖宫产。

新式剖宫产。新式剖宫产是最新为临床广泛使用的一种手术方式，实际上是子宫下段剖宫产的一个改良术式，改锐性分离为钝性分离、腹壁下横弧形切口改为横直切口,以减轻损伤并能使宝宝顺利娩出。

贴心 TIPS

有许多人将剖宫产和剖腹产等同起来,其实两者是有区别的。剖宫产是切开子宫娩出胎儿,不一定必须剖开腹部,大多数手术方法需要先剖腹再剖宫，如子宫体剖宫产、子宫下段剖宫产,但腹膜外剖宫产是不需要剖腹的，这种手术方法是在膀胱后绕过腹腔,直接剖开子宫而娩出胎儿,所以严格说它不属于剖腹产。

另外,还有罕见的腹腔妊娠需要剖腹产的也不需要剖开子宫。因此,剖宫产与剖腹产不是一回事。

剖宫产的优缺点

剖宫产的优点有以下几个方面。

● 产程较短，且胎儿娩出不需要经过骨盆。当胎儿宫内缺氧、巨大儿或产妇骨盆狭窄时,剖宫产更能显示出它的优越性。

● 由于某种原因，绝对不可能从阴道分娩时,为了挽救母婴的生命而施行手术。也可以说是救命的手术。

● 剖宫产的手术指征明确，麻醉和手术一般都很顺利。

● 如果施行选择性剖宫产，于宫缩尚未开始前,就已施行手术,可以免去产妇遭受阵痛之苦。

● 腹腔内如有其他疾病时,也可一并处理，如合并卵巢肿瘤或浆膜下子宫肌瘤,均可同时切除。做输卵管结扎手术也很方便。

● 对已有不宜保留子宫的情况，如严重感染、子宫破裂、多发性子宫肌瘤等,亦可同时切除子宫。

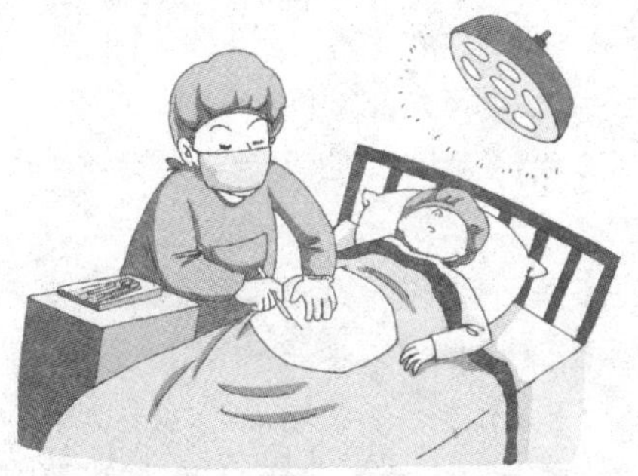

● 由于近年剖宫产术安全性的提高，许多妊娠并发症和妊娠合并症的中止妊娠,临床医生选择了剖宫产术,减少了并发症和合并症对母子的影响。

剖宫产的缺点有以下几个方面：

● 手术对母体精神上和肉体上都是一种创伤。

● 手术时麻醉意外虽然极少发生，但有可能发生。

● 手术时可能大出血、损伤腹内其他器官，术后也可能发生泌尿、心血管、呼吸等系统的合并症。

● 术后子宫及全身的恢复都比自然分娩慢。

● 发烧，腹胀，伤口疼痛，腹壁切口愈合不良，甚至裂开，血栓性静脉炎，产后子宫慢性出血等。

● 两年内再孕有子宫破裂的危险，避孕失败做人流时易发生子宫穿孔。

● 婴儿因未经产道挤压，不易适应外界环境的骤变，易发生新生儿窒息、吸入性肺炎及剖宫产儿综合征，包括呼吸困难、紫绀、呕吐、肺透明膜病等。

贴心 TIPS

通过剖宫产生下的孩子，因为没有经过产道挤压的过程，并发症会比自然分娩的孩子高。剖宫产婴儿患羊水吸入性肺炎和湿肺的可能性极大，严重时可危及新生儿的生命。

与自然分娩的孩子相比，剖宫产孩子由于缺乏分娩过程中的应激反应，更易得小儿多动症和小脑不平衡综合征。

此外，研究表明，剖宫产孩子抗感染能力也比较差。进行剖宫产手术的孕妇，不但在手术中出血多，产后不易恢复，母乳喂养困难，而且因手术带来的瘢痕、腹腔粘连都可对产妇造成长期影响。因此，孕妇进行剖宫产手术一定要有手术指征。

在什么情况下选择剖宫产

在孕妇作产前检查时，如果各方面都正常，临产后产程进展顺利，胎儿则可自然娩出。若产前检查发现异常或临产后产程进展及胎心出现异常，自然分娩会危及母婴生命时，为了避免对母婴的危害，则须行剖宫产术结束分娩。

是否需要实行剖宫产，这要从母体和胎儿两个方面来考虑。

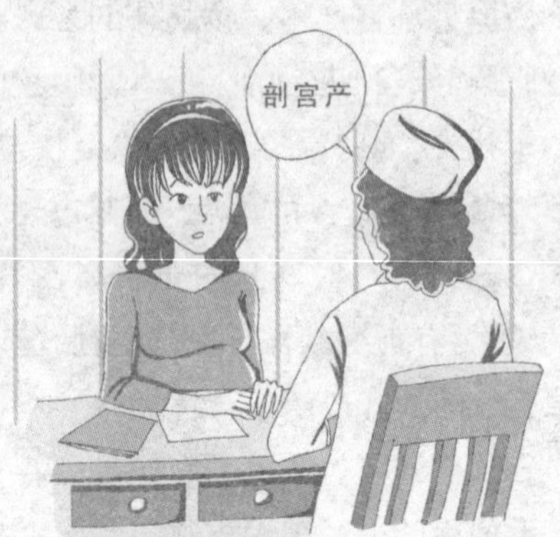

母体方面的手术指征如下 。

● 产前已发现明显异常，如骨盆狭窄或畸形，阻碍产道(子宫肌瘤、卵巢囊肿)。

● 年龄 35 岁以上的高龄初产妇。

● 孕妇生殖道受到感染，如尖锐湿疣。

● 孕妇有两次以上不良产科病史。

● 孕妇以前因子宫颈闭锁不全接受永久性缝合手术者，适宜剖宫产。

● 孕妇以前曾做过子宫的手术，如剖宫产、子宫肌瘤切除手术、子宫切开术或子宫成形术等，自然分娩时，阵痛可能会使子宫刀疤处裂开，造成生命危险，所以剖宫产较安全。

● 孕妇患有高血压，经催生不成功时，宜剖宫产。

● 产程停滞处理无效。

● 出血：如前置胎盘、胎盘早剥、子宫破裂、前置血管等引起的出血会危及母子生命，宜赶紧施行剖宫产。

●孕妇外伤，可能伤及胎儿，须紧急剖官产来抢救胎儿。

●孕妇有严重的心脏病等内科疾病。

胎儿方面的手术指征如下。

●胎位不正，如臀位、横位等。

●胎儿过大，母亲的骨盆无法容纳胎头。

●胎儿窘迫，胎心音持续<120次/分或>160次/分、胎心监护提示胎儿缺氧、羊水被胎粪污染。

●胎儿过重：胎儿预估体重超过4000克时，如经阴道分娩常会发生难产、胎儿外伤，采取剖官产较安全。

●胎儿过小：胎儿预估体重小于1500克时，剖官产较安全。

●多胞胎怀孕。

●胎儿畸形，或胎儿长肿瘤、连体儿。

●在自然分娩过程中发生问题，必须紧急取出胎儿，如胎儿发生脐带缠绕情形。

贴心TIPS

对于一个产妇来说，能做几次剖官产，没有确切的数字，国外曾有过一个产妇做过7次剖官产手术的报道。但医生们建议剖官产尽量不要超过3次。

一般第二或第三次剖官产后，医生就建议产妇做绝育术，因为3次或3次以上的剖官产，其子官上的疤痕在妊娠后期就有可能发生自发性子宫破裂，临产后其危险性就更大了，所以剖官产次数一般不要超过3次。

剖宫产时应选择的麻醉方式

每一位即将接受剖宫产术的产妇，都非常关心手术采取的麻醉方法、术中是否

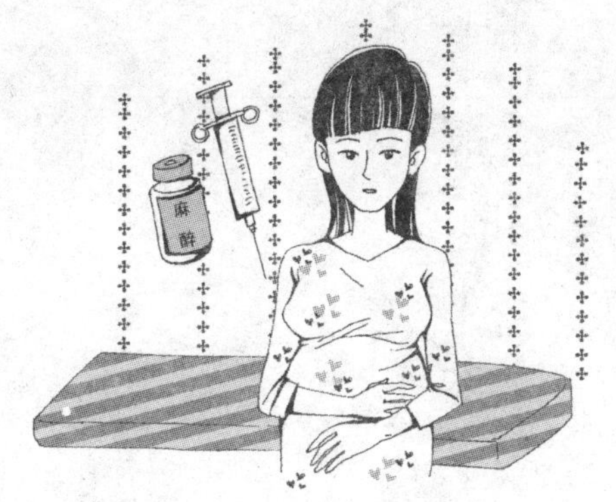

会感到疼痛以及药物对自已及胎儿有无影响等问题。

剖宫产术既要求镇痛完善、肌肉松弛满意、对产妇的生理功能影响轻微，又要保证子宫、胎盘血流灌注不受影响，避免母体用药对胎儿产生不良影响。

剖宫产最常用的麻醉方法是硬膜外阻滞，其次是蛛网膜下隙阻滞，要从腰部穿刺、置管、注药，使手术区域无痛感而产妇处于清醒状态。全身麻醉使全身肌肉松弛，呼吸受到抑制，产妇失去意识，胃内容物有可能反流造成误吸，一般不作为首选麻醉方法。局部浸润麻醉操作简单，发挥作用快，但效果较差，镇痛不完善，肌肉不松弛，产妇痛苦大，仅在急症禁食时间不足时应用。

剖宫产术后应注意的问题

剖宫手术伤口很大，创面广，是产科最大的手术，有很多并发症和后遗症。所以术后加强自我保健与护理，对于顺利康复是很重要的。

休息。由于手术创伤及麻醉药物的作用，术后产妇极度疲劳，此时应注意休息，不要和他人过多地交谈。

合理安排产后饮食。术后一般不需要禁食。术后6小时可进食炖蛋、蛋花汤、藕

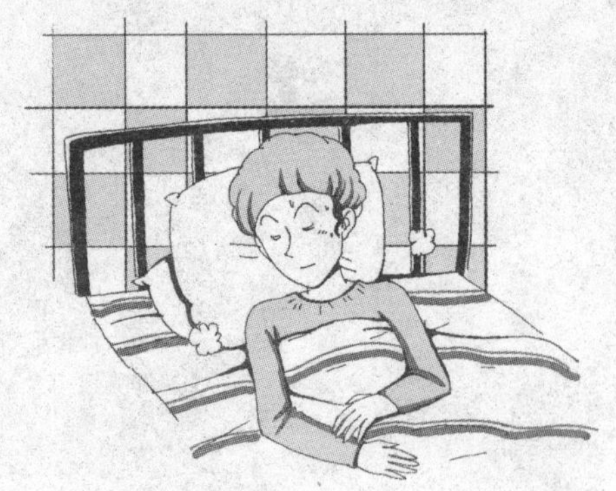

粉等流质食物。在术后第一、二天可进食小米粥、菜汤等，但不要吃加糖牛奶，因为牛奶及糖容易在肠道里产生气体，从而引起腹胀，饮食量不要太多。术后第三、四天，肠蠕动恢复、肛门排气后，可进食一些半流质食物，如面条、稀饭、蒸鸡蛋羹等。术后第五天以后，可恢复正常饮食，吃一些营养丰富、易消化、高蛋白的食物，以利于刀口愈合、机体恢复。

采取正确的体位。剖宫产大多采用硬膜外麻醉，术后应去枕平卧6小时，后采取侧卧或半卧位，使身体和床呈20～30度角。

止痛药的应用。大多数产妇在术后用1次止痛药即可止住疼痛，只有极少数产妇需要用2～3次。有不少产妇及家属要求多用止痛药，以减轻刀口疼痛。我们知道，常用的术后止痛药为杜冷丁，属于麻醉药品，用量过大能成瘾，且不利于刀口愈合及胃肠道功能的恢复。所以止痛药还是要尽量少用。

注意观察恶露情况。一般术后血性恶露自阴道排出，量与月经量接近。如果阴道流血过多，应及时向医护人员报告。

注意观察尿量和尿的颜色。术后常规留置导尿管，应注意观察尿量和尿的颜色，如果为血尿或尿量少，应及时向医护人员报告。

早下床活动。术后24小时应该练习翻身、坐起，并慢慢下床活动。以促进肠蠕动，预防肠粘连，并利于恶露的排出。

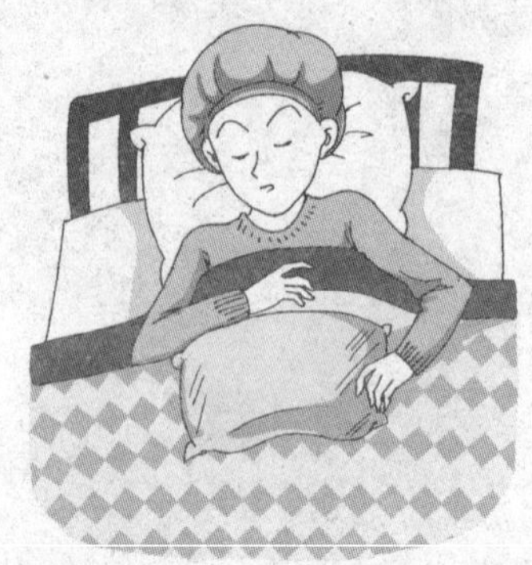

坚持补液，防止血液浓缩，血栓形成。由于手术创伤及体力消耗，产妇术后体质虚弱，抵抗力较弱，故应坚持补液。所输液体有葡萄糖、抗生素等，可防止感染、发热，促进伤口愈合。

及时排尿。手术留置的导尿管在手术后第二天补液结束后，即可拔除，拔除后3～4小时应及时排尿。

注意体温。停用抗生素后可能会出现低热，这常是生殖道炎症的早期表现。如超过37.4℃，则不宜出院。无低热出院者，回家1周内，最好每天下午测体温一次，以便及早发现低热情况，及时处理。

贴心 TIPS

做剖宫产的产妇术后往往要压沙袋，其目的主要有3个，一是压迫腹部切口，减少创面的渗血、渗液；一是通过压迫，刺激子宫收缩，减少子宫出血；还有一个是预防产后腹腔压力突然降低，导致淤血在腹腔静脉和内脏中，使产妇有效循环血量减少，而导致休克，特别是双胎妊娠和巨大胎儿产妇尤其要压沙袋。

剖宫产孩子的训练

越来越多的产妇选择剖宫产来生孩子。心理学家研究发现,剖宫产的孩子由于没有经过产道的挤压,容易产生情绪敏感、注意力不集中、手脚笨拙等问题。

专家建议,针对剖宫产出生的孩子,要注意加强以下几个方面的训练。

大脑平衡功能的训练。出生后前3个月,要适当地摇抱孩子,或让孩子躺在摇篮里,训练他们的前庭平衡能力。7~8个月时,可以多让宝宝爬行,不要过早地使用学步车。学会走路以后可以训练其走独木桥、荡秋千等。

本体感的训练。剖宫产出生的孩子对自己的身体感觉不良,身体协调性差,动作磨蹭,写作业拖拉,有的孩子还会出现语言表达障碍和尿床等问题,可让他们做翻跟头、拍球、跳绳、游泳、打羽毛球等活动。

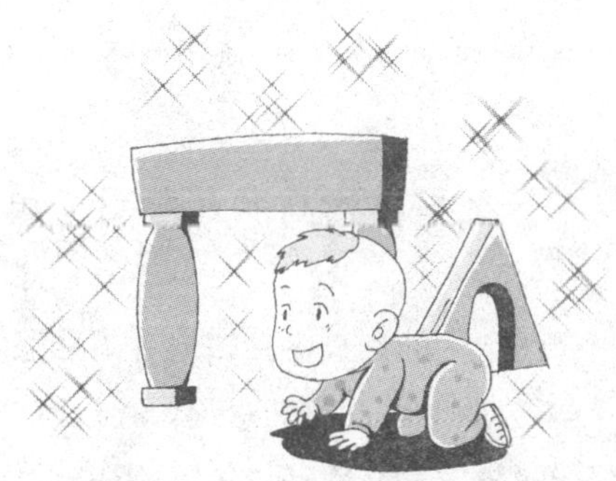

触觉训练。2~3岁的孩子若经常吃手,则不用限制他(她),如果孩子再大一些还有咬指甲、咬笔头、爱玩生殖器等习惯,则是孩子触觉敏感的反映。有些剖宫产的孩子还容易发脾气、胆小、紧张、爱哭、偏食、爱惹人等。可以让孩子玩水、土、沙子,游泳、赤脚走路及洗澡后用粗糙的毛巾擦身体等,和小朋友一起玩需要身体接触的游戏。

什么是无痛分娩

无痛分娩是自然分娩的一种形式,是指在分娩过程中对产妇施行心理或药物麻醉,使产妇感觉不到剧烈的疼痛(疼痛仍会有,只是减轻),胎儿从产道娩出。

一项随机调查显示,93.6%的孕妇期望自然分娩,但却担心分娩疼痛,担心胎儿安全。也正是基于这些担心,很多产妇及其家人选择了剖宫产。

专家指出,剖宫产是处理高危妊娠和难产的有效方法,但它毕竟是一种手术,有可能对新生儿和产妇自身造成不必要的损伤。自然分娩的产妇产后恢复快,自然分娩的婴儿有经过产道挤压的过程,因此在呼吸系统等方面的发育也较好。两者利弊显而易见,无痛分娩为害怕生产疼痛的产妇提供了自然分娩的机会。

只要医院有无痛分娩措施,产妇就可依自己意愿选择无痛分娩。它具有下面一些优点。

- 生产时疼痛减轻。
- 孕妇的宫缩对胎儿进行按摩,对日后孩子感觉系统发育有益。
- 通过产道的挤压,可以使胎儿把肺里的羊水吐出来,减少娩出后发生窒息的危险。

它也有下面一些缺点。

- 产妇不能有效配合宫缩用力。
- 产程可能延长。
- 麻醉对产妇有一定影响,如产后几小时内肢体麻木、怕冷等。
- 麻醉药物对母乳喂养的新生儿是否有影响,还在探讨中。

常用产科镇痛方法

产妇分娩时,剧烈疼痛和精神紧张可引起宫缩异常和产程进展异常，导致胎儿窘迫和酸碱平衡紊乱。因此,目前国内外常应用一些产科镇痛方法帮助产妇顺利分娩。

精神无痛分娩法。给产妇及家属讲解有关妊娠和分娩的知识，使他们对分娩中所发生的阵痛有所理解，对分娩的安全性有了信心，这可使产妇消除恐惧、焦虑心理,分娩时产生强有力的宫缩,有助于产程顺利进展。

指导产妇在宫缩增强以后，进行缓慢的深呼吸,以减轻阵缩时的疼痛感觉。目前开始提倡家属陪伴待产与分娩。痛苦之时,有亲人在旁守护,产妇会感到无限安慰,增强对疼痛的耐受性。

药物镇痛。产程中药物镇痛以最小有效剂量为原则，产妇精神状态良好者可不用或少用药。选用的镇痛药物应该对产妇和胎儿无害,不影响产力,作用迅速。

常用的药物有派替啶、安定、曲马朵等。近几年来,临床应用安定者较多。

使用镇痛分娩仪。当产妇出现规律性宫缩后,可使用镇痛分娩仪,临床中已收到良好效果。

硬膜外腔阻滞镇痛。硬膜外阻滞镇痛于 1950 年开始用于无痛分娩过程中,由于它安全有效，已被公认为当前无痛分娩的最佳手段。其优点是缩短产程,减轻疼痛,降低母儿酸中毒的发生率。其方法是在宫口开到 3～4 厘米时,进行腰椎穿刺插入一根导管，并保留，将 1%的利多卡因或 0.25%的布吡卡因按需要量注入。

骶管阻滞镇痛。骶管阻滞镇痛通过阻滞骶神经,使盆底和产道松弛,外阴和会阴部疼痛消失，但不能消除因宫缩引起的疼痛，故只适用于第二产程。与硬膜外阻滞镇痛一样,须由麻醉师操作,在宫口开到 9～10 厘米时开始施行,能维持麻醉两小时以上。

贴心 TIPS

能够让产妇生孩子不痛的气体,被医生称为笑气,化学名字叫氧化亚氮。

吸入笑气并不会影响宫缩和产程,因此不会影响分娩质量。而且无痛分娩还有很多好处，如没有痛感就可减轻产妇的心理压力,要求开刀生孩子的产妇会因此减少而降低了剖宫产率；产妇不痛就不会大喊大叫，也减少了对其他产妇的不良刺激。

还有,产妇吸入的气体中,50%是笑气，50%是氧气，提高了产妇血液中的血氧浓度,也对即将出世的胎儿有益,甚至产程也会有所缩短。

什么是产钳与胎头吸引分娩

在怀孕期的检查中，知道有某种程度的异常,分娩时胎儿突然窘迫假死;或产妇在怀孕过程中什么问题也没有，在分娩时却突然发生子痫;还有,就是胎盘早剥,在婴儿还不具备出生条件时,胎盘就剥离了,如果不能及时发现,胎儿会死亡,有时还会对母体产生影响。

发现这些异常时，必须尽快从体内将胎儿取出。为此要施行产科手术。例如,如果头已进到出口，可施行阴道胎头吸引分娩法或产钳分娩法。

胎头吸引术，是用一种软质材料制成的吸引器利用真空吸力帮助吸出胎头的方法。

还有产钳分娩，用钳子将婴儿的头也就是将双侧颞骨夹住，用力拉出的分娩法。

过去由于产钳分娩引起了颅内出血或死亡，或引起智能障碍，或引起手脚麻痹，其后果很不好，所以现在不轻易使用产钳分娩。

贴心 TIPS

使用胎头吸引术，一定要严格掌握适应症。胎头吸引术只能用于头先露的情况，而不适用于颜面部、额部、高直位等异常头位，更不能用于臀位或横位。

有以下情况可考虑使用胎头吸引术：第二产程延长；有剖宫史或子宫有疤痕者；宫口已全开或接近开全，胎膜已破，胎儿又已经达坐骨棘水平以下者。

分娩方式的选择

目前医院一般采用有三种分娩方式，即自然分娩、无痛分娩与剖宫产。既然分娩有三种方式，不同的分娩方式是由什么来决定的？待产的孕妇又应该怎样进行选择呢？

首先，医院会对产妇作详细的全身检查和产科检查，检查胎位是否正常，估计分娩时胎儿有多大，测量骨盆大小是否正常等，如果一切正常，就采取自然分娩的方式。如果有问题，则采取剖宫产。

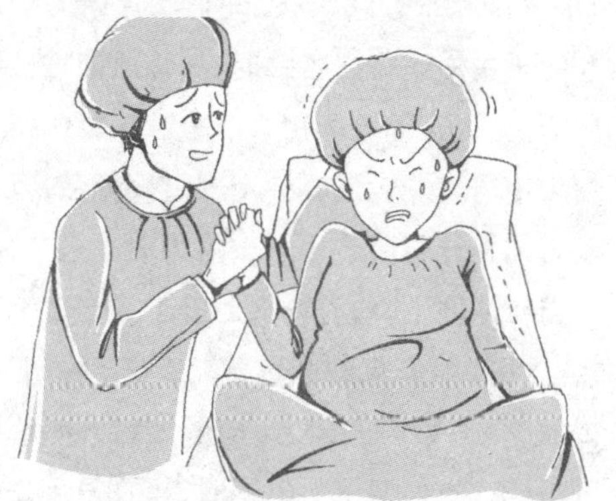

无痛分娩则是由产妇来决定的，不想忍受产程剧痛又能自然分娩的人可选择无痛分娩。

贴心 TIPS

自然分娩、剖宫产和无痛分娩这三种分娩方式，哪一种安全系数更高呢

在正常情况下，当然是自然分娩对母亲的伤害最小。在自然分娩中，孕妇的每次宫缩就是对胎儿的按摩，对日后小孩皮肤感官系统的形成很有帮助。而且，通过正常产道的挤压，可以使胎儿把吸入肺里的羊水吐出，可降低发生娩出后窒息的概率。

剖宫产原本是为了将母子从危险中抢救出来不得不采用的方法。然而，近些年来，有些孕妇由于畏惧分娩时的阵痛，或希望生过孩子后阴道不松弛，即使没有任何障碍也坚决要求施行剖宫产术。其实，剖宫产毕竟是手术，有手术就会有风险，对于母子来说，都会有不利的影响。

无痛分娩相对来说也比较安全，对母亲及胎儿几乎没有什么影响。

3 分娩指导

分娩经历的过程

每一位待产的准妈妈都希望分娩顺利，母婴平安。分娩能否顺利，关键取决于4个方面的因素，即产力、产道、胎儿和产妇精神心理因素。如果这4个方面都没有问题，一般都可以顺利生产。

一般来说，胎儿离开母体要经过3个阶段，医学上称为3个产程。这3个产程就是从子宫有节奏的收缩到胎儿从胎盘中娩出的全部过程。

第一产程。第一产程又称为宫口扩张期。开始时，子宫每隔10多分钟收缩一次，收缩的时间也比较短。后来，子宫收缩得越来越频繁，每隔1～2分钟就要收缩一次，每次持续1分钟左右。当宫缩越紧，间歇越短时，宫口就开得越快，产妇的疼痛就越明显。

胎膜破裂多发生在第一产程末，当羊膜承受不了子宫收缩的压力时即会破裂，羊水由阴道流出，流出的羊水经过产道，有助于胎儿顺利通过。

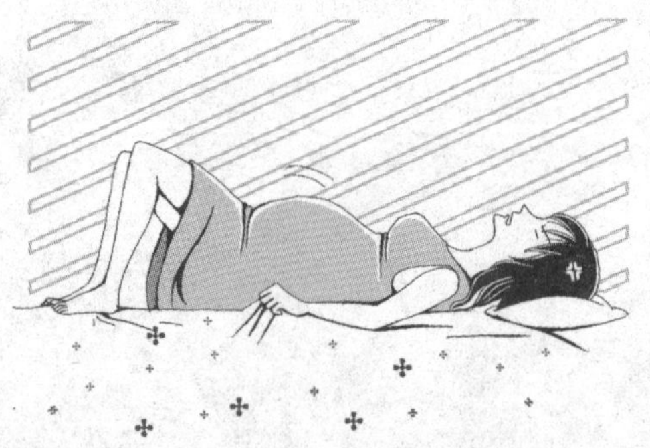

有些产妇对分娩异常恐惧，精神十分紧张，临产后子宫收缩引起正常疼痛后，其不休息，不吃东西，大喊大叫，结果使体力大大损耗，没有足够的力量来增加腹压，娩出胎儿。

在第一产程中记住阵痛时要选择舒适的体位。除非医生要求你应保持某种体位；阵痛间隙时休息，保存体力，养精蓄锐，及时补充高能量的营养食物，储备能量，愉快度过分娩第一期。

第二产程。第二产程又称为胎儿娩出期。此阶段胎儿在产道内继续下降的同时，还将完成一连串适应性的旋转动作，产妇随一阵阵宫缩会自发地想屏气用力，在非自主性子宫收缩力和可受产妇主动调控的腹肌、肛提肌收缩力的协同作用下，胎儿被推出母体，降临人世间。

这一时期产妇要躺在产床上等候，助产人员会帮助分娩。产妇用力的大小和正确与否，直接关系到胎儿娩出的快慢、胎儿是否缺氧以及产妇会阴部损伤轻重程度。所以，这时产妇要按照助产师的指导，该用力时用力，不该用力时就抓紧时间休息。

这一时期当出现宫缩时，产妇的双脚要蹬在产床上，两手分别把握住产床旁的把手，用力前深吸一口气，然后屏住，弯起背来(不要拱起来)，收紧腹部肌肉，像解大便一样向下用力。每次宫缩时，尽你所能地持续用力，一次宫缩期间用力3～4次，每次持续用力10秒左右，这样你不会过度疲劳，且可较省力，并可防止因一次用力时间过久，导致血氧浓度下降，有利于促进子宫收缩。

在宫缩停止的间歇期，产妇全身肌肉要放松，抓紧时间休息，切忌大喊大叫或哭闹折腾。当宫缩再次出现时，再重复前面的动作。

当胎头即将娩出时，助产人员会提醒产妇不要再用力了。此时，当阵痛来临时，产妇要慢慢吐气，让宝宝的头慢慢地娩出，防止胎头过快冲出，撕裂阴道内组织或会阴。当胎儿娩出的时候，产妇的臀部不要扭动，保持正确的体位。

第三产程。第三产程即胎盘娩出期。从胎儿娩出后到胎盘娩出，一般不超过30分钟。

胎儿娩出，产妇顿觉腹内空空，如释重负，子宫收缩。如超过30分钟胎盘不下，则应听从医生的安排，由医生帮助娩出胎盘。胎盘娩出意味着整个产程全部结束。

上述3个产程统称为总产程，因产后的最初两小时内是最易发生产后出血等严重产后并发症的时期，故也有将产后的最初两小时称为第四产程的。此时产妇将留在产房休息，医务人员会进行密切观察。

贴心 TIPS

分娩所用的时间称“产程”。第一产程从有规律的子宫收缩(5~6分钟一次)，到子宫口开全。初产妇大约需要11~12小时，经产妇大约需要6~8小时。

第二产程从子宫颈开全到宝宝娩出。初产妇大约需要1~2小时，经产妇一般数分钟即可分娩，多不超过1小时。

第三产程从宝宝出生到胎盘娩出，大约需要5~15分钟，不超过30分钟。

所以，整个分娩过程大概需要12~14小时。

怎样做才能有利于顺产

生产时能顺利生下小宝宝，少经受些痛苦是准妈妈们共同的心愿，可以参考以下几点。

孕期体操。体操锻炼可以增加腹肌、腰背肌和骨盆底肌肉的张力和弹性，使关节、韧带松弛柔软，有助于分娩时肌肉放松，减少产道的阻力，使胎儿能较快地通过产道。据有关研究结果显示：坚持做孕妇体操者，正常阴道产率显著高于没有做体操的产妇，产程也较后者短。

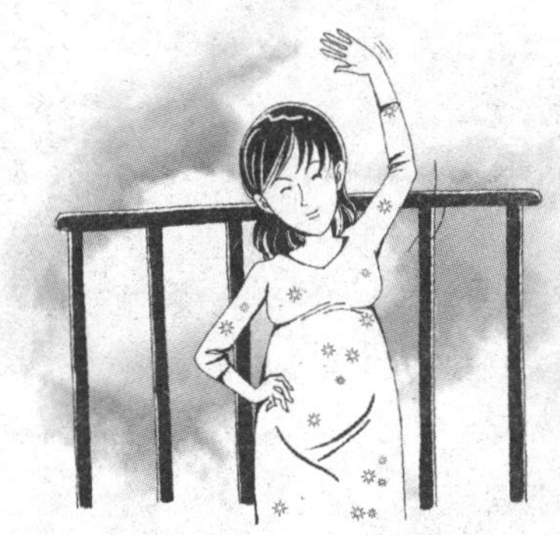

做好孕期保健。孕妇需要保持正常的生活和睡眠，吃些营养丰富、容易消化的食物，合理安排工作和休息。接受分娩教育，对于分娩有充分的心理准备。相信自己能在医生和助产士的帮助下会安全、顺利地分娩。练习呼吸运动(腹式呼吸、胸式呼吸、短促呼吸)，以备产时运用。

- 足月临产前(妊娠37~38周)，医生要对孕妇的整个妊娠情况进行一次鉴定，根据产道、产力、胎儿三方面，初步预测分娩是否顺利。如果产道、胎儿正常，临产后宫缩也协调有力，大多可顺利分娩。

- 产程中的宫缩痛会影响产妇的情绪、饮食、大小便，甚至影响产程的进展。但是，有心理准备的产妇可进行腹式呼吸以缓解疼痛，并配合医生、助产士、护士，一般能够顺利度过产程。

贴心 TIPS

作为产妇要知道是否能顺利生产是比较困难的问题，但这并不是办不到的。

首先，要有顺产的信心和勇气，消除心理负担，充分放松。

其次，注意平衡饮食，合理膳食，控制孕期体重的增长，使宝宝体重增长在适当范围内。

再次，通过定期的孕期保健检查得知胎位正常与否，骨盆大小。这样你就大致知道能否顺利生产，再跟医生沟通之后，基本可以肯定顺产的可能性。

但这里要提醒的是生产是一个复杂的过程，要经历十几个小时，还有许多不可预料的因素存在，有极少数孕妇仍有难产的可能，所以分娩时还要多听医生的建议，分娩过程中要密切监护，及时发现可能会发生难产的因素。

丈夫是最佳的生产陪护人

在产妇生产时，最佳的陪护人应该是丈夫。现在越来越多的医院提供了温馨的家庭式的分娩环境，鼓励丈夫陪伴分娩。

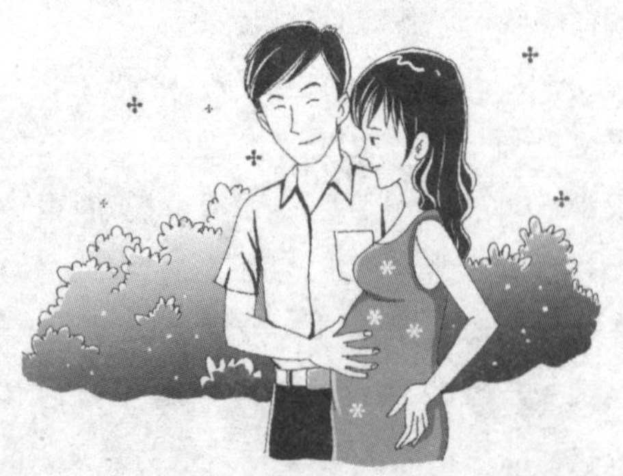

丈夫陪伴在妻子身边，可以帮助妻子克服紧张心理，丈夫温柔体贴的话语可以使妻子得到精神上的安慰，丈夫的鼓励和支持可以增强妻子顺利分娩的信心。

有所信任的配偶在场，产妇感觉自己有了强大的支撑力。丈夫可以分担妻子的痛苦，也可以分享婴儿安全降生的快乐，这对于增进夫妻感情来说，也是至关重要的。

贴心 TIPS

丈夫可以在妻子产前学一套缓解妻子痛苦的方法。

- 方法一：多鼓励，多安慰，用话语为妻子树立顺利生产的信心。
- 方法二：为妻子进行触摸或轻轻揉摸背部、腰部、腹部等部位，在带给妻子柔情的同时，也有助于减轻其痛苦。
- 方法三：制造轻松气氛。在阵痛间隙，可以和妻子一起想象宝宝的模样，讲讲将来怎样培养他(她)，宝宝会如何调皮，如何可爱，生活会如何精彩等，努力制造轻松气氛。
- 方法四：要准备好充足的水、点心或妻子平时喜欢吃的小零食，最好再准备一些巧克力，随时补充能量。

产妇临产时要灌肠

孕妇由于便秘经常有粪便堆积。乙状结肠位于小骨盆腔的左后方，肠内如果有大量粪便的堆积，分娩时往往影响胎头的顺利下降及旋转，以致妨碍产程的进展。产妇入院后，如果没有什么禁忌，初产妇可在宫口开大不到 4 厘米时，经产妇宫口开大不到2厘米时，用温肥皂水灌肠。

灌肠能清除粪便，避免在分娩时肛门放松，粪便排出污染产床及消毒物品，避免会阴侧切口、会阴伤口、产道及新生儿被粪便污染，以免发生产后感染。同时，又能通过反射作用，刺激宫缩，加速产程进展。产妇临产时的灌肠，对分娩非常有益。

贴心 TIPS

临产时灌肠对产妇分娩十分有利，但应注意并非所有产妇都能灌肠，有下面几种情况的产妇不宜灌肠：

- 胎膜早破。灌肠能引起脐带脱垂。
- 胎儿先露部尚未衔接、胎位不正者，灌肠能引起胎膜早破。
- 以往有剖宫产史、子宫收缩较强者。
- 有急产史，估计可在1小时之内即将分娩者。
- 产妇患有心脏病或产前出血等妊娠并发症者。
- 有Ⅲ度会阴撕裂或有直肠阴道瘘管的产妇。

分娩时的饮食

生产就好比是一次重体力劳动，产妇必须有足够的能量供给，才能有良好的子宫收缩力，宫颈口开全后，才能将孩子娩出。如果产妇在产前不好好进食、饮水，就容易造成脱水，引起全身循环血容量不足，供给胎盘的血量也会减少，容易使胎儿在宫内缺氧。

在第一产程中，由于不需要产妇用力，所以产妇可以尽可能多吃些东西，以备在

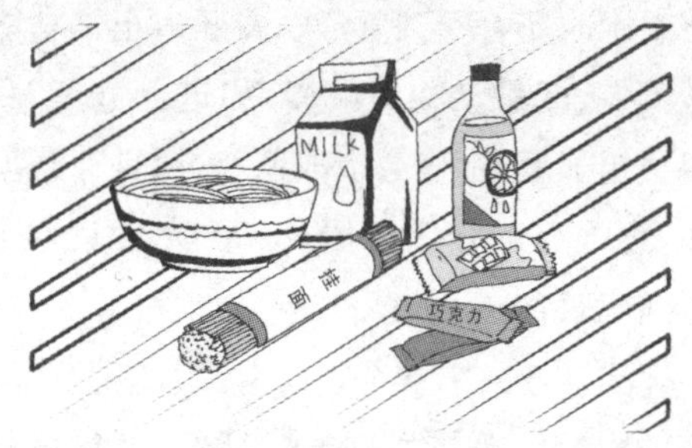

第二产程时有力气分娩。所吃的食物应以碳水化合物性的食物为主，因为它们在体内的供能速度快，在胃中停留时间比蛋白质和脂肪短，不会在宫缩紧张时引起产妇的不适或恶心、呕吐。食物应稀软、清淡、易消化，如蛋糕、挂面、糖粥等。

在第二产程中，多数产妇不愿进食，此时可适当喝点果汁或菜汤，以补充因出汗而丧失的水分。由于第二产程需要产妇不断用力，产妇应进食高能量、易消化的食物，如牛奶、糖粥、巧克力等。如果实在无法进食，也可通过输入葡萄糖、维生素来补充能量。

剖宫产前后四不宜

剖宫产是切开子宫娩出胎儿及其附属物的方法，为使手术顺利进行、母婴平安，在做剖宫产的手术前后应注意以下一些问题。

剖宫产术前不宜进补人参。有人以为剖宫产出血较多，影响母婴健康，因而在术前进补人参以增强体质，这种做法很不科学。因为人参中含有人参甙，该物质具有强心、兴奋等作用，用后会使产妇大脑兴奋，影响手术的顺利进行。另外，食用人参后，会使产妇伤口渗血时间延长，有碍伤口的愈合。

剖宫产术后不宜过多进食。因为剖宫

产手术时肠管受到刺激，胃肠道正常功能被抑制，肠蠕动相对减慢，如进食过多，肠道负担加重，不仅会造成便秘，而且产气增多，腹压增高，不利于康复。所以，术后6小时内应禁食，6小时后也要少进食。

剖宫产后不宜食产气多的食物。产气多的食物有黄豆、豆制品、红薯等，食后其易在腹内发酵，在肠道内产生大量气体而引发腹胀。

剖宫产术后不宜多吃鱼类食品。据研究，鱼类食物中含有一种“EPA”的有机酸物质，有抑制血小板凝集的作用，妨碍术后的止血及伤口愈合。

贴心 TIPS

做剖宫产的产妇在手术前应排空大小便，手术时要听从医生的指挥。如局部麻醉后有什么不适感，要真实及时告诉医生，以便有针对性地处理，手术中产妇切忌大喊大叫。一般手术时间为30~60分钟。

剖宫产大多采用硬膜外麻醉，术后应采用去枕平卧位休息，大约6小时后才可改为半卧位。

手术后第一、第二天可吃流质食物，量不宜过多，不要吃牛奶和糖，以免肠内产生气体，引起腹胀，术后3~4天，肛门排气后可进食半流质食物，术后5天可恢复正常饮食。

分娩时要经常听胎心音

听胎心音是检查胎儿在子宫内情况的重要手段之一。在每次产前检查时，都要听听胎心音是否正常；在分娩开始后，更要时时注意胎心音变化，以便及时发现胎儿宫内窘迫现象。

当子宫收缩时，子宫壁的血管暂时受压，胎盘血循环暂时受阻，这时用听诊器往往听不清胎心音；宫缩过去后，就可以听到胎心音，但心率减慢；宫缩完全停止后15～20秒钟左右，胎心音又恢复正常。

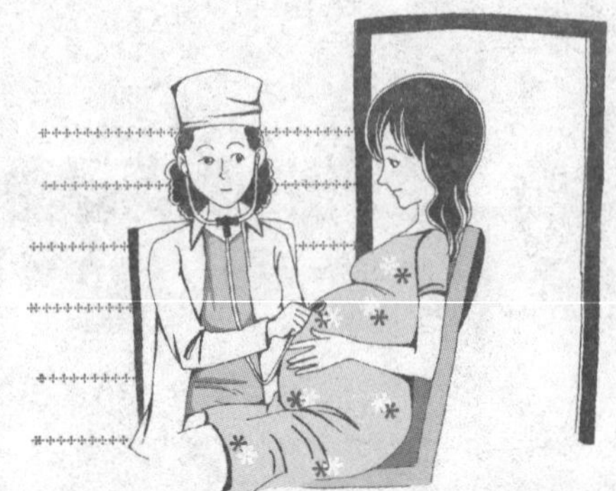

如果宫缩停止后胎心率久不恢复，或者虽恢复，但跳得太快或太慢，这些都不正常，因此在产程一开始，就应当注意胎心音变化。

在第一产程中，应当每隔1小时左右，于宫缩间歇期，听1次胎心音；第二产程每隔5～10分钟听胎心音1次。听胎心音时，除注意胎心音次数是否过快或过慢外，还要注意胎心音是否由强转弱、不规律或快慢不均等，这些都反映胎儿宫内窘迫，应当立即查找原因，及时处理。

贴心 TIPS

正常胎儿在子宫内的胎心率为120~160次/分，如果出现<120次/分，或>160次/分，就有可能是胎儿缺氧。但在分娩过程中胎心率并不一定是完全在这个范围内，因为子宫收缩会导致临时性胎盘供血减少，或胎头下降过程中受压，或脐带绕颈的牵拉，均可使胎心率有所降低，可少于120次/

分，甚至小于100次/分，但应很快恢复，这对胎儿影响不大，但如果超过30秒钟仍不能恢复，说明胎儿在子宫内缺氧。

另外，在子宫收缩后胎心率会增快，可以大于160次/分，在15秒内恢复正常，也属于正常现象，如持续在160次/分以上也要考虑有缺氧的可能。

分娩时产妇不宜大喊大叫

有的产妇对分娩非常恐惧，精神特别紧张，临产时正常的子宫收缩所引起的疼痛对她来说是难以忍受的异常疼痛。产程开始不久，宫口刚刚开大，就已忍不住大喊大叫，拒绝饮食，不能睡眠，处于高度紧张状态，这是非常有害的。

产妇在分娩时大声喊叫既消耗体力，又会使肠管胀气，以致不能正常进食，随之脱水、呕吐、排尿困难等情况接踵而来。

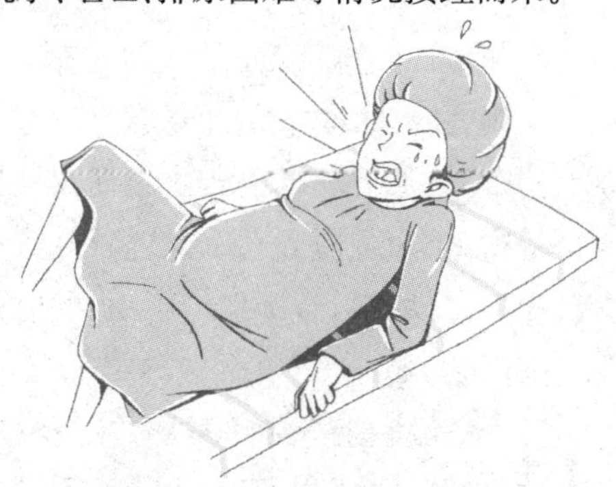

由于腹胀及排尿困难时有憋胀感，宫缩时又要向下用力屏气，以期孩子快快产出。接生人员如不加以劝慰或作适当处理，产妇便会筋疲力尽，子宫收缩也逐渐变得不协调，有时因宫缩乏力，宫口迟迟不能开大，产程停滞。有时宫颈因压迫时间过长而发生水肿。

有时即或宫口已经开全，进入第二产程，产妇亦因全身力气均已消耗殆尽，没有足够的力量来增加腹压以娩出胎儿。由于宫缩乏力，胎头往往不能按正常分娩机转顺利下降及内旋转，结果本来可以顺利分娩，最终变成了难产，胎儿也易因此而受到损害，胎儿娩出后，在第三产程还有可能发生产后出血。

因此，产妇在分娩时绝不要大喊大叫。应做好分娩中的自我调节工作，主动与医生配合，注意休息，按时进食和排尿，以利于产程的顺利进行。

分娩时做会阴侧切手术的原因

会阴侧切手术是产科常见的手术，是医生为避免阴道或肛门严重损伤而主动做的手术。产妇分娩时，通常有以下几种情况要做会阴侧切手术：

- 胎儿过大，第二产程延长，胎儿出现宫内窘迫情形。
- 施用产钳术、胎头吸引术、足月臀位或牵引术时。
- 产妇患有严禁加大腹压的心肺疾病。
- 产妇曾做过阴道损伤修补术及会阴发育不良者。
- 会阴紧，不切开将发生会阴严重撕裂者。
- 早产（以减少颅内损伤）或胎儿须迅速娩出者。

贴心 TIPS

对于会阴侧切，不少产妇会感到恐惧，也有的产妇和家属不愿做会阴侧切手术。其实，进行会阴侧切对产妇和胎儿有时是必须的。

会阴切开术，能使已处在缺氧状态下的胎儿迅速娩出，脱离危险；能使产道出口扩大，防止早产儿颅内出血；使第二产程缩短，预防妊高征产妇发生"抽风"等。而且会阴切口整齐，易于缝合，愈合好，一般 3~5 天可愈合，疤痕小，恢复好，不留后遗症，不影响性生活。

在做侧切手术时一般要用少量麻醉药，产妇无痛觉。胎儿娩出后，将侧切部分对齐缝好，5 天后拆线，便可恢复原样。

减轻分娩疼痛的方法

分娩的主要动力是子宫收缩。随着产程进展，宫缩的力量加强，宫缩使子宫壁组织暂时缺血并发生化学变化，刺激神经，加之胎头随宫颈口开大而下降压迫腰骶部、盆底组织和直肠，使产妇感到腰、腹酸胀，坠痛。

产程开始初期，产妇无明显不适，可在室内活动。随着产程的进展，宫缩加强，产妇会因子宫收缩感到疼痛。可以运用下述助产动作以减轻腹痛，加速分娩。

腹式呼吸。在第一产程中，可于宫缩开始前作好腹式呼吸准备，坚持重复腹式呼吸动作，宫缩稍过后恢复一般呼吸，切忌喊叫。这样可以增加氧气的吸入，减轻肌肉的疲劳和腹肌对子宫的压力，同时可转移产妇的注意力，使宫缩得以协调，宫颈口顺利开大。

体位。分娩的疼痛在一定程度上是可调整的，如感觉背部剧烈疼痛。这个信号表示该改变姿势了，直到疼痛有所缓解为止。宫缩时随机变换体位姿势，找到比较不痛

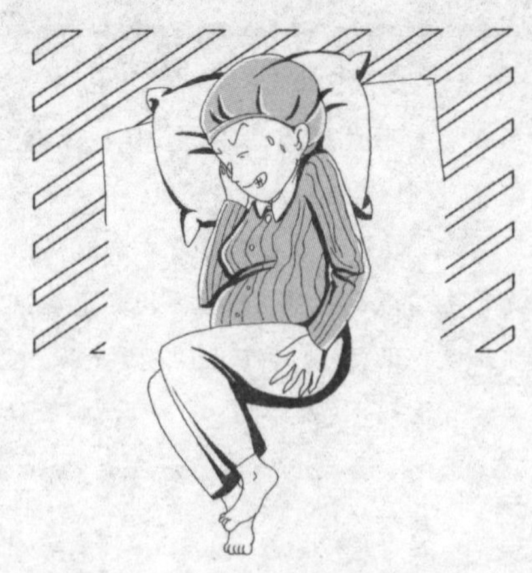

的体位。

按摩下腹部和压迫腰骶部肌肉。双手按摩腰骶部两侧或轻轻揉摸腹部，可以作水平式按摩，或在腹壁上以画圈方式抚摸减轻疼痛；也可以让陪产者按摩能使你放松、舒适的部位。

胸式呼吸(屏气)。当宫颈口开全进入第二产程时，产妇自觉有排便感。此时产妇双手握紧产床扶手，两腿屈曲分开，臀部紧贴产床，于宫缩时以胸式呼吸深吸一口气屏住，如解大便样往下用力，持续时间尽量长，然后重复以上动作，直至该次宫缩过去。

宫缩过后，休息片刻，下次宫缩时重复以上动作。在胎儿即将娩出时，要听从接生人员吩咐，作短促呼吸(张口做短暂、反复吸气和呼气动作)，臀部保持不动，以免会阴重度撕裂。

可于妊娠晚期开始练习腹式呼吸；后两种方法，产前只须熟悉做法，不要操练。

当产妇出现规律性宫缩后，可使用镇痛分娩仪，有一定效果。

总之，绝对的无痛分娩是没有的。减轻分娩疼痛和缩短产程的关键在于学会保存体力，减轻思想压力。

分娩时正确的用力方法

当子宫口开全时，子宫收缩会使胎儿逐渐下降到骨盆的出口处，此时如果加上用力的动作,可促进分娩,并缓和子宫收缩所引起的强烈刺激，使产妇轻松地度过这段时期。

所谓的“用力”,与单纯的“使劲”、“用劲”不同,用力形成的腹压若不能顺着产道的方向,就毫无意义。

简单地说,就是必须和排便时的用力方法相同。或许有人会认为“那太容易了”,但分娩时是躺着而非蹲着的,所以用力并不那么简单,而且容易使人焦躁不安。

用力方式可分为以下几种。

仰卧用力。正确的用力方法：

● 两腿充分张开,膝盖弯曲,后脚跟尽量靠近臀部。

● 两手向后举，抓住床头的栏杆或两侧的把手。

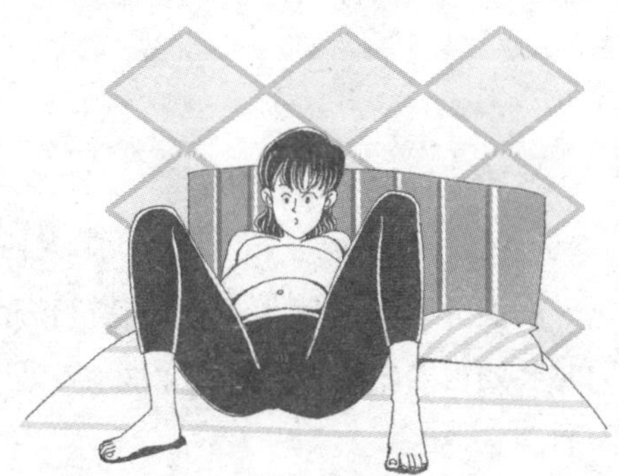

● 先充分吸气,停止呼吸,几秒钟后再慢慢地像是要排便或打开肛门似的逐渐用力,此时要紧闭嘴唇,直到最后都不要让空气漏出来。从吸气、用力到吐气完毕,大约需要 25 秒。

要确定用力的方法是否正确时，只要将手掌放在肛门附近,便可得知。方法正确时,手掌会被推向前方;错误时,手掌几乎毫无感觉。

此外，正确的用力方法是用的力量十分平均，如只感觉手掌的前半部或后半部受到推动了,也表示方法错误。

在练习中如发现有以下的错误时,请加以改正。

● 只有腹部鼓起。问题在于吸满气后，在吐气之前没有暂时停止呼吸就突然开始用力,或是把停止的气送进腹部,因此造成这种情况。

● 只有面颊鼓起。这也是停止呼吸的方法错误所造成的。与前面的情况相同,因吸、吐气间没有暂时停止呼吸,使气没有留在胸部,而跑到口中去了。

● 身体向上滑。用力时,双手用力过度就会造成这种情形。有这种倾向时,只要双手稍微向下移,减弱手腕的力量,即可改正。

● 身体向下滑。与前一情形相反,当双手用力往后推或手握的地方太低时，容易发生这种情况。总之,手握的地方太高就往下移,握的地方太低就往上移,如此反复调整,就能找到适当的位置。

● 背脊挺起。是由下腹部用力过度或吸气时动用整个胸部想吸足气所造成的。

● 臀部浮起。背脊、臀部、双脚应处在同一平面上。如果重心过分放在双脚处,就会使臀部浮起。

● 用力无法持久。吸足气后没有暂时停止就马上用力,用力自然无法持久。用力的秘诀是,吸足气后暂停几秒钟再开始用力。

侧卧用力。方法如下。

● 侧卧时,身体下方的手肘轻轻弯曲,手掌放在脸旁。

● 双脚并拢,膝盖尽量弯曲,手抱住身

体上方的大腿靠近臀部的地方。不过侧卧时,在身体下方的手容易疲劳。

• 头部不可弯得太低,背脊也不可拱起至眼睛看得到肚脐的程度。胸部先充分吸气,然后和仰卧的情形相同,暂停数秒钟后再用力。

• 此时,背脊要挺直,不可拱起,头部弯得太低或不抱住臀部而抱住膝盖,都是错误的用力方法。

这种用力的姿势就好像排便时采用侧卧的姿势一样,任何人都能轻易做到。因此,当产妇采用仰卧的姿势无法有效地用力时,不妨先以侧卧的姿势试试,等感觉较顺时,再换回仰卧的姿势。

仰卧时抱住双脚用力。

• 举起双腿,双手从外侧抱住膝盖内侧。双脚尽量靠近下腹部的两侧,并充分地张开。此时,大腿如果充分张开,与其说是双手抱住双脚,不如说是用双手将双脚抱起来,双手不可握在一起,而要各自握住,双脚才能充分张开。

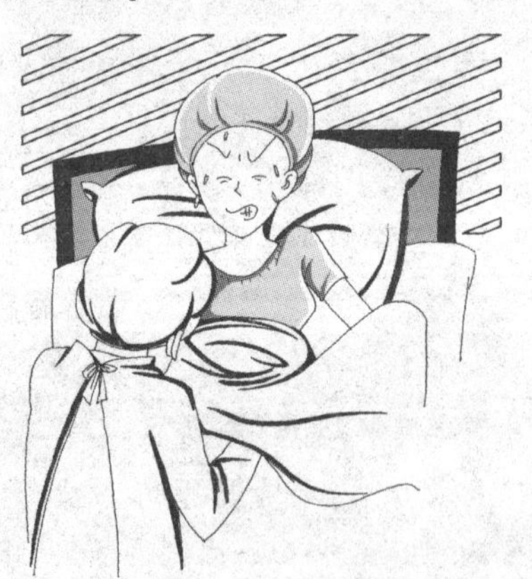

• 用力的同时,使下颌贴近胸口,双腿尽量张开。

• 如果双腿没有充分张开,反而并拢在一起,或是吸足气后马上用力,只有腹部鼓起时,用力效果自然不佳。

• 原本应贴近胸口的下颌向上突出,或用力时支撑脚部的力量比抱住脚部的力量强,使得臀部下滑,如此都无法达到良好的效果。

贴心 TIPS

练习用力的方法,最好从怀孕第十个月初开始。一天练习两三次,如果只是达到早晚试做的程度,就不必担心会引起早产或破水。但如果出现早产的征兆时,要等情况稳定后再继续练习。

在预产日的前两周,如果胎儿的发育一切正常,可稍微增加练习的次数。

分娩时,在耗时的第一产程,最好以"侧卧式"为主要的用力方法,并可以左右交替进行。

当分娩进展顺利、开始消毒外阴部时,为了保护会阴,助产者会要求产妇改以"仰卧式"的用力方法。如果以这种姿势无法有效用力时,可以利用仰卧抱起双脚的方法,没问题后,再换回收双脚的"仰卧式"用力法。

产妇如何配合接生

产妇分娩需要医生或助产人员帮忙,同时产妇也需要积极的配合才能使产程更顺利。

在第一产程中,宫口未开全,产妇用力是徒劳的,过早用力反而会使宫口肿胀、发紧,不易张开。此时产妇应做到以下几点:

思想放松,精神愉快。紧张的情绪会使食欲减退,引起疲劳、乏力,直接影响子宫收缩,影响产程进展。

保存体力,注意休息。适当活动。在阵痛间隙要保持安静，利用宫缩间隙好好休息，节省体力，切忌烦躁不安、消耗精力。如果胎膜未破，可以下床活动，适当的活动能促进宫缩，有利于胎头下降。因为分娩是一次漫长的强体力劳动，需要足够的体力来完成。

采取最佳的体位。除非是医生认为有必要，不要采取特定的体位。只要是对产妇好的，必定也对宝宝有利。无论何种体位，能使产妇感觉减轻阵痛的就是最佳的。

补充营养和水分。分娩时，尽量吃些高热量的食物，如粥、牛奶、鸡蛋等，并保证水的摄入，以保证有足够的精力来承担分娩重任。

勤排小便。膨胀的膀胱一方面有碍胎儿下降和子宫收缩，另一方面膀胱也会因受压而充血、水肿，使膀胱的张力下降，排尿困难，增加尿路感染的机会。在产程中，应在保证充分的水分摄入的前提下，每2～4小时主动排尿1次。

舒缓用力。在阵痛强烈时会不知不觉地使劲，但此时切忌屏气用力，用力要舒缓，精神要放松。

第二产程时间最短，但也是分娩的时期。宫口开全后，产妇要注意随着宫缩用力。宫缩间隙，要休息，放松，喝点水，准备下次用力。当胎头即将娩出时，产妇要密切配合接生人员，不要再用力屏气，避免造成会阴严重裂伤。

在第三产程，产妇要保持情绪平稳。分娩结束后两小时内，产妇应卧床休息，此时可以喝些红糖水，少量进食，补充消耗的能量。一般产后不会马上排便，如果产妇感觉肛门坠胀，有排大便之感，要及时告诉医生，医生要排除软产道血肿的可能。如有头晕、眼花或胸闷等症状，也要及时告诉医生，给予处理。

贴心 TIPS

产妇的分娩大多数是采用半坐位，即产妇在产床上，头部稍高，脚蹬在产床上。这种体位有利于分娩时助产人员为产妇保护会阴。

如果需要进行会阴侧切、胎头吸引及臀位助产等，产妇要采取膀胱截距位，以利于手术操作和保护会阴。

如果进行剖宫产分娩，产妇要取平卧位。

分娩过程中的会阴保护

分娩虽然是人类的正常生理现象，但在分娩过程中还是需要采取必要的措施来保护产妇和胎儿的。

会阴在分娩过程中是需要保护的。分娩时产妇躺在床上一般采取膀胱截距位，即两条腿分开放在固定腿架上，医护人员站在右侧，随着分娩的进展，胎头进入阴道内会对会阴部产生很大的压力。

此时如果不对会阴进行保护，胎头突然娩出则有可能造成会阴的裂伤，严重时可造成直肠裂伤。过去产妇大多在家中分娩，有人产后大便失禁就是这个原因。

在胎头将要娩出时，助产人员用一只手托压会阴部，另一只手下压胎头，使胎头以最小的径线通过阴道，这样使胎儿的头缓慢下降，阴道壁慢慢扩张，这种做法叫做会阴保护。

在进行会阴保护的同时，助产人员还要指导产妇用力。这时需要产妇积极配合，臀部不要随便移动。产妇与助产士配合好可以减少会阴裂伤的发生，有利于胎儿顺利娩出。

胎儿、胎盘娩出后，助产士要仔细检查有无会阴裂伤，对于Ⅰ度、Ⅱ度会阴裂伤可做缝合手术，伤口会很快愈合，对身体没有影响。孕产妇为此不要担心。

双胎分娩的注意事项

双胎分娩时，第一产程要注意子宫收缩情况，如发现宫缩乏力或产程延长，要给予催产素加强宫缩，必要时进行剖宫产。

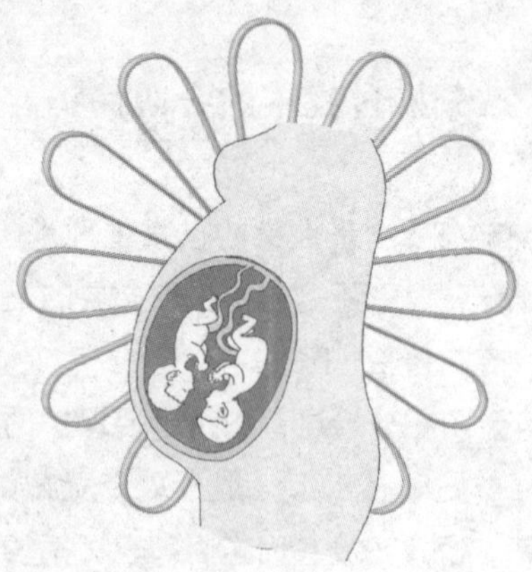

第二产程：当第一个胎儿娩出后，立即断脐，扎紧胎盘端腰脐带，防止第二个胎儿出血。同时，由助手固定第二个胎儿的胎位，使其保持纵产式，密切注意胎心音，注意阴道流血及胎盘早剥情形的发生，并注意有无脐带脱垂现象。

第三产程为预防产后出血，须尽早使用宫缩剂，第二个胎儿娩出后，腹部放置沙袋，防止腹压下降引起休克。另外检查胎盘胎膜是否完整，并判定是单卵双胎还是双卵双胎。

胎儿娩出后的处理

伴随着啼哭声，一个新的生命诞生了。护理好新生儿是妇产科医务人员的神圣职责。胎儿娩出后要经过哪些处理呢？

胎儿娩出后首先要清理呼吸道，也就是及时用吸管吸出新生儿口腔、鼻腔内的黏液和羊水，以免发生吸入性肺炎，过多的羊水进入消化道会出现咽下综合征，即新生儿不吃奶，或吐奶，发生这种情况需要洗胃，对新生儿不利，因此一定要重视清理呼吸道。在清理呼吸道过程中，要注意观察新生儿皮肤颜色、心率、呼吸、喉反射、肌张力、进行 Apgar 评分。

处理脐带也是很重要的环节，新生儿抵抗力差，一定要无菌操作。断脐要用单独的剪刀，切不可与侧切剪刀混用。脐带保留约 1 厘米长，断脐时要用碘酒、酒精消毒。断端可用结扎线结扎，先进的方法是用专门的脐带夹结扎。总之起到闭锁断端的目的即可。断面用 2.5%碘酒及 75%酒精或 20%的高锰酸钾液消毒。注意药液不可接触到新生儿皮肤，以免灼伤，最后用纱布包盖好，再用脐带布包扎。结扎的脐带根部约一周自行脱落。

如果新生儿身上胎脂较多，可用花生油将胎脂去除，以避免感染。

新生儿查体包括：体重、身长，注意新生儿是否成熟，与孕周是否符合。检查头部时应注意有无产痛及头颅血肿。还要检查心肺、肝脾、四肢活动情况，有无肛门闭锁或其他畸形等。

查体完毕要进行皮肤接触、早吸吮、早开奶。然后给新生儿洗澡，穿上衣服，小宝宝就可和妈妈在一起了。

在新生儿处理过程中应特别强调保温，因为胎儿娩出后最大的不适应就是温度。有条件的地方最好使用红外线辐射台，如保温不当，新生儿会发生一系列问题。

贴心 TIPS

刚生完孩子后，产妇往往有完全放松感，还有一点点失落感，同时又想做一些事来表示对下一代的关心，但看着软软的宝宝却不知从何着手。

其实产妇经过艰难的分娩后，身体非常疲惫，不必做很多的事，首先，自己要放松一下筋骨，按摩子宫以减少出血，稍事休息(约10~15分钟)后清洗乳头，护士处理完宝宝后，产妇就能抱他(她)了，进行早期皮肤接触(半个小时)、吸吮乳头。宝宝吃饱后，自己睡上一觉，以恢复体力。

分娩结束产妇仍须留在产房内观察

当胎盘娩出后，分娩结束，但医生并不马上将产妇送回产后休息室，而是将其留在产房观察两小时。这样做有什么意义呢?

产后两小时内是产后严重并发症最易发生的时期，产后出血、产道血肿、心衰、产后子痫等常发生在产后两小时内，故也有将产后的两小时称为第四产程的。

经历了漫长的分娩过程，产妇已很疲劳，有可能发生产后子宫收缩乏力致子宫胎盘剥离、创面血窦开放情况，发生产后出血。产后出血是威胁产妇生命的常见并发症之一，是导致产妇死亡的首要原因。通常如能及时发现产后出血，针对原因处理，效

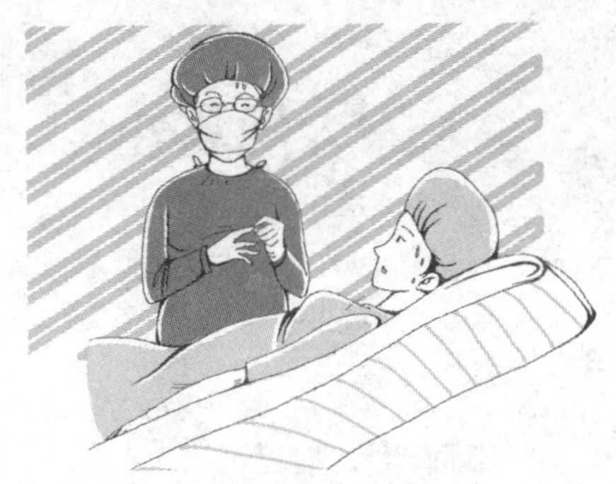

果多良好。

但若未能及时发现，将可能酿成严重后果。分娩时软产道受挤压、扩张，有可能导致组织损伤，开放性损伤出血外流容易被发现，如组织内血管破裂出血，则可能不会马上发现，随出血增多积于组织内，在局部成血肿才出现症状；有心脏病的孕妇在产后可能发生心衰。

基于以上原因，产妇在分娩结束后要保持情绪平稳，此时若因生男生女或新生儿情况不佳而沮丧，常常会诱发产后严重并发症。

分娩结束后两小时内，进食半流质食物补充消耗的能量；此时要卧床休息，如要排小便，请护士帮助扶持；产后不会马上排大便，如感觉肛门坠胀，有欲排大便之感，要及时告诉医生；如有头晕、眼花或胸闷之感均要告诉医生，以利及早发现异常情况给予处理。出产房前最好排1次小便。

贴心 TIPS

如果产妇顺产，母婴均无异常情况，一般产后24小时后就可以出院。如果产妇分娩时会阴破裂或行侧切术，产后4~5天拆线后，伤口愈合良好即可出院。剖宫产的产妇拆线时间为6~8天，拆线后即可出院。如果有其他异常情况，出院时间则会视病情而定。

4 应对分娩意外

如何避免难产

难产，医学术语称做异常分娩，是指分娩时间长、出血过多、母体和胎儿有生命危险的情况。顺产和难产在一定条件下也可以互相转化，如果顺产处理不当，可以变为难产，反之，难产处理及时，也可能变为顺产。

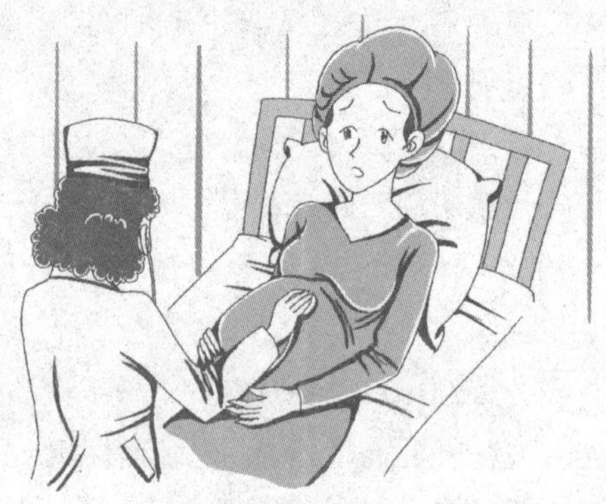

过强的宫缩可影响胎盘和胎儿的血液供应，使胎儿缺氧，出现胎儿窘迫征象，导致难产。

另外，当在产程中出现胎儿心率异常、胎儿先露部下降受阻时，也应警惕难产的发生。

要避免难产的发生，应从以下几个方面着手。

孕期。定期接受产前检查，对于妊娠贫血、高血压、胎儿体重异常、胎位不正等妊娠异常情况，可治疗纠正者应及时处理，避免成为影响分娩正常进行的潜在异常因素。

作好分娩准备。分娩是一项耗时耗体

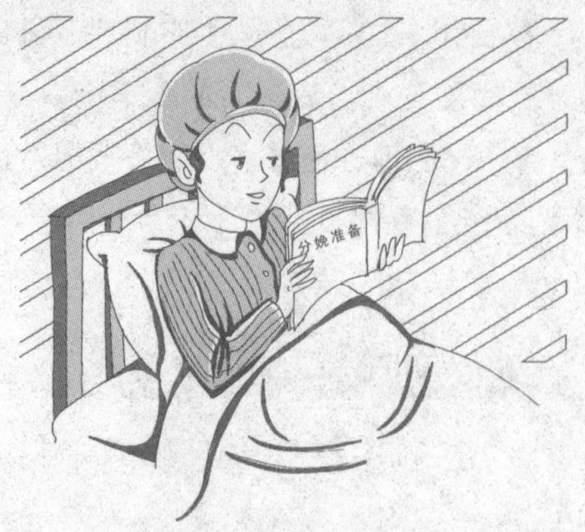

力的劳动，既需要良好的机体状况，也少不了要有对分娩过程足够的了解、充分的心理准备作为基础。作为产妇本人应了解在这期间怎样能有所作为，掌握一些有助产程进展、缓解分娩阵痛的技巧。产妇对分娩过程理解越透，准备越充分，信心越足，分娩成功的可能性就越大。

产时。凭着充分的信心和准备，做好应该和能够做的事，对左右不了的事，交给医生解决。不要无谓的焦虑，只要尽你所能主动参与分娩，发挥你的主观因素，对分娩施与积极影响，即放松、保证良好的休息与进食，运用你已学习到的助产和镇痛技巧，你就为分娩成功增添了一份保障。

贴心 TIPS

- 对难产中的胎儿监护的方法主要包括三个方面：胎儿是否能顺产、胎儿在宫内是否有缺氧及作好出生后抢救监护的准备。
- 通过胎头是否按时衔接、产程中胎头下降是否顺利、子宫口扩张是否符合预期情况来监测胎儿能否顺产。
- 通过胎心率的快慢、胎心监护的变化、胎儿脉搏，甚至胎儿头皮血 pH 值来监测胎儿在宫内是否缺氧。
- 只要发生难产，无论是阴道分娩还是剖

官产，都要作好新生儿抢救的准备，包括请新生儿医生到场、抢救药品的准备、新生儿抢救器械的调试等。出生后宝宝还要去新生儿室观察。

临产时胎位发生变化如何应对

有些产妇在门诊产前检查一直被告知胎位是正的，而生产过程中却被告知胎位不正。这是因为，在门诊检查时，只要胎头向下时，就认为胎位是正的，但是因胎头（枕部）的朝向和俯屈不同仍有胎位不正的存在，这种胎位不正只有在临产后才能被检查出来。

遇到这种情况时，产妇要有信心，相信经过自己和医生的共同努力能顺利分娩，这一点很重要，它是决定顺产的一个因素。

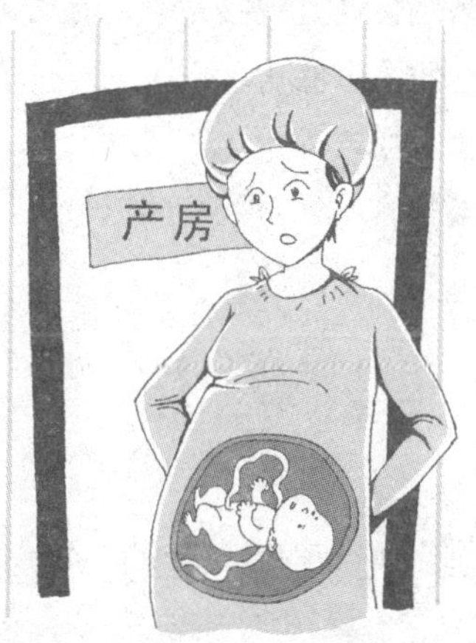

- 在医生的指导下，进行适当的运动，如行走、下蹲、俯卧等。
- 按照医生的要求侧卧、屈腿等。
- 不要随意使用腹压，同时及时排大小便。
- 向医生了解产钳和剖官产的利弊，以选择最有利的分娩方式。
- 要保持正确的心态，相信医生、护士和你是一样的心理，都希望你们母婴健康，尽可能采纳医生的建议。

脐带绕颈

足月胎儿脐带长度大致在 30～70 厘米之间。脐带围绕胎儿颈部、四肢或躯干称为脐带缠绕，其中约 90%为脐带绕颈，以绕一周者居多，占分娩总数的 20%左右。

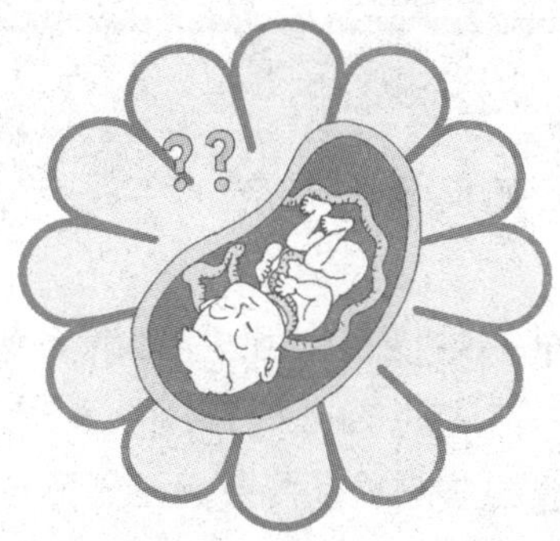

脐带绕颈的发生与脐带长度有关，脐带长者发生绕颈的机会多，脐带越长绕颈的周数也越多，脐带短于 30 厘米者不会发生绕颈。

脐带绕颈是产科常见的并发症，绝大部分脐带绕颈在妊娠期不会对胎儿产生大的危害，所以没有必要过于担心，只要监测胎动和按时进行产前检查就可以了，如果胎动突然特别频繁或胎动明显减少（12 小时胎动少于 15 次，或较以往减少 50%），甚至不动，要及时到医院就诊。

虽说脐带绕颈在妊娠时对胎儿没有太大的危害，但分娩时可能会引起胎头衔接困难、下降缓慢、胎儿缺氧等情况，所以有脐带绕颈的产妇，在分娩时加强监护，只要及时发现异常，及时正确处理，不会造成不良后果。

贴心 TIPS

有脐带绕颈的产妇要严密观察产程，如进展缓慢或停滞应果断决策。密切监测胎心率，一旦发生胎儿窘迫应立即中止分娩，施行阴道助产或剖宫产。

脐带绕颈是否需要剖宫产，要根据情况具体分析。一般而言，它并不是剖宫产的指征，但对脐带绕颈3周以上、影响胎头下降、发生胎儿缺氧的可能、合并其他剖宫产指征时就要考虑剖宫产了。

如何预防滞产

在分娩过程中，如果因为某种原因使产程延长，超过24小时，则称为滞产。

造成滞产的直接原因是子宫收缩乏力，但造成子宫收缩乏力的原因有胎头与骨盆不相称、胎位异常、子宫发育畸形(双角子宫)、子宫肌瘤、精神紧张、疲劳、进食不足、用药不当等。

由于临产时间过长，子宫收缩乏力，产妇疲劳，体力消耗，以致肠胀气、排尿困难、脱水，甚至酸中毒，容易造成产后出血及感染。胎儿长时间承受子宫收缩的压力，可造成胎儿缺氧、新生儿窒息，由此增加了手术分娩机会(剖宫产、产钳、胎头吸引术)，从而使胎儿产伤、宫内感染的机会也随之增加，出生后容易发生并发症。

预防滞产，首先要作好产前宣传教育工作，使孕产妇了解怀孕、生孩子是妇女的生理过程，了解产程的实际过程及自我感觉，以及如何对待的具体措施，从而使孕产妇对分娩有信心，打消顾虑，主动参与分娩。

临产过程中，医护人员要严密观察产程，关心产妇的情绪及吃、喝、拉、撒、睡等。产程中注意宫缩、胎位与骨盆关系的动态变化，及时发现并加以处理，必要时改变分娩方式，滞产是可以避免的。

胎膜破裂后要注意的问题

临产后胎膜破裂属正常，多数自然破膜发生在第一产程末宫颈口近开全时。

如果临产前发生了胎膜破裂，应立即去医院。

临产初破膜，如胎头先露尚未衔接或为臀位，这时需要产妇卧床，以免脐带脱垂受压，危及胎儿生命。

在胎头先露时，破膜时流出的羊水性状可反映胎儿在宫内有无缺氧情况，所以如产妇感到有液体自阴道流出，应告诉医生，医生会通过观察来确定是否破膜并检查流出的羊水性状。

有时在产程中为了了解胎儿宫内情况或刺激子宫收缩，加速产程进展，医生会经阴道进行人工破膜。

子宫破裂的预防

子宫破裂是在妊娠晚期或分娩中，子宫上破了一个洞，但此时胎儿已能成活，不包括妊娠早期子宫穿孔或子宫残角妊娠破裂等早期妊娠并发症。它是产科中极严重的并发症之一，最常见的是羊水经破口流入腹腔，造成腹腔感染，甚至引起感染性休克。

子宫破裂发生的原因如下。

自发性破裂。自发性破裂系指孕期或临产时在无外因作用下发生子宫破裂，多发生在年龄较大的产妇。由于产妇的子宫纤维结缔组织增多、韧性减弱、延展性差、承担逐渐长大的胎儿的能力不足，特别是当分娩遇到阻力时易发生破裂。

损伤性破裂。如在子宫口未开全的情况下做产钳或臀位牵引术等，可撕裂子宫颈或子宫下段。难产时施行其他阴道手术，机械性损伤波及子宫壁发生子宫破裂。

子宫瘢痕破裂。主要为有剖宫产史所致的子宫破裂，其他原因如子宫的其他手术等。宫体剖宫产与子宫下段剖宫产瘢痕比较，宫体剖宫产切口破裂机会数倍于子宫下段剖宫产，1/3 宫体剖宫产的还可在预产期前数周破裂，而子宫下段剖宫产很少过早破裂，临产时破裂也不多，但子宫下段仅由腹膜覆盖。总的来说，子宫下段剖宫产比宫体剖宫产较能承受第二次妊娠。

不恰当地使用催产素。合理地使用催产素可以使子宫肌肉收缩、子宫口开大，常用于引产或促进分娩。但必须严格掌握适应症，切忌滥用，如在先露部不能入盆的情况下切忌使用。

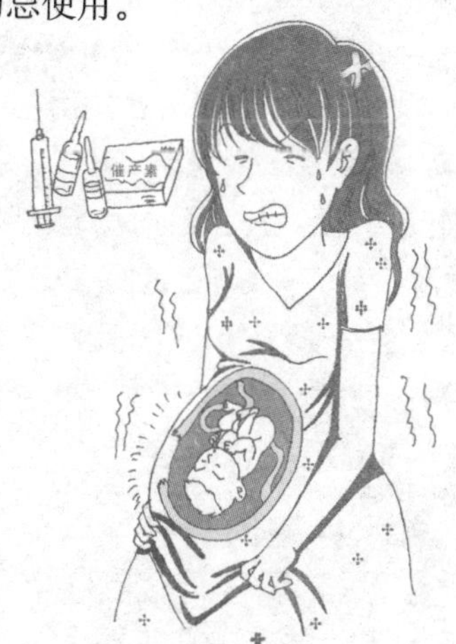

绝大多数子宫破裂是可以避免的。只要切实做好计划生育，避免多次妊娠，尽量减少人工流产的次数，以免发生子宫穿孔，胎盘粘连，严密观察产程，及时发现和处理异常情况，使子宫免受过久压迫，不滥用缩宫素等，就可以大大降低子宫破裂率。一旦发生也能及早发现，恰当处理，提高治愈率和减少病员的痛苦和损伤。

在基层医院，凡临产超过 24 小时的产妇，不论其原因如何(包括假阵缩在内)，都应及时转往县级以上医院，查清原因，正确处理。有过剖宫产或肌瘤剜除术者应提前入院，弄清前次剖宫产原因及剖宫产术式等，作为此次处理的参考。另外，尽量减少不必要的剖宫产，也是预防子宫破裂的重要措施之一。

贴心 TIPS

当子宫破裂已被确诊时，不论胎儿存活与否，也不论胎儿在子宫内已进入腹腔，一律不要再考虑从阴道分娩，因为此时处于危重状态，多一次不必要的手术操作，徒然增加手术创伤、出血量及感染扩散机会。

必须进行剖腹探查，考虑到手术的出血量，同时输液补充血容量。麻醉一般选择局部麻醉，做子宫切除手术还是做破口缝合手术，要根据产妇的具体情况具体对待。

如破口缝合操作少、容易、手术时间短、干扰少，就有利于术后恢复。如有破口不整齐者可用剪刀修饰。如破口大且不整齐，最好还是施行全子宫切除手术。

以往认为去除子宫就可去掉感染病灶，但现在已不必如此，目前抗生素种类较多，能有效控制感染。

术后应继续纠正贫血，静脉滴注广谱抗生素及肾上腺皮质激素(地塞米松或氢化可的松)。如发现有膀胱损伤，条件许可时应同时进行修补。

羊水栓塞的预防

羊水栓塞是指在分娩过程中羊水进入血液循环之中，引起肺栓塞、休克和弥散性血管内凝血所致的难以控制的出血等一系列严重症状的综合征。它是产科领域中极为严重的并发症。

发生羊水栓塞的原因有下面一些。

● 羊水栓塞可见于宫缩过强甚至成强直性宫缩者，亦可由于缩宫素应用不当引起。

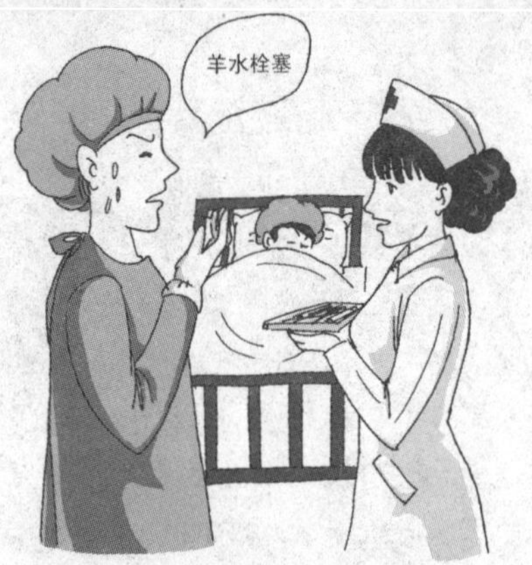

● 凡能引起子宫血管开放的因素，均有可能导致羊水栓塞症，如宫颈裂伤、子宫破裂、剖宫产、前置胎盘、胎盘早剥、大月份流产钳刮术等。

● 死胎不下可增加羊水栓塞的发病率，这是由于羊膜强度减弱而其渗透性显著增加所致。实验证明，羊膜渗透程度随死胎宫内滞留时间而增加。

● 巨大儿、滞产及过期妊娠等也较易诱发羊水栓塞症，这与产程较长、难产较多、羊水浑浊、刺激性强有一定关系。

● 羊水栓塞很少见，但其死亡率高，故应尽力预防其发生。

● 平时多注意诱发因素，提高警惕，争取做到早期发现与及时处理。孕期达5个月后可自觉胎动，如果孕期已超过5个月，还未感到胎动，应立即去医院检查，看是否有胎儿宫内窒息的现象。

● 认真做好产前检查，记好预产期，尽量避免过期妊娠。胎儿到了预产期已成熟，且其代谢产物是直接排入羊水中，胎儿在宫内停留的时间越长，羊水内的代谢产物就越多。孕妇在分娩过程中出血较多，羊水内容物可顺着这些血管的破口处进入母体的血液循环，导致羊水栓塞的发生。

● 孕期较长的产妇要尽量避免做大月份钳刮术，如实在需要做钳刮术时，应当先破膜，待羊水流尽后钳刮，钳刮前尽量不用宫缩剂。

● 如果发现怀孕时，孕期已超过4个月，而又不想要此孩子，建议行引产术，引产用的羊膜腔穿刺针宜细，穿刺不超过3次。

贴心 TIPS

羊水栓塞多发生于第一、二产程中。病人自觉烦躁不安、寒战、呕吐，随之呛咳、胸闷，呼吸困难，口唇、皮肤发紫，心跳加快，血压下降，抽搐、昏迷等。休克短时间后可出现大量持续子宫出血，血液不凝，甚至全身皮肤、黏膜、伤口、泌尿系统出血，随之出现少尿、无尿。

羊水栓塞的治疗

当出现羊水栓塞的现象时，应立即送往医院，医生会按以下措施抢救。

纠正呼吸循环功能紊乱。针对呼吸困难，孕妇取半卧位，加压给氧，必要时进行

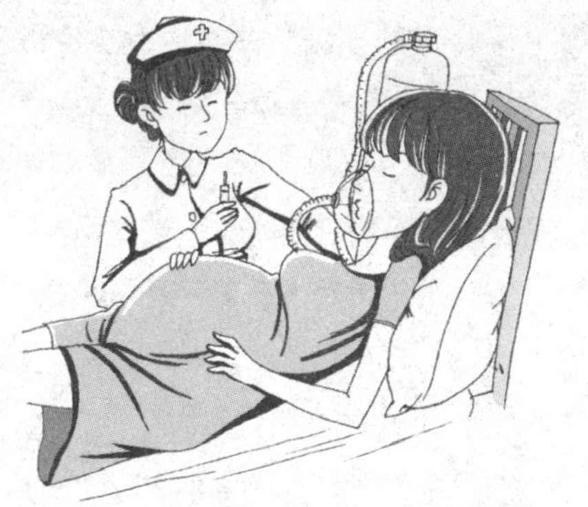

气管插管或气管切开。这样可以保证氧的供应,减轻肺水肿,改善脑缺氧,有利于产妇复苏。

及早使用解痉药以解除肺动脉高压。为了阻断迷走神经反射引起的肺血管及支气管痉挛,心率慢时可用阿托品静脉注射,每10～15分钟一次,直至产妇面部潮红或症状好转为止。如有条件,使用盐酸罂粟碱亦可。

为减轻右心负荷，可用测量血压的袖带分别缚于四肢，轮流加压使压力介于收缩压及舒张压之间，以阻断部分静脉血液回流。当由于肺支气管痉挛、肺动脉高压、右心衰竭而使心率变快时，则应当改用氨茶碱加入葡萄糖液中缓慢静脉注射。

纠正休克。首先用低分子葡萄糖酐及血管扩张药，如异丙基肾上腺素，同时用5%碳酸氢钠以纠正酸中毒及扩容。如血压低需用升压药物时,当选用多巴胺、多巴酚丁胺,可增加心肌收缩力和心血排出量,使血压上升，同时又能扩张内脏血管尤其是肾脏血管,使血流量增加,对疑有肾功能不全者尤佳。

抗过敏。静脉注射地塞米松或氢化可的松。

纠正心力衰竭、解除肺水肿。可将毛花苷C加入葡萄糖中进行静脉注射,必要时,30分钟至2小时后可再次静脉注射,8小时后可再酌情静脉注射一次，以达饱和量。亦可将毒毛旋花子甙K加入葡萄糖液中静脉注射。选用速尿或依他尼酸钠稀释后静脉注射,或用甘露醇静脉滴注,同时应用酚妥拉明稀释后静脉注射,有利于消除肺水肿。

纠正弥散性血管内凝血、继发纤溶。

及时正确地使用抗生素以预防感染。

产科处理。第一产程发病,改善母体循环及呼吸功能,检查并纠正凝血功能障碍,抑制子宫收缩,推迟产程进展,待病情好转后再行处理。

胎儿窘迫的预防

胎儿窘迫是指胎儿在宫腔内缺氧而引起的一系列症状。产前临产时缺氧均可导致胎儿窒息死亡。

胎儿窘迫常因为母体血液中含氧量不足、胎盘功能不全或胎儿血循环受阻(脐带受压)所致。从发生的速度可分为急性和慢性两类。

慢性胎儿窘迫常发生于产前阶段,多见于孕妇在怀孕前已有的全身性疾病，如贫血、肾病等;急性则多发生于临产阶段,常见于怀孕后所并发的疾病,如前置胎盘、羊水过多或过少等。根据发生的原因分述如下:

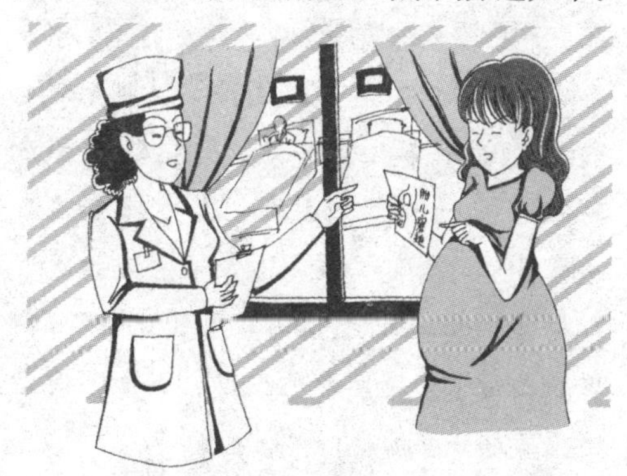

慢性胎儿窘迫。

●胎盘功能不全,主要表现于妊娠中毒症、妊娠高血压及过期妊娠。

●胎儿病变,主要为ABO血型不合所致的新生儿溶血症、胎儿宫内感染、畸形。

●孕妇非产科性疾病,主要是心脏功能不全、心力衰竭;肺功能不全或者哮喘、肺结核病;血液病及贫血、凝血障碍、白血病等;糖尿病及糖尿病前期;其他疾病,如内分泌疾病、结缔组织病(红斑狼疮)等。

急性胎儿窘迫。

●脐带并发症,如脱垂、打结、缠绕、过短。

●胎盘并发症,如胎盘早剥、前置胎盘、血管前置。

●难产处理不当。

●胎儿因素,如胎儿出血、大脑产伤,或止痛及麻醉剂应用不当。

胎儿窘迫是胎儿娩出时发生窒息甚至死亡的直接原因,因此,产妇应提高警惕,知道在什么情况下可能发生这种情况,做好以下几点。

●认真作好产前检查,尽早掌握自己有无可能发生慢性胎儿窘迫的各种原因,如有则要积极进行治疗。如怀孕时伴有妊娠中毒症、过期妊娠、妊娠期合并全身性疾病等,需进行胎心监护,对妊娠整个过程进行严密观察。

●根据临床症状,必要时进行24小时孕尿雌三醇定量测定,或作羊膜腔穿刺抽取羊水,进行羊水性状观察及激素、代谢产物的测定。激素测定每周2次,羊水检查根据需要可间隔2~7天一次。在一定情况下可根据羊水中尿酸、肌酐含量及卵磷脂/鞘磷脂比例来确定胎儿成熟度,判断何时是终止高危妊娠的良好时机。

●临产时去医院住院,医生会给你进行胎心监护,注意胎心变化。绝大多数可通过早期发现、及时正确处理来降低新生儿窒息发生率及死产、新生儿死亡等。

●如是属于产力异常、滞产及胎头浮动的产妇,则需加强监护,临产时尽量少用宫缩素及麻醉剂。脐带并发症及产力异常,是胎儿窘迫最常见的原因。如果此时仍有胎头浮动的现象,比较危险,一旦胎膜早破,就有发生脐带脱垂的可能。故一旦有异常现象,医生会适时正确处理各种异常分娩。

贴心TIPS

如有胎儿窘迫的临床征象时,应立即采取如下措施:

●静卧,以提高子宫血流量,改善胎盘功能来纠正高危妊娠胎儿的不良环境。

●吸氧,提高母血氧含量以改善胎儿氧的供应。但是并不要认为吸的氧越多,胎儿缺氧状态就越能得到改善。给产妇长期吸氧,会使产妇的通气量下降,由于血氧含量增高可促使盈盘血管收缩,反而使胎儿缺氧状况更恶化。因此应间歇吸氧,每次持续10分钟,每隔5分钟重复1次,直至胎心率恢复正常。

●静脉注射戊四氮,将维生素C加在葡萄糖溶液中静脉滴注。如没有戊四氮可改用尼可刹米。如症状改善不明显,还可以在30~60分钟后重复应用。

●如是属于慢性胎儿窘迫的产例,处理时主要根据病情严重情况及胎儿成熟度来决定终止高危妊娠的最好时机。在具体处理每一产例时要权衡各种有关因素,使分娩后能确保婴儿存活,因此引产指征应根据具体情况来作出决定。

产后出血的预防

在胎儿娩出后24小时内，阴道出血量达到或超过500毫升者，称为产后出血。产后出血是引起产妇死亡的重要原因之一，也是产科常见而又严重的并发症之一，发生率约占分娩总数的1%～2%，因此必须积极防治产后出血。

首要的预防方法是做好计划生育工作，响应号召，每对夫妇只生一个孩子，避免生育过多、过密或多次人工流产、刮宫，从根本上预防将来妊娠生产时发生产后出血。预防产后出血应从妊娠、临产及产后各个时期加以注意，采取相应措施方能达到预防目的。

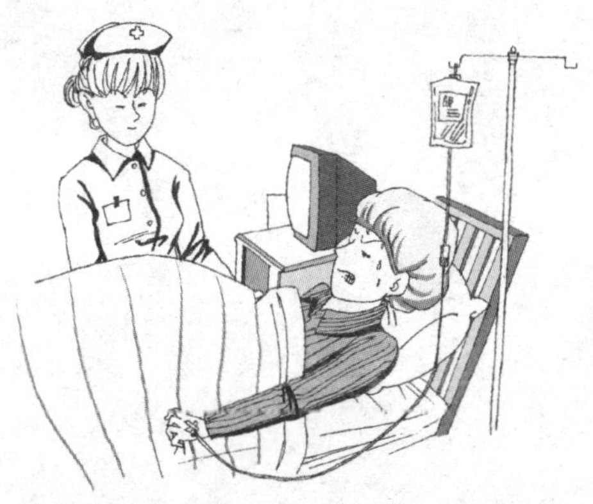

妊娠期时，应注意孕妇的一般健康情况，如有无贫血、血压系统疾病或其他异常情况，如发现异常应及时纠正。对有可能发生产后出血的孕妇，如多胎妊娠、羊水过多、妊高症或以往有产后出血史者均应作系统产前检查，并应住院分娩，分娩前检查血型及血Rh因子，作好输血准备。

临产期注意饮食和睡眠，消除产妇思想顾虑，防止产程延长，避免消耗体力。

第二产程中应指导产妇适时运用腹压以自然娩出胎儿。分娩时不可用力牵拉胎儿，避免软产道损伤及妨碍子宫的正常收缩，适时进行会阴切开以免发生重度会阴裂伤引起出血，对于有出血可能的产妇，应于胎儿前肩娩出后，立即静脉或肌内注射子宫收缩剂，以促进子宫收缩减少出血量。

在产程过程中产妇要听从医生的指导，不要思想紧张，不要大声喊叫而浪费体力，要积极进食，注意休息，保持体力。对有可能出现子宫收缩乏力的，在胎儿娩出后立即注射缩宫素，促进子宫收缩。

贴心TIPS

有的产妇，特别是多次流产的产妇，胎盘可能会娩出困难，或有部分胎盘滞留于宫腔内，这样也会造成出血不止。这样的病人可能需要医生协助剥离胎盘或刮宫。

若胎儿过大、会阴发育不良、急产或手术助产，则可出现软产道裂伤，因此对这类病人必要时可行会阴侧切术，若有裂伤尽快缝合止血。

第五部分

产后保健

Message

❖ 产后身体的变化
❖ 产后饮食
❖ 产后生活
❖ 产后医疗
❖ 产后恢复

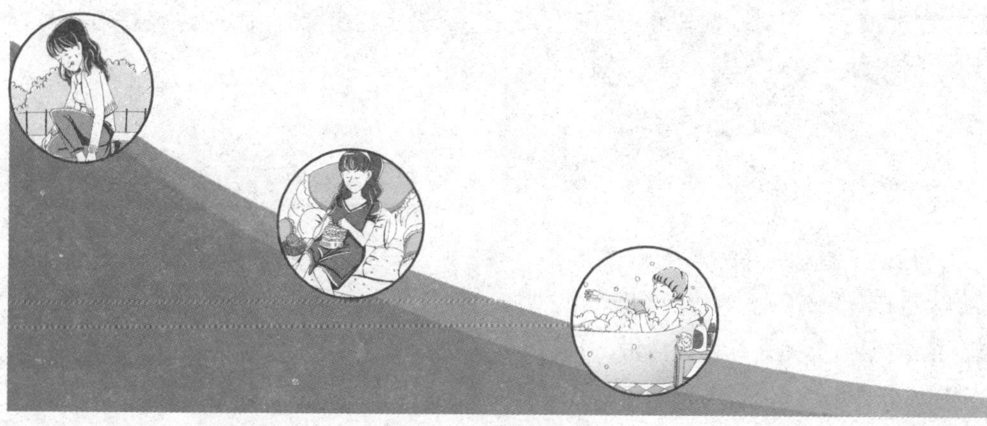

1 产后身体的变化

产褥期及其特征

胎儿出生后，胎盘自母体排出，但产妇的身体还要经过一段时间才能复原。从胎盘娩出到全身各器官(除乳房外)恢复或接近未孕状态的时间大约需要42天，医学上把这段时间叫做产褥期，俗称“月子”。月子坐得好不好，对女性的一生都是至关重要的。

产褥期母体的情况会有很多变化，主要特点如下：

全身状况。在产后的3～4天，乳房开始充盈，血管扩张，产妇会感觉胀痛，局部皮肤发热，也会引起体温短时间内升高，但一般不超过38℃，且24小时内恢复正常。如果产妇的体温超过38℃或出现持续低热，应请医生检查一下。

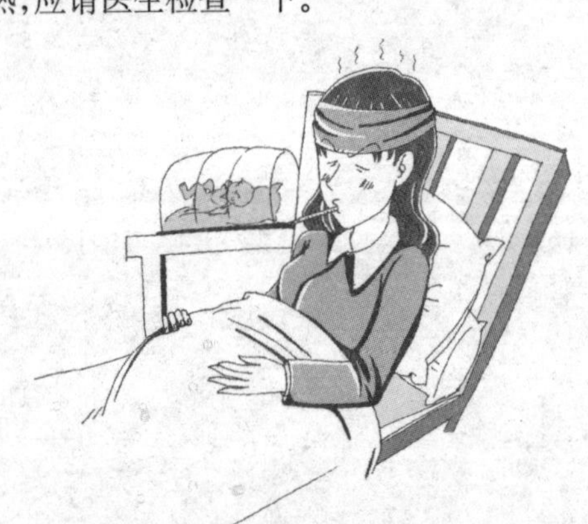

产后由于胎盘循环的停止，子宫缩小，再加上卧床休息，活动少，以及分娩后的情绪放松等原因，脉搏往往比较缓慢，但很有规律，每分钟大约60～70次，于产后1周左右逐渐恢复正常。

子宫复旧。产后子宫圆而硬，宫底在腹部脐下一指，在腹部可触摸到子宫体，以后逐渐恢复到非妊娠期的大小。宫底平均每天下降1～2厘米，产后10天进入骨盆，腹部不能触及。子宫口关闭，到产后6周，子宫恢复到孕前大小，重50～60克。

子宫复旧的同时，会伴有阵发性的腹痛，尤其在最初的3～4天内。经产妇腹痛比较明显，此为生理现象，一般持续3～4天自然消失，不需特殊处理。重者可作下腹部热敷、按摩，也可应用适量的镇静止痛药物，但必须排除胎盘、胎膜残留或其他疾病。

恶露。恶露是指产后从阴道流出的排泄物。

出汗多。产妇产后汗腺的分泌活动增强，出汗多属生理现象，出汗是排泄体内水分的主要方式。妊娠期母体内增加了很多水分，产后主要通过出汗排泄掉。这期间要注意防止受风、着凉，及时更换内衣，保持皮肤清洁。

乳房胀痛。这是产后乳腺分泌乳汁所致，一般24小时后会自行消退。

便秘和小便困难。产妇产后活动较少，容易发生便秘。这是分娩时膀胱受胎头压迫以及产后腹部肌肉松弛、肠蠕动减弱的缘故。

贴心 TIPS

产后月经的恢复，有较大的个体差异，另外与母亲是否哺乳，哺乳时间的长短以及母亲的年龄诸方面有关。

一般妇女在产后1个月以后，脑垂体对

下丘脑所分泌激素的反应已经恢复正常，所以卵巢开始有新的卵泡生长、发育和成熟而发生排卵。大约在排卵后2周左右就来月经。

因此，不给婴儿授乳的妇女，上述变化可能发生得早，在产后2~3个月就来正常月经。但也有少数妇女虽然授乳，仍可能排卵，在产后2~3个月也会有月经来潮。在分娩后2个月左右就来月经的约占18%~23%，大多数产妇于产后4~6个月来月经。

怎样处理恶露

产褥期间的阴道排出物叫恶露。恶露中含有血液、坏死胎膜组织、细菌及黏液等。

正常情况下，产后三四天内恶露量多，且颜色鲜红（血性恶露）；一周后，恶露颜色慢慢变淡（浆性恶露）；两周后，恶露变淡为黄色或白色（白恶露）；大约产后三周左右，恶露净止。

如果产后两周，恶露仍然为血性，可能是子宫复原不佳或是子宫内有胎膜或胎盘组织残留。正常恶露有血腥味，但不会发臭。如有腐臭味，时间过长，则是产生感染的征象。

恶露的处置应加以重视，如不注意卫生，会使阴道、子宫感染炎症。

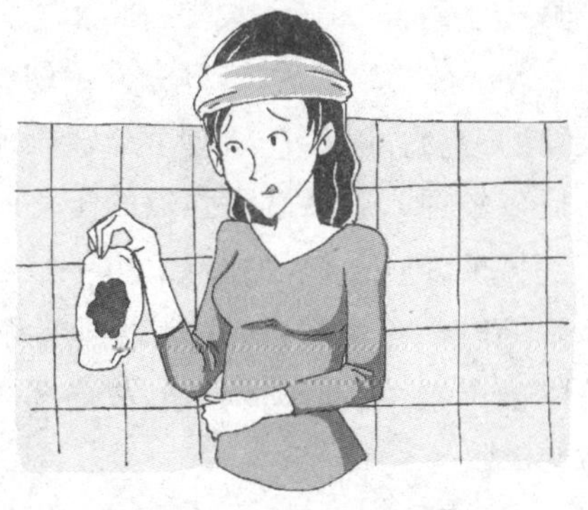

恶露处置前应先洗手，要用消毒纸或药棉，容易过敏的人也可以自己制作。将脱脂棉剪成5厘米大小，经过煮沸消毒后浸泡在2%的硼酸水或来苏液中，或者浸泡在稀释1000倍的消毒皂液中。随之将消毒过的脱脂棉装入带盖的容器中，这样使用起来很方便。脱脂棉煮沸的时间只需要5分钟即可。

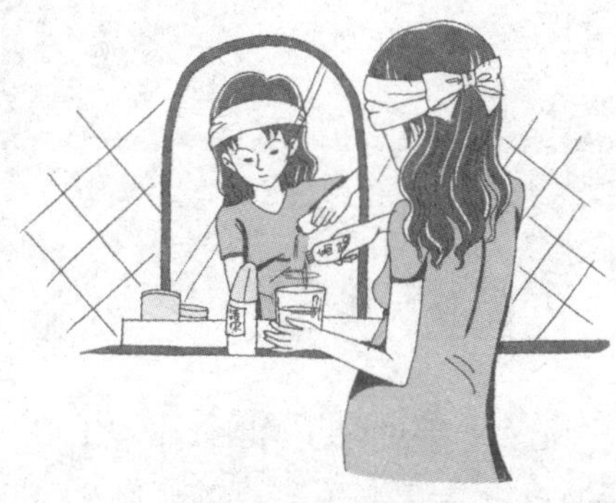

更换脱脂棉时应在排便之后，一定要在洗过手之后进行。在擦拭的时候，要由外阴部向肛门方向擦拭。如果相反进行的话，就会把肛门部位的杂菌带入分娩后留下的外阴部的伤口中，有引起感染的可能。如果阴道或会阴有伤口，应特别注意避免从伤口处擦拭。

注意，同一张纸或药棉不可使用两次，每擦一次要更换一块。

此外，要勤换卫生巾和内衣内裤，按医嘱服用子宫收缩剂和使用坐盆等，保持会阴的清洁。

贴心 TIPS

当发生产褥感染时，恶露可能有臭味，颜色不是正常的血性或浆液性，而呈土褐色，并且混浊、污秽。子宫底部可有轻度压痛，子宫比较软，复原差，体温常略有升高，脉稍快。这时就要考虑是厌氧菌感染，多半是厌氧性链球菌引起的急性子宫内膜炎和子宫肌炎。诊断确立后，必须及早治疗，控制炎症，以防感染扩散。

如果产后较长时间恶露仍为血性、量多，伴有恶臭味，有时随血排出烂肉样的东西或者胎膜样物，子宫复原很差，这时要考虑子宫内可能有胎盘或胎膜残留。应及时去医院诊治，不可疏忽或拖延，因随时都有大出血的可能。

产后怎样护理会阴部

产后会阴部可因分娩时先露的压迫及助产的操作，局部发生轻度的充血、水肿，或有会阴部的裂伤或侧切伤口。而会阴部因其解剖特点很容易被尿液、大便及恶露污染，若不注意清洁卫生，易引起产褥感染，影响产妇的身体健康，所以会阴部的护理非常重要。

产后可以用 1∶5000 高锰酸钾液或 0.1%新洁尔灭溶液冲洗会阴，每天 2~3 次或于大小便后冲洗，尽量保持会阴部清洁及干燥。

会阴部有缝线者，应每天检查伤口周围有无红肿、硬结及分泌物。于产后 3~5 天拆线。若伤口有感染，应及早拆除缝线，创面每天应换药，并用红外线局部照射，尽量暴露伤口以保持表面干燥促进愈合。

会阴部肿胀者，可用 50%硫酸镁温热敷或 75%酒精湿敷，平卧时应卧向伤口的对侧，以免恶露流向伤口，增加感染的机会。会阴伤口完全愈合大约需 2 周，以后可以改为每天一次会阴擦洗。产后月经垫要用消毒后的卫生巾或其他卫生用品，卫生用具及内衣内裤要勤洗勤换，洗后应在阳光下暴晒以达到消毒的目的。

产后痛是怎么回事

大部分的产妇在产后会有子宫收缩疼痛的现象，这就是一般所说的“产后痛”。产后痛是由于产后子宫强直性收缩，子宫本身相对缺血、缺氧所致，通常会持续 2~3 天。

产后子宫收缩的目的在于帮助子宫止血，并将子宫内残余的血块排出，促进子宫的恢复。通常初产妇由于子宫肌肉较为有力，能够持续收缩，故产后痛的感觉较不明显。

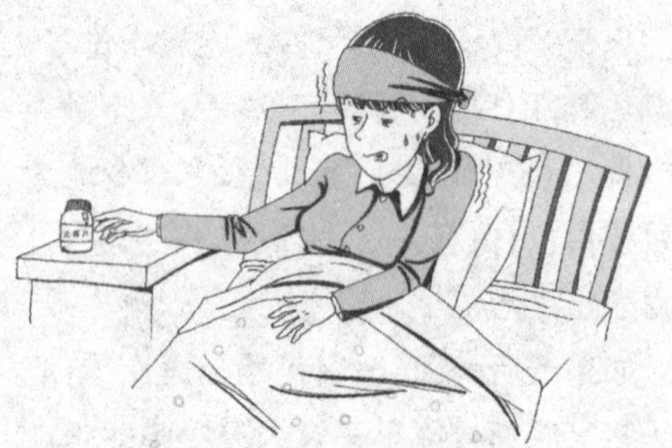

而经产妇(第二胎以上)的子宫，由于子宫肌肉的力量较差，无法持续性收缩，必须间歇性用力收缩，所以疼痛的感觉会较明显。而怀多胞胎或是羊水过多的产妇，由于肌肉较松弛，子宫不能持续收缩，也会有较明显的疼痛。

通常在生产之后，医师会开帮助子宫收缩的药物，有些产妇对于子宫收缩药的反应较强，就会感到强烈的子宫收缩痛。另外，哺喂母乳的产妇，由于宝宝在吸吮的时候会刺激妈妈的脑下垂体后叶分泌催产素，引起子宫收缩，故疼痛也会较厉害。

贴心 TIPS

如果产后痛很强烈，引起身体不适或焦虑，甚至失眠，则可以尝试采取下列方式改善：告知医师，视情况停止使用子宫收缩药。请医师开镇静止痛药物。下床活动，帮助子宫排空。采用俯卧姿势，可能会减轻疼痛。避免吃刺激性或是冰冷的食物。

产后为何出汗多、排尿多

绝大多数妇女在产后出现多汗现象，以夜间睡眠时和初醒时更为明显，一般产后头两天比较明显，大多在产后1周内好转，这是正常的生理现象。因为妊娠期体内聚积很多水分，产妇皮肤排泄功能旺盛，由皮肤将妊娠期间积聚在体内的大部分水分排泄出体外，所以产后出汗多不是病态，不必担心，但要加强护理。

首先，室内温度不宜过高，要适当开窗通风，保持室内空气流通、新鲜。

其次，产妇穿着要合适，不要穿戴过多，盖的被子不要过厚。

再次，出汗时用毛巾随时擦干，勤换衣服，尤其产妇的内衣内裤要及时更换。

最后，有条件的话，要洗淋浴，也可以每晚用温水擦洗，一定要避免受凉。

贴心 TIPS

有人认为，产妇产后怕见风，要捂着，即使在炎热的夏天，也要门窗紧闭，穿厚衣，戴厚帽，实际上这是没有科学根据的，容易使产妇产后中暑、虚脱，给易出汗的产妇火上浇油，应该避免这些不良习惯。

产后头几天起床会头晕的原因

产妇突然起床下地时常有头晕现象，这主要是因为头部一过性缺血造成的。产妇身体一般都比较虚弱，加之较长时间卧床，不适应突然的直立状态，就会出现晕厥。若产后出血较多，则更易出现头晕症状。

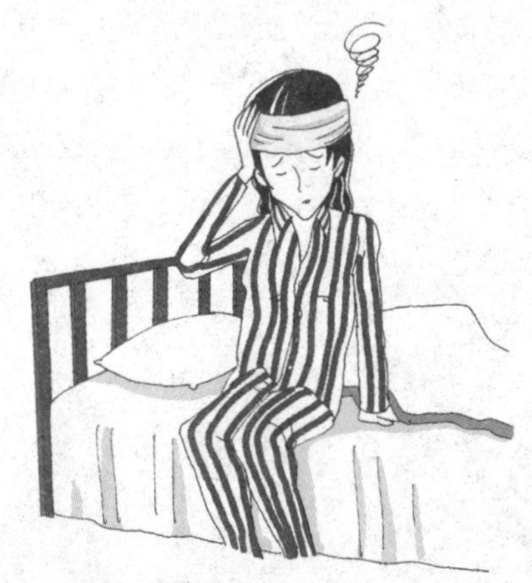

因此，产妇在下地前，先要有一个适应的过程，在床上先坐一会儿，感觉没有不适时再下地活动，而且家人要注意搀扶和保护。一旦发生晕厥，不要惊慌，立即让产妇平躺，一会儿就可恢复，不需特别处理。

2 产后饮食

产后膳食原则

产后的膳食搭配非常重要，要做到富有营养、易于消化、少食多餐、粗细夹杂、荤素搭配、多样变化。

一般产后1～2天内,产妇的消化能力弱,最好以清淡而易消化的饮食为主,要多吃鸡、鸭、鱼、肉等汤类食物,如猪蹄黄豆汤、骨头菜汤、虾米青菜蛋汤、鲫鱼汤、豆腐汤或煮红豆粥。每日饮用牛奶或豆浆也颇有益处。

哺乳的产妇还要多吃富含钙的食品或服用钙剂。每日热量的供给为2700～3000千卡(1千卡=4.184千焦),其中主食400克,牛奶250克,肉类100～150克,豆制品100克,蔬菜和水果400～500克。

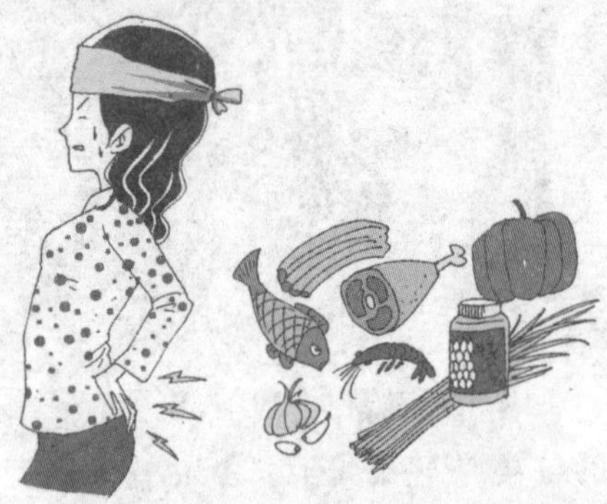

番茄、黄瓜、油菜、白菜、茄子、胡萝卜、冬瓜、蘑菇、芸豆、扁豆、海带等蔬菜要多吃。新鲜水果如苹果、香蕉、桃子、柑橘、西瓜、梨等色鲜味美,不仅可以促进食欲,还可以帮助消化和排泄,补充人体需要的维生素。

此外,坐月子期间的食物要松软、可口、易消化吸收。由于胃肠功能还没有恢复正常,因此要少食多餐,一天可以吃5～6次。要干稀搭配,这样更利于消化和吸收。干的保证营养供给,稀的保证足够水分。荤素相宜,清淡适宜。不宜食用生、冷、硬的食物。不宜过度、过快进补。

贴心 TIPS

产褥期的饮食营养食谱举例。

- 早餐:豆浆、红糖水、煮鸡蛋、藕粉、蛋糕。
- 中餐:小米粥、豆沙包、卤鸡蛋、肉汤卧蛋。
- 晚餐:白米粥、红糖麻酱花卷、蒸鸡蛋羹、牛奶、烤馒头片。

剖宫产产妇饮食原则

从营养方面来讲,剖宫产的产妇对营养的要求比正常分娩的产妇更高。手术中所需要的麻醉、开腹等治疗手段对产妇身体本身就是一次考验,因此,剖宫产的产妇在产后恢复会比正常分娩者慢些。同时,因手术刀口的疼痛,妈妈的食欲会受到影响。

在手术后,产妇可先喝点萝卜汤,帮助因麻醉而停止蠕动的胃肠道恢复正常运作功能,以肠道排气作为可以开始进食的标志。

术后第一天,一般以稀粥、米粉、藕粉、果汁、鱼汤、肉汤等流质食物为主,分6～8次进食。

术后第二天,产妇可吃些稀、软、烂的半流质食物,如肉末、肝泥、鱼肉、蛋羹、烂面、烂饭等,每天吃4～5次,保证充足摄入。

第三天后,产妇就可以食用普通饮食了,注意补充优质蛋白质、各种维生素和微量元素,可摄入主食350～400克,牛奶250～500毫升,肉类150～200克,鸡蛋2～3个,蔬菜水果500～1000克,植物油30克左右,这样方能有效保证乳母和婴儿的营养充足。

坐月子期间如何保证营养充足

产妇在坐月子时，一般人都知道在这期间应该增加营养，以恢复分娩时消耗的体力，并且为宝宝提供高质量的乳汁，所以把好吃的东西统统拿出来，每顿都是蹄豆汤、鱼汤或鸡汤，其实这样的吃法并不对产妇有利。

这个时期怎么吃很有学问，并不是大鱼大肉就能保证营养充足。坐月子期间应以充足的能量、高蛋白质、适量的脂肪、丰富的无机盐、维生素以及充足的水分为原则。

能量是保证泌乳量的前提，热量不足将导致泌乳量减少 40%～50%，食物应以奶制品、蛋类、肉类、豆制品、谷类、蔬菜为主，配合适量的油脂、糖、水果。食物应清淡、易于消化，烹调时应少用油炸油煎的方法，每餐应干稀搭配、荤素结合，少吃甚至不吃生冷或凉拌的食物，以免损伤脾胃，影响消化功能。产后虽不需忌口，但要注意不食辛辣之物，如辣椒、大蒜、酒、茴香等，以免引起便秘或痔疮发作。

还有就是应注意尽早活动锻炼，建议在产后 24～48 小时就开始适度的健身操锻炼，以免多吃少动而发生产后肥胖。同时锻炼也可以促进食欲，保证所需营养量的摄入。

适合产妇食用的食物

产妇在月子里的食物主要有以下一些：

鸡蛋。鸡蛋为优质蛋白食物，蛋白质、氨基酸、矿物质含量比较高，消化吸收率高，蛋黄中的铁质对产妇贫血有疗效。鸡蛋可以做成煮鸡蛋、蛋花汤、蒸蛋羹或打在面汤里等。传统习俗中，产妇坐月子时，每天至少要吃 8～10 个鸡蛋，其实每日进食两三个即可，吃得太多吸收不了，不但浪费，而且容易引起消化不良。

红糖。红糖含铁量比白糖多 1 倍，含钙量比白糖多两倍，并含有胡萝卜素、维生素 B_2、烟酸及微量元素锰和锌等，这些成分都是十分重要的营养素。此外，红糖还含有一定量的麦卤碱，能帮助子宫收缩，促使恶露排出，并有止血的作用，可治疗产后出血。但要注意红糖是粗制糖，杂质较多，食用时应将其煮沸。

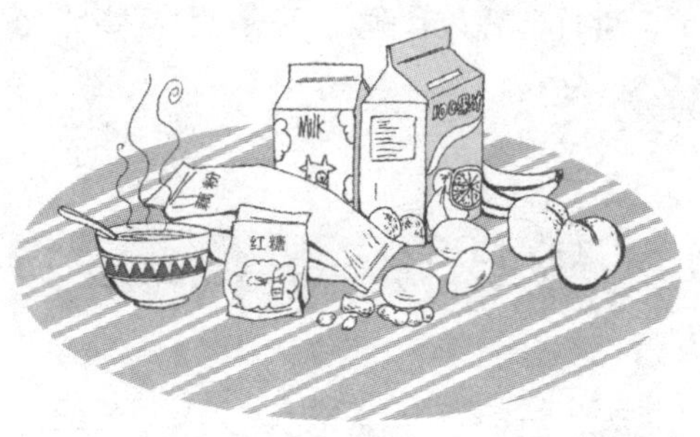

小米粥。小米中的维生素 B、胡萝卜素、铁、锌、核黄素含量比一般的米、面高，可单煮小米或将其与大米合煮，有很好的滋补效果。

芝麻。芝麻富含蛋白质、铁、钙、磷等营养成分，滋补身体，多吃可预防产后钙质流失及便秘，非常适合产妇食用。

蔬菜。蔬菜含有丰富的维生素 C 和各种矿物质，有助于消化和排泄，增进食欲。西芹纤维素含量很高，多吃可预防产妇便秘。胡萝卜含丰富的维生素 A、维生素 B、维生素 C，是产妇的最佳菜肴。此外，黄豆芽中蛋白质、维生素 C、纤维素等成分含量丰富。黄花菜营养丰富，味道鲜美，含有蛋白质及矿物质磷、铁、维生素 A、维生素 C

及甾体化合物，莲藕营养丰富，清淡爽口，含有丰富的淀粉、维生素和矿物质，也都是很适合产妇食用的食物。

水果。各类水果都可以吃，但由于此时产妇的消化系统功能尚未完全恢复，不要吃得过多。冬天如果水果太凉，可以先在暖气上放一会儿或用热水烫一下再吃。

花生。花生能养血止血，可治疗贫血出血症，具有滋养作用。

红枣、红小豆等红色食品。此类食品富含铁、钙等，可提高血色素，帮助产妇补血、祛寒。

鱼。鱼类营养丰富，通脉催乳，味道鲜美。可首选鲫鱼和鲤鱼，可清蒸、红烧或炖汤，喝汤吃肉。

贴心 TIPS

产妇也可多食用一些炖汤类食品：猪蹄炖黄豆汤是传统的下奶食品，其营养丰富，易消化吸收，可以促进食欲及乳汁的分泌，帮助产妇恢复身体。猪蹄能补血通乳，可治疗产后缺乳症。莲藕排骨汤可治疗月子期间的贫血症状，莲藕具有缓和神经紧张的作用。将不同品种的汤轮换着吃，对产妇身体的恢复大有裨益。

体弱产妇宜选择的食物

有的产妇身体虚弱，这时就应对照自己的身体情况选择合适的食物。

产妇阳气虚弱。若身体阳虚，常因产后伤气以致虚弱，主要表现为腰膝酸软、畏寒惧冷、下肢冷痛、头晕耳鸣、尿意频数等症状，或经医生诊断为阳气虚弱者，宜选温补壮阳的食物。

肉类：如羊肉、羊蹄、羊乳、鹿肉、狗肉、鱼、虾、猪肝、鸡肉、鲫鱼、鳝鱼等。

糖类：宜选蔗糖、蜂蜜、砂糖等。

蔬菜类：宜选韭菜、茼蒿、大蒜、蒜薹、蒜苗、洋葱、大豆、黄豆、木耳、黑豆、芝麻、油菜、白萝卜、大葱、南瓜、茴香，都有温补作用。

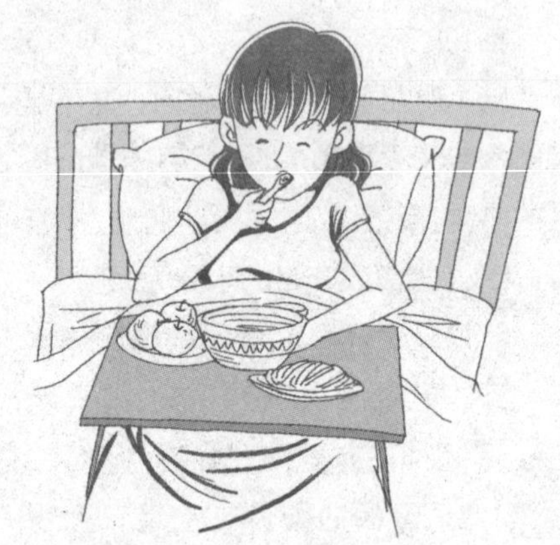

水果类：宜选用胡桃、桂圆、大枣、荔枝、甘蔗、红橘、樱桃、杨梅等。

产妇阴虚火旺。若产妇流血过多，精血外泄，以致阴虚火旺，虚热内生，自觉头晕耳鸣、颧红、五心烦热、盗汗失眠、小便短赤、大便干燥等症，或经医生诊断为阴虚火旺者，除可以选择精血亏虚者的食物外，还可多选下列既有滋阴作用、又具清热作用的食物。

肉类：如兔肉、兔肝、家鸽、猪肉、牡蛎肉等。

蔬菜类：如冬葵、芹菜、黄花菜、冬瓜、丝瓜、黄瓜、番茄、苦瓜、紫菜、海带、莲心、荷叶、百合、白菜、茄子、青萝卜等。

水果类：如梨、西瓜、苹果、柿子等。

产妇精血亏虚。若产妇分娩后，发现自己有头晕眼花、心悸少眠、四肢麻木、面色发白或萎黄、肌肤无光泽、口唇指甲淡白等症或身体血虚，或经医生诊断为阴血亏虚者，可多选用下列滋阴养血类食物。

肉类：猪肉、猪蹄、猪心、猪肚、牡蛎肉、乌贼鱼、黄鳝、海参、鸭。

糖类：宜用饴糖、白糖、冰糖、各类水果糖。

蔬菜类：豌豆、豆角、蚕豆、豆芽、木耳、藕、丝瓜、菠菜、银耳、胡萝卜、红萝卜、白萝卜、香菇、蘑菇、马铃薯、苋菜、莴苣、绿豆、黑豆等。

水果类：宜食葡萄、苹果、莲子、柚、橙、桃、菠萝、香蕉、柿子等。

产妇应注意滋补

产后妇女的生殖器官将进行一系列退行性变化。产后3天内，子宫每隔30～50分钟产生一次宫缩，迅速变小复原。6周后子宫由1000克以上恢复到60～80克非妊娠状态。

分娩后，血容量逐渐减少，脉搏血压渐趋正常，妊娠晚期潴留于体内的水分逐渐排出，故排尿增加，产后1～2天，常常渴而多饮。产褥期卧床较多，缺少运动，腹肌及盆底肌肉松弛，肠蠕动减弱，易患便秘。

因此，产妇在产褥期应补充高热量饮食，以补充分娩过程中消耗的大量热量；多食用高蛋白饮食，可促进妊娠和分娩过程中身体疲劳的恢复和创伤修复；多吃一些富含维生素及无机盐的食物，可补充血液和钙质。

贴心 TIPS

提倡产妇注意滋补，但也不宜滋补过量。滋补过量不仅是一种浪费，而且有损身体健康。

滋补过量容易导致肥胖，而肥胖往往是患高血压、冠心病、糖尿病的诱因；滋补过量会使产妇奶水中的脂肪含量增高，造成婴儿肥胖或导致婴儿出现长期慢性腹泻，这都会影响婴儿的健康成长。

产后多吃鲤鱼的好处

产妇多喜吃鲤鱼，但一般说不出吃鲤鱼的好处。

中医认为，凡营养丰富的饮食，都能提高子宫收缩力，帮助去淤血。鱼类含丰富的蛋白质，能促进子宫收缩。

据中药食疗方书记载，鲤鱼性平味甘，有利消肿、利小便、解毒的功效，能治疗水肿胀满、肝硬化腹水、妇女血崩、产后无乳

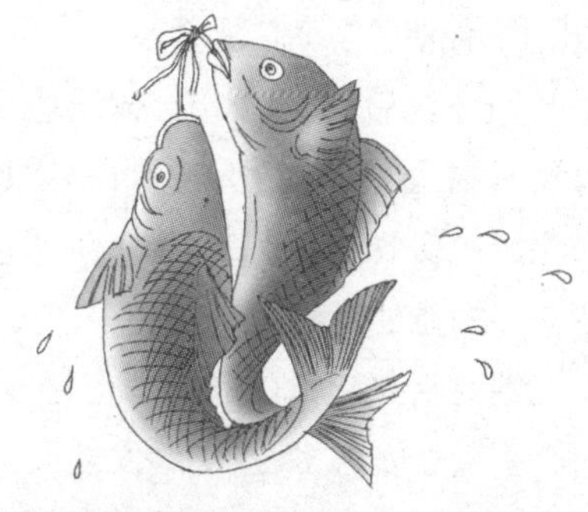

等病。如治妇女产后血崩不止，用活鲤鱼一尾，重约500克，黄酒煮熟吃下，或将鱼开膛，除内脏，焙干研末，每日早晚用黄酒送下。这些都是中医临床经验的成果，产后用之确有效果，可见鲤鱼确实有帮助子宫收缩的功效。

此外，鲤鱼还有生奶汁的作用。所以，产后适当多吃些鲤鱼是有道理的。

贴心 TIPS

鲜奶炖鲤鱼是一道佳肴，其做法是：鲜鲤鱼肉 300 克，鲜牛奶 400 克，姜、黄酒、精盐、白胡椒粉各适量。将鱼肉洗净切大块，用生姜片、黄酒、盐腌入味。将鱼肉放入小盆，倒入牛奶，隔水炖 2 小时，加盐、胡椒粉调味即成。此菜色洁白、味醇香，可下乳补虚、美容。

产后不宜多吃红糖

产妇分娩后，适量吃些红糖对母婴都有利，但如果吃红糖过多，则对健康不利。

红糖是尚未提纯的粗制食糖，它含有丰富的铁、钙、胡萝卜素等营养物质，具有温补性质。产妇产后食用红糖，可有效补充铁、钙、锰、锌等微量元素和蛋白质。红糖还含有"益母草"成分，可以促进子宫收缩，排出产后宫腔内淤血，促使子宫早日复原。

产妇分娩后，元气大损，体质虚弱，吃些红糖有益气养血、健脾暖胃、驱散风寒、活血化淤的功效。但是，产妇切不可因红糖有如此多的益处，就一味多吃。

红糖有活血化淤的作用，但过多食用反而会引起恶露增多，造成继发性失血。过多饮用红糖水，还会损坏牙齿。红糖性温，如果产妇在夏季过多喝了红糖水，必定加速出汗，使身体更加虚弱，甚至中暑。

贴心 TIPS

产妇吃红糖的时间不宜过长，因为 10 天左右恶露已逐渐减少，子宫收缩开始恢复正常，继续吃红糖可造成失血过多，不利于产后子宫恢复。因此，产妇吃红糖以 7~10 天为宜。

此外，因为红糖在贮藏、运输等过程中，容易滋生细菌，很不卫生，会引发疾病，因此喝红糖水时应煮开后饮用，不要用开水一冲即用。

产妇不宜多喝黄酒

黄酒，又称米酒，产后少量饮黄酒可以祛风活血，有利于恶露排出，子宫复旧，有舒筋活络的功效，但饮用黄酒要适时适量。

过量或饮用时间过长可助内热，使产妇上火，并通过乳汁影响婴儿，还会使恶露排出过多或持续时间过长，不利于产后恢复，饮用时间以产后 1 周内为宜。

产后不宜过多吃鸡蛋

有的产妇为了加强营养，分娩后和坐月子期间，常以多吃鸡蛋来补充身体的亏损，甚至把鸡蛋当成主食来吃。其实，吃鸡蛋并非越多越好，吃鸡蛋过多是有害的。

医学研究表明，分娩后数小时内，最好不要吃鸡蛋。在分娩过程中，体力消耗大，出汗多，体液不足，消化能力也随之下降。若分娩后立即吃鸡蛋，将难以消化，增加胃肠负担。分娩后数小时内，应以半流质或流质饮食为宜。在整个产褥期间，根据国家对

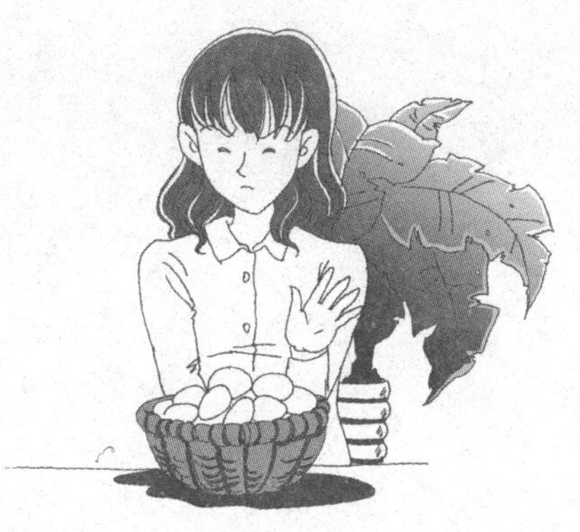

孕、产妇营养标准规定，每天需要蛋白质100克左右，因此，每天吃2～3个鸡蛋就足够了。

研究还表明，一个产妇或普通人，每天吃十几个鸡蛋与每天吃3个鸡蛋，身体所吸收的营养是一样的，吃多了并没有好处，还会带来坏处，增加肠胃负担，甚至容易引起胃病。

贴心 TIPS

同样道理，油炸食物也较难消化，产妇也不应多吃。并且，油炸食物的营养在油炸过程中已经损失很多，比面食及其他食物营养成分要差，多吃并不能给产妇增加营养，反倒增加了肠胃负担。

产妇不宜多喝茶

产妇分娩以后体力消耗很大，气血双虚，产后应卧床休息，以利体力恢复。多进汤汁类饮食，可以增加乳汁的分泌，但产后不宜多喝茶。

这是因为这期间要是喝下大量的茶，则茶中含有的高浓度的鞣酸会被黏膜吸收，而影响乳腺的血液循环，会抑制乳汁的分泌，造成奶水分泌不足。同时茶内的咖啡因还可通过乳汁进入婴儿体内，容易使婴儿发生肠痉挛和忽然无故啼哭现象。

鞣酸可以与食物中的铁相结合，影响肠道对铁的吸收，从而引起贫血。茶水浓度越大，鞣酸含量越高，对铁的吸收影响越严重。茶叶中还含有咖啡因，饮用茶水后，人容易精神兴奋，不易入睡，会影响产妇休息，所以产妇不宜多喝茶。

产妇应适量摄入食盐

在民间流传着一种说法，说产妇月子里要禁盐，认为母亲吃盐新生儿会得尿布疹。因此产妇吃的许多食物中都不放盐，结果使产妇倒了胃口，食欲不振，营养缺乏。

盐吃多了不好，这是人们都知道的，但也不能不吃盐或吃盐过少。成人每天食盐量约6克，这些盐食用后在消化道全部吸

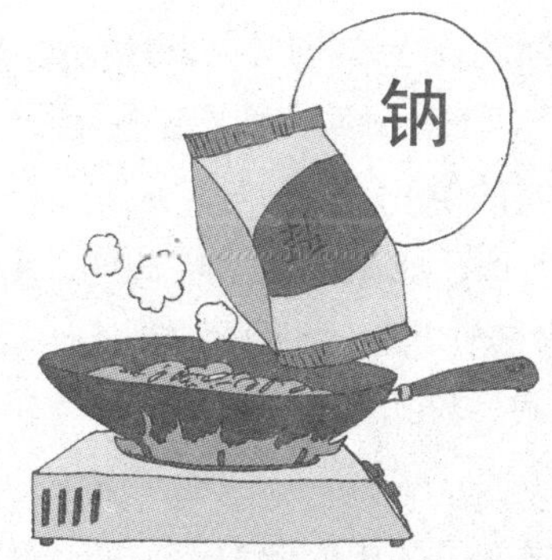

收。盐中含钠，钠是人体必需的物质，如果人体缺钠就会出现低血压、头昏眼花、恶心、呕吐、无食欲、乏力等现象。所以在人体内应保证有一定量的钠。

如果产妇限制盐的摄入，影响了体内电解质的平衡，不但影响自己的食欲，而且对新生儿的身体发育也不利。

另一方面，产妇食盐过多也不好，会加

重肾脏负担,对肾不利,也会使血压增高。所以,产妇不应过量食盐,也不能忌食盐。

贴心 TIPS

产妇也不宜过多食用味精。因为如果产妇食用过多味精,谷氨酸钠就会通过乳汁进入新生儿体内,与新生儿血液中的锌发生特异性结合,生成不能被机体吸收利用的谷氨酸,而锌却随尿排出,从而导致新生儿缺锌,使其出现味觉减退、厌食等症状,而且可造成智力减退、生长发育迟缓、性晚熟等不良后果,因此,产妇应控制对味精的摄入量,最好在哺乳期不食用味精。

适于产后补血的食物

如果产妇失血过多,久则气血亏虚,影响子宫复旧和身体康复,因此适当吃一些补血的食物,对产妇的身体很有好处。

金针菜。金针菜含铁质较多,还具有利尿和健胃的作用。

龙眼肉。龙眼肉是民间熟知的补血食物,所含铁质丰富。龙眼汤、龙眼胶、龙眼酒等都是很好的补血食物,适合产后新妈妈食用。

咸萝卜干。萝卜干含有丰富的铁质,咸萝卜干吃起来特别有风味。

发菜。发菜色黑似发,质地粗而滑,内含铁质,常吃既能补血,又能使头发乌黑。妇女产后可用发菜煮汤做菜。

胡萝卜。胡萝卜含有维生素B、维生素C,且含有一种特别的营养素——胡萝卜素。胡萝卜素对补血极有益,用胡萝卜煮汤是很好的补血汤饮。

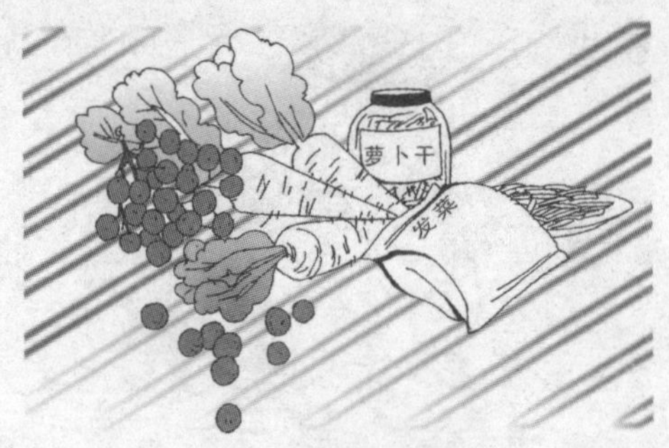

面筋。面筋的铁质含量相当丰富,是一种值得提倡的美味食品。

产后不宜节食

妇女在生育后,体重会增加不少,跟怀孕前大不相同。因此,有些人为了尽早恢复生育前苗条的体形,分娩后便立即节食,这样做是有害的。

因为产后妇女虽然身体发胖,但产后所增重量主要为水分和脂肪,如哺乳,这些脂肪根本就不够用,况且,产妇本身恢复健康也需要营养,怎么能节食呢?

据专家测定,产妇要多吃一些含钙丰富的食物,每天要从食物中获得2800千卡以上的热量,否则就不能满足自身和哺乳的需要。

为了恢复体形,可以适当增加活动量,做些健美操,以消耗多余热量,切不可盲目节食。否则,后果难以设想。

贴心 TIPS

为减肥,产妇应少吃动物油、肥肉、蛋黄、动物内脏、甜食,多吃些瘦肉、豆制品、鱼、蛋、牛奶及新鲜蔬菜、水果等,这样既能满足身体对蛋白质、矿物质、维生素的需要,又可防止发胖。

产后还要注意早期活动，早期活动可以增强神经内分泌系统功能，促进新陈代谢的调节，还可以促进脂肪分解、消耗糖分，使体内多余热量得以消耗，以免多余的营养物质转化为脂肪在体内堆积。

3 产后生活

产后要加强心理保健

由于心理、社会、内分泌变化和相互作用的原因，产后容易发生精神障碍。在出现明显的精神障碍之前，常可见有心情烦躁、容易激动、失眠、焦虑不安、情绪低落、忧郁爱哭等前驱症状。

这一时期，产妇首先要精神愉快。科学家研究发现，没有精神负担的病人，要比有精神压力的病人痊愈得快。女性本多慈、悲、爱、憎、忧虑之心，常不能自拔，产后血虚，血不养心，最易伤动七情，故在产褥期内必须保持精神愉快。

同时，产后还要清心寡欲，即思想清静，欲望不多，倘若产褥期内仍不忘其事业，过度思虑，则使产后气血损伤身体，伤之再伤。

此外，要避免各种刺激，对外界的刺激，要善于通过调节自己的感情去适应，如和喜怒、去忧悲、节思恐等方法，排除各种杂念，消除或减少不良情绪对心理和生理产生的影响。

贴心 TIPS

产妇在妊娠、分娩中付出了很大的代价，产后应该有一个安静、舒适的环境，丈夫和家人亦应该在感情和精神上给以爱抚和安慰。家庭气氛的融洽能够使产妇心情愉快地适应环境和身体的变化，顺利地度过产褥期。

产后要进行的检查

妇女妊娠期间体内所产生的生理、内分泌上的变化，在分娩后都要逐渐恢复到妊娠前的状态。为了了解这些变化的恢复

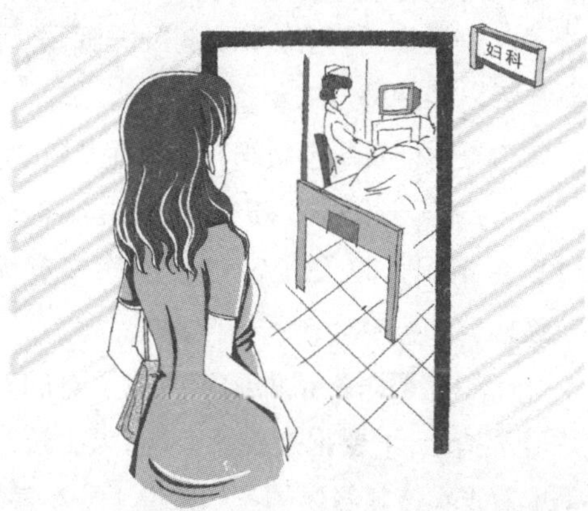

情况，产妇需要去医院作一次产后检查，同时，婴儿也应该进行一次检查，看看宝宝的生长发育和营养状况是否良好。产妇产后检查一般是在产后42～56天之间进行。产后检查有如下一些项目：

体重。如果产褥期体重过度增加，就应该坚持锻炼，应该多吃有丰富蛋白质和维生素的食物，减少糖类和主食的摄入量。

血压。无论妊娠期的血压正常与否，产后检查都应测量血压。若血压尚未恢复到

正常水平，则应进一步随诊和治疗。

尿、血。患妊娠高血压综合征的产妇，要注意其恢复的情况，并作尿的常规检查。对妊娠合并贫血及产后出血的产妇，要复查血常规，如贫血，应及时治疗。患有心脏病、肝炎、泌尿系统感染或其他合并症的产妇，则应到内科或有关科室进一步检查和治疗。

盆腔器官检查。检查会阴及产道的裂伤愈合情况、骨盆底肌肉组织张力恢复情况，以及阴道壁有无膨出。

检查阴道分泌物的量和颜色。如果是血性分泌物，颜色暗且量多，则表明子宫复旧不良或子宫内膜有炎症。

检查子宫颈有无糜烂，若有，可于 3～4 个月后再复查及治疗。

检查子宫大小是否正常和有无脱垂。若子宫位置靠后，则应采取侧卧睡眠，并且要每天以膝胸卧位来纠正。

检查附件及周围组织有无炎症及包块。

行剖宫产术后者，应注意检查腹部伤口愈合情况，以及子宫与腹部伤口有无粘连。

产妇应请医生帮助确定采取适宜的有效避孕措施，不要抱有侥幸心理，人工流产手术对正在恢复身体的产妇来说十分有害。

贴心 TIPS

为了婴儿的正常生长和体格健壮，在满月后，也要给婴儿进行保健检查。检查项目包括测量身长和体重在内的全身体格检查、脐部的愈合情况、婴儿的营养状况及智力发育等方面。根据是母乳喂养、人工喂养还是混合喂养的具体情况，请医生确定是否需要补充维生素或其他营养成分。

产后不宜马上熟睡

妇女经过分娩的过程以后，大量的体力和精力被消耗掉。因此，当婴儿出生后，母亲就会松一口气，紧接着疲劳感就会袭来，很想痛痛快快地睡一觉。

但医学专家建议，产后不宜立即熟睡，应先闭目养神，取半坐卧位，用手掌从上腹部向脐部按揉，在脐部停留，旋转按揉片刻，再按揉小腹，时间比脐部稍长。如此反复十余次，可有利于恶露下行，避免或减轻产后腹痛和产后出血，帮助子宫尽快恢复。闭目数小时后就可熟睡。

产妇周围环境应保持安静，家人应悉心护理和照顾产妇。

产后休养环境

产妇在妊娠、分娩中付出了很大代价，产后应该有一个安静、舒适的环境，因此，应注意做到以下几点。

清洁卫生。在产妇出院之前，室内最好用 3%的来苏水 (200～300 毫升／平方米) 湿擦或喷洒地板、家具和 2 米以下的墙壁，2 小时后通风。卧具、家具亦要消毒，在阳光下直射 5 小时可以达到消毒的目的。

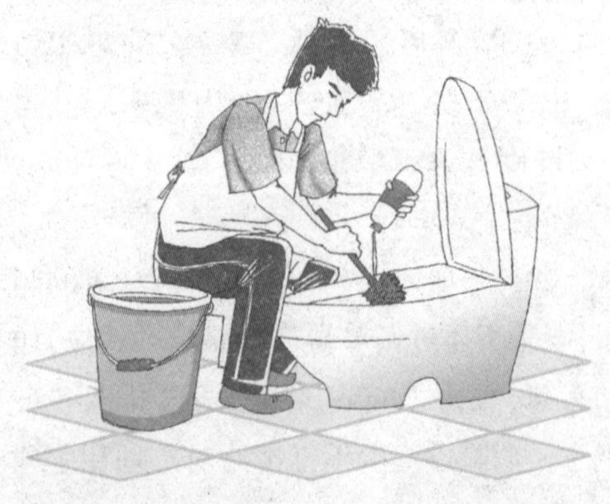

除此以外，保持卫生间的清洁卫生不可忽视，要随时清洗大小便池，以免产生臭气，污染室内空气。在产妇室内燃烧卫生香，可调节室内空气，消毒抑菌。当卫生香点燃后，紫烟缭绕，芬芳飘逸，清洁空气，香雅提神，非常有益于室内的环境卫生。一般一间屋内每次点燃一支卫生香即可，以防化学香精的烟雾引起中毒。

温度适宜。产妇居室以冬天温度18℃～25℃，湿度30%～50%，夏天温度23℃～28℃，湿度40%～60%为宜。产妇不宜住在敞、漏、湿的寝室里，因为产妇的体质和抗病力都较低下，居室更需要保温、舒适，否则容易生病。

卧室通风要根据四时气候和产妇的体质而定。产妇居室采光要明暗适中，随时调节。要选择阳光照射和朝向好的房间做寝室，这样，夏季可以避免过热，冬天又能得到最大限度的阳光照射，使居室温暖。

保持室内空气清新。空气清新有益于产妇精神与情绪愉快，有利于休息。不可为了庆贺而宾朋满座，设宴摆酒，室内烟雾弥漫，酒气熏人，污染空气。

同时，也要注意避风寒湿邪，因为产妇的身体比较虚弱，抗风寒能力较差，尤其是各种疾病多是藏在产妇生殖器官里的致病菌由于消毒不严格的产前检查，或产妇不注意产褥卫生等而引起。如果室内空气不流通，室内卫生环境差，空气混浊，易使产妇和婴儿患呼吸系统疾病。

贴心 TIPS

不少人认为产妇怕风，认为风是“产后风”（指产褥热）的祸首，因此将产妇房间的门窗紧闭，床头挂帘，产妇则裹头扎腿，严防风袭。其实这是极其不科学的。

产褥热其实是产妇生殖器官受致病菌感染所致的产后发热，多是由于消毒不严格的产前检查或产妇不注意产褥卫生的结果。如果室内门窗封得严实，空气不流通，室内空气污浊，反而更容易使产妇、新生儿患上呼吸道感染而发热。

如果夏日里门窗紧闭，裹头扎腿，还会引起产妇中暑，实不可取。

更重要的是，无论产妇还是新生儿，都需要阳光的照射。只有在阳光照射下，身体才会正常发育。如果把房间封得严实，整日不见阳光，使产妇和新生儿的身体健康受损，这是极为不利的。

产妇内衣的选择

产妇由于特殊的生理状况，应选择吸汗、透气性好、无刺激性的纯棉布料内衣裤，且要求内衣裤要宽大舒适，不要过于紧

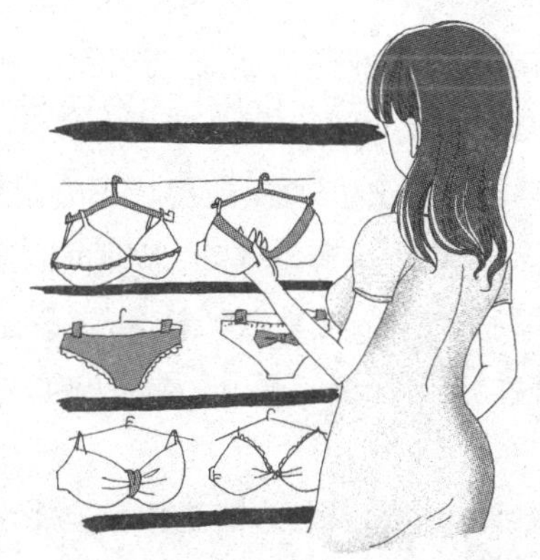

身，避免选用化纤类内衣，内衣裤要勤洗勤换，最好每日更换。

此外，佩戴乳罩往往是产后女性最容易忽视的。她们认为哺乳期不必佩戴乳罩，主要是方便哺乳，另一方面可以增加乳汁

的分泌，其实这种观点是错误的。

胸罩有支持和扶托乳房的作用，有利于乳房的血液循环。哺乳女性的乳房普遍增大很多，乳房中的韧带无法托住乳房，如果没有乳罩的帮助，几乎每个女性都会出现乳房下垂的现象，从此失去了使乳房挺拔的美感。其次，乳房下垂压迫了乳房内的血管，会影响血液循环和乳汁的分泌。

因此，产后女性应根据乳房大小调换胸罩的大小和罩杯形状，并保持吊带有一定拉力，将乳房向上托起。胸罩应选择透气性好的纯棉布料，可以穿着在胸前有开口的喂奶衫或专为哺乳期设计的胸罩。

产妇衣着的选择

产妇产后应选择宽大舒适、冷暖适宜的着装，不要穿紧身衣裤，也不要束胸，以免影响血液循环或乳汁分泌。产妇要注意随着天气的变化随时增减衣服。

夏季注意凉爽、排汗，冬季注意保暖。不要将身体捂得太严，否则会使汗液不能蒸发，影响体内散热，造成体温升高。尤其在炎热的夏天，捂得太严会造成中暑。

夏天，产妇的衣着、被褥皆不宜过厚，穿着棉布单衣、单裤、单袜避风即可。被褥需用棉毛巾制品，才能吸汗祛暑湿，以不寒不热为佳。若汗湿衣衫，应及时更换，以防受湿。

冬天，产妇床上的铺垫和盖被要松软暖和，产妇最好穿棉衣或羽绒服，脚穿厚棉线袜或羊绒袜。后背和下体尤需保暖。

春秋季节，产妇衣着被褥应较平常人稍厚，以无热感为好，穿薄棉线袜。可以选择适当的收腹带来收紧腹部，以防腹壁下垂，但不可过紧，以免影响腹腔脏器的生理功能。

产妇应选择舒适透气的布鞋或软底鞋，不要穿高跟鞋，因为高跟鞋可使身体重心改变，加重肌肉的负担，易引起腰酸腿疼。即使在家里或夏天也不要赤脚，应穿棉线袜或毛袜，防止脚底痛。

贴心 TIPS

有的人认为，坐月子时衣服穿得越多越好，甚至捂头捆腿，其实这样做对产妇非常有害。

妇女产后体内发生许多变化，皮肤排泄功能特别旺盛，以排出体内过多的水分，所以出汗特别多，如果汗不擦干直接吹风或在穿堂风下休息，就容易感冒。

有的产妇不管冷热，不分冬夏，老是多穿多捂，这样身体内过多的热不能散发出去，结果出汗过多，变得全身虚弱无力，盛夏时还会发生中暑，出现高热不退、昏迷不醒的现象，甚至危及生命。

产后束腰的危害

一些产妇为了能使体形尽快恢复，往往在分娩后即用收腹带紧紧地束住腹部，待可下床活动时，又穿上健美紧身裤，以为这样有助于体形的恢复。其实这样做是不科学的。

产褥期束腰，不会有助于缓解腹壁松弛的状态，相反，由于腹壁外压力骤然增加，加上产后盆底支持组织和韧带对生殖器官的支撑力下降，易导致子宫下垂、子宫严重后倾后屈、阴道前后壁膨出等。

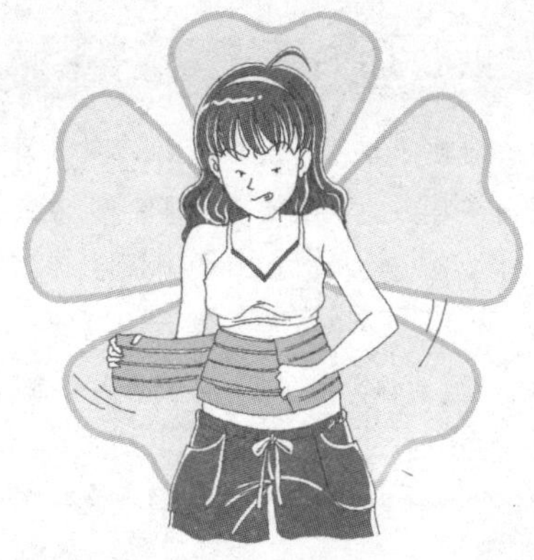

生殖器官正常位置改变后，盆腔血液运行不畅，局部乃至全身抵抗力减弱，容易引起盆腔炎、附件炎、盆腔淤血综合征等妇科疾患，严重损害产妇的健康。

妊娠期间，孕妇机体代谢功能旺盛，除供给自身和胎儿所需外，还需蓄积5千克左右的脂肪分布于胸部、腹部和臀部，为妊娠晚期、分娩及哺乳期提供能量，这些脂肪并不会因为产褥期束腰而消失。

贴心 TIPS

下列产妇可以运用腹带，但相应的症状消失后，就不应该再使用了。

● 腹部非常松弛，成为悬垂状，特别是站立时腹壁下垂比较严重，这时纤维细胞有较多断裂，较难自主恢复，使用腹带会起到支持作用，也会使产妇感到舒适，消除产后腹部空虚和垂胀感。这种情况多见于胎儿过大、一胞多胎或生育多胎的产妇。

● 连接骨盆以及脊柱的各种韧带发生松弛性疼痛时，腹带可起到支撑作用。

● 施行过剖宫产的产妇，用腹带可对伤口愈合起到较好的保护作用。

● 应注意的是，使用腹带一定要宽、厚，在卧位时系上，注意不要系得过紧而有不舒服的感觉，晚上睡觉时解开。

产妇月子里不要完全卧床

受传统观念影响，有人认为“坐月子”，就是要卧床休息一个月，过早下床活动就会伤身体，其实这是完全不必要的，对身体的恢复也是不利的。产后进行适当的活动，身体才能较快恢复。

一般产后第一天，产妇较疲劳，应当充分睡眠或休息好，使精神和体力恢复，但如果产妇身体条件许可，就应在24小时后下地活动，同时周围环境应保持安静，从各个方面给以护理照顾。

如果产妇觉得体力较差，可于下床前先在床上坐一会儿，若不觉得头晕、眼花，可由护士或家属协助下床活动，以后逐渐增加活动量，在走廊、卧室中慢慢行走，循序渐进地做几节产后保健操，活动活动身体，这样有利于加速血液循环、组织代谢和体力恢复。

及早下床活动可以使产妇的体力和精神得到较快恢复，并且随着活动量的加大，产妇可增加食欲，减少大小便的困难，促进腹壁、骨盆底部的肌肉恢复，预防产后容易发生的尿失禁、子宫脱垂等毛病，这对剖宫产的产妇是很重要的。

产后血流缓慢，容易形成血栓。及早下地活动可以促进血液循环与组织代谢，防止血栓形成，这对有心脏病及剖宫产的产妇尤为重要。

产妇及早进行活动，可以加强腹壁肌肉的收缩力，使分娩后腹壁松弛的情况得到及时改善，有助于产妇早日恢复苗条的身材，防止发生生育性肥胖。

早期适量活动，还可使消化功能增强，以利恶露排出，避免褥疮、皮肤汗斑、便秘等产后疾病的发生，并能防止子宫后倾。长时间卧床还会造成产妇下肢静脉血栓。

所以，医生鼓励产妇产后不要完全卧床，要及早下地活动，单纯卧床休息对产妇来讲是有害无益的，只要运动不过量，就不会出现不良的副作用。

产妇应采取的睡卧姿势

产妇以及家属，特别是有老人侍候月子时，都喜欢将新生儿放在产妇的身边，睡在同一个被窝里，以方便产妇哺乳，实际上这种方式是不妥当的。这样做一方面影响产妇休息。产妇睡卧总是采取一种姿势，活动时总担心会不会压着孩子或者弄醒孩子，这样产妇睡觉时总是很紧张，影响休

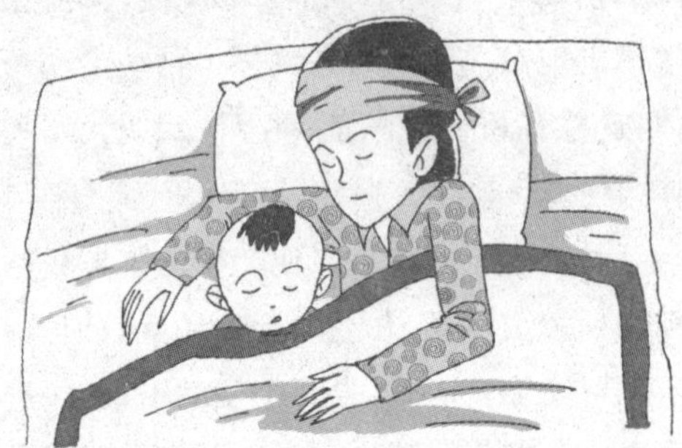

息。另一方面也不利于新生儿的清洁卫生。所以，不要让新生儿和产妇同睡在一个被窝里。

可以将新生儿放在婴儿床上并放到产妇的床边，这样产妇睡卧时可以采取自由舒适的姿势。但产后不要总是仰卧，要经常侧卧及俯卧，以免导致子宫后倾，且有利于产后恶露的排出。哺乳时，用肘关节支撑的时间不宜过长，以免引起关节痛。

贴心 TIPS

为使子宫保持正常位置，产妇最好不要长时间仰卧。早晚可采取俯卧位，注意不要挤压乳房，每次时间 20~30 分钟，平时可采取侧卧位。分娩后几天起，早晚各做一次胸膝卧位，胸部与床紧贴，尽量抬高臀部，膝关节呈 90 度。

产后洗澡注意事项

我国的旧习惯认为，产妇分娩时失血，分娩后大量出汗，气血两虚，产后洗澡容易感受外邪，因此认为产后不能洗澡。其实这种观点是完全没有科学根据的。因为产后身上不干净，易引起产褥热等疾病。

产后汗腺很活跃，容易大量出汗，乳房还会淌乳汁，下身又有恶露，全身发黏，尤其是夏天，短时间内就会出现难闻的气味，这也为细菌的侵入创造了条件。所以就应比平时更讲卫生，保持全身清洁，预防乳腺炎和子宫内膜炎。按科学规律，产后完全可以照常洗澡、洗脚。

有资料表明：与不洗澡的产妇相比，产后洗澡者皮肤清洁，会阴部或其他部位感染炎症的概率明显降低。因为及时洗澡可使全身血液循环增强，加快新陈代谢，保持

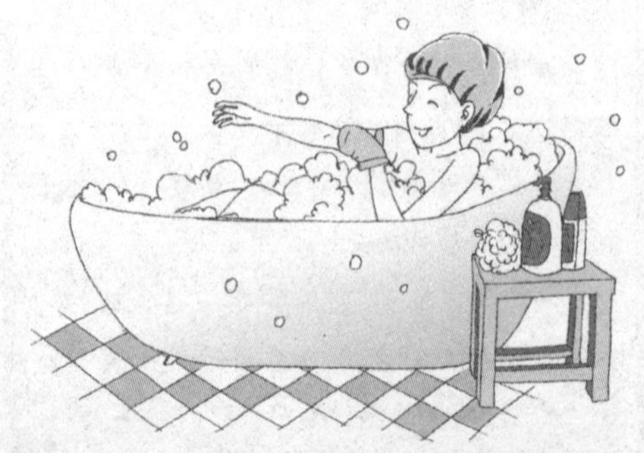

汗腺通畅，有利于体内代谢产物通过汗液排出。还可调节植物神经，恢复体力，解除肌肉和神经疲劳。淋浴还可促进乳腺分泌乳汁，提高乳汁的质量。

产妇在冬天洗澡时，浴室宜暖，浴水要热，但不要大汗淋漓，汗出太多会伤阴耗气，易致头昏、胸闷、恶心、欲吐等。

在夏天洗澡时，浴室空气要流通，水温应接近体温，在37℃左右，不可贪凉用冷水，图一时之快而后患无穷。产后触冷会导致月经不调、身痛等病。

产妇宜采用淋浴，不宜在澡盆内洗盆浴，以免洗澡用过的脏水灌入生殖道而引起感染。每次洗澡时间不要太长，以15～20分钟为宜。

贴心 TIPS

产妇浴后要迅速擦干，衣服要穿好，避免风吹着凉。沐浴后若头发未干，不可结辫，不可立即就睡，否则会因湿邪侵袭而致头痛。饮食后不可浴，浴毕宜进少许饮食补充耗损的气血。

若无淋浴者，必须在盆内浇水洗浴，禁忌坐在盆中。剖宫产的妇女或分娩不顺利、出血过多、平时体质比较差的产妇，洗澡时间不宜太早，但每天应该用温开水擦洗全身，保持身体清洁。

产妇月子里怎样刷牙漱口

产后月子里也可以照常刷牙，以保护牙齿健康。有人认为月子里不能刷牙，这是不对的。产后口腔仍是人体的一个门户，产妇在月子中需进食大量的糖类、高蛋白类食

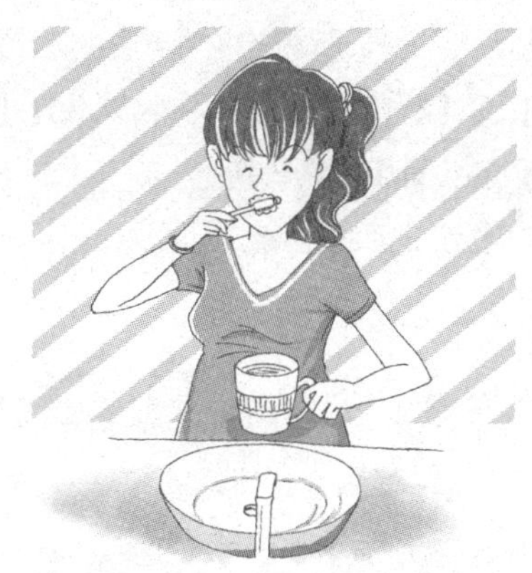

物，进食的次数也会增加，咽喉、牙齿等部位都有细菌停留，说话呼吸都会带出细菌。

如果月子里不刷牙，容易引起龋齿、牙周炎和牙髓炎，以及口臭和口腔溃疡。漱口刷牙能清除食物残渣及其他酸性物质，保护牙齿和口腔。

产妇应该每天早晚各刷1次牙，刷牙时要用温水，牙刷不要太硬。刷牙时，不能横刷，要竖刷，即上牙应从上往下刷，下牙从下往上刷，而且里外都要刷到。

每次饭后应漱口，主张产后用手指漱口。方法是：将右手食指洗净，或用干净纱布裹住食指，再将牙膏挤于指上，犹如使用牙刷一样来回上下揩拭，然后按摩牙龈数遍。

在月子里，这样漱口能防止牙龈炎、牙龈出血、牙齿松动等。也可采取盐水漱口、药液漱口等办法，如用陈皮6克，细辛1克，用沸水浸泡，待温后去渣含漱。

产妇宜常梳头

很多产妇在产后一段时间内不梳头，怕出现头痛、脱发等，其实这是错误的观点。

梳头不仅是美容的需要，而且梳头可以去掉头发中的灰尘、污垢，还可刺激头皮，对头皮起到按摩作用，促进局部皮肤血液循环，

以满足头发生长所需的营养物质，防止脱发、早白、发丝断裂、分杈等。另外，梳头还可使人神清气爽，面貌焕然一新。

因此，产后宜常梳头。

贴心 TIPS

产妇不要用新梳子梳头，因为新梳子的齿儿比较尖，不小心会刺痛头皮。最好用牛角梳，可起到保健作用。梳头应早晚进行，不要等到头发很乱，甚至打结了才梳，这样容易损伤头发和头皮。头发打结时，从发梢梳起，可用梳子蘸75%的酒精梳理。最好产前把头发剪短，以便梳理。

产妇不宜多看电视

产妇在月子里注意休息非常重要，要适当控制看电视的时间，观看电视时间不可过长，最好不要超过1小时，否则眼睛会感觉疲劳。看电视过程中，可以适当闭上眼睛休息一会儿或站起来走动一下，以缓解眼睛的疲劳。

另外，电视机放置的高度要合适，最好略低于水平视线。产妇要与电视机保持一定距离，看电视时眼睛和电视屏幕的距离应该是电视机屏幕对角线的5倍，这样可以减轻眼睛的疲劳。

最好不要把电视机放在卧室内，不要边哺乳边看电视。因为这样会减少母亲和宝宝感情交流的机会，宝宝听到的是电视里发出的喧闹声，听不到母亲轻柔的话语，看不到母亲温馨的微笑，这对新生儿大脑的发育很不利。而且在观看电视时，母亲往往被电视情节所吸引，也会影响乳汁的分泌。

产妇避免直吹电风扇

夏季天气炎热，人体皮肤主要通过辐射、传导、对流、蒸发等方式，约散发人体总热量的80%。人体的体温调节中枢主要在下丘脑，它指挥着各系统完成散热任务。人体体温过高或过低，都会导致生理功能紊乱。

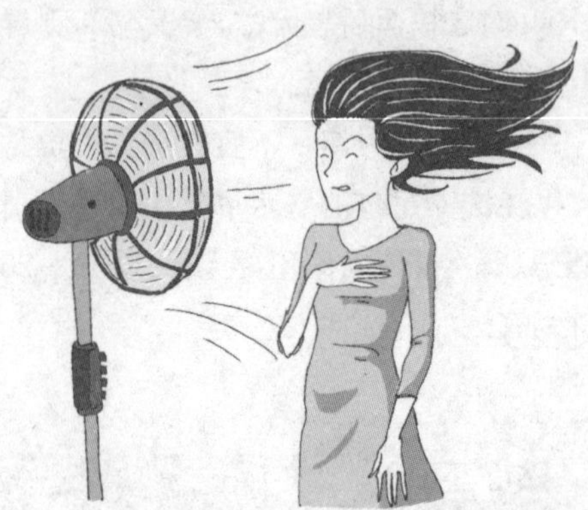

产妇在分娩后，汗腺分泌旺盛，产后体质下降，应该避免风直接吹到身上。特别是不要用电风扇直接给产妇降温。

但这并不是说产后一定不能使用电风扇。居室中如果使用电风扇给产妇降温，可以让电风扇吹出来的风刮向墙壁或者其他地方，利用空气对流或者返回的对流风来给产妇降温。同时保持室内宽敞、整洁，开窗通风，降温防暑，以保证产妇和婴儿不会发生中暑，顺利度过炎热的夏天。

产妇不宜多看书或织毛衣

有的产妇想利用坐月子的时间看看书或织毛活，目的是想学点知识和打发寂寞的日子，但这样做并不好。

因为坐月子期间，主要是休息和适当活

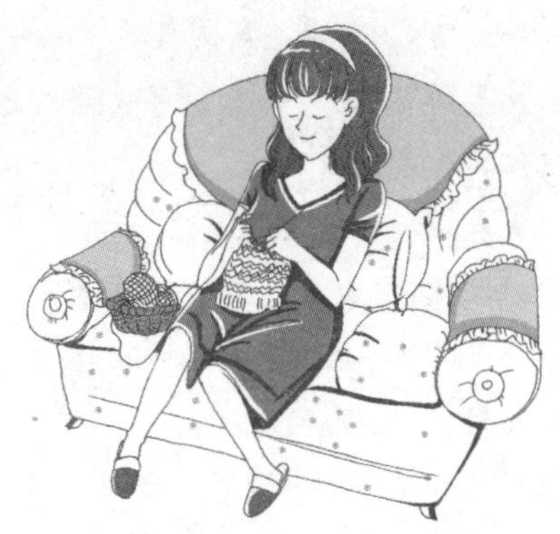

动。长时间怀胎及分娩的劳累，加之产后哺乳，确实使产妇很累。所以，这个期间应以休息、活动和增加营养为主。

而看书需要长时间盯着书本，会很容易忘记了劳累，时间一久就会出现看书眼痛的毛病。织毛活也是如此，不但会使眼睛疲劳，而且由于长时间不变换姿势，还易影响颈项、腰背部肌肉的恢复，引起腰背疼痛。

因此，产妇在坐月子最好不要多看书和织毛衣。

贴心 TIPS

产妇看书报一定要适量、适时。不要躺着或侧卧阅读，以免影响视力，光线不要太强，以免刺眼，也不应太暗，亮度要适中。产后不要看惊险或带有刺激性的书籍，以免造成精神紧张，看书也不能看得很晚，以免影响睡眠，否则睡眠不足会使乳汁分泌量减少。

产后怎样美容美发

产后的妇女原则上是不宜多洗头的，那么经过多长时间，才能恢复甚至多洗呢？专家们指出，产后两个星期就可以与平时一样洗头了。

除此以外，发觉头发污秽时，可用干洗方法补救，先把适合自己的洗发水均匀地擦在头肌上，然后将三块纱布插进头发中，充分梳刷头发及头肌，如此换过两三次纱布，便相当清洁了。

正式洗头的时候，碱与酸性的洗头剂对于产后的妇女是极不适宜的，还是使用油质的洗发精比较好一点。烫发及染发要到产后一个月以后才可以。

产前一个月至产后一个月内，应该暂时停止涂指甲油，不然的话，指甲会变成极难看的淤红色。在产褥期，可以使用橄榄油或绵羊油，每星期按摩指甲一次至两次，为指甲补充营养，同时指甲应修短些。

在化妆方面，粉底及油脂等化妆品会堵塞毛孔，妨碍皮肤呼吸的化妆品能免则免，但是，皮肤保养却不能忽略，优良品质的营养霜应该天天使用。

产后妇女的身段多少总会变样，如小腹松垂，腰围粗大。为避免这种情形，可以采用肚兜或腹带，为期大约 4 个月，但要注意切勿过分紧腹，以免影响健康。

此外，产后妇女最担心的要算胸部了。因为在产后还需要哺乳，胸部特别容易下垂，故产后的妇女要配上合适的胸罩。妇女产后由于皮肤容易干燥，故浴后宜擦点乳液，润泽皮肤。手、足及口唇也特别容易干燥，最好选用含有维生素 A 及维生素 D 的油膏。

贴心 TIPS

哺乳的母亲不能化妆，这是因为新生儿的感觉以嗅觉最为灵敏，在各种气味中，对新生儿影响最大的，便是母亲的气味。

实验证明,绝大多数新生儿能将头部转向母亲气味的方向,对母亲的乳味尤其表现出好感和亲昵,而嗅到不是自己母亲的乳味则会哭闹,并用手乱抓,甚至不食。

这证明,任何掩盖或干扰母亲气味的物质都会影响新生儿的情绪。假如母亲化妆,其浓厚的气味会使新生儿产生戒备心理,表现出不同程度的不安、哭闹,甚至拒哺、不愿入睡。因此,哺乳母亲不要化妆。

产后面部护理

在孕期出现的面部色素沉着称为黄褐斑,由于它在鼻尖和两个面颊最为常见,且对称分布,形状像蝴蝶,也称为蝴蝶斑。这是由于怀孕后胎盘分泌雌孕激素增多而产生的。在日常生活中,应注意以下几个方面,做到养护结合,逐步消除黄褐斑。

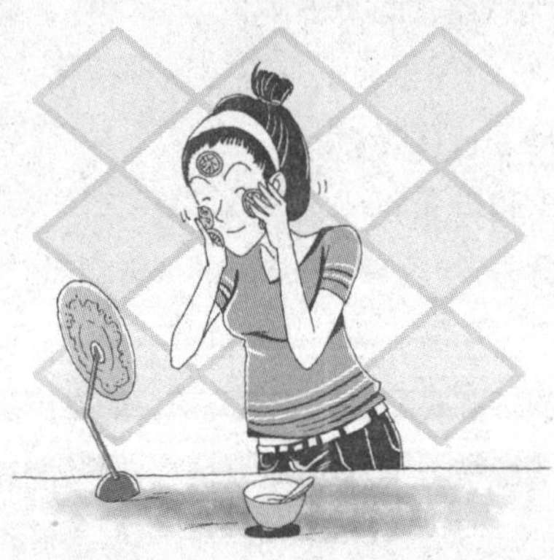

- 不急不躁不忧郁,保持平和的心态和愉快的情绪。产妇要保持向上的心态,把烦恼和不愉快的事情忘掉。只有保持愉快的心情,皮肤才会好。
- 每天要保证充足的睡眠。睡眠是女人最好的美容剂,要保证每天 8 小时以上的睡眠,要学会利用空闲时间休息,只有保持良好的睡眠,才会有好的气色。
- 多喝开水,可补充面部皮肤的水分,加快体内毒素的排泄。
- 养成定时大便的习惯。如果一天不大便,肠道内的毒素就会被身体吸收,肤色就会变得灰暗,皮肤也会显得粗糙,容易形成黄褐斑、暗疮等。
- 选择适当的护肤品。选用天然成分及中药类的祛斑化妆品,可以用粉底霜或粉饼对色斑进行遮盖,选用的粉底应比肤色略深,这样才能缩小色斑与皮肤的色差,起到遮盖作用。避免日晒,根据季节的不同选择防晒系数不同的防晒品。
- 和新生儿一起进行日光浴时,要用防紫外线的太阳伞遮挡面部,因为紫外线照射可引起面部色素沉着。
- 注意日常饮食。多食含维生素 C、维生素 E 及蛋白质的食物,如番茄、柠檬、鲜枣、芝麻、核桃、薏米、花生米、瘦肉、蛋类等。
- 维生素 C 可抑制代谢废物转化成有色物质,从而减少黑色素的产生,美白皮肤。维生素 E 能促进血液循环,加快面部皮肤新陈代谢,防止老化。蛋白质可促进皮肤生理功能,保持皮肤的弹性。
- 少食油腻、辛辣、刺激性食品,忌烟酒,不喝过浓的咖啡。
- 自制简便易用的面膜。将冬瓜捣烂,加蛋黄一个,蜂蜜半匙,搅匀敷脸,20 分钟后洗掉。或将黄瓜磨成泥状,加入一小匙奶粉和面粉,调匀敷面,15~20 分钟后洗掉。还可以将香蕉捣成泥状,直接敷于面部,20 分钟后洗掉。
- 平时可以因地制宜,利用手头上能够利用的东西进行美容。例如,在给宝宝蒸鸡蛋羹时,可将贴在鸡蛋皮上的蛋清刮下敷于面部，也可用黄瓜汁、冬瓜汁、柠檬汁等涂擦面部，若持之以恒，就会收到良好的效果。

贴心 TIPS

产后体内雌孕激素分泌恢复到怀孕前的正常状态，大部分产妇脸上的斑会自然减轻或消失，但也有人依然如故，这就需要由内到外进行调节。

目前流行的几种祛斑方法有以下几种。

- 激光法：用先进的激光仪器除去色斑。
- 果酸法：用高浓度果酸剥脱表皮，较以往的化学剥脱安全可靠，可达到“换肤”目的。
- 磨削法：用机械磨削的方法，祛除表层色斑。
- 针灸法：通过调节经络，改善人体内分泌来达到祛斑的目的。
- 药物法：口服维生素C，并结合静脉注射。
- 中草药法：遵循中医学原理，服用具有相应功能的中草药制剂，外加敷中草药面膜，由内而外治愈色斑。

剖宫产后自我护理

剖宫产手术伤口很大，创面广，是产科最大的手术，会出现很多并发症和后遗症，产科医生在不得已的情况下才会施行此项手术。

剖宫产常见的并发症有发热、子宫出血、尿潴留、肠粘连，最严重的并发症有肺栓塞、羊水栓塞，可导致猝死。远期后遗症有慢性输卵管炎、宫外孕、子宫内膜异位症等。预防并发症一方面靠医生，另一方面需要病人的配合。所以术后加强自我保健，对于顺利康复是很重要的。

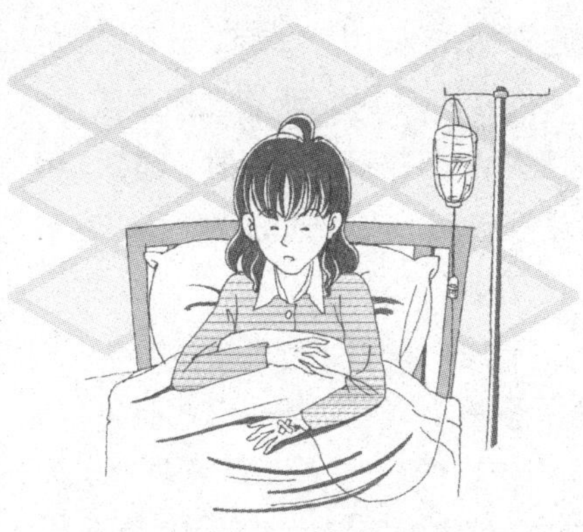

采取正确体位。进行剖宫产后的产妇应采取正确体位，去枕平卧6小时，后采取侧卧或半卧位，使身体和床呈20度至30度角。

坚持补液，防止血液浓缩，血栓形成。术后三天内配合输液，所输液体有葡萄糖、抗生素等，可防止感染、发热，促进伤口愈合。

合理安排产妇产后的饮食。进食营养丰富、易消化的食物，以补足水分，纠正脱水状态。术后6小时可进食炖蛋、蛋花汤、藕粉等流质食物。术后第二天可喝粥、鲫鱼汤等半流质食物。应注意补充富含蛋白质的食物，以利于切口愈合。还可选食一些有辅助治疗功效的药膳，以改善症状，促进机体恢复，增加乳汁。

产妇应及早下床活动。麻醉消失后，上下肢肌肉可做些收放动作，术后24小时应该练习翻身、坐起，并慢慢下床活动。这是防止肠粘连、血栓形成、猝死的重要措施。

要注意阴道出血。剖宫产时子宫出血较多，应注意阴道出血量，若发现超过月经量，要通知医生，及时采取止血措施。剖宫产者子宫有伤口，易造成致死性大出血，产后晚期出血亦较多见，回家后如恶露明显增多，如月经样，应及时就医。最好直接去原分娩医院诊治，因其对产妇情况较了解，处理方便。

剖宫产后100天，若无阴道流血，可恢复性生活，但应及时采取避孕措施。因为一旦受孕做人工流产时，特别危险，容易造成子宫穿孔。

防止腹部伤口裂开。咳嗽、恶心、呕吐时应压住伤口两侧，防止缝线断裂。

及时排尿。一般于手术后第二天补液结束即可拔除留置导尿管，拔除后3～4小时应及时排尿。如还不能排尿，应告诉医生，直至能畅通排尿为止。

注意体温。停用抗生素后可能会出现低热，这常是生殖道炎症的早期表现。如超过37.4℃，则不宜出院。无低热出院者，回家一周内，最好每天下午测体温一次，以便及早发现低热，及时处理。

产后什么时候可以过性生活

产妇应当在产后定期检查时，得到医生准许后再开始性生活，合适的时间应该是产后两个月以后。同时，还要看产妇体力恢复与恶露是否完全干净等情况。对于有产钳及有缝合术者，应在伤口愈合，即产后约70天后才能同房。对于剖宫产者，最好在3个月以后同房。开始时双方必须谅解，动作轻柔，以免发生损伤，并注意避孕。

需要等待这么一段时间的理由是：女性生殖器官的恢复大约需要6～8周时间。分娩时被撑开了的阴道黏膜非常薄，脆性增加，弹性变差，性交时易发生撕裂，甚至引起大出血。

如果在子宫颈口尚未完全关闭之前性交，细菌就会通过子宫颈口侵入子宫，再经未修复好的胎盘附着面侵入人体，引起严重的产褥感染。由于侵入细菌的种类、数量、毒力和产妇抵抗力的不同，发生炎症的范围和程度也不同。

病情由轻到重的顺序是：子宫内膜炎，子宫肌炎，急性盆腔结缔组织炎，急性输卵管炎，急性腹膜炎及败血症等。若未能及时治疗，可能危及生命。

因此，产妇应经确认已恢复健康后，方能开始性生活。如果产后已经发生产褥感染，或由于难产或剖宫产而恢复较慢，则应当延长到疾病痊愈。特别注意，在还有恶露的情况下，要绝对禁止性生活。

产后由于卵巢激素的作用尚不够充分，阴道黏膜的柔润度和弹性都差一些，所以性交时体位要合适，以免发生损伤。

贴心 TIPS

产后性生活刚恢复时，丈夫要特别体贴妻子，动作要轻柔。此时妻子的阴道组织比较脆弱，如果动作过于粗暴，容易造成裂伤，甚至大出血。产后第一次性生活持续的时间不宜过久，动作不宜过于激烈。

另外，由于产后哺育婴儿的疲劳，初次性生活的紧张或局部的疼痛都会使性生活难以出现以往的和谐，所以双方一定要互相谅解，“事前戏”很重要，要有耐心，引发妻子的激情。只要相互配合，相信很快就能找到往日的和谐。

保持乳房弹性的方法

一般来讲，妇女在妊娠期和哺乳期间，由于受体内激素的影响，乳房会增大，这是为了适应孩子哺乳的需要。因此这时候就需要保持乳房的弹性。

女性在哺乳期,应佩戴合适的胸罩,将乳房托起。在有奶胀的感觉时就马上给婴儿喂奶,这样既可以促进乳汁分泌,也可以防止支持组织和皮肤过度伸张而使弹性降低。

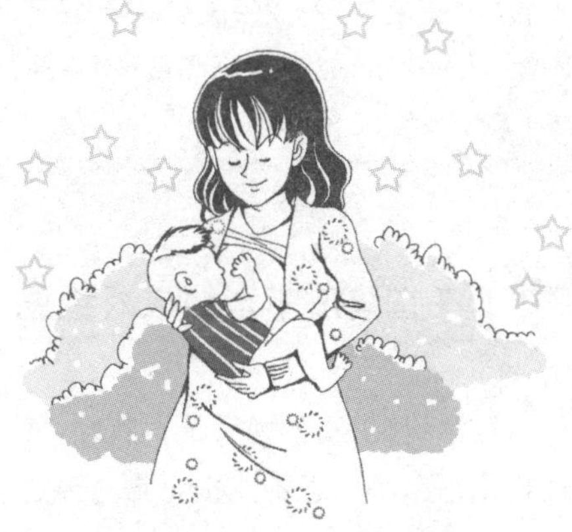

哺乳时不要让婴儿过度牵拉乳头。每次哺乳后,用手轻轻托起乳房,按摩10分钟。保持乳房的清洁,每天至少用温水清洗乳房两次,这样可以增强韧带的弹性,是防止乳房下垂的好方法。

在婴儿满10个月时应给孩子断奶,不要长期哺乳,那样对母婴来说均没有好处。

导致乳房松垂的另一个重要原因就是肥胖,因此应适当控制脂肪的摄入量,增加水果、蔬菜的进食。同时,产后适当运动,做做产后胸部健美操,可以使胸部肌肉发达有力,也有助于乳房弹性的恢复。

贴心 TIPS

产妇在哺乳期不宜用香皂洗乳,因为如果总是用香皂类的清洁物品,会损坏皮肤表面的保护层,使乳房局部过分干燥和细胞脱落,从而使表皮层细胞肿胀。

重复使用香皂等清洁物品,还易碱化乳房局部皮肤,破坏保护层。香皂在不断地使皮肤表面碱化的同时,还促进皮肤上碱性菌群增长,而乳房局部皮肤要重新覆盖上保护层,并恢复其酸化环境,则需要花费一定时间。此外,用香皂清洗还会洗掉保护乳房局部皮肤润滑的物质——油脂。

因此,要想充分保持乳房局部的卫生,最好还是选择温开水清洗。尽量不用香皂。如果迫不得已需要香皂或酒精清洗消毒,则必须注意尽快用清水冲洗干净。

4 产后医疗

产褥感染的预防

产褥感染又叫产褥热,是由于致病细菌侵入产道而引发的感染,这是产妇在产褥期易患的比较严重的疾病。

产褥感染的病情轻重根据致病菌的强弱和机体抵抗力的不同而不同,发病前有倦怠、无力、食欲不振、打寒战等症状。

轻微的产褥感染,常常在会阴、阴道伤口处发生感染,局部出现红肿、化脓、压痛明显等症状,拆线以后刀口裂开。如果感染发生在子宫,则可形成子宫内膜炎、子宫肌炎、脓肿。

发烧、腹痛、体温升高是产褥感染的一个重要症状。

大部分产妇发病在产后1~2天开始

到10天之内,体温常超过38℃,热度持续24小时不退。子宫复旧差,恶露量多,有臭味,子宫有压痛。

如果继续扩散,可引起盆腔结缔组织炎,炎症蔓延到腹膜,则可引起腹膜炎。这时除寒战、高烧外,还会出现脉搏加快、腹痛加剧、腹胀、肠麻痹等症状。若细菌侵入血液,则可发生菌血症、败血症,这时体温的变化很大,而且出现全身中毒症状,情况比较严重,若不及时治疗,则可危及生命。

因此,对于产褥感染,必须重视预防。预防措施有以下一些。

作好孕前准备,加强孕期保健。有生育要求的女性在怀孕前应作好充分准备。加强孕期卫生,保持全身清洁,妊娠晚期避免盆浴及性生活。作好产前检查,加强孕妇营养,增强孕妇体质,防止贫血。

临产护理。临产时应多进食和饮水,抓紧时间休息,避免过度疲劳,以免身体抵抗力降低。积极治疗急性外阴炎、阴道炎及宫颈炎,避免胎膜早破、滞产、产道损伤及产后出血。若出现胎膜早破超过12个小时或有其他原因造成感染时,应口服抗生素预防性治疗。接生时注意保护会阴,避免不必要的阴道检查及肛诊。

产后护理。产后要注意卫生,保持外阴清洁,注意环境卫生,尽量及早下床活动,以使恶露尽早排除。

如果已经发生产褥感染,应加强营养,及时补充足够的热量,尽快纠正贫血等。取半卧位,这样有利于引流。食用有营养、易消化的食品,并及时彻底治疗。

贴心 TIPS

产后妇女体温大多正常,如果产程延长,产妇过度疲劳,可出现低热,大都在24小时后恢复正常。产后3~4天,由于乳房血管淋巴充盈、乳房胀痛,亦可引起低热,但也不会超过38℃,乳汁分泌畅通后即恢复正常。如果产后体温超过38℃或持续升高,多由感染引起。

子宫复旧不全的应对措施

正常情况下,分娩后子宫收缩,使子宫体积逐渐缩小,若不能按正常生理过程缩复,则称为子宫复旧不全。

子宫复旧不全往往是由于产后感染,若发生子宫内膜炎或子宫肌炎,或者子宫内有胎盘或胎膜残留,影响子宫收缩所致。

子宫复旧不全的临床表现有腰痛,下腹坠胀,血性恶露经久不断;有时有大量脓性恶露;子宫大而软,有压痛。

若子宫复旧不全未能及时纠正,因伴有慢性炎症,会使子宫壁内纤维组织增多,从而形成子宫纤维化。纤维化子宫可引起月经期的延长和月经量的增多。

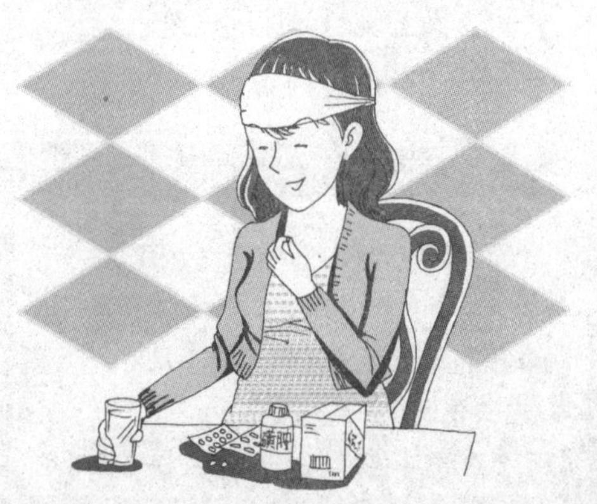

子宫复旧不全时,可采取以下措施。

●应给予子宫收缩剂,以促进子宫收缩,如麦角流浸膏1毫升,每日3次,共2日;也可以用催产素10单位肌注,每日1~2次,连续3日;肌注麦角新硷0.2~0.4毫克,1~2次/天,共1~2天。

●伴有炎症现象时,应给磺胺类药物或广谱抗生素消炎治疗。

●中药活血化淤可促进子宫收缩,如用益母草膏2~3毫升,每日3次,每次一匙冲服。

●子宫后倾时,产妇应经常采取膝胸卧位,以纠正子宫位置。每日1~2次,每次10~15分钟。如果怀疑有胎盘或大块胎膜残留,就应该行刮宫疗法。

●子宫肌瘤合并子宫复旧不全者,应该采用保守治疗。如果长期流血不止,亦可考虑切除子宫。

●产妇应该注意休息,保持良好的情绪,注意营养的补充,保持大小便的通畅。

贴心 TIPS

正常情况下,当胎盘娩出后,子宫底降至脐下,12小时后由于盆底肌肉的恢复,子宫底上升与脐平,以后每天下降1~2厘米,大约在产后1周子宫缩小至12周妊娠大小,可在耻骨联合上方扪及,在产后20天降至骨盆腔内,腹部检查摸不到宫底,产后42天完全恢复至正常大小。

可根据上述标准每天观察产妇产后子宫复旧的情况,检查前产妇要先排尿。

恶露不下的防治

如果分娩后恶露不下,或所下甚少,致使淤血停蓄,可引起腹痛、发热等症,称为恶露不下。防治方法如下。

●注意观察恶露的性状,恶露一般可持续20天左右,若恶露始终是红色,或紫红色,有较多淤血块,其量不减,甚至增多,时间超过20天或所下极少,均属于病理情况,应引起注意。

●若分娩时产妇感受寒邪,从而引起恶露被寒气所凝滞,产生下腹疼痛,按之更甚,痛处可触及肿块,恶露极少。可采用按摩法:产妇取半坐卧式,用手从心下擀至脐,在脐部轻轻揉按数遍,再从脐向下按摩至耻骨上缘,再揉按数遍,如此反复按摩10~15次,每天2次。

●若分娩后产妇情绪不好,或因操劳过度,或因悲伤过度,而致恶露不下,可采用热熨。选用陈皮、生姜、花椒、乳香、小茴香等1~2味,炒热包熨下腹;也可用薄荷6克、生姜2片泡开水当茶饮。另外,产妇一定要保持精神愉快,避免各种影响情绪的因素。

产后贫血的治疗

如果妊娠期贫血未得到纠正和分娩时出血过多,就易造成产后贫血。贫血会使人乏力,食欲不振,抵抗力下降,容易引起产后感染,严重的还可引起心肌损害和内分泌失调,因此应予以及时治疗。

产后贫血有轻度、中度、重度之分。血色素90克/升以上者属轻度贫血,血色素60~90克/升者属中度贫血,血色素低于

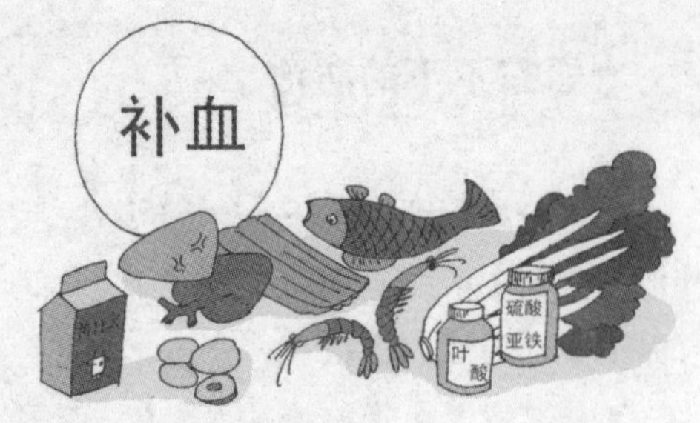

60克／升者属重度贫血。

轻度贫血可通过食疗纠正，应多吃动物内脏、瘦肉、鱼虾、蛋、奶以及绿色蔬菜等。

中度贫血除改善饮食外，还需药物治疗，可以口服硫酸亚铁、叶酸等。

重度贫血单靠食疗效果缓慢，应多次输入新鲜血，尽快恢复血色素，减少后遗症的发生。

产后尿潴留的防治

产后因暂时性排尿功能受到障碍，使部分或全部的尿不能从膀胱排出，这种现象称尿潴留。

一般来讲，产妇在产后4～6小时就会自动解小便，若产后8小时仍不能排尿(无尿除外)则为尿潴留。这种情况并不少见。

尿潴留的原因主要是由于分娩时产程过长，胎儿头部在产道内的位置不正常，胎儿的头部长时间压迫膀胱，使膀胱黏膜充血水肿，尤其尿道内口水肿，膀胱张力下降，收缩力差，尿意迟钝和逼尿肌无力，无力将尿液排出，造成排尿困难。

其他如产程中导尿和阴道检查的刺激；分娩时阴道高度扩展或产钳、胎头吸引器手术刺激和损伤膀胱、尿道均影响排尿；会阴伤口疼痛会引起尿道痉挛、排尿痛，使产妇宁愿少喝水或憋着尿不敢排尿；分娩后腹壁肌肉松弛使膀胱对充盈不敏感，即使积尿很多仍引不起尿意。这些原因使得尿液积存，膀胱越胀越大。

产后发生尿潴留，胀大的膀胱妨碍子宫收缩会引起产后出血，也会引起泌尿系统感染。因此，必须积极采取措施，尽量设法让产妇自己排尿。

产后4小时，产妇就应当起床排尿一次，不要等到感到有尿意再解。产妇不习惯卧床排尿时，可坐起或下床小便。排尿时要增加信心，放松精神，平静自然地排尿，要把注意力集中在小便上。以后每隔4～5个小时起床排尿一次，定时排尿反射可刺激膀胱肌肉收缩。

产后24小时可适当下地活动，并逐日增加活动时间和活动范围，做抬腿运动、仰卧起坐运动可锻炼腹肌，预防尿潴留。

● 若不能排出尿液，可在下腹部用热水袋热敷或用温水熏洗外阴和尿道口周围，也可用滴水声诱导排尿。

● 为促进膀胱肌肉收缩，可用针刺关元、气海、三阴交等穴位。

● 肌肉注射新斯的明0.5毫克或加兰他敏2.5毫克，促使膀胱括约肌收缩。中药蝉衣9克，煎汤一大碗，顿服，亦有利尿作用。

● 如果以上方法都没有效果，就应该在严密消毒下导尿，膀胱高度膨胀者，导尿时应使尿液分次排出，防止膀胱内压突然降低，引起休克或者黏膜血管的破裂出血，故可先排出500~1000毫升，然后放置导尿管24~48小时，隔2~4小时间断放尿，以锻炼膀胱肌的功能。

● 在留置导尿管期间应多饮水，使尿量增加，以减少尿路感染。每天冲洗会阴2次，保持外阴清洁。

产妇产后腹痛的处理

在产后的1周内，有些产妇时常出现阵发性下腹痛，尤其在最初1～2天内更明显，生育多胎的产妇，这种疼痛就更剧烈，医学上称之为产后宫缩痛。有的产妇对此很焦急，怀疑腹内是否有炎症。

产后腹痛主要反应在产后子宫复原的过程中，子宫发生阵发性收缩，逐渐恢复到正常大小。多胎生育的妇女，由于子宫肌肉纤维的变性，子宫肌肉内含弹性纤维的平滑肌逐渐减少，而弹性差的结缔组织则逐渐增加，子宫恢复就较困难。只有加强收缩，才能恢复正常，所以给产妇的感觉是腹痛加剧。

初产妇因子宫肌纤维较为紧密，子宫收缩不甚强烈，易于复原，而且复原所用时间也短，疼痛不明显。

宫缩产生的腹痛，一般持续3～4天，然后自然消失，不需作特殊护理。重者可作下腹部热敷、按摩，也可应用适量的镇静止痛药物。另外，服用益母草膏、红糖水、黄酒、山楂等，也可见效。

产后脱发的预防

经常有些产妇出现产后脱发现象。头发的茂盛与血液的关系密切，产妇分娩时要流失一些血液，因而易患脱发，医学上称为“分娩后脱发”。若有产后大出血，脱发会更严重，甚至连阴毛、腋毛都会脱掉。此外，脱发还与精神因素、微量元素的缺乏有关。据统计，35%～45%的产妇会出现脱发。

产后脱发大多属于生理现象，一般在6～9个月后即可恢复，重新长出秀发，不需要特殊治疗。预防产后脱发要注意以下几点。

妇女在孕期和哺乳期要保持心情愉快、平和，不要紧张、焦虑，使头皮得到更多的营养。头发的血液循环，营养供应，一般是受植物神经支配的，神经系统受情绪变化的侵扰，必然影响头发的血运，营养不足，从而发生脱发。

注意平衡膳食，不要挑食、偏食，多食新鲜蔬菜、水果、海产品、豆类、蛋类等，以满足头发对营养的需要。

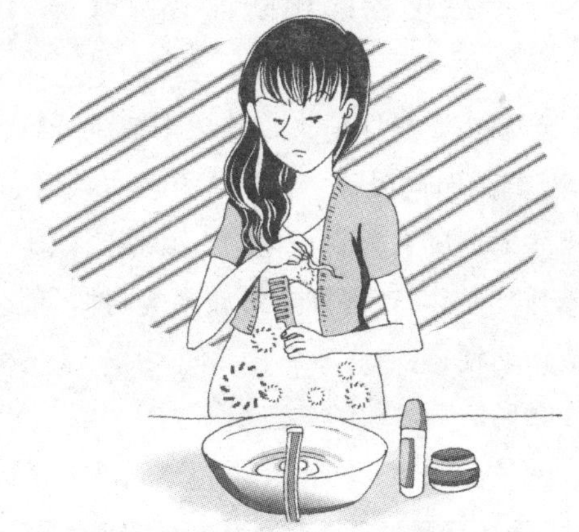

应常用木梳梳头发，以加速血液循环和营养供应，防止脱发。或用十指揉搓头皮，从前额经头顶到后枕部，也可用十指尖像梳头一样梳理头发，这样可促进头皮的血液循环，有利于头发的新陈代谢。最好产前将头发剪短，便于产后梳理。另外还需经常洗头，有些产妇因害怕洗头时脱发而长时间不洗头，这样就会影响毛囊细胞呼吸，从而出现脱发或加重脱发。

在医生指导下，产后适当服用一些维生素 B_2、维生素 B_6、谷维素、养血生发胶囊及钙片，对防止产后脱发也有一定的益处。

贴心 TIPS

用何首乌浸泡在醋液中，一个月后，取醋液与洗发水混合洗头，吹干后再将何首乌醋液喷一些在头发上，不仅可防止脱发，还有美发、养发的功效。

另外，将黑芝麻炒熟、捣碎，加糖拌匀，每天 2~3 次，每次 1~2 勺，持续服用一个月，对防治产后脱发也会有明显的效果。

产后便秘的预防

产后由于腹压消失，饮食中缺少纤维素，产妇长时间卧床，导致胃肠蠕动减慢，难产手术时的会阴切口疼痛，致使产妇不敢做排便动作，产褥期出汗较多等，都可能造成产后便秘。

预防产后便秘的方法如下。

- 适当活动，不能长时间卧床，产后头两天，产妇应勤翻身，吃饭时应坐起来。健康、顺产的产妇，在产后第二天即可开始下床活动，逐日增加起床时间和活动范围。

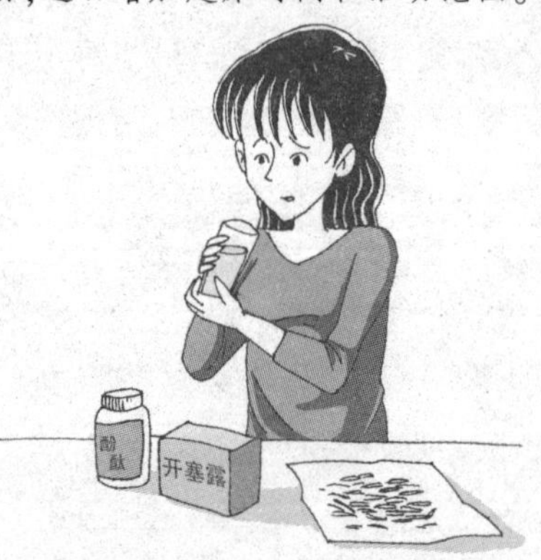

- 在床上做产后体操，进行缩肛运动，锻炼骨盆底部肌肉，促使肛门部位血液回流。方法是：做忍大便的动作，将肛门向上提，然后放松。早晚各做一次，每次 10~30回。
- 在饮食上，要多喝汤、饮水。每日进餐应适当配一定比例的杂粮，做到粗细粮搭配，力求主食多样化。在吃肉、蛋食物的同时，还要吃一些含纤维素多的新鲜蔬菜和水果。
- 平时应保持精神愉快，心情舒畅，避免不良的精神刺激，因为不良情绪可使胃酸分泌量下降，肠胃蠕动减慢。
- 注意保持每日定时排便的习惯，以便形成条件反射。
- 每天绕脐顺时针进行腹部按摩 2~3 次，每次 10~15 分钟，可以帮助排便。

贴心 TIPS

发生便秘时，可用黑芝麻、核桃仁、蜂蜜各 60 克，先将芝麻、核桃仁捣碎，磨成糊，煮熟后冲入蜂蜜，分 2 次一日服完，能润滑肠道，通利大便。也可用中药番泻叶 6 克，加红糖适量，开水浸泡代茶频饮。

用上述方法效果不明显者，可服用养血润燥通便的“四物五仁汤”：当归、熟地各 15 克，白芍 10 克，川芎 5 克，桃仁、杏仁、火麻仁、郁李仁、栝楼仁各 10 克，水煎 2 次分服。

若 4~5 天仍未行便，可在服用药物的同时用开塞露、甘油栓塞入肛门。

如果以上方法均无效，可用温肥皂水少量灌肠。或中药大黄 10 克，蒲公英 10 克，煎汁 100 毫升灌肠。

产后痔疮的预防

若怀孕期间得了痔疮，再经过分娩时会不知不觉地加重。据统计，痔疮在产后妇女中发病率是很高的。

产妇产后由于子宫收缩，直肠承受胎儿的压迫突然消失，使肠腔舒张扩大，粪便在直肠滞留的时间较长，容易形成便秘，加之在分娩过程中撕裂会阴，造成肛门水肿疼痛等。因此，产后注意肛门保健和预防便秘是预防痔疮发生的关键。

防止便秘可以预防痔疮，产后早下地活动，多吃青菜、水果等富有纤维的食物，勤喝水，大便就容易通畅。便秘较顽固者可以服酚酞或番泻叶代茶饮，局部使用开塞露等通便，可防止痔疮加重。

此外，还应勤换内裤、勤洗浴。这样不但保持了肛门清洁，避免恶露刺激，还能促进肛门周围的血液循环，消除水肿，预防外痔。

另外要养成每天排便的良好习惯，注

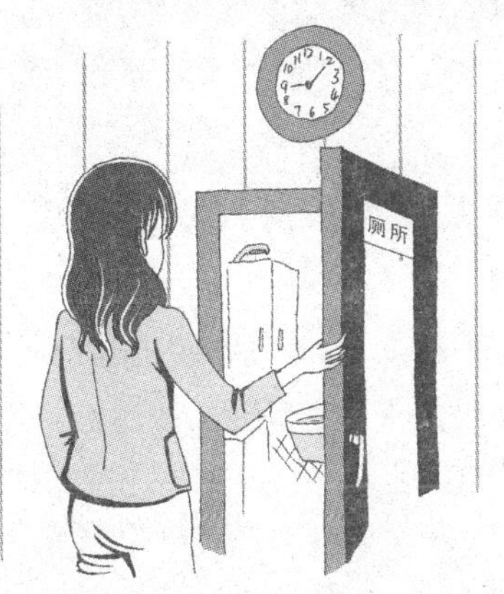

意适度运动。产后妇女不论大便是否干燥，第一次排便一定要用开塞露润滑，以免撕伤肛管黏膜而发生肛裂。

贴心 TIPS

痔核脱出时用33%硫酸镁溶液湿热敷患处，能敛肌消肿，再在局部涂痔油膏，用手指轻轻将痔核推入肛门。槐角丸、安纳素栓有止血、消炎、止痛作用，如需手术治疗应在产后2~3个月才能施行。

产后手脚痛的预防

有些妇女在产后会出现手脚疼痛，很多人认为是因为在“月子”里受了风所致。其实这是一种错误的认识。

产后手腕痛也叫做桡骨茎突狭窄性腱鞘炎。日常生活中频繁使用手部，使肌腱在腱鞘内来回滑动，引起腱鞘的充血、水肿、增厚、粘连，导致狭窄性腱鞘炎。产妇虽然不进行重体力劳动，但长时间重复单一的动作，如冷水洗尿布、洗衣服、抱孩子等均容易引起该病。另外，产妇体内的内分泌激素波动也可能与该病有关系。

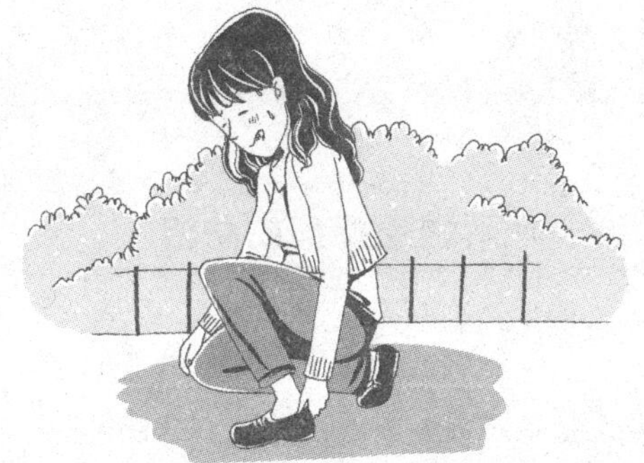

妇女产后脚痛常常发生在脚跟部，足跟痛的原因是脚跟脂肪垫退化所引起的。产妇在月子里如果不注意下地活动，脚跟脂肪垫也会出现退化现象，这样一旦下地行走，则由于退化的脂肪垫承受不了体重的压力和行走时的震动，就会出现脂肪垫水肿、充血等炎症，从而引起疼痛。

要预防产后发生手脚痛，应注意做到以下几点。

注意充分的休息，不宜做过多的家务劳动，特别要注意减少手指和手腕的负担，例如，给孩子洗澡时，夫妻两人应相互配合，避免由产妇一个人一手托头一手洗；洗尿布时一定要用温水，避免寒冷的刺激。

在休养的同时应适当下床活动。特别是坐月子后期，要经常下地走动，这样不仅能防止脚跟脂肪垫退化，避免产后脚痛的发生，而且能防止产妇体重过分增加，调节神经功能，对改善睡眠和增进食欲十分有利。

贴心 TIPS

如果不慎患上产后手脚痛，可以进行热敷和按摩。热敷用热毛巾即可，如能加上一些补气养血、通经活络、祛风除湿的中草药，则效果更佳。若采用按摩手法，一般是在痛点处先轻压后重压，压 30 秒，放开 15 秒，交替进行，注意按压时不要揉捏，否则会使疼痛加重。

产后腰腿疼痛的防治

不少产妇产后会觉得腰腿疼痛，这是因为骶髂韧带劳损或骶髂关节损伤所致。

一是因产妇分娩过程中引起骨盆各种韧带损伤，再加上产后过早劳动和负重，都会增加骶髂关节的损伤机会，引起关节囊周围组织粘连，妨碍了骶髂关节的正常运动所致。

二是由于产后休息不当，过于长久站立和端坐，致使产妇妊娠时松弛了的骶髂韧带不能恢复，造成劳损。

三是产后起居不慎，闪到腰部以及腰骶部，以及腰骶部先天性疾病，如隐性椎弓裂、骶椎裂等诱发腰腿痛，产后更剧。

产后腰腿痛以腰、臀和腰骶部疼痛为主，部分患者伴有一侧腿痛。疼痛部位多在下肢内侧或外侧，可伴有双下肢沉重、酸软等症状。

预防该病的关键在于产后要注意休息和增加营养，不要过早长久站立和端坐，更不要负重，避风寒，慎起居，每天坚持做产后操。

贴心 TIPS

如果产后出现关节酸痛，可以采取以下治疗措施：

- 老母鸡 1 只，去毛及内脏；桑板 60 克，用布包好；加水适量共炖，至鸡烂汤浓，加适量调味品，吃鸡肉喝汤。
- 葱白 100 克，苏叶 9 克，桂枝 6 克，水煎后冲入红糖适量趁热服下。每天 1 次，连用 3~5 天。

产后盆腔静脉曲张的预防

盆腔静脉曲张，是指盆腔内长期淤血、血管壁弹性消失、血流不畅、静脉舒张弯曲的一种病变。此病好发于产妇和体质较差的妇女。

造成产妇盆腔静脉曲张的原因很多，最主要是由于妊娠期子宫长大，压迫盆腔

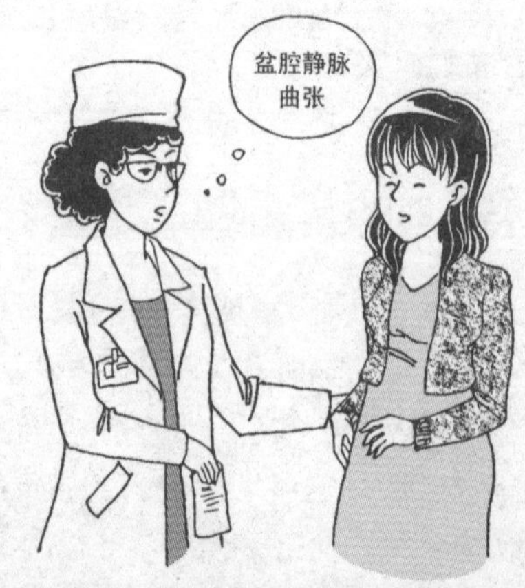

血管,血液回流受阻,引起淤血。或产后盆腔血管复旧不良。另外,产后久蹲、久站、久坐、长期便秘等,也是重要原因。

由于盆腔静脉曲张，血液循环不畅,可引起下腹疼痛、恶露多、白带增多,还可出现尿频、尿急等膀胱刺激症状,出现痔疮等。

防治该病的方法，除去外界和人为因素,应做好产后调养,加强腹肌、盆底肌肉和下肢肌肉的锻炼。

● 产后注意卧床休息,随时变换体位,避免长时间的下蹲、站立和坐的姿势。

● 保持大便通畅，多吃新鲜蔬菜和水果。若有便秘发生,应早晚服蜂蜜一匙,或采用食疗方法多吃治疗便秘的食物。

● 经医院确诊为盆腔静脉曲张后,可按摩下腹部，用手掌在下腹部做正反方向圆形按摩，并同时在尾骶部进行上下来回按摩,每日2次,每次10~15遍。

● 进行缩肛运动,将肛门向上收缩,如大便完了时一样，每天5~6次，每次收缩10~20次。

● 可采用膝胸卧位锻炼，即胸部紧贴床,臀部抬高,大腿必须与小腿呈直角,每天2次,每次15分钟左右。

● 卧床休息时,最好多采取侧卧位。在有可能的情况下,卧床可采取头低脚高位。

● 用活血化淤、芳香理气药热熨,可选川芎、乳香、广香、小茴香、路路通、红花等各15克,炒热盛布袋中,熨下腹部、腰脊和尾骶周围。

产褥中暑的防治

产褥中暑是指产妇在高温、闷热的环境中，因体内余热不能及时散发而引起的

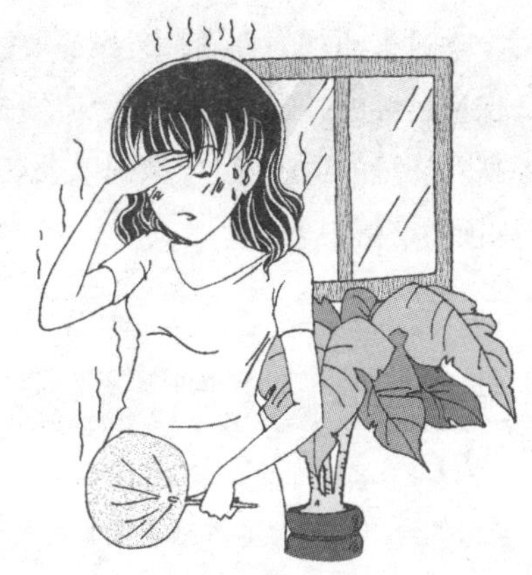

中枢性体温调节功能障碍，也称为产褥期热射病。尤其是在温度高、通风不良的环境中,产妇特别容易中暑。

产妇中暑时首先表现为心悸、恶心、四肢无力、头痛、头晕、口渴多汗、胸闷等,接着体温升高,皮肤干燥无汗,脉搏和呼吸增快,胸闷烦躁,口渴,进一步高热,体温可达40～42℃,继而尿少、神志不清、谵妄、狂躁、昏睡、昏迷、抽搐,严重时引起死亡。

检查可发现颜面潮红,脉细数,瞳孔缩小,呼吸短促,皮肤灼热,干燥无汗。

产后中暑关键在于预防，具体来说应从以下几个方面采取综合防护措施。

产妇的生活环境应该选择朝向好、通风好、保持清洁的房间,要经常开窗开门,通风透气,炎热的季节注意室内空气流通,让室内温度维持在28℃左右。产妇的床上可以铺凉席,也可以使用扇子,产妇的床不能让“穿堂风”直吹,空调要间断开启、不要连续运转,也不要用电风扇直吹。

产妇要有良好的个人卫生习惯,夏季产妇衣服要宽大、凉爽、舒适、透气,利于散热。产后坐月子期间,每天都要做到用温热开水擦洗身上，产妇体质较差时家人要给予帮助。要多喝开水,多吃一些营养全面、稀薄、易消化、生津解暑的食物,如西瓜、番茄、黄

瓜等,少吃过于油腻的食品。产妇还要注意休息,保证足够的睡眠,以加快恢复、增强体质,提高对环境的适应能力。做到以上这些,就可以预防产褥中暑。

贴心 TIPS

产妇一旦出现中暑症状,症状轻者如发热、头晕等可以立即将其移到通风良好的地方休息,用酒精、冷水擦浴,尽快降低病人的体温,按摩四肢促进血液循环,多喝些盐水,可口服仁丹、十滴水或藿香正气丸。如果出现更加严重的症状如呕吐、面色苍白等,要立即送医院抢救治疗。

产后阴道松弛怎么办

分娩时,胎儿由子宫经阴道自然娩出,使阴道和外阴极度扩张,常常造成阴道组织和会阴的裂伤,因此,产后妇女普遍会存在阴道松弛的情况。

经过产后休养,大多数妇女的阴道都能够恢复正常,但也有些妇女阴道的收缩力及紧握力都下降。在性生活时,空气进入阴道,会像拉风箱一样发出很大的响声。这不但会使人产生心理压力,而且性快感也不如从前,严重时还可能导致夫妻感情淡漠,甚至婚姻关系破裂,因此需认真对待。

产妇产后可以进行一些"爱肌"的锻炼。如缩肛运动,用力收缩并上提阴道和肛门肌肉,停顿片刻,然后放松,每天反复做20~30次。还可以进行排尿中断训练,排尿时有意识使尿道括约肌收缩,中断尿线。还可用手指浅浅地插阴道,训练阴道口的吮吸动作能力。

贴心 TIPS

可以通过手术纠正阴道松弛,这种手术称为阴道紧缩术。将阴道松弛的黏膜切除、缩紧肛提肌及阴道周围肌肉组织,这样可使阴道恢复原来弹性和收缩力。这种手术并不痛苦,对身体没有什么损害,一般只要住院5~6天,保持局部清洁卫生,做过手术的大部分夫妻性生活十分满意。

子宫脱垂的预防

产妇若发生子宫脱垂,就会感到下腹、外阴及阴道有向下坠胀感,并伴有腰酸背痛,若久立、活动量大时,这种感受会更加明显,倘若病情继续加重,将影响正常活动。

如果属于早期子宫脱垂或症状较轻者,可取平卧位或稍坐一会儿,即可使阴部恢复常态;重症子宫脱垂则不易恢复,即使用手帮助回纳,但若起立后仍可向外脱出。

如果子宫脱垂的同时,还伴有膀胱膨胀,往往会有尿频、排尿困难或尿失禁等。倘子宫脱垂兼有直肠膨出,还可出现排便困难。

子宫脱垂多是由急产造成的。产程从子宫正规阵缩到胎儿娩出少于3小时,就会由于骨盆底组织和阴道肌肉没有经过渐进的扩张过程,而被强大胎头突然地压迫撕破,又未能及时修补,进而造成子宫脱垂。滞产也容易造成上述情况,形成子宫脱垂。

子宫脱垂因程度不同,有轻、中、重之分。轻度子宫脱垂(Ⅰ度)者大多数没有什么感觉,有的只是在长期站立或重体力劳动后感到腰酸下坠。中度子宫脱垂(Ⅱ度)者会有部分子宫颈或子宫体露在阴道外。

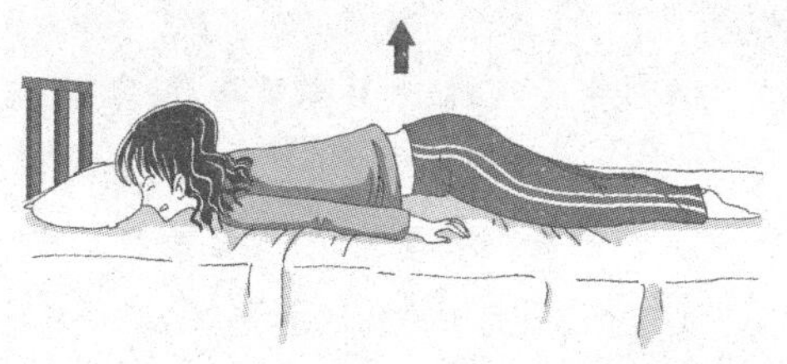

重度子宫脱垂(Ⅲ度)者的整个子宫颈与子宫体全部暴露于阴道口外。

子宫脱垂的预防措施有以下一些。

● 不要生育过多、过密,以免影响母体健康。

● 产后如有组织破裂,必须及时修补。

● 产后 24 小时,应开始做俯卧体操,每天 2~3 次,每次 15 分钟,这样可使子宫位置尽快复原到正前倾位。

● 积极治疗易使腹压增加的慢性疾病,如便秘、咳嗽等。

● 充分休息,产后生殖器恢复正常需要 42 天,在此期间应充分休息,避免过早参加体力劳动,如挑重担、肩背、手提重物以及长时间下蹲等活动。

贴心 TIPS

轻度子宫脱垂病人,着重体育疗法与用补气升提药物。

● 体育疗法。

(1)缩肛运动。

用盆底肌肉收缩法将肛门向上收缩,就如同大便完了收缩肛门那样。每天做数次,每次收缩 10~20 下。

(2)臀部抬高运动。

平卧床上,两脚踏床,紧贴臀部,两手臂平放在身体两侧,然后用腰部力量将臀部抬高与放下。每天 2 次,每次 20 下左右,并逐步增加次数。

(3)下蹲运动。

两手扶在桌上或床边,两足并拢,做下蹲与起立动作,每日 1~2 回,每回 5 次。但要注意,平时要防止空蹲,如需蹲下,最好放一只凳子。

● 补气升提药物。

补中益气汤,或针灸百会、关元、中极、三阴交等穴位,即可见效。

哺乳期用药指导原则

新生儿体内的药物浓度一方面可能是产妇分娩前或分娩时使用的药物通过胎盘留下的,另一方面是通过乳汁得到的。哺乳期妇女服用的大多数药物或多或少都会出现在乳汁中,且新生儿代谢和排泄药物的功能尚不成熟。新生儿排除药物非常缓慢,比如给大人服用咖啡因,清除一半咖啡因的时间不到 4 小时,但新生儿则需要 80 个小时以上才能清除。

由于新生儿对某些药物的排除能力可能特别低下,如果经母乳不断地重复供给这些药物,可使问题加重,如咖啡因就是这类药物。因此乳母应该避免饮用咖啡因类饮料,否则将使新生儿兴奋不已。

因此,在哺乳期用药时必须注意药物是否会从乳汁排出,乳儿吸入后是否会产生危害。乳母用药指导原则如下。

乳汁中药物浓度和服药剂量有关,故乳母给药应给最低的有效量,这样尽可能降低乳汁中的药物浓度,以减少对宝宝的影响。

一般来说,乳汁中的药量很少超过摄入量的 1%~2%,此量一般不至于给宝宝带来危害。故服用较少量药物或药物副作用不太大时,不应中断喂奶。

如果哺乳期需要用药，而且是一种比较安全的药，应在哺乳后立即服药，并尽可能推迟下次哺乳时间（最好间隔 4 小时），以最大程度地减少乳儿吸入的药量。

禁止服用对乳儿有危害的药物，如果怀疑乳汁中存在某种有害物质时，应进行测定。

哺乳期禁用的西药

几乎所有的药物都可能通过血液循环而至乳腺，并从其分泌的乳汁而出，影响乳儿。由于婴儿对药物非常敏感，肝脏解毒能力差，即使母体仅仅使用治疗剂量，仍可使婴儿蓄积中毒，对早产儿更是危险。因此，产妇用药就要当心，否则会通过乳汁影响宝宝的健康。

产妇在哺乳期间禁用的西药有以下一些。

- 溴隐亭可以抑制泌乳。
- 抗精神病药物可影响婴儿智力发育，使肝脏受损。
- 抗甲状腺药物，如他巴唑、D860 等，可造成婴儿甲状腺功能低下及甲状腺肿

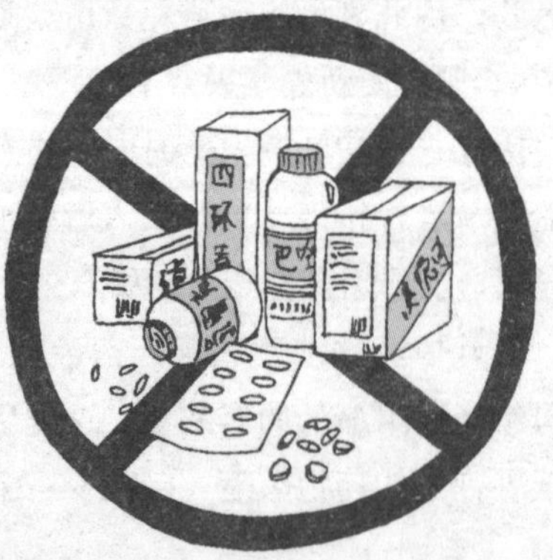

大，压迫婴儿的气管，影响婴儿的呼吸。

- 氯霉素可使婴儿出现灰婴综合征，表现为腹泻、呕吐、呼吸功能不良、循环衰竭及皮肤发灰等，还可影响婴儿骨髓造血，引起贫血。
- 抗肿瘤药物，如环磷酰胺、阿霉素、氨苯喋啶等，可抑制骨髓造血，并有致癌作用。
- 链霉素、卡那霉素、庆大霉素可损伤听神经和肾脏，引起听力障碍和肾脏功能损害。
- 喹喏酮类抗生素药物，如氟哌酸、诺氟沙星、氧氟沙星等，可影响婴儿脱氧核糖核酸的合成，不利于婴儿骨骼发育。
- 四环素可影响婴儿牙齿和骨骼发育，造成牙釉质发育不全，婴儿牙齿发黄。
- 磺胺药可导致婴儿发生溶血性贫血。
- 氯丙嗪和安定可引起婴儿出现表情淡漠、嗜睡等症状，体重也会下降。
- 灭滴灵在乳汁中含量较浓，且使乳汁带有苦味，婴儿可能因此而拒绝吸吮母乳，如果乳母必须接受灭滴灵治疗，则用药 12 小时后方可哺乳。
- 利血平可使乳儿鼻塞、昏睡。
- 抗凝药物，如阿司匹林、潘生丁等，它能使血液抗凝，婴儿会发生出血倾向。

还有一些影响乳汁分泌的药物，如大剂量的雌性激素、雄性激素、麦芽、薄荷等有回奶的作用，乳母不宜服用。

对婴儿及乳汁有影响的药物还有很多，以上仅是举例，这里提醒乳母不要滥用药物，如果必须用药，应在医生指导下使用。乳母在服用任何药物之前，都应了解此种药物对孩子有否影响，最好征求医生的意见。

贴心 TIPS

中药方面，在产后一定要忌用大黄，因为该药不仅会引起盆腔充血，阴道流血增加，还会进入乳汁中，使乳汁变黄，宝宝吃了

会造成腹泻。此外,炒麦芽、逍遥散、薄荷也有回奶作用,产妇也要忌用。

5 产后恢复

产后怎样恢复体形

绝大多数妇女在怀孕期体形发生很大变化,身体胖了,腹部突出,臀部、大腿也都胖起来。如何在产后尽快恢复体形,是每个产妇都关心的事。如果不加注意,可能在月子里还会胖上加胖。

要达到重塑健美体形,再现孕前风采,应从以下几个方面做起。

合理膳食,预防肥胖。产后是妇女肥胖的易发时期。在肥胖妇女中,产后肥胖约占40.9%。造成产后肥胖的原因之一是营养过剩。民间认为,产后的妇女常气血两亏,需要大养大补,一天进餐5~6次,甚至更多,食品以鱼、肉、蛋、禽及甜食为主;产妇食欲又好,几乎是来者不拒,多多益善,导致营养摄入过多。

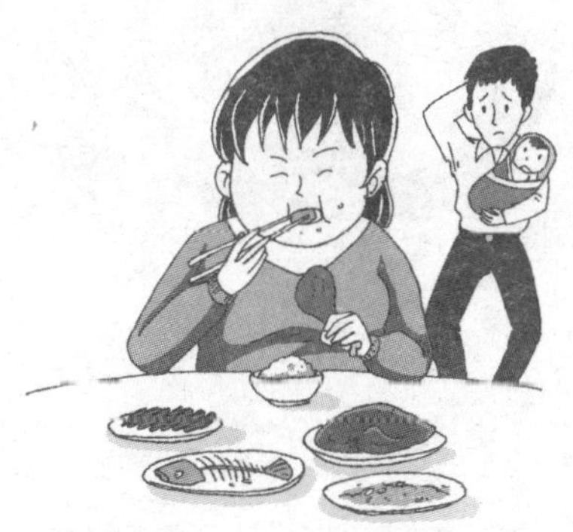

民间又认为,产后一个月内不能出户,以免受风,又要求长时间卧床,活动极少。其结果是热量摄入得多,消耗得少,剩余的大量热量就转化为脂肪,导致肥胖。所以,产后增加营养要适度,既要满足产后康复及哺乳的需要,又不致造成营养过剩,导致肥胖。

产后早期活动。产后好好休息是必要的,但不等于躺在床上不活动。要预防肥胖,恢复健美体形,产后适度活动是必不可少的。阴道分娩者,产后12小时左右可起床稍事活动,如在床边坐坐或扶着床慢慢行走,第二天可在室内随意走动。剖宫产或会阴有侧切伤口者,可推迟至产后第三天起床活动。

产后莫忘做操。为使产后松弛的腹肌和盆底肌恢复张力,促使身体复原,重塑健美体形,应逐步进行产后保健体操锻炼。保健体操的运动量应逐渐加大,循序渐进,以运动结束后不感到劳累为度。要恢复健美体形,必须坚持每天锻炼。

贴心 TIPS

有的孕妇在产后为尽早恢复体形而过早参加大运动量的运动,甚至节食减肥,这是不对的。

通常健美运动主要侧重于躯干和四肢的运动,在运动的过程中,腹肌紧张,腹压增加,使盆腔内的韧带、肌肉受到来自上方的压力,加剧了松弛的状态,容易造成子宫脱垂、尿失禁和排便困难。

有的产妇为尽早恢复体形,在孩子刚满月时就开始跑步,而且每顿饭只吃一点儿羹汤,并早早地束腰，虽然体重明显下降，但随后会出现头晕、头痛、失眠、小便失禁等疾病，精神状态越来越差，甚至影响到工作。所以产妇不宜过早过度减肥。

产后开始锻炼的时间

产后的运动应是适当、循序渐进和动静交替的。产后适当活动，进行体育锻炼，有利于促进子宫收缩及恢复，帮助腹部肌肉、盆底肌肉恢复张力，保持健康的形体，有利于身心健康。

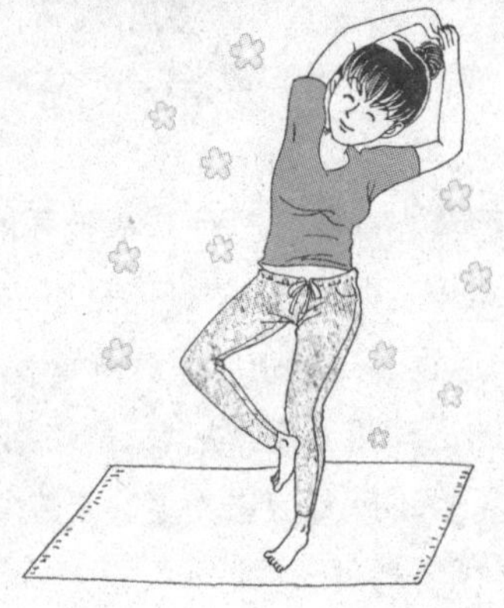

产后12～24小时产妇就可以坐起，并下地进行简单活动。产后24小时就可以锻炼。根据自己的身体条件可做些俯卧、仰卧屈腿、仰卧起坐、仰卧抬腿运动及肛门、会阴部与臀部肌肉的收缩运动。

上述运动简单易行，可以根据自己的能力决定运动时间和次数。注意不要过度劳累，开始时每次做15分钟为宜，每天1～2次。

产妇随时可进行的锻炼方式

产后锻炼不一定要拿出完整的一块时间，生活当中随时都可以进行锻炼。

在等待红绿灯时，不要只是站着，可以做紧缩臀部的动作。打电话时，用脚尖站立，使腿部和臀部的肌肉绷紧。孩子睡着时，为避免发出声响，也可以踮着脚尖走路。拿着较重的物品时，可以伸屈手臂，锻炼臂部的肌肉。

因为产后忙于换尿片及抱孩子，总是弯腰，所以有机会进行深呼吸，伸直背，挺直腰杆的活动。平时乘坐电梯时，尽量贴墙而立，将头、背、臀、脚跟贴紧墙壁伸直，这样做可以使你的身材保持挺拔。

产褥期康复体操

产褥期的康复体操可以补充产褥早期起床活动的不足，并能促进腹壁及盆底肌肉张力的恢复，还可防止产后尿失禁、膀胱及直肠膨出、子宫脱垂等。一般产后24小时可进行体操锻炼，若剖宫产需根据情况推迟及减少锻炼的时间和强度，以后逐渐增加运动次数及运动量。

在做任何动作之前所取的姿势均相同，即身体平卧，头平直，胸部挺起。运动开始时先深吸一口气，在运动时呼吸暂停，然后慢慢呼气。每日做5～10次，下面列举产

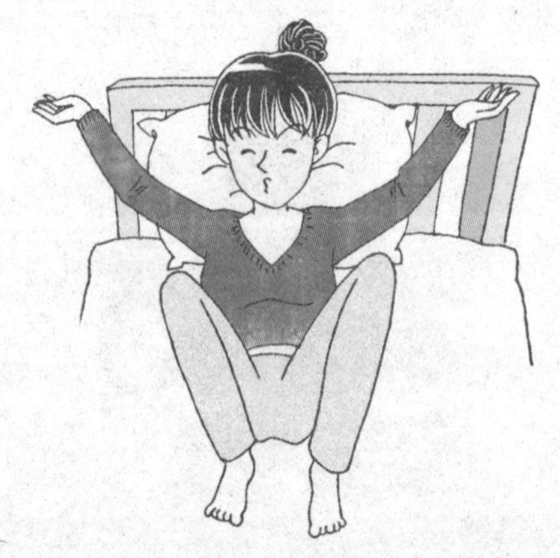

褥康复体操的几个简单动作。

腹部运动。仰卧,两臂上举至头的两侧并与双耳平行,深吸气时,腹肌收缩,使腹壁下陷,并使内脏提向上方,然后慢慢呼气,两臂复原。

加强臀肌及腰背部肌肉的运动。仰卧,髋与膝稍屈,双脚平放在床上,两臂放在身体的两侧。深吸气后,尽力抬高臀部,使背部离开床面,然后慢慢呼气并放下臀部,归回原位。

加强提肛肌的运动。仰卧,双腿屈曲,双膝分开,双足平放床上,双臂放于身体两侧。用力将双腿向内合拢,同时收缩肛门,然后再将双腿分开,并放松肛门。

除上述运动外,产妇平时在床上随时都可做收缩肛门及憋尿的动作,每日30～50次,以促进盆底肌肉张力的恢复。平时躺卧时,也不要总是仰卧,应当有时俯卧,有时侧卧,以防子宫后倾。如身体条件允许,可在床上仰卧起坐,以锻炼腹肌张力。

有些产妇月子里不注意运动,吃饱了就睡,养得胖胖的。因此有人误认为是喂奶影响了体形,把喂奶和发胖联系起来,这种看法是不正确的。产褥期间除注意调整饮食起居外,还要加强锻炼,做康复体操,这样不但有益于健康,对体形的恢复也是大有好处的。

贴心 TIPS

产褥期康复体操需要消耗一定的体力,调动全身肌肉参与,因此,不是所有产妇均可参与,凡属于下列情况的产妇不宜做体操锻炼。

- 产妇体虚发热者。
- 血压持续较高者。
- 有较严重心、肝、肺、肾疾病者。
- 贫血及有其他产后并发症者。
- 做剖宫产手术者。
- 会阴严重撕裂者。
- 产褥感染者。

产后恢复体形的体操

深呼吸运动。仰卧、闭口,先深吸气使腹部下陷,然后呼气,使腹壁复原,重复10次。其目的是锻炼腹肌,于产后第一天开始。

抬头运动。仰卧,将头抬起前屈,下颏靠近胸部,然后再将头慢慢恢复原位,重复10次。其目的是收缩腹肌,舒展颈、背部肌肉,于产后第二天开始。

缩肛运动。平卧,收缩肛门,持续3～5秒钟,然后放松,重复10次。其目的是锻炼盆底及会阴部肌肉,促进局部血液循环及伤口愈合,促进膀胱控制力的恢复,于产后第二天开始。

双臂外展运动。仰卧,两臂伸直、上举,两手手心相对,然后外展放下,重复10次。其目的是锻炼胸部肌肉,增强乳房韧带张力,恢复乳房的支撑力,于产后第二天开始。

屈腿运动。仰卧,两腿轮流举起,屈膝,使大腿尽量靠近腹壁,然后将腿放下,重复

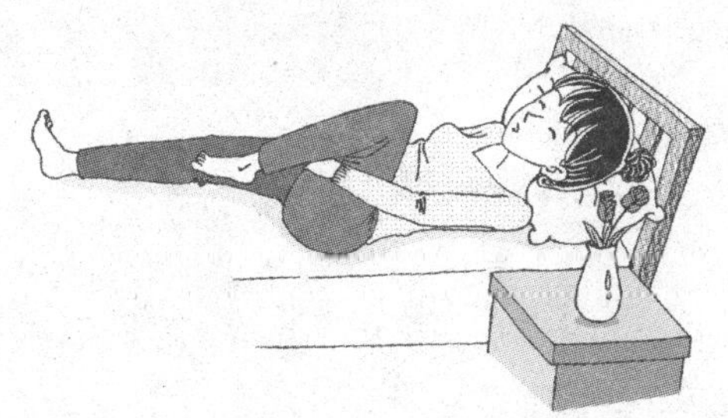

10次。其目的是锻炼腹部和臀部肌肉，于产后第三天开始。

抬腿运动。仰卧，两腿伸直，轮流上举，膝部伸直，髋关节呈直角，然后将腿放下复原，重复10次。其目的是锻炼腹部和腿部、臀部肌肉，于产后第四天开始。

抬臀运动。仰卧，两腿稍分开，双脚足底平放在床上，抬起背部和臀部，保持数分钟，然后还原，重复10次。其目的是锻炼臀部、背部和腿部肌肉，于产后第七天开始。

膝胸卧位。两膝分开，与肩同宽，跪于床上，大腿与床面垂直，两肘屈曲，面转向一侧，胸部贴近床面，持续5～10分钟。其目的是预防或纠正子宫后位，于产后第十天开始。

腿后伸运动。跪式，双臂伸直，撑于床面，两腿轮流向后高举，重复10次。其目的是锻炼腹、腰部肌肉，于产后第十天开始。

仰卧起坐。平卧，两手平放，用腹、腰部力量坐起，下肢不可弯曲或离床，然后躺下

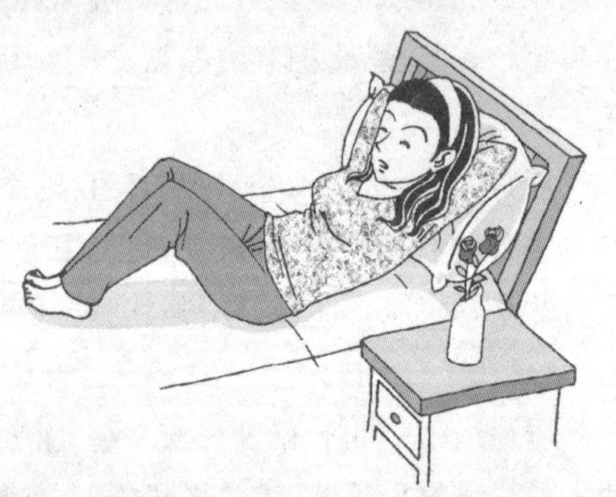

还原，重复10次。其目的是锻炼腹肌，于产后第十四天开始。

产后健美操

产妇从产后的第一天开始，可以进行以下一些锻炼。

盆底肌运动。练习缓慢蹲下和站起，可以根据自己身体的具体情况，每天尽量多练习几次。这项运动可以增强盆底肌，如果分娩时有缝合的伤口，还可以有利于伤口的愈合。

脚踩踏板运动。能改善血液循环，防止腿部肿胀。踝部用力向上弯，再向下弯，反复练习。

腹部肌肉运动。仰卧，两臂上举，吸气时收腹，再两臂平放在身体的两侧，呼气，腹肌放松，反复练习。

胸式呼吸。面朝上平躺，双手放在胸前，慢慢吸气、呼气，每次10遍，每日2～3次。

腹式呼吸。面朝上平躺，双手放在腹部，吸气至下腹部凸起，然后呼气，再深呼吸。每次10遍，每日2～3次。

踝部操。可以加速脚部血液循环，加强腹肌，有助于子宫早日恢复。左右双脚相互交错做伸屈运动，脚踝左右交替转动，每次各做10遍，每日2～3次。

抬头操。可以使头脑清醒。平躺，吸气慢慢抬头，抬头静止一会儿，呼气慢慢放下，不要使膝盖弯曲，每次10遍，每日3次。

骨盆倾斜操。可以使腰部变得苗条。面向上平躺，脊背贴紧床面，双手放在腰上。右侧腰向上抬起，停顿2秒钟后再恢复初

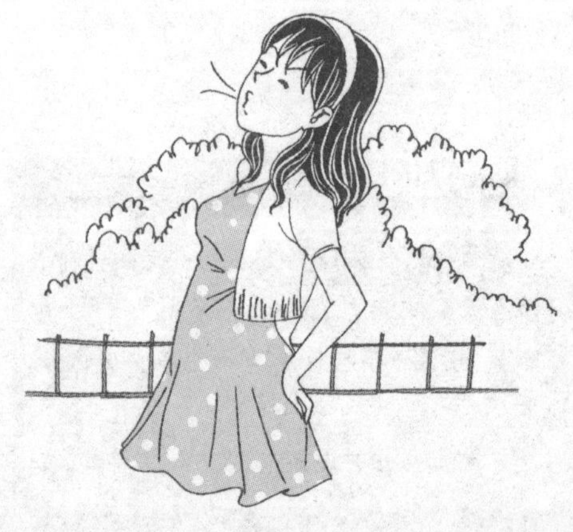

始状态，然后抬起左侧腰，左右交替进行，每次5遍，每日3次，注意不能屈膝。

第二天产褥操有以下几种。

双臂操。可以促进血液循环，解除肩膀疲劳。面朝上平躺，手掌向上，双臂水平展开，两肩成一线。双掌向上抬，在胸前稍用力，两手掌合起、不能屈肘。每日3次。

下肢操。分娩后下肢容易疲劳，这项运动为促进下肢血液循环而编排。面朝上平躺，腿、胳膊自然伸直，然后两腿交替向上慢慢抬起、放下。每次5遍，每日3次，以不勉强为限。

第三天产褥操。

骨盆和肛门操。可以促进会阴和阴道的恢复。面向上平躺，双腿屈起，双手放在腹部，仿照大便时的要领，提肛，然后放松，每次20遍，每日3次。

第四天至第五天产褥操有以下几种。

腹肌操。可以收缩腹部肌肉。面向上平躺，双腿屈起，双手放在背下，使后背拱起。轻轻用力收缩腹部肌肉，不要憋气，用力使身体恢复平直，每次5遍，每日数次。

加快恢复姿势。面朝下趴下，枕头放在腹部，脸侧向一边，保持自然呼吸，即使这样睡着也没关系。为了在产褥期早日康复，在产后1周内可采用这种姿势，早晚各做几十分钟，可以防止子宫后位，促使子宫回到正确的位置上。

第六天至第七天产褥操有以下几种。

抬腰操。帮助收缩腰部肌肉。面向上平躺，双手放在脑后，双膝弯成直角。用双肘和双足支撑住身体，抬腰，然后停住，随后边呼气边放下腰部，回到原来状态，每次5遍，每日3次。

下肢操。可以收缩腿部肌肉，加强腹肌力量。面向上平躺，双膝屈起，双脚足底贴床，单腿抬起，大腿与床成直角，呼吸一次。大腿屈向腹部，腿与床呈直角返回，同时绷直膝盖，呼吸，放下脚。左右腿交替进行，每次5遍，每日2次。

产后第二周后，可逐渐再增加一些运动。每项运动都要重复多次，但都要以感到舒适为准。

向后弯曲运动。坐直，两腿弯曲并稍微分开，两臂在胸前合拢，然后呼气，与此同时你的骨盆稍向前倾斜，并将身体慢慢向后弯，直到你感觉腹部肌肉被拉紧为止。在

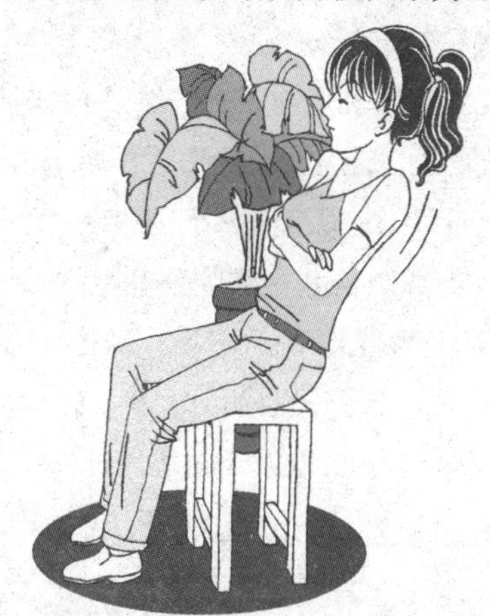

你感到舒适的情况下，尽量将这种姿势保持长一些时间。在保持阶段，可以采取正常呼吸方式，然后放松，吸气坐直，准备再进行下一次练习。

向前弯曲运动。仰卧在床上，两腿弯曲，两脚稍微分开，两手放在大腿上。呼气，抬起头部及两肩，身体向前伸，使两手尽可能地碰到双膝。如果你的双手一开始不能碰到两膝也不要紧，继续做下去，做完吸气动作后放松。

侧向转体运动。仰卧在床上，两臂平放在身体两侧，手掌分别靠拢在大腿外侧，头部微微抬起，身体向左侧偏转，左手滑动到

达小腿。再仰卧，然后向右侧重复上述动作,左、右两侧各连续 2~3 次。

经过一个月的锻炼后,可做以下动作,坚持锻炼两个月。

仰卧抬臀运动。屈膝仰卧,两腿外展,两脚掌相对,然后向上抬臀,收缩骨盆底肌。主要锻炼腰背部、大腿后侧、骨盆底肌,有利于子宫的恢复。

弓背挺胸运动。跪立,两手撑地,然后收腹弓背,低头,收缩骨盆底肌,再抬头,挺胸塌腰,反复做。可以收缩骨盆底肌,有利于产道的恢复。

跪坐直起运动。跪坐在脚跟上,然后跪立,收缩臀肌和骨盆底肌,然后再坐下、起来,反复做。这项运动除可以锻炼骨盆底肌以外,还可以锻炼大腿前侧肌肉。

腰部环绕运动。两腿分开站立,然后上体在双手的带动下，分别向顺时针和逆时针方向做环绕运动,幅度越大越好,可以增加腰部和腹部的柔韧性和灵活性。

直立踢腿运动。手扶椅背站立,然后两腿分别向前、向侧、向后踢腿,如此反复运动,可以增加髋关节的灵活性,增加大腿前侧、外侧、后侧的力量,保持健美的腿形。

产后恢复局部曲线的运动

头颈部运动。头颈部运动可收缩腹肌,使颈部和背部肌肉得到舒展。自产后第三天开始。

方法是:仰卧床上,全身放平,手脚均伸直,将颈部抬起,尽量向前屈,使下颏贴近胸部,重复 10 次,每日 1 次。做此运动时注意不要牵动身体其他部分。

胸部运动。胸部运动可使背部挺直,乳腺管泌乳通畅,乳房弹性增强而渐趋坚挺,防止松弛下垂。自产后第六天开始。

方法是:平躺,手平放在身体两侧,将双手向前直举,双臂向左右伸直平放,然后上举至双掌相遇，再将双臂向下伸直平放,最后回前胸复原,重复 5~10 次,盘膝坐在床上,双手紧握脚跟处,头向后仰,做 30 次。

腹部肌肉收缩运动。腹部肌肉收缩运动可增强腹肌力量,减少腹部赘肉。自产后第 14 天开始。

方法是:平躺,两手掌交叉托住脑后,用腰部及腹部力量坐起，用肘部碰脚面两下后再慢慢躺下,重复做 5~10 次,待体力增强可增至 20 次。

会阴收缩运动。会阴收缩运动可收缩会阴部肌肉,促进血液循环和伤口愈合,减轻疼痛肿胀,改善尿失禁状况,并帮助缩小痔疮。自产后第八天开始。

方法是:仰卧或侧卧,吸气,紧缩阴道周围及肛门肌肉,屏住气,持续 1~3 秒后再慢慢放松吐气,重复 5 次;平躺在床上,双腿弯曲,悬空,分开,双手抱住膝盖,向身体靠拢,同时收缩肛门,然后将双腿分开放到床上,并放松肛门,如此重复 5 次。平时,在床上随时都可做收缩肛门及憋尿的动作,每天 30~50 次,以促进盆底肌肉张力的恢复。

阴道肌肉收缩运动。阴道肌肉收缩运动可使阴道肌肉收缩,预防子宫、膀胱、阴道下垂。自产后第 14 天开始。

方法:平躺,双膝弯曲,大腿和小腿呈垂直角度,两脚分开,与肩同宽,利用肩部及足部力量将臀部抬高成一个斜度，并将两膝并拢,数“1、2、3”后再将两腿分开,然后放下臀部,重复做 10 次。

腰部运动。每天做数次腰部运动，2～3周后可使腰身变细，并增强阴道收缩力和肛门括约肌舒缩力，有恢复性感身材和防止便秘的功效。

方法：仰卧床上，两手臂齐肩平放，让骨盆连同脊背、腰、大腿抬高，然后左右反复地扭摆腰肢，扭摆前先吸气，随着转动再呼气。

腿部运动。腿部运动可以促进子宫及腹肌收缩，可清除臀部和大腿的赘肉，使臀部恢复浑圆结实的线条，使两腿变得修长结实。

方法：平躺，举右腿，使右腿与身体呈直角，然后慢慢将腿放下，交替同样动作，重复5～10次。

侧卧屈腿，然后两腿伸直，右侧卧屈左腿，左侧卧屈右腿，做5～10次。

俯卧屈腿，俯卧，两腿伸直平放，然后屈膝，脚跟靠近臀部，一侧做完再做另一侧，做5～10次。站立，向后抬小腿，脚部慢慢贴近臀部，然后伸直、放下，再举起另一条腿，做同样动作，重复5～10次。

预防产后腰痛的产褥操

预防腰痛体操，最好从生产两周后逐渐开始做。

恢复腰功能的运动。两腿稍分开，一边呼气，一边将腰部慢慢地向前弯曲，双手碰到地板。

起身，一边吸气，一边将上身慢慢向后仰。交替进行上述动作。

坐在椅子上分开双膝，就像要把头部夹在里面似的慢慢地弯曲上身。

两腿分开站立，用双手拿一件一两公斤重的东西。

胳膊肘弯曲，从肩的高度向前方挥下的同时腰部也弯曲，落下手臂，腰部充分弯曲，胳膊肘不伸直。

向左转动上半身，手举过头顶，再向相反的方向转动上半身。

仰卧，抱住双膝，用反作用力立起上半身，再回到仰卧状态，像在摇椅上一样，做起来躺下的动作。

在床上仰卧，双手扶住床沿，扭动腰部，把左腿伸向床铺的右侧。脸部朝向床铺的左侧，上半身尽量平放在床上。

向相反的方向伸腿，要领同上。

强健腰肌的运动。俯卧，手放在身体上，上半身和腿向后抬起，坚持5秒钟。

站立，身体后仰，用力做5秒钟。

强健腹肌的运动。仰卧，膝盖弯曲，把手伸向身体的前方，起来再慢慢地躺下。

腹肌力稍微增加后，十指交叉放在脑后，起来然后躺下。

腹肌力充分增加后，用双手按住下颏，起来然后躺下。

伸展腿肚的运动。手掌扶在墙壁上，把伸直的腿尽量向后拉，另一条腿站立在前方，胳膊肘弯曲，上半身贴近墙壁，脚后跟不要离开地板。

伸展膝盖曲肌的运动。一条腿伸直向前方站立，一边呼气一边哈腰，前方的膝平面弯曲，反复进行多次。

伸展股关节的运动。将伸直的腿放在后面，另一条腿充分弯曲，手扶在低台子上，用俯卧撑的要领弯曲胳膊。

第六部分

新生儿成长发育与保健

Message

❖ 新生儿的发育特点
❖ 新生儿喂养
❖ 日常护理
❖ 早期培养
❖ 疾病预防

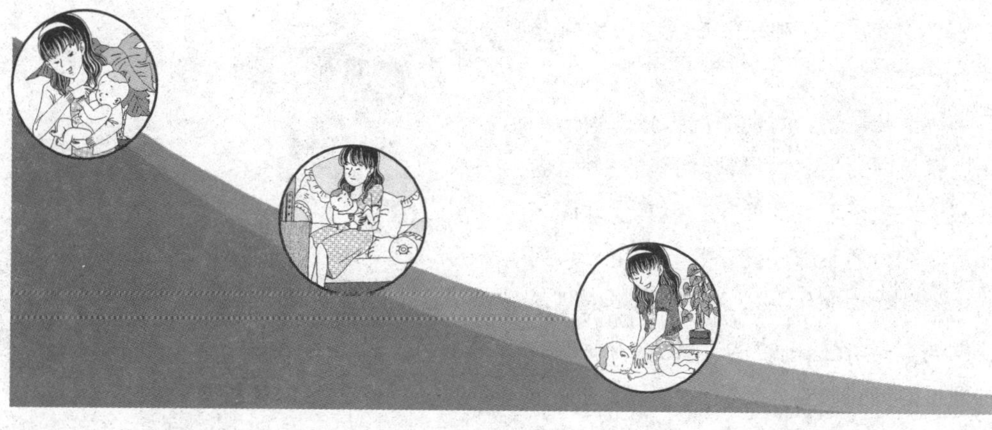

1 新生儿的发育特点

新生儿的特点

从新生儿出生到出生后的第 28 天，称为新生儿期。凡是胎龄满 37 周至 42 周、出生时体重超过 2500 克、身高超过 45 厘米的新生儿，为足月新生儿。如果胎龄已足，但体重不足 2500 克的，只能称为未成熟儿。平时说的新生儿一般是指正常足月产的新生儿。

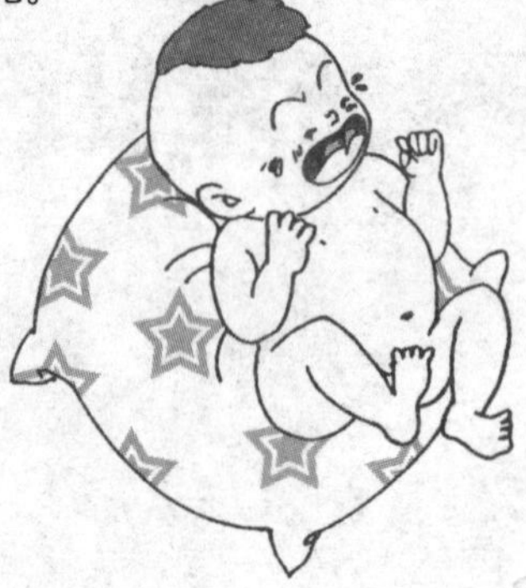

正常新生儿的体重在 2500～4000 克之间，身高在 45～52 厘米之间，头围为 34 厘米，胸围约 32 厘米，坐高 (颅顶—臀) 约 33 厘米，呼吸每分钟 40～60 次，心率每分钟 140 次左右。

新生儿在这一时期脱离母体来到一个完全崭新而陌生的世界，开始新的生活，内外环境发生了巨大的变化，但其生理调节和适应能力还不够成熟，容易发生一系列的生理和病理变化。这一阶段的新生儿不仅发病率高，死亡率也高，因此这一时期的护理显得特别重要。

贴心 TIPS

正常新生儿具有维持生存的基本神经反射，如“觅食反射”——当用手指轻轻触碰其口唇周围时，新生儿立即把头转向触碰一侧，并张口寻找；又如“吮吸反射”——将手指放入新生儿口中就会引起吮吸的动作；再如“抓握反射”——当手指放入新生儿掌心时，新生儿立即抓住不放。正常新生儿出生后就对光亮和声响有所反应，当强光照射时新生儿会立即闭上眼睛，当周围突然发出较大响声时新生儿会出现惊跳现象，这些反应说明新生儿的视觉和听力是正常的。

使用上述简单易学的检查方法，能够帮助妈妈判断新生儿有无先天缺陷或异常，了解新生儿出生后的健康状况。

新生儿的体温

新生儿刚出生时，由于环境的变化，体温很快下降，12～24 小时内经体温调节逐渐上升到 36℃以上。可是，因为发育未完善，皮下脂肪较薄，体表面积大，容易散热，所以体温常波动不稳，有时体温可能达到 37℃以上，正常情况下，一般不会超过 37.5℃。

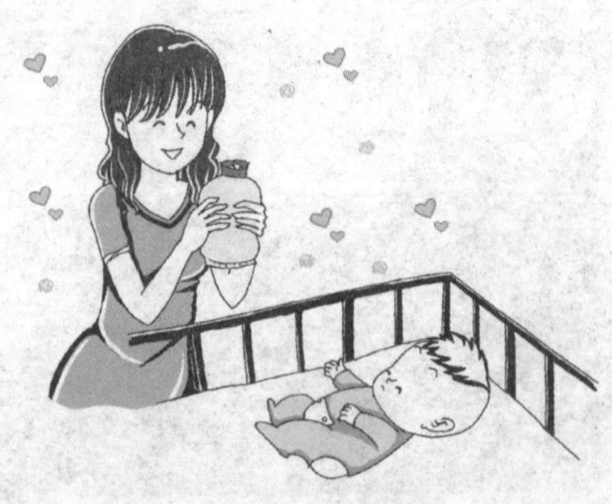

产妇要注意新生儿体温的变化。新生儿居室的温度应保持在22℃～24℃，室温过低可影响新生儿代谢和血液循环，若过高可引起发热。

贴心 TIPS

新生儿的体温调节功能不健全，受环境影响体温会出现过冷、过热现象。不注意护理，容易出问题。一般可以摸新生儿的面额、手心等部位，以温热无汗为合适。如果新生儿四肢发凉，皮肤出现紫花纹，要立即加热水袋保暖(水温应在50℃左右)，还要检查室内温度、新生儿的衣被等每个环节。

新生儿一日尿量

新生儿在出生后12小时应排第一次小便。新生儿通常第一天的尿量很少，约10～30毫升。随着哺乳摄入水分，新生儿的尿量逐渐增多，每天可达10次以上，日总量可达100～300毫升，满月前后可达250～450毫升。

由于新生儿出生时肾单位数量已与成人相同，但发育尚不成熟，过滤能力不足，肾脏浓缩能力差，故尿色清亮、淡黄。

新生儿尿的次数多，这是正常现象，不要因为新生儿尿多，就减少给水量。尤其是夏季，如果喂水少，室温又高，新生儿会出现脱水热。

新生儿的大便

通常新生儿会在出生后12小时开始排便，这称为胎便，胎便呈墨绿色黏稠糊状，这是胎儿在母体子宫内吞入羊水中的胎毛、胎脂、肠道分泌物而形成的大便，出生后三四天胎便即可排尽。吃奶后，大便逐渐转成黄色。

如果新生儿出生后超过24小时仍无胎便排出，应到医院检查是否有先天性肛门闭锁症或先天性巨结肠症。

一般情况下，喂代乳品的新生儿大便呈淡黄色或土灰色，质较干不匀，常常有便秘现象。而母乳喂养儿的粪便呈金黄色，黏度均匀如膏状，次数多少不一，每天1～4次或5～6次，甚至更多些。

但是，也有一些新生儿经常2～3天或4～5天才排便一次，可粪便并不干结，排便时，脸涨得红红的，好似排便困难，这也是母乳喂养新生儿常有的情况，俗称“攒肚”。

新生儿的睡眠

人一生中睡眠时间最多的时期就是新生儿期，每天有18～22小时处于睡眠状态中，只是在饥饿、尿布浸湿、寒冷或者有其

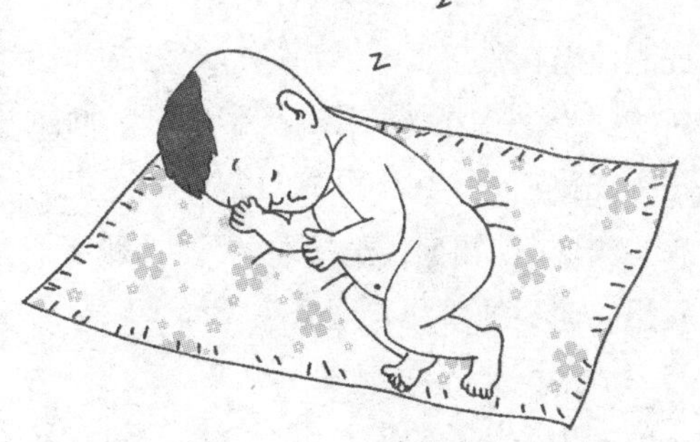

他干扰时才醒来。但也有少数“短睡型新生儿”，出生后即表现为不喜欢睡觉，或者说睡眠时间没有一般新生儿多。

新生儿的睡眠周期约为45分钟。随着

新生儿的成长，睡眠周期会逐渐延长，成人为90～120分钟。睡眠周期包括浅睡和深睡，在新生儿期浅睡占1/2，以后浅睡逐渐减少，到成年只占总睡眠的1/5～1/4。

新生儿在深睡时很少活动，平静、眼球不转动、呼吸均匀；而浅睡时有吸吮动作，面部表情很多，时而微笑，时而撅嘴，时而又像是在做鬼脸，眼睛虽然闭合，但眼球在眼睑下转动，四肢有时做舞蹈一样的动作，有时伸伸懒腰或突然活动一下。

贴心 TIPS

父母要了解新生儿在浅睡时的多种表现，不要把这些表现当做新生儿不适的表现，用过多的喂养或护理去打扰他们。

只要新生儿睡眠有规律，睡醒后精力充沛、情绪愉快、食欲良好，其体重、身高、头围、胸围等在正常的范围内增长，就说明宝宝的睡眠是正常的。

第一周新生儿的生长发育

刚出生的新生儿皮肤粉红、细嫩，头发湿润地贴在头皮上，四肢较短，取外展和屈曲的姿势，小手握得很紧，哭声响亮。新生儿头部比较大，由于分娩过程中的压迫而有些变形。头顶囟门呈菱形，可以看到皮下软组织明显的跳动，这是头骨尚未完全封闭形成的，要防止被碰撞。

新生儿的小脸看上去有些肿，眼皮较厚，鼻梁较扁，每个新生儿都有些相像。

与宫内环境相比，外面的世界陌生、寒冷，光线明亮，声音嘈杂，而且四周一下子变得那么开阔。新生儿面临的第一个任务就是适应外界这个全新的生活环境。

贴心 TIPS

新生儿出生后第一周，妈妈可能还没有真正下奶，这很正常，耐心地坚持下去，很快乳汁就会多起来。妈妈往往对自己的新生儿是否吃饱了没有把握，特别是当新生儿总是哭闹或者刚喂完奶不久就又要吃的时候，妈妈就会感到很困惑。其实这是很正常的，因为这个时期的新生儿基本上仍是吃饱就睡，睡醒就吃，吃奶及大小便次数多且无规律。

第二周新生儿的生长发育

新生儿出生后第二周，他就已经在努力地适应外部环境。对他而言，外面的世界与妈妈的子宫相比，又喧闹又明亮，有些不习惯。但是你会发现新生儿每天都在进步，他的适应能力是很强的。

新生儿出生后一周内体重有一个生理性下降，一般下降量不超过400克。在第7天到第10天左右可逐渐恢复到出生时的体重，也有晚至第三周才恢复到出生时体重，但并不影响以后的发育。

同时你会发现新生儿的四肢运动是不自主的、无意识的条件反射，比如受到较大声音的惊吓时，四肢会下意识地向胸前抱拢，这就是新生儿特有的拥抱反射。

到第一个月的月末，你将会发现随着新生儿肌肉控制能力的发展，他的动作逐渐变成有意识的。从出生到第56天，新生儿还具有一种神奇的本领——行走反射，从新生儿出生第八天开始，可以利用这一先天能力加以训练，不仅能使婴儿提前学会走路，还能促进大脑发育成熟和智力发展。

贴心 TIPS

有的新生儿呼吸时会发出呼哧呼哧的声音，这是因为新生儿盖的毯子、衣物上脱落的棉绒和灰尘阻塞了新生儿的鼻腔和上呼吸道，不用担心，这不是感冒，这个时候的新生儿患伤风感冒的可能性还不大，新生儿只是在努力地呼吸。

第三周新生儿的生长发育

出生三周的新生儿已建立起了各种条件反射。当你用手指轻触他的掌心时，他就会紧紧地握住你的手指不松手；当妈妈把他抱在胸前，准备喂奶时，或是新生儿因饥饿而啼哭时，他都会把头左右摇摆，张开小嘴，拱来拱去地找妈妈的乳头，他已经可以

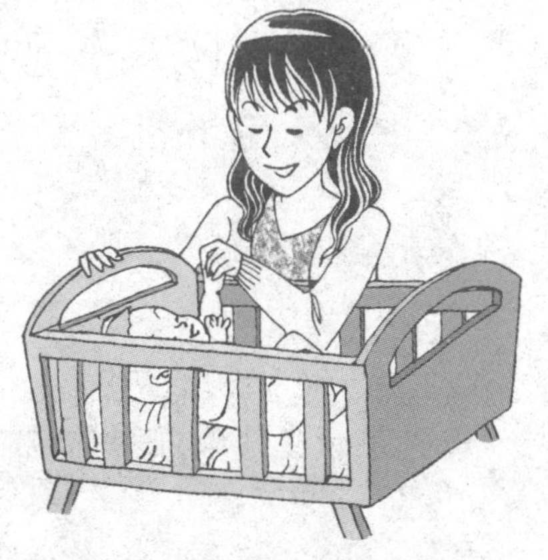

很熟练地掌握吸乳的本领，小嘴一下一下吸吮得十分有力；当你把手慢慢凑近新生儿眼前，到一定距离时，新生儿就会不由自主地眨动眼睛。

新生儿现在已经能够和你对视，但不能持续较长时间。当新生儿注视你的时候，你也应该很专注地看着他，给他一个充满爱意的笑脸，向他点点头，轻轻地呼唤新生儿的名字，这些都会让新生儿感到快乐。

新生儿现在还不会有意识地去触摸物体，但是他喜欢你给他做按摩操，喜欢妈妈温柔的触摸、亲切的声音、和蔼的笑脸。这时新生儿的身体还很柔软，抱他的时候一定要注意托住颈部、腰部和臀部。

这时的新生儿已经初步表现出不同的性格，有的好哭、好动，不易照料，把父母累得精疲力竭；有的文静乖巧，较少哭闹，特别省心省事。这是由新生儿不同的神经类型和气质类型所决定的，你只能去适应新生儿，而不太可能轻易改变他，这需要父母的耐心。

贴心 TIPS

如果新生儿经常不明原因地啼哭和烦躁不安，怎么哄也不管用，严重的会产生阵发性的剧哭，每次持续数分钟后才能安静下来，那么新生儿有可能是患了肠绞痛。一般来说，大约有 20%的新生儿在出生后 2~4 周的时候，会出现肠绞痛的症状，发作的时候，新生儿不仅会长时间地啼哭，而且看上去很难受。

如果你的新生儿有这种现象，你恐怕就要很辛苦了，因为这种腹痛是功能性的，经常会发作，没有特别好的治疗方法，等新生儿长大些自然会好。

第四周新生儿的生长发育

到第四周时，新生儿将要满月了，与前

儿周相比，新生儿已经有了明显的进步，看起来更加招人喜爱。

这个时期新生儿的颈部力量已有所加强，可以趴在床上或大人的胸前，以腹部为支撑，把头稍稍抬起一会儿，而且还能左右转动他的小脑袋。如果你把新生儿抱起来或让新生儿靠坐在你的身上，新生儿的头已可以直立片刻，但时间不要长，以免新生儿疲劳。新生儿胳膊和腿的动作也协调了一些，说明他控制肌肉的能力有所增强。

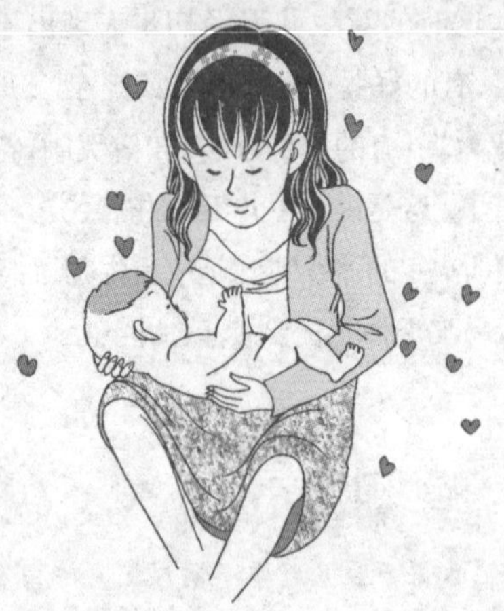

现在新生儿已初步形成了自己的睡眠、吃奶和排便习惯。有的新生儿夜里已能睡4～6小时的长觉，但新生儿之间的差异很大，有的新生儿夜里还需要妈妈喂2～3次奶，特别是母乳喂养的新生儿，吃奶间隔时间短，因为母乳比较好消化，所以，吃母乳的新生儿大便次数也比吃代乳的新生儿多，妈妈需要给予更多的照料。

这时的新生儿已能辨别妈妈的声音和气味，即使妈妈不在眼前，只要听到妈妈的声音，新生儿就会表现出兴奋的样子。

如果新生儿正因寂寞无聊而啼哭，听到妈妈的声音，新生儿会很快安静下来。如果你给新生儿进行过胎教，现在试试看给他播放胎儿时期常听的音乐或故事，新生儿很可能会有明显的反应。

现在新生儿已能判断声音的来源，听到不同方向传来的声音，新生儿的头就会转向这个方向，但声音的距离不能太远，应在50厘米以内。新生儿的眼睛现在已能看清近距离的人和物，目光也会跟随眼前的物体水平移动，特别喜欢看线条较粗、图案简单、颜色鲜明的图画，尤其是人脸的图案。

贴心 TIPS

满月的宝宝，男孩体重平均有4.3千克(2.9~5.6千克)，平均身高54.6厘米(49.7~59.5厘米)，平均头围37.8厘米(35.4~40.2厘米)，平均胸围37.3厘米(33.7~40.9厘米)。

女孩平均体重有4.0千克(2.8~5.1千克)，平均身高为53.6厘米(49.0~58.1厘米)，平均头围37.1厘米(34.7~39.5厘米)，平均胸围36.5厘米(32.9~40.1厘米)。

2 新生儿喂养

母乳是新生儿最理想的食物

母乳喂养不光具有方便、省力、经济实惠的优点，而且母乳还是新生儿必需和理想的食品。

母乳中含有新生儿生长发育所必需的

各种营养素，而且营养比例最适合新生儿消化吸收，由于其所含蛋白质组成成分合理，其成分及比例还会随着新生儿的生长和需要呈相应改变，即与新生儿的成长同步变化，以适应新生儿不同时期的需要，因此是其他代乳品所不及的。

牛奶中酪蛋白的as成分在胃中容易形成凝乳，难以消化，母乳中只含微量as成分，所以母乳比牛奶更容易消化。

牛奶中β－乳球蛋白含量较多，β－乳球蛋白容易引起过敏反应，而母乳中则没有这种成分。

乳铁蛋白在母乳中的含量比牛奶高，乳铁蛋白可结合铁，对肠道内的某些细菌有抑制作用，可以预防某些疾病。

母乳中的溶酶菌有抗菌作用，母乳的抗菌力比牛奶高3000倍，这是其他任何食品不能比拟的。母乳中丰富的分泌型免疫球蛋白AIgA，能保证新生儿增强抵御疾病的能力，新生儿不易发生胃肠道、呼吸道、泌尿系统的感染，并可降低腹泻和肺炎的发病率。所以，母乳喂养的婴儿在4～6个月之前很少得病，这种免疫作用是母乳所特有的。虽然牛奶中的免疫球蛋白GIgG比母乳多，但有时可引起婴儿肠绞痛。

母乳中的牛磺酸对新生儿脑的发育有促进作用，其含量是牛奶中的80倍。

母乳中所含的无机盐、钙和磷仅是牛奶含量的1/6～1/4，大大减轻了新生儿肾脏的负担，对肾脏发育尚不完全的新生儿是很有利的。

因此，年轻的孕妈妈都应该回归自然，用母乳来喂养自己的新生儿。

贴心 TIPS

母乳喂养对妈妈也有如下一些好处：提高代谢机能，增加铁的储存；可减少经济支出，节约购买代乳品、孩子医疗费的开支；可促进子宫复旧，减少产后出血，有助于排净恶露；可消耗其在妊娠期储存的脂肪，使孕期增加的体重减轻；减少乳腺癌和卵巢癌的发病概率；可免除人工喂养的劳累，使产妇获得较多的休息，有利于体力和健康的恢复；哺乳期对婴儿的爱抚，可增加母子间的感情。

利用好初乳

初乳是指产妇产后3～7天内分泌的乳汁，这种乳汁浓稠而呈淡黄色。此后的乳汁称为成熟乳。

初乳的量很少，但与成熟乳汁相比，初乳含脂肪较少，有丰富的蛋白质，而且大部分是球蛋白。初乳的黄色是由白血球及乳

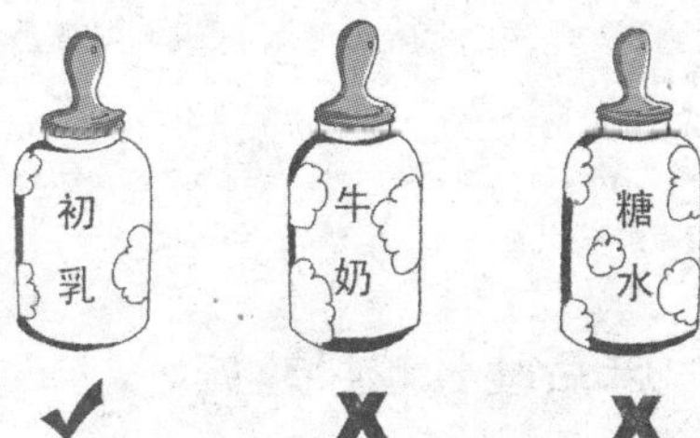

腺细胞中产生的一种叫做腺脆初乳球的细胞所致。这种细胞比其他脂肪的粗度大，含核，核的颜色为黄色。初乳与成熟乳之间的最大差别是初乳中所含免疫物质的量高。

新生儿通过吃初乳可得到大量的免疫球蛋白和免疫细胞，保护新生儿免受感染。其中的免疫球蛋白A，新生儿吃后可以黏附在胃肠道的黏膜上，抵抗和杀死各种细

菌，从而防止新生儿发生消化道、呼吸道的感染性疾病。此外，初乳中的巨噬细胞、T淋巴细胞和B淋巴细胞可吞噬有害细菌，具有杀菌和免疫作用。

初乳中含脂肪量较低，正好与新生儿胃肠道对脂肪消化吸收能力差的特点相适应。早产儿妈妈的初乳中各种营养物质和氨基酸含量更多，能充分满足早产新生儿的营养需求，而且更利于早产儿的消化吸收，还能提高早产儿的免疫能力，对抗感染有很大作用。所以，初乳是预防新生儿患病的重要食物，初乳的量虽少，但营养价值很高，易消化吸收，所以一定要让新生儿食用。

贴心 TIPS

新生儿一降生就会哭，这是正常现象。可是，有的妈妈总是担心新生儿是因奶水太少饿的，从而采取一些错误做法，如加糖水、牛奶，最后导致母乳喂养失败。新生儿是伴随着水、葡萄糖、脂肪的储存而诞生的，最初几天，少量的初乳完全能满足要求。以后只要坚持喂养，让新生儿频繁地吸吮，奶量就会越来越多。

产后哺乳越早越好

现在多主张早开奶，在新生儿出生后的30分钟内，处理好脐带并擦干净新生儿身上的血迹后，就应该立即将他裸体放在产妇怀中，但背部要覆盖干毛巾以防受寒，然后在助产护士的帮助下让孩子与产妇进行皮肤与皮肤的紧密接触，并让新生儿吸吮产妇的乳头。这样的接触最好能持续30分钟以上。

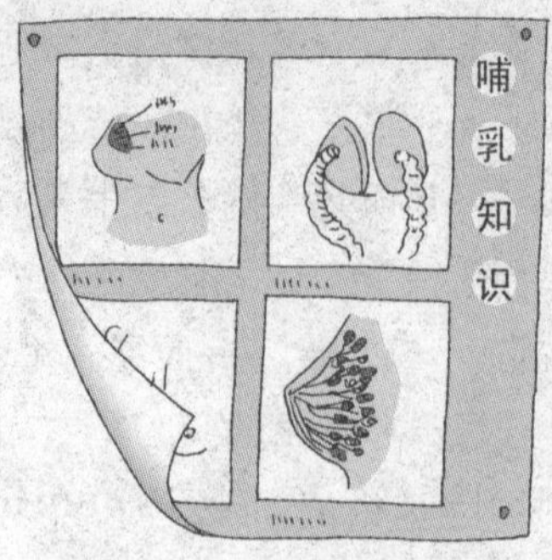

为什么要这么做呢？这是因为胎儿胎盘娩出后，产妇的脑垂体可立刻分泌催乳素，而且新生儿在出生后20～50分钟时正处于兴奋期，此时的吸吮反射最为强烈，过后可能会因为疲劳而较长时间处于昏昏欲睡的状态中，吸吮力也没有出生时那么强了。

因此要抓住这一大好时机，让新生儿尽早地接触母亲，尽早地吸吮乳汁，这样会给新生儿留下一个很强的记忆，过一两个小时再让他吸吮时，他就能很好地进行吸吮。未尽早吸吮的新生儿往往要费很大力气才能教会他如何正确进行吸吮。

新生儿尽早地吸吮也可加速催乳素的分泌，促进乳汁分泌，而母婴间持续频繁的接触，使这些反射不断强化，从而达到了理想的程度。这样妈妈的乳汁在新生儿出生后马上就开始分泌了。而没有经过早吸吮的妈妈，大约在两天后才开始泌乳。

早吸吮、早接触对妈妈也有好处，可以刺激子宫收缩而减少产后出血，有利于子宫复旧及恶露的排出。

贴心 TIPS

新生儿断脐后医护人员协助新生儿趴在妈妈胸部实行皮肤“早接触”。约10~15分钟后，新生儿会自动地开始吸吮奶头，这叫“早吸吮”，半小时后再次喂奶，称“开奶”。

过去，老人们一般都会强调妈妈刚生产完，元气大伤需要休息，不适合马上喂奶。但现在许多中外专家经过研究，发现新生儿出生后的10~15分钟内是敏感期，吸吮反射最为明显，是母子间联络感情的最好时期，所以在新生儿出生后的10~15分钟就可以进行早接触、早吸吮，以便妈妈早开奶。

正确的喂奶方法

正确的哺乳方法可减轻妈妈的疲劳，防止乳头的疼痛或损伤。无论是躺着喂、坐着喂，妈妈全身肌肉都要放松，体位要舒适，但一般采用坐位，这样有利于乳汁排出。

哺乳前先用肥皂洗净双手，用湿热毛巾擦洗乳头、乳晕，同时双手柔和地按摩乳房

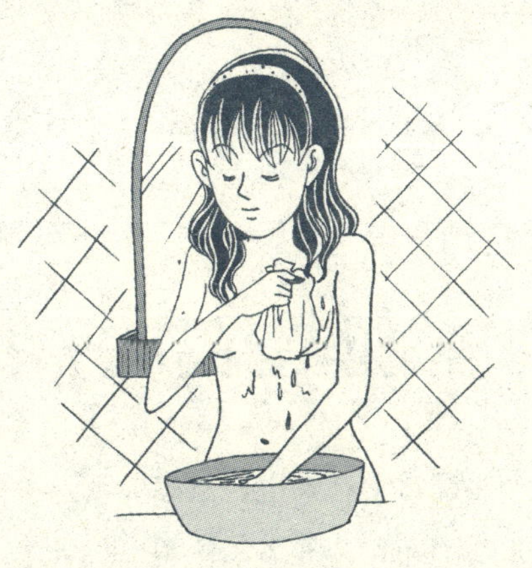

3~5分钟，可促进乳汁分泌。然后要精神愉快，眼睛看着孩子，抱起新生儿，使新生儿的脸、胸、腹部和膝盖都面向自己，下颏紧贴母亲的乳房，嘴与乳头保持同一水平位。

母亲将拇指和其余四指分别放在乳房的上、下方，呈“C”形，托起整个乳房(成锥形)。若乳汁过急，可用剪刀式手法托起乳房。先将乳头触及新生儿的口唇，在新生儿口张大、舌向外伸展的一瞬间，快速将乳头和大部分乳晕送入新生儿口腔，同时用温柔爱抚的目光看着新生儿的眼睛。

这样新生儿在吸吮时既能充分挤压乳晕下的乳窦（乳窦是储存乳汁的地方），使乳汁排出，又能有效地刺激乳头上的感觉神经末梢，促进泌乳和喷乳反射。只有正确的吸吮动作才能促使乳汁分泌更多。

然后，让新生儿先吸空一侧乳房，再换另一侧，下次哺乳相反，轮流进行。哺乳结束时，让新生儿自己张口，乳头自然从口中脱出。喂奶后要抱直新生儿轻拍其背，让新生儿打个“嗝”，以防溢乳。若新生儿入睡应取右侧卧，以防吐奶呛入气管引起窒息。

贴心 TIPS

满月前给新生儿喂奶的次数和时间间隔不要硬性规定，只要新生儿饿了就应喂，即使夜里也是如此，新生儿能吃多少就喂多少。一般新生儿饿了的表现为哭声较大，同时有找奶的动作。

满月后，要慢慢让哺乳时间形成规律，通常2.5~3个小时喂一次母奶，注意：必须是自然慢慢形成习惯。比如，婴儿不到喂奶时间就饿了。妈妈没有必要非坚持到点再喂，让婴儿饿着，不利于婴儿的情绪和心理发育。可以适量地减少夜间喂奶次数。

夜间如何喂养新生儿

新生儿的月龄越小，就越需要夜间哺乳。新生儿长大一点儿，晚上就可以不哺乳。因为年龄越小，新陈代谢越旺盛，需要的热能越多。年龄越小，胃的容量也越小，

每次哺乳量也少，哺乳次数也随之增多，少量多餐。故新生儿年龄越小，夜间哺乳次数应该越多。

新生儿期夜间哺乳要求达到3～4次。随着年龄增长，夜间的哺乳次数可逐渐减少，到3个月时婴儿夜间可减为1次哺乳，到5个月时夜间可以不哺乳了。总的原则是根据婴儿饥饿情况，以给新生儿吃饱为度。

至于夜里哺乳的姿势，最好采取坐姿。因为乳母晚上睡意较浓，如果躺着哺乳，充满着乳汁的乳房很容易堵住新生儿的鼻孔，或者由于乳汁过急地流出，新生儿来不及吞咽发生呛乳窒息，这样的意外事故也屡见不鲜。

提倡母婴同室

让妈妈和新生儿一天24小时在一起，就称为母婴同室。这是建立母婴关系、母子感情的良好开端。除非新生儿因为早产、抢救等一些因素，原则上应该满足母婴同室的要求。

分娩后，妈妈应让新生儿一直睡在自己的身旁，或睡在妈妈身边的小床上，新生儿和妈妈最好始终不要分离，这样妈妈可以身心放松，有利于分泌出大量的母乳喂哺新生儿。新生儿越早吸吮，奶就越多，而母婴同室恰恰为早吸吮提供了最直接的条件。

新生儿经常依偎在妈妈身边，得到妈妈深情的爱抚和照顾，不但能增进食欲，而且对神经系统的发育也非常有利。

妈妈不宜躺在床上给新生儿喂奶

许多年轻的妈妈有躺在床上给新生儿喂奶的习惯，特别是夜间这样做的更多。但是这种做法是不当的，会导致不良后果，很容易使新生儿发生急性化脓性中耳炎。

这主要与新生儿的免疫功能不健全、病菌容易侵入鼓室有关。由于新生儿的咽鼓管短，位置平而低，妈妈躺着喂奶，很容易使细菌分泌物或呕吐物侵入，从而引起急性化脓性中耳炎。

贴心 TIPS

妈妈不要躺着喂奶，新生儿也不要躺着吃奶。正确的哺乳姿势应该是妈妈坐在椅子上或床上，抱起新生儿，肘部抬高45度，将新生儿头部放在肋部，再让新生儿吃奶。新生儿的头抬高45度可以防止奶流进耳朵内。

母乳是否充沛的判断方法

妈妈常常想知道自己的乳汁是否满足新生儿的需要。那么怎样知道母乳是否够吃呢？

观察新生儿能否吃饱。新生儿吃奶时有连续的咽奶声，吃完后能安静入睡3～4小时，醒后精神愉快，每月体重稳步增加；每天大便2～3次，色泽金黄，呈黏糊状或成形，表示奶量充足。

如果新生儿吸奶时要花很大力气，或吃空奶后仍含着奶头不放，有时猛吸一阵便吐掉奶头而哭，吃完奶后睡了1小时左右，就醒来哭闹，喂奶后又入睡，反复多次；大便量少或呈绿色的稀便，都表示母乳不足。

换尿布。每天换尿布少于8次，大便次数少于1次，说明母乳不足。

称新生儿体重。10天以后起，在哺乳前后将新生儿各称一次，重量差值就是吸奶

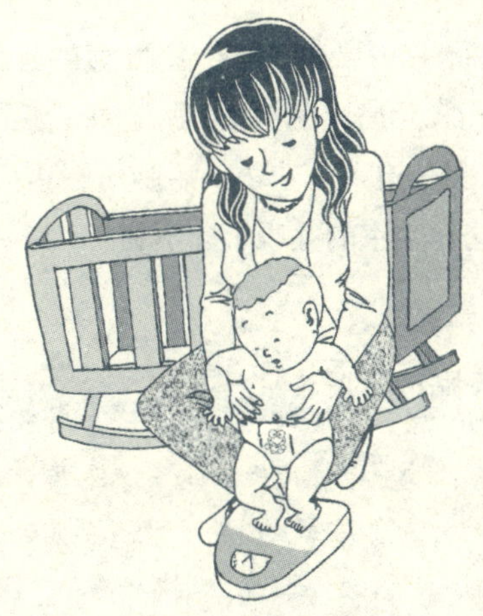

量，称时不必脱衣服、换尿布（尿布湿了也不必换），母乳量若在3个月时每次140克，6个月时为每次180克，表明奶水已很充足。

哺乳时间长短。如果哺乳时间超过20分钟，甚至超过30分钟，新生儿吃奶时总是吃吃停停，而且吃到最后还不肯放奶头，则可断定奶水不足。

哺乳间隔时间长短。出生两周后，哺乳间隔时间仍然很短，吃奶后才1个小时左右又闹着要吃，也可断定母乳不足。

观察乳房是否胀满。产后两周左右，如果乳房胀满，表面静脉显露，则是母乳充足的表现。

贴心 TIPS

日常生活中经常会遇到这样的情况，当哺乳的新生儿遭受巨大不幸而受到强烈刺激时，她的奶水会明显减少甚至没有；而如果心情愉快，奶水就会喷涌而出。这表明乳汁的产生和射出会受到新生儿情绪的影响。因此，新生儿在哺乳期间，一定要注意保持自己良好的情绪，以一种积极的心态来喂哺自己的孩子。

使乳汁充沛的方法

妈妈的乳汁是新生儿的生命之泉，不少产妇因为奶水不足甚至无奶而焦急。想要确保乳汁充足，产妇首先要树立信心，保持精神愉快，情绪稳定，并注意劳逸结合，营养丰富，掌握正确授乳方法，必要时可服用下奶药物。不要怕乳汁不足，或者担心乳汁分泌在日益减少，要对坚持4~6个月的母乳喂养建立信心。

以下几点是保证乳汁充沛的关键。

早吸吮、勤喂奶是奶水增加的最好方法。早开奶能使乳汁及早分泌，而勤喂奶能加速乳汁的产生和分泌。资料表明，新生儿吸吮刺激越早，妈妈乳汁分泌就越多。即使母乳尚未分泌，吸吮乳头几次后就会开始分泌乳汁。

哺乳时要按需哺乳，奶胀了就喂，新生儿饿了就喂，如果乳汁一次吃不完，要挤出来，让乳房排空，这样才能产生更多的乳汁。否则乳房老是胀着不排空，奶就憋回去了。

不要随意给新生儿添加牛奶或糖水，

不要给新生儿使用带有橡皮奶头的奶瓶。因为橡皮奶头可以使新生儿产生乳头错觉，会使其不愿意用力吸吮母乳，从而使母乳分泌越来越少。

此外，母亲要加强饮食营养，多吃含蛋白质、脂肪、糖类丰富的食物，多吃新鲜水果和蔬菜，保证维生素的需要，同时汤类食物也必不可少。充足的睡眠、良好的情绪也是保证乳汁分泌的重要因素。

贴心 TIPS

- 产褥期气血虚弱、乳汁不足者，宜选择食用猪蹄、鲫鱼、鱼头、花生、羊蹄、黄豆、豆腐、红小豆等食物。
- 若因乳房胀满、乳腺不通而缺乳，宜选丝瓜、苋菜、芹菜、莴笋、番木瓜等食用，有舒肝行气、通络下乳的作用。
- 另外，也可服一些中药或配合针灸治疗下奶。

一只乳房奶胀，一只乳房奶少的原因

有些新妈妈常常出现一只乳房奶水充足，而另一只较少的情况。这多是因为妈妈往往喜欢让新生儿先吃奶胀的一侧乳房，当吃完这一侧乳房时，新生儿大多已经饱了，不再吃另一侧乳房，这样，奶胀的一侧乳房因为经常受到吸吮的刺激，分泌的乳汁越来越多，而奶水不足的一侧由于得不到刺激，分泌的乳汁就会越来越少。久而久之，就会出现妈妈的乳房一边大一边小，一边胀一边不胀的情况，断奶以后也难以恢复。

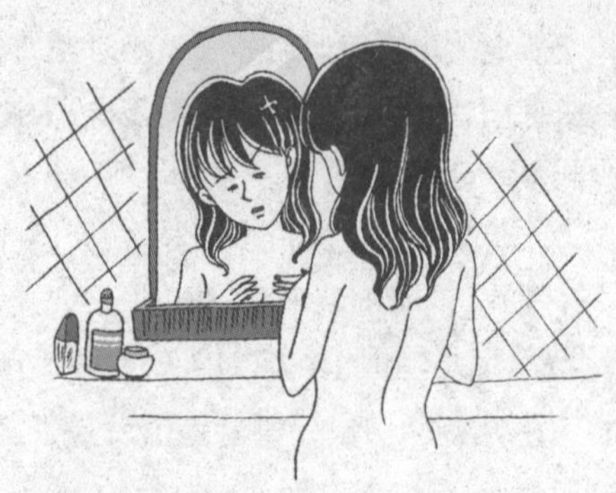

新生儿长期只吃一侧乳房的乳汁，时间长了，会造成偏头、斜颈、斜视，甚至小脸蛋也会一边大一边小，后脑勺一边凸一边凹，这对宝宝的健康十分不利。

贴心 TIPS

出现一只乳房奶胀，另一只乳房奶少的情况时，可以在每次哺乳时，先让婴儿吸吮奶少的一侧，这是因为新生儿饥饿感强，吸吮力大，对乳房的刺激强，奶少的那一侧乳房泌乳会逐渐增多。大约 5 分钟，新生儿可以吃到乳房中大部分的乳汁，然后再吃奶胀的一侧。这样两侧乳房的泌乳功能就会一样强。

不宜母乳喂养的情况

妈妈患以下几种常见疾病时不宜或应暂时停止母乳喂养，如不加以注意，会给新生儿带来不良后果。

乳房疾病。严重的乳头皲裂、急性乳腺炎、乳房脓肿等，可暂时停止哺乳。

感染性疾病。患上呼吸道感染伴发热，产褥感染病情较重者，或必须服用对新生儿有影响的药物者。梅毒、结核病活动期也不宜哺乳。

心脏病。Ⅲ～Ⅳ级患者或孕前有心衰

病史者。此类患者哺乳极易诱发心力衰竭，可危及生命。心功能Ⅰ、Ⅱ级伴有心功能紊乱的患者，必须在纠正心功能紊乱后才能进行母乳喂养。

病毒感染。甲肝是一种较多见的传染病，此类患者在急性期应暂缓母乳喂养。可每日将乳汁吸出，以保持乳汁的持续分泌，待康复后开始哺乳。乙型肝炎单纯表面抗原(HbsAg)阳性者不必禁止母乳喂养，大三阳者，因传染力强，不应母乳喂养。

如已确诊艾滋病病毒(HIV)感染，原则上也不宜母乳喂养。

肺结核。对于患有活动性(传染期)肺结核的产妇娩出的新生儿，应当立即接种卡介苗，并与乳母隔离6～8周，不能母乳喂养。这样既可以减少产妇的体力消耗，又能避免传染婴儿。

癫痫病。由于抗癫痫药对新生儿危害较大，故多主张禁止母乳喂养，但少发作或用药量少的，也可母乳喂养。

糖尿病。患糖尿病的产妇不宜母乳喂养。

产后漏奶怎么办

有的产妇产后不久，乳汁成天不断外流，民间俗称“漏奶”。漏奶是指乳房不能储存乳汁、随产随流的意思。医学上称为产后乳汁自出，属于病理性溢乳，需要治疗。

这种漏乳不但使新生儿得不到母乳喂养，而且给产妇带来很多苦恼，产妇常常穿不上干净的衣服，还容易感冒，有的产妇因气血旺盛，乳汁生化有余，乳房充满，盈溢自出，此不属病态，产妇应当分辨清楚。

产后乳汁自出的原因，多为气血虚弱、中气不足，不能摄纳乳汁而致乳汁自出；或因产后情绪不畅、过于忧愁、思虑、悲伤，使肝气抑郁，气郁化火，肝经火盛，使乳汁外溢。其防治方法应根据病因而采取不同的方法。

若因气虚不固者，宜加强食疗，可选用补气益血固摄的药膳。如芡实粥、扁豆粥、人参山药乌鸡汤、黄芪羊肉粥、黄芪当归乌鸡汤等。

若属于情绪不畅、乳汁自出者，产妇尤其应当注意调整情绪，忌嗔怒，少忧思，断欲望，避免各种刺激因素等。

凡乳汁自出者，除求医治疗外，还应当注意勤换衣服，避免湿邪浸渍。冬天可用2～3层厚毛巾包扎乳房，或用牡蛎粉均匀地撒于两层毛巾中间，药粉厚如硬币，以之包扎乳房，可以加强吸湿的作用。

若乳汁自出，经治不愈者，应采取有效方法回乳。

贴心 TIPS

乳汁自出食疗方法四例：

- 米60克，益母草12克，香附子9克，芡实18克，把药用纱布包好，煎汤后去渣，入米煮粥服食，每天一次，3~5天为一疗程。
- 母鸡一只，煮成白汤，用此鸡汤，加水，加入当归10克，芡实5克，煎汤饮下。
- 莲子18克，郁金、柴胡各9克，共煮汤服用，每天一次，连服数日。
- 米50克，枣20枚，党参10克，煎成米汤，饮下。适用于乳汁自出，量小清淡，乳房不胀，面白，少气懒言，心悸气短，舌淡，少苔的患者。

不要用奶瓶喂奶喂水

女性在哺乳期哺育新生儿时，有时会出现一种比较反常的现象，新生儿虽然很饿，但是不愿吸吮妈妈的乳头，刚吸一两口就大哭不停。这是因为这些新生儿往往都使用过橡皮奶头。这种现象医学上称为“奶头错觉”。

因为用奶瓶喂养与妈妈哺乳形成的新生儿口腔内的运动情况是不同的，用奶瓶喂养时，橡皮奶头较长，塞满了整个口腔，

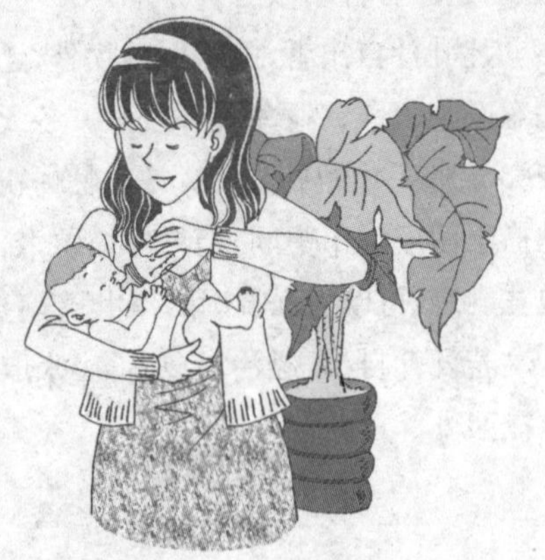

新生儿只需用上、下唇轻轻挤压橡皮奶头，不必动舌头，液体就会通过开口较大的橡皮奶头流入口内。

而吸吮妈妈乳头时，新生儿必须先伸出舌头，卷住乳头拉入自己的口腔内，使乳头和乳晕的大部分形成一个长乳头，然后用舌将长乳头顶向硬腭，用这种方法来挤压出积聚在乳晕下(乳窦中)的奶汁。

相比之下，橡皮奶头和人的乳头无论在形状、质地及吸吮过程中口腔内的动作都截然不同。吸吮橡皮奶头省力，容易得到乳汁；而乳房必须靠有力的吸吮刺激才能促进泌乳和喷乳。如果新生儿拒绝吸吮妈妈的乳头，这样就严重地影响了母乳喂养的顺利进行。

因此，年轻的乳母一定要注意，不要用奶瓶或橡皮奶头给新生儿喂奶喂水。

怎样喂养双胞胎

绝大多数双胞胎都不是足月分娩的，因此发育不成熟。双胞胎的胃容量小，消化能力差，宜采用少量多餐的喂养方法。

双胞胎出生后 12 个小时，就应喂哺 50%糖水 25～50 克。这是因为双胞胎体内不像足月单胎有那么多糖原储备，如果饥饿时间过长，可能会发生低血糖，影响大脑的发育，甚至危及生命。

第二个 12 小时内可喂 1～3 次母乳。此后，体重不足 1500 克的新生儿，每两小时喂奶 1 次，每 24 小时喂 12 次；体重 1500～2000 克的新生儿，夜间可减少两次，每 24 小时喂 10 次；体重 2000 克以上的新生儿，每 24 小时喂 8 次，3 小时 1 次。

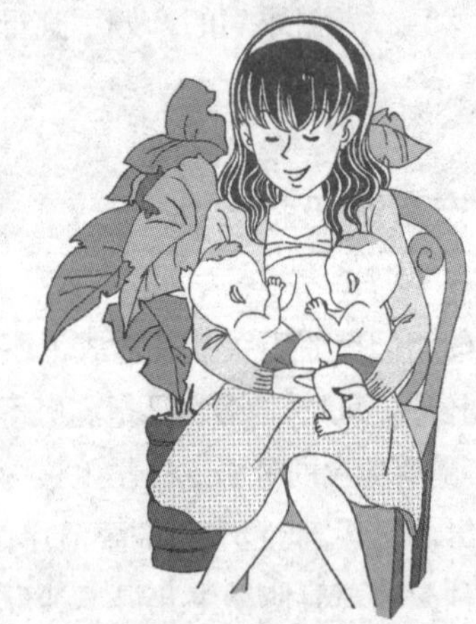

这种喂哺法，是因为双胞胎儿瘦而轻，热量散失较多，热量需要按体重计算比单胎足月儿多，每天每千克体重需 35～60 千卡热量。

若无母乳或母乳不够，可用牛奶和水

配成 1∶1 或 2∶1 的稀释奶，再加 5%的糖喂养。奶量和浓度可随新生儿情况和月龄的增加而逐步调整。

在双胞胎出生的第二周起应补充鲜橘汁、菜汁、钙片、鱼肝油等，从第五周起应增添含铁丰富的食物如肝泥糊、宝宝福等。但一次喂入量不宜多，以免引起消化不良，导致腹泻。

如何进行混合喂养

当发现母乳喂养新生儿吃不饱时，就需加喂代乳品，如牛奶、羊奶、奶粉等，这个方法就是通常说的混合喂养法。采用此法喂养应注意以下两点：

● 每次应先喂母乳，让新生儿把乳汁吸完后，再喂代乳品。因为新生儿往往吃代乳品时吃得快、吃得香，而吃母乳时却不高兴，不是哭闹就是睡觉，使乳房不能排空，影响乳汁分泌，母乳会因此而越来越少。

● 代乳品不能配得太甜，新生儿吃惯了比较甜的代乳品，就会觉得母乳淡而无味了，这会使之不愿吃母乳。另外，橡胶奶嘴的孔不要过大，婴儿吃惯了容易吸吮的奶头，就不愿吃母乳了。

贴心 TIPS

混合喂养最好不要一顿全部吃母乳，另一顿全部吃代乳品。如果因为某些原因母亲不能按时给新生儿喂奶时，可用代乳品代替一次，但一天内用母乳喂哺不能少于 3~4 次。次数过少也会影响乳汁的正常分泌。

给新生儿喂糖水的注意事项

新生儿期若是母乳喂养，两次哺乳间不需要给新生儿喂糖水。因为妈妈奶水里含有足够新生儿生理需要的糖和水分。即使是炎热的夏天，妈妈的奶水也可以为新生儿解渴，而不需要再给新生儿喝水。如果一定需喂水，可用小匙喂少量的白开水，切忌用奶瓶喂，尤其是在生后头几天。

新生儿若是人工喂养，也不能服用高浓度糖的乳和水。配制的牛奶、奶粉，一定要按比例放糖，千万不要放糖太多。

因为新生儿吃高糖的乳和水，易患腹泻，消化不良，以致发生营养不良。另外，还会使坏死性小肠炎的发病率增加，这是因为高浓度的糖会损伤肠黏膜，糖发酵后产生大量气体造成肠腔充气，肠壁不同程度积气，产生肠黏膜与肌肉缺血坏死，重者还会引起肠穿孔。临床可见腹胀、呕吐，大便先为水样便，后出现血便。

怎样人工喂养新生儿

妈妈必须先洗净双手，提前 15 分钟准备好调制奶粉所需的用具，然后拿出消过毒的奶嘴、奶瓶、奶粉和所需水量。

把准备好的 50℃ ~60℃ 的热水 2/3 量倒入奶瓶中。

用奶粉罐所附的汤匙，按说明加入适量奶粉。

晃动奶瓶，让奶粉充分化开，不要有结块。

将剩余的 1/3 热水加入奶瓶中，然后把奶瓶放平，通过刻度查看是否够量。

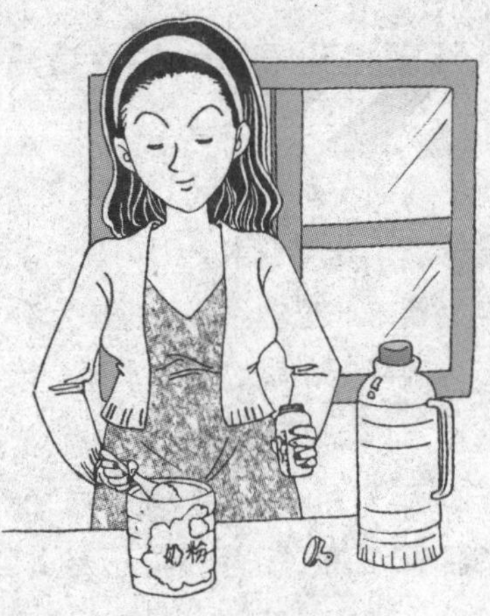

盖上奶瓶盖后再轻轻晃动一次，不要太用力，以免起泡沫。

妈妈选择自己感到舒服的姿势，如坐在床边，可以放一个坐垫在腿上，以此来调整高度，避免手臂很快酸痛。一手拿奶瓶，另一手让新生儿头枕在手肘上，用小臂支撑住宝宝的身体。

随着奶瓶中奶量的减少。逐渐增加奶瓶的倾斜度，可将奶瓶盖松开少许，让空气进入瓶内。

竖着抱起新生儿，让头靠在妈妈身上，妈妈轻拍新生儿后背，让其将吞进胃内的空气排出。

奶瓶的消毒方法如下：

● 喂奶后立即用奶瓶专用刷，彻底清洗每一个部分，然后用清水冲洗；奶嘴不仅要用专用刷刷洗外面，里面也要认真刷洗。

● 在消毒用的锅里盛满水，将奶瓶、计量勺、瓶夹子放进去，点上火，在开水里煮5~6分钟。用蒸煮器需要10分钟。

● 奶嘴的消毒有3分钟就行，在停火前3分钟放进去即可。

● 如果马上就要调乳的话，不管消毒用的是锅还是蒸煮器，都应在盘上铺上擦拭布，用消过毒的镊子或奶瓶夹将消过毒的喂奶用具逐个取出，把水控干才可使用。

人工喂养注意事项

人工喂养时，必须注意以下一些事项。

● 喝牛、羊奶时，一定要加糖，因牛、羊奶中糖的含量较少，不能供给小儿足够的热量，一般在500克奶中加25克糖为宜。

● 鲜奶要煮开后再喝，这样既消毒又可使奶中的蛋白质容易吸收。

● 每次喂奶时，都要试试牛奶(羊奶、奶粉)的温度，不宜过热或过凉，可将奶汁滴几滴在手背上，以不烫手为宜。

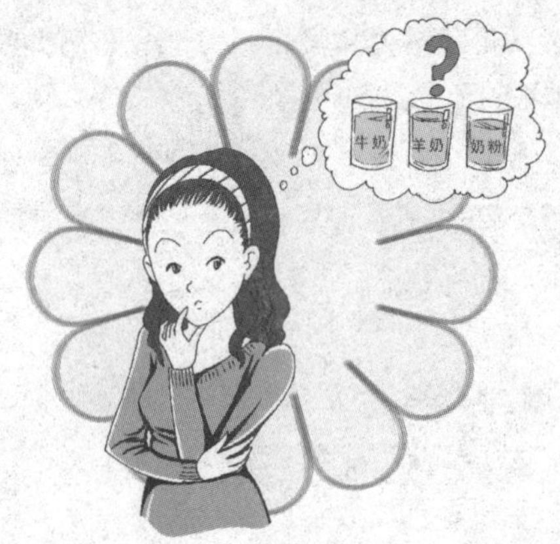

● 以牛奶为主食的新生儿，每天喝牛奶不得超过1千克。超过1千克时，大便中便会有隐性出血，时间久了容易发生贫血。

● 奶头的开孔不宜太大或太小，太大奶汁流出太急，可引起新生儿呛奶，太小新生儿不易吸出；喂奶时，奶瓶应斜竖，使奶汁充满奶头，以免新生儿吸入空气而引起吐奶。

● 要注意奶具的卫生，奶瓶、奶嘴、汤匙等食具每天都要刷洗干净，然后煮沸消毒一次(煮沸消毒时间一般为水开后再煮10分钟，奶嘴煮3分钟即可)。每次喂奶都应用清洁的奶嘴，喂完后马上取下，并洗净放入干净的瓶内；临用时用开水泡3~5分钟。

奶瓶选购要点

瓶身光滑，瓶底无毛刺。

奶嘴形状及流量适合婴儿需求。

奶瓶内盖旋转自如，无溢扣现象。

奶瓶外盖盖上后不会轻易碰掉。

瓶身透明度高，毫升数及刻度显示清晰。

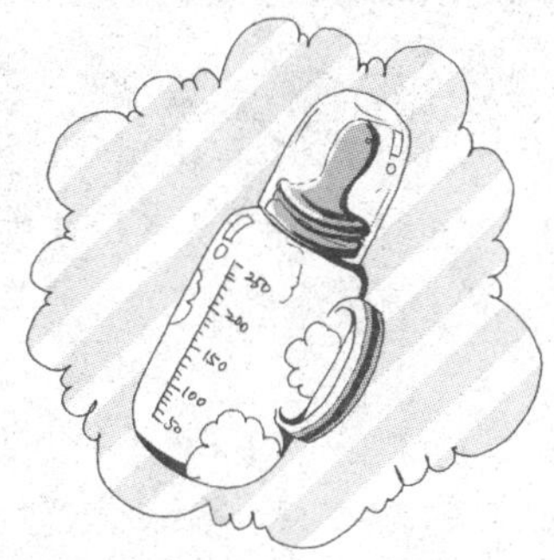

瓶身图案不含铅、不掉色。

选择知名品牌，可保证用品设计合理、无毒无害。

贴心 TIPS

奶瓶使用一段时间后会出现变形、透明度差、刻度不清、内盖溢扣等情况，应该及时更换新产品。

选购时，应查看产品标签是否规范，是否符合国家规定的标注方法及事项，是否标明生产厂家的名称、地址及相关说明。

奶瓶的辅助用品

奶嘴穿孔器。用来扎奶嘴的圆孔，可根据婴儿的需要来增加圆孔。

奶瓶夹。奶瓶消毒后会很烫，用奶瓶夹取出奶瓶、奶嘴可避免烫伤。

奶瓶清洁剂。所用原料均为食物中的砂糖脂肪酸等中性洗剂，用于奶瓶、奶嘴等食具消毒。食具消毒后需用流动的水冲洗干净。

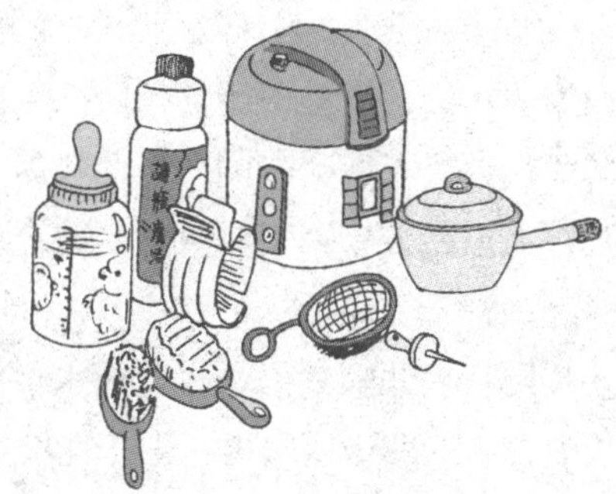

奶瓶刷。一套奶瓶刷包括一大一小两个刷子，大刷子用于刷瓶端，小刷子用于刷奶嘴。海绵奶瓶刷适合清洗塑料奶瓶，尼龙奶瓶刷适合清洗玻璃奶瓶，所以要根据不同的奶瓶选择适宜的奶瓶刷。

奶瓶消毒锅。煮沸消毒是最常用的也是最有效的消毒方法，但通常需要以火源加热，比较麻烦。专用的消毒锅利用电能，13 分钟自动断电，使用方便、安全。

蒸气消毒煲。每次可消毒 8 个奶瓶及其配件，利用环绕各奶瓶的水蒸气消灭所有细菌。消毒后及时取出晾干。

暖奶器。间接加热瓶装食品，方便、卫生、安全。食品放入暖奶器时间不能过长，不然食品会变质。

奶瓶专用过滤器。主要用于过滤果汁中的杂质。消毒后使用，保证绝对卫生。

一次性奶袋。将奶袋与奶瓶内盖衔接，然后装入奶粉，冲水即可。这种奶袋为即用即弃型，免去了清洗消毒的步骤，适合外出使用。奶袋还有专门的奶瓶桶，为无底中空，比常用奶瓶稍大一点儿，有利于妈妈手拿哺喂宝宝。

新生儿喂鲜奶应掌握的量与次数

牛奶脂肪粗大，不易消化吸收，而且容易被细菌污染，牛奶中不含预防感染的白血球和抗体，人工喂养的新生儿较易得腹泻及呼吸道感染。喂牛奶可适当补充糖水和果汁。

凡给新生儿喂牛奶，必须加水稀释后才能喂食，一般一两周内新生儿宜用2～3份牛奶加1份水。三四周新生儿宜用3～4份牛奶加1份水，满月以后婴儿不宜加水，可喂全奶。

喂牛奶的新生儿，要规定时间，因为牛奶要比母乳难于消化：同时，1天所需奶的总量约等于孩子的体重公斤数×100～孩子的体重公斤数×120（毫升）之间，1天奶的总量不应超过1000毫升。

羊奶的营养是非常高的。它与牛奶的营养价值近似，但所含维生素B_{12}、叶酸量不足，长期喂羊奶不加辅食易发生营养性贫血（巨幼红血球型贫血），如及早添加辅食，可以避免。

凡新生儿喂哺羊奶，必须稀释后再喂，出生后不到一周的新生儿，羊奶与水的比例为1∶3，也就是1份羊奶3份水；出生后三四周的新生儿为1∶2；出生后两三个月的婴儿为1∶1；以后水量可逐渐减少，待婴儿长到7个月后就可以喝全奶了。

每日喂奶的次数为：出生后一周内，每日喂7～8次；出生后8～14天，每日喂7次；出生后15～28天，每日喂6次；出生后1～2个月，每日可喂5～6次；出生后3～6个月可喂5次。

新生儿每天用羊奶量的计量（毫升）为体重（公斤数）×100。

喂羊奶时，必须将羊奶煮沸，在饮用时加入适量的糖，但不可加得太多，糖太多会使孩子腹泻。

贴心 TIPS

不能给新生儿喂酸奶，虽然酸奶具有较高的营养价值，但对新生儿是不合适的。

这是因为酸奶中含有乳酸，这种乳酸会由于新生儿肝脏发育不成熟而不能将其处理，其结果是乳酸堆积在新生儿体内，而乳酸过多是有害的，所以新生儿不能长期用酸奶喂养，只能作为临时性喂养。

不宜用暖瓶保存鲜奶

暖瓶是用来保温开水的，但有的家长喂养新生儿贪图方便，将煮好的牛奶灌入暖瓶里保温，以为可随吃随取，方便省事，殊不知经常饮用存放时间长的牛奶对人体是不利的。

牛奶营养丰富，灌入保温瓶贮放时间过长，随瓶内温度下降，细菌在适宜的温度下会大量繁殖，用不了3～4小时，瓶中牛

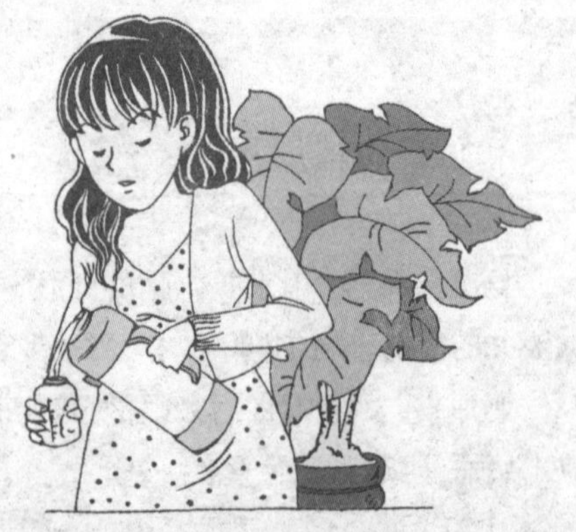

奶就会腐败变质，新生儿吃了这种牛奶，容易引起腹泻、消化不良或食物中毒。

因此，牛奶应随吃随煮，如暂时不吃，应及时放进冰箱保存。

贴心 TIPS

经煮沸过的牛奶，最好立即分装到已消毒的奶瓶内，或放在原消毒锅内不动，但要加盖，防止空气中尘埃细菌污染，然后放在冷水或冰箱、冰库中保存。但在冬天，若保存时间超过了 24 小时，炎热天超过 12 小时的，食前要加热煮沸 2 分钟。

新生儿水分的补充

年龄越小，体内水分比例越高，新生儿期新陈代谢旺盛，对水的需求量相对也较多。母乳和牛奶中虽有大量水分，但远远不能满足新生儿生长发育的需要。因此，吃母乳或牛奶的新生儿都应补充水。

一般情况下，新生儿每天的饮水量大约是每千克体重 120～150 毫升，应去除喂奶的量，余量一般在一日中每两顿奶之间补充水分。可给新生儿喝白开水、水果汁、蔬菜汁等，夏季可适当增加喂水次数。

贴心 TIPS

给新生儿补水时，如果新生儿不愿喝水，大人一定要有耐心，在两次喂奶间或新生儿心情好的时候喂。一开始喝多少没关系，慢慢就会习惯了，但不能以糖水代替白开水。

新生儿刚开始吃辅食时会因消化不良而有拉肚子的情况发生。拉肚子时钠和钾会随着水分而流失，所以要十分注意新生儿是否有脱水症的病征。这时候要给新生儿补充充分的水分，如喝一点开水或稀释后的果汁。

3 日常护理

新生儿的居室布置

新生儿的组织器官十分娇嫩，功能尚不健全，外界环境的改变能影响新生儿的生长发育，甚至患病。因此，母亲要为新生儿布置一个既舒适又安全的生活环境。

新生儿的卧室要阳光充足，要保持空气的流通，室温应保持在 18～22℃，湿度以

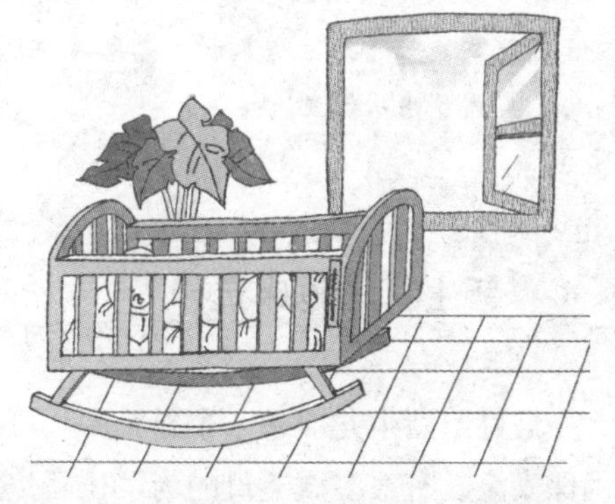

60%～65%为宜。并应经常拖地板，保持室内的清洁。可在新生儿床头挂一个温度计，以便随时观察室温变化，调整新生儿的盖被。新生儿室内不能吸烟。

新生儿的睡床不宜放在窗边，以免直接吹风，使新生儿受凉感冒。床的上方和周

围也不要堆放箱子、盒子、镜子、瓶子之类的危险品,以防碰落伤着新生儿。

新生儿尤其要注意避开太阳的光线照射,避免让新生儿的眼睛正对着直射的灯光或日光。新生儿的小床应安排在母亲的睡床附近,以便妈妈随时观察照料新生儿。

新生儿的卧室还要保持安静。新生儿神经系统尚未发育完全,易受惊吓;一天24小时除吃奶、换洗之外,新生儿几乎都处在睡眠之中。因此,成人不应在新生儿室内大声说话,以保证新生儿充足的睡眠。

贴心 TIPS

在夏天,要注意别让空调机的冷风直吹新生儿的身体。若使用电风扇,可将电风扇对着墙壁吹。

在冬天,不要使用电热毯给新生儿取暖。长时间使用电热毯,有可能导致新生儿脱水。

新生儿的抵抗力很弱,容易感染疾病,应避免亲朋好友川流不息地进屋探望,以免因室内空气污浊,增加新生儿患病的机会。应谢绝患病的成人接触新生儿。

新生儿的睡床选择

最好给新生儿准备一个婴儿床,可以确保安全。有很多做父母的为了让新生儿睡得舒服,往往买上一张沙发软床或弹簧软床给新生儿,认为亲生儿睡软床,不会碰伤孩子的身体。其实,这种做法是有害的,对新生儿的生长发育不利。

新生儿出生后,全身各器官都在发育生长,尤其是骨骼生长更快。新生儿骨中含无机盐少,有机物多,因而具有柔软、弹性大、不容易骨折等特点。但是由于新生儿脊柱周围的肌肉、韧带很弱,睡沙发软床或弹簧软床容易导致脊柱和肢体骨骼发生变形、弯曲,一旦脊柱或骨骼变形,以后纠正就麻烦了。

所以,奉劝父母不要让新生儿睡软床,以采用木床、平板床为宜,以保证新生儿脊柱、骨骼的正常发育。

如果是买新床,不妨尽量选择可以用到2~3岁的大型幼儿床,比较经济实惠些。但是,为了节省空间,也可以购买折叠式幼儿床。

贴心 TIPS

床的高度以便于父母照看为宜,一般幼儿床应离地约76厘米、长约120厘米、宽约75厘米(可以用到5岁左右)。

床的四周应有至少50厘米高的床栏,两侧可以放下,栏杆之间距离不宜过大,也不可过小,以防夹住孩子的头和脚。床的四周要求为圆角,无突出部分。

婴儿床可以紧挨着墙或者放在离墙50厘米左右的地方,以防止新生儿跌落后夹在墙壁和床之间而发生窒息。床的涂料中不要含铅,以防新生儿用嘴咬床栏杆后发生铅中毒。

新生儿寝具的选择

棉被。虽然新生儿用的被子有羽绒及羊毛的质料,但是为了增强吸汗力,还是以棉质为好。至于垫被方面,则不适合于太过柔软,选择稍微有点硬度的棉垫。为了能够保持清洁,被单应以拆洗方便的为主。

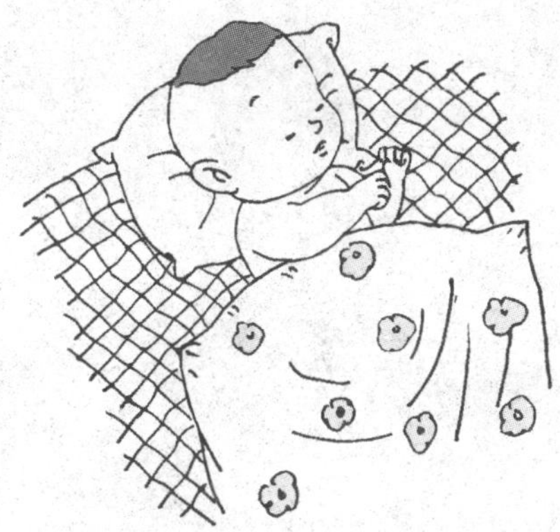

新生儿在夏天出生，不用太厚的盖被。在冬天出生，被子要稍厚些。如果天气非常冷，不能单靠盖很多被子，而应使整个房间暖和起来。

床单、被单。由于新生儿好动，常常将床单踢成一团，同时床单要完全盖住垫褥，所以要选用尺寸大些的，如有绳子或扣子固定就更好了。

新生儿吐奶时，被子总会弄脏，有时一天要换两三次，所以要准备3～4床被套。盖被要有被套，毛毯更需要被套。选择棉布被套，可使新生儿感到舒服。

毛毯。新生儿毛毯不仅可以睡觉时盖，也可以当披风外出时用，一年四季都可使用。应该准备两条较轻的、保暖的、质地较好的毛毯。

新毛毯会有毛絮沾在新生儿身上，一定要打上尿布包或戴上大的围兜。夏天，用毛毯嫌热，可以准备小毛巾被。

枕头。新生儿的枕头没有必要准备得太早，婴儿3～4个月时，可把毛巾折几下当做枕头使用。

当婴儿可以使用枕头时，也应避免太高的枕头。过高的枕头会使婴儿睡着不舒服，且容易造成头颈扭曲，枕头太硬了则会造成后脑处睡伤，要选择木棉之类的软枕头。

新生儿的衣着要求

经专家认定，新生儿应该从一出生即开始穿内衣，特别是在天气寒冷时出生的新生儿。

新生儿的皮肤，毛细血管丰富，角化层薄，表皮细嫩，汗腺发育不良，排尿次数多，生长发育快。因此新生儿的衣物应质地柔软、通透性能好、吸水性强、不伤肌肤，最好选用纯棉制成的软棉布或薄绒布。这两种面料不仅质地柔软，还有容易洗涤、保温性、吸湿性、通气性好的特点。同时，衣服颜色宜浅淡，应无印花图案。衣缝要少，要将缝口朝外翻穿。式样要简单，衣袖宽大，易于穿脱，便于新生儿活动。

内衣最好不用领子，因为新生儿的脖子较短，而且骨骼较软，不能将身体伸展开，衣领会磨破新生儿下巴及颈部的皮肤。另外，新生儿的内衣开口要在前面，但不要用纽扣，因为扣子会弄伤新生儿细嫩的皮肤，还易误被新生儿吞入，用布条做成带子即可，外衣要宽松，不要过紧，以免影响血液循环。

贴心 TIPS

新生儿不必穿裤子，因为经常尿湿，可以用尿布裤；穿的衣服一般比妈妈多一层就可以。如果新生儿的胸、背部起鸡皮疙瘩或者脸色发青、口唇发紫，说明衣服穿得过少；如果新生儿皮肤出汗，则表示衣服穿多了，要注意减衣。

不宜紧裹新生儿

有不少家长采用棉被包裹新生儿，为了防止新生儿蹬脱被子而受凉，甚至还在包的外面再捆上几道，认为这样包裹既保暖又可以使新生儿睡得安稳。岂不知这样做对新生儿的生长发育是非常有害的。

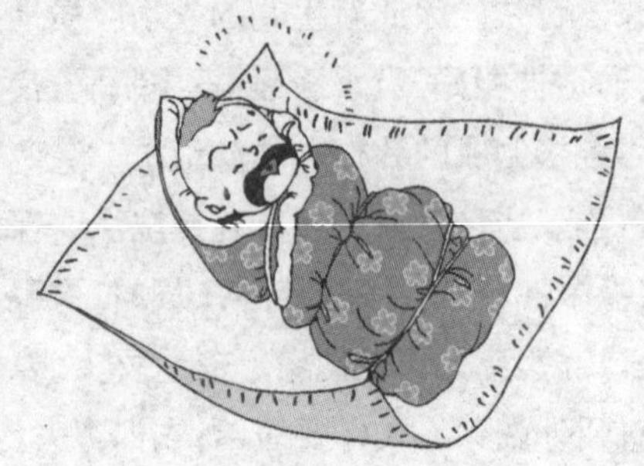

新生儿离开母体后，四肢仍处于伸展屈曲状态，紧捆包裹，不仅会妨碍新生儿的四肢运动，还会影响其皮肤散热，还可能造成髋关节脱位。同时新生儿被捆绑后，手足不能触碰周围的物体，不利于新生儿触觉的发展。

最简单理想的方法是给新生儿穿上合适的内衣，包好尿布，在上面盖一条较为宽大的被子即可，被子的厚薄可根据室内温度进行选择。这样新生儿可在被子下面伸胳膊、踢腿，自由地活动。

怎样给新生儿洗澡

给新生儿洗浴主要有三个目的：一是清洁皮肤，使新生儿感到舒服；二是预防感染，作好新生儿皮肤和脐部的护理；三是借给新生儿洗浴的机会，可以观察新生儿全身情况，早期发现病症。因此，从出生后第一天起就应为新生儿勤洗澡，

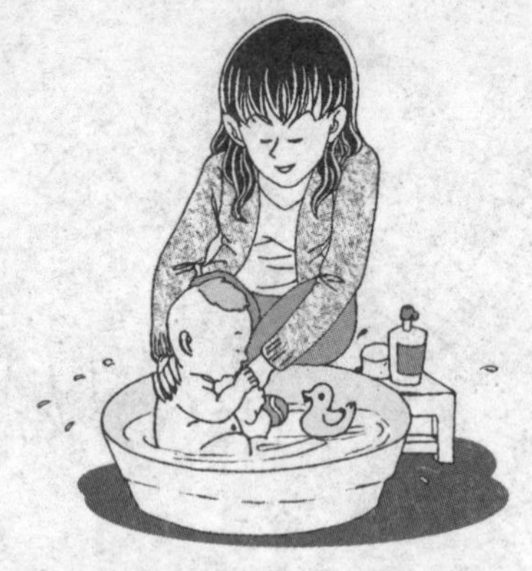

尤其在炎热的夏季，应每天为新生儿沐浴1～2次。

在给新生儿洗浴前首先要作以下一些必要的准备。

● 关闭门窗，避免空气对流，要求室温最好在24~26℃，水温最好在38~40℃之间，如果没有温度计，可以用手腕内侧试温度，不凉不烫即可。

● 洗澡时间最好选择在新生儿吃完奶两小时左右，以减少吐奶。沐浴前先准备好洗澡用品，如浴巾、毛巾、纱布、棉棒、尿布、换洗的衣服、婴儿肥皂、浴液、爽身粉等，脐痂未脱前还要备好消毒棉棒和75%的酒精。

● 洗澡前还要清洗双手，清洁浴盆等。

洗浴的程序如下：先倒凉水再倒热水，直至水深达10厘米为止。然后以温度计或肘部测水温，感觉温暖为合适。为新生儿脱去衣服，抱起新生儿，用手托住头部，手掌托住腋下，另一只手托着双足，轻轻放入盆中，注意先让臀部入水。

先洗头发，把洗发水、沐浴液均匀地涂抹于新生儿的头上和身上，并轻轻揉搓，然后用海绵或纱布将头冲干净，再洗净全身。

贴心 TIPS

每次给新生儿洗澡时间不能过长，一般不要超过 2~3 分钟。浴后一手紧托其腋下，一手紧托下身，用双手小心紧抱新生儿离开浴盆，小心手滑。用浴巾包裹，将爽身粉轻轻抹于新生儿的全身，尤其是颈下、两腋窝、两侧大腿内侧等有褶皱的地方，然后穿好衣服，将新尿布换上。

新生儿脐带的护理

新生儿出生后脐带根部已由接生员进行结扎、消毒和包扎，正常情况下，脐带结扎剪断后 3～7 天会干燥脱落，血管闭死变成韧带，外部伤口愈合向内凹陷形成肚脐。

由于新生儿脐带残端血管与其体内血管相连，是新生儿感染的易发部位，如果处理不当，细菌就会乘机通过脐带进入血液，引起全身性感染，导致新生儿败血症。

那么如何保护好新生儿的脐带呢？

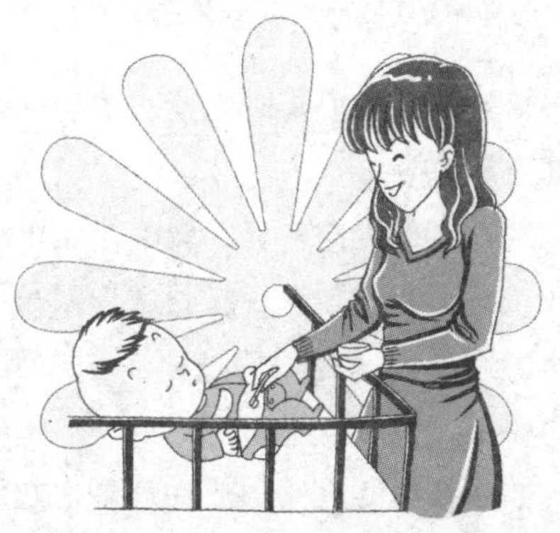

脐带进行结扎后 24 小时之内要密切观察有无出血，每天洗浴后要用 75%酒精消毒，擦时从脐根中心呈螺旋形向四周擦拭，不可来回乱擦，以免把周围皮肤上的细菌带入脐根部，然后撒些脐带粉，盖上小方纱布，发现新生儿脐带布湿了，应该立即更换，不要用脏手、脏布去摸、擦肚脐。

脐带脱落后，在根部有一层痂皮，自然脱落后，局部会有潮湿或米汤样液体渗出，可用消毒棉花棒蘸 75%酒精擦净，或先用 2%碘酒擦，再用 75%酒精涂在脐根部及周围皮肤上，不要用龙胆紫涂脐，以免影响观察脐部感染情况。

如果发现脐根有肉芽、脓性分泌物、红肿及臭味，有可能是脐部感染，应及早找医生治疗，以防病情发展恶化。

贴心 TIPS

为了使脐部断端无菌，妈妈在护理新生儿时必须洗净双手，并且保持新生儿的衣着和包被清洁干爽。

新生儿排尿、排便之后要及时更换尿布，并清洗臀部及会阴部，避免脐部的污染、浸渍。

当发现脐轮或周围皮肤出现红肿，或有渗出液时，新生儿可能患上了脐炎，若是仅有少量分泌物，只需用 3%的过氧化氢溶液进行清洗，再涂抹上碘伏溶液，一天处理 2~3 次即可；若脐周围红肿明显，并且脐轮中有脓汁，同时新生儿还伴有发热、不愿意吃奶、总是哭闹等表现，应及时带新生儿去医院，请医生根据病情给予局部及全身的抗菌治疗。

用 3%的过氧化氢溶液擦拭时，注意观察是否有气泡产生，若有则说明溶液是新鲜有效的。

怎样给新生儿测体温

给新生儿量体温可在 3 个部位，即腋

下、口腔、肛门，一般肛门温度最高，正常范围在36.3～37.5℃；口腔温度比肛门温度低0.5℃；腋下温度较肛温低1℃。肛温比较恒定可靠。口腔温度受外界温度影响较大，尤其是刚喝完热水测量，影响会更大，腋下温度可因夹得松或紧、摩擦、出汗等而有所变化，应该以夹紧、不摩擦、无汗为准。

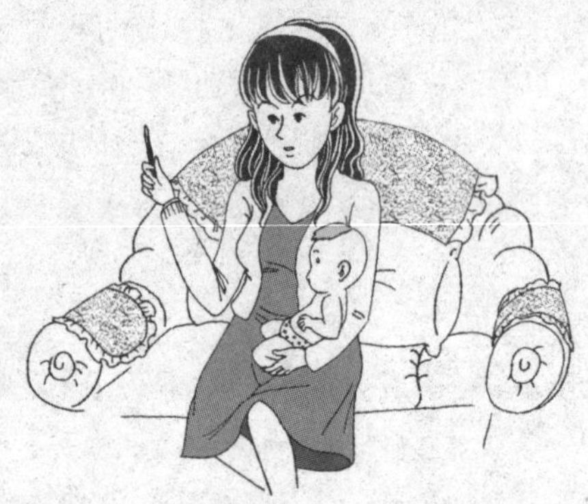

新生儿测体温常取腋下。量体温之前，将体温计甩到35℃以下，用棉花蘸酒精擦拭消毒后再用。温度计的水银囊那头放在新生儿的腋下，将其夹住，经3～5分钟后取出。看温度计的刻度时，应横持温度计，缓慢转动，便可以看清温度计所示的刻度。体温计用完后，要用75%酒精消毒后存放备用。

贴心TIPS

如果没有体温计，可以通过触摸新生儿的额头或身体来确定是否发热或体温过低，这就全凭大人的感觉了。早产儿、重病小儿不但不发热，还可能会出现低体温。可触摸新生儿的小腿和腋窝来判断，如发冷，常预示体温不升。有时新生儿包裹不当，手脚也会发凉。40℃以上为超高热，应当及时采取措施降温。

新生儿的肚子须保暖

新生儿自出生以后，肠胃就不停地在蠕动，当新生儿腹部受到寒冷的刺激，肠蠕动就会加快，内脏肌肉呈阵发性的强烈收缩，因而发生阵发性腹痛，新生儿则表现为一阵阵哭啼，食乳减少，腹泻稀便，常常有奶瓣。

由于寒冷的刺激，男孩易发生提睾肌痉挛，使睾丸缩在腹股沟或腹腔内，就是人们常说的“走肾”，这时新生儿腹部疼痛转剧，表现为烦躁啼哭不止。

发生上述情况后，只须用热水袋敷腹或下腹部，或用陈艾、小茴香炒热，用布包着热熨腹部，疼痛会逐渐缓解。

因此，平时应注意给新生儿腹部保暖，即使是夏天天气炎热，也应防止新生儿腹部受凉，宜着单层三角巾护腹，冬天宜着棉围裙护腹。

怎样给新生儿换尿布

新生儿尿布要随时更换，才能保证会阴部干净卫生。

尿布应事先准备好，取两块尿布分别叠成长方形和三角形，将长方形尿布放在三角形尿布上，使之呈T字形，叠好后放在床边备用。

如果新生儿有哭闹或估计新生儿已经有大小便时，应先洗手，然后取两块叠好的尿布一齐塞在新生儿臀下，将上面长方形尿布盖住会阴部，再将三角形尿布的三个角在会阴部上方系在一起，再在新生儿的臀部的上、下两面各垫一小棉垫子，既可保证新生儿能自由舒服地伸腿活动，又能避免尿湿被褥。

给新生儿换尿布应注意：一是要勤换，否则大小便长时间刺激会阴部皮肤可引起尿布疹；二是新生儿大便后，换用新尿布前，应用柔软的温湿尿布将会阴部擦洗干净，并保持局部干燥；三是动作要轻快，特别是在冬季，要防止新生儿着凉。

贴心 TIPS

应为新生儿选用白色旧被单或旧棉衣服改制而成的尿布，既柔软，吸水性强，又无刺激性。如大人的旧棉毛衫、棉毛裤、旧棉被里、旧床单等，剪成合适的大小，洗干净后开水一烫，太阳晒干即可使用。

市面上销售的成品有一次性无纺尿布，一般不会损伤新生儿肌肤，只是价格较贵，作为临时应急或外出时使用较好。

新生儿尿布的清洗与消毒

新生儿每大用过的尿布一定要认真地清洗。新生儿每天用过的尿布很多，如能一块一块地洗最好，集中起来清洗也可以，但一般每天要集中洗3~4次。

清洗尿布时最好不要用碱性太强的肥皂，更不要用洗衣粉，以免刺激新生儿肌肤，引起过敏反应，出现湿疹、瘙痒等症状。清洗尿布时可以加几滴醋。

洗净的尿布，应在晾晒前用沸水烫一烫，既干净又消毒。最好能在日光照射下好好地晒晒，这也是消毒的一个必要手段。如果在梅雨天，不能日晒可用熨斗烫干，既可达到消毒的目的，又能去掉湿气，新生儿也会感到舒服。

新生儿不宜看电视

有些年轻的妈妈经常抱着新生儿看电视，这样对新生儿的健康是有影响的。

新生儿时期，孩子的身体生长发育最快，眼球前面的角膜还很薄嫩，眼球前后径很短，眼肌力量较弱，晶状体也未发育成熟。如果让新生儿看电视，尤其是长时间地看，角膜容易受刺激，眼球的前后径被拉长，眼肌过度疲劳，改变晶状体凸度的睫状肌的弹性减

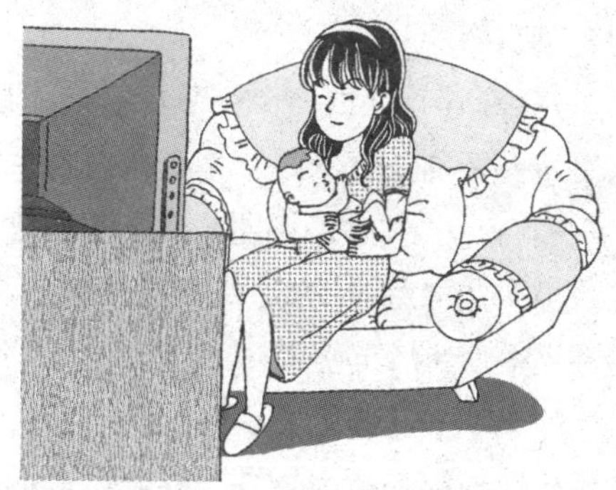

弱，其调节能力降低，眼睛的视力将变差，甚至导致屈光不正等各种眼病。

此外，新生儿随大人看电视会影响其睡眠，可以导致生长激素的分泌减少，妨碍其生长发育。而且看电视时新生儿处于坐视的静止状态，身体活动减少，也影响其他活动的进行，影响新生儿下肢血液循环，使下肢骨骼的生长减慢，影响身高正常增长。

贴心 TIPS

不仅是新生儿，一岁以内的婴儿也不宜看电视，那么多大的孩子才可以看电视，看多长时间为好呢？

一般来说，小儿两岁以后才可以看电

视，但时间也不宜过长；2~3 岁的幼儿看电视的时间以不超过半小时为宜；4~6 岁的儿童看电视的时间不应超过 1 小时。

怎样护理早产儿

胎龄越小，器官的缺陷和功能障碍对早产儿的生命和健康的危害就越大，出生后可能遇到的问题也越多，往往需要给予特别的监护，帮助其度过发育不足时期。早产儿所需要接受的监护与其出生时的胎龄和体重密切相关。

保暖。早产儿的体温调节功能差，因此出生后要特别注意保暖。为避免出现体温异常波动，早产儿室内温度保持在 24℃为宜。早产儿所用的尿布、衣服及包被等，都应在火上烘烤后再使用；头上要戴帽子。

如果早产儿胎龄太小，成熟度太差，要让他生活在保暖箱内为宜。保暖箱好似人造子宫，透明的外壳便于观察，箱体设置有可供手伸进去操作的窗口，保暖箱内的温度和湿度可以调节到最佳的需求状态。

喂养。要想早产儿生长发育快，正确喂养十分重要。对早产儿来说，最好的营养物质仍是母乳。母乳的营养成分不会因提早结束妊娠而缺少。

为了减少低血糖、高胆红素血症，要早期喂食，刚出生时，可补充葡萄糖水，进食量和喂养次数视新生儿的饥饿和摄入情况而定。吸吮力好者，可直接开始哺喂母乳，最初每次不超过 5~10 分钟。若新生儿食欲好，吸吮又无疲劳现象，可逐渐增加哺乳时间。

预防感染。早产儿免疫功能低下，很易感染，要特别注意预防。

要避免亲友探望；家中人有感冒、皮肤感染及肠道感染的，都应与早产儿隔离；给早产儿喂奶、换尿布前，都应洗手；早产儿的奶瓶、用具应天天煮沸消毒；床单、被褥应经常洗晒；居室要通风；应天天给早产儿洗澡、更换衣服，保持其皮肤清洁；喂奶应注意勿使奶吸入气管内；喂奶后要调换体位，防止发生肺炎；如发现皮肤生有脓包等感染现象，应及时到医院检查治疗。

新生儿不宜用枕头

有些人习惯认为，睡觉就必须睡枕头，于是就给刚刚出生的新生儿也枕上一个小枕头。其实，这样做对新生儿的正常发育是很不利的。

新生儿的脊柱从侧面看几乎是直的，或仅稍向后突出，生理性的弯曲还没有形成。当出生后 2~3 个月开始抬头，就会出现颈椎前凸（第一个弯曲）；6~7 个月开始会坐，会形成胸椎后凸（第二个弯曲）；在练习行走时形成腰椎前凸（第三个弯曲）。

因此，新生儿时期不宜用枕头，只是床头部稍垫高些，或在枕部垫一个软垫。有些人给小儿“睡头形”，这是不合适的。

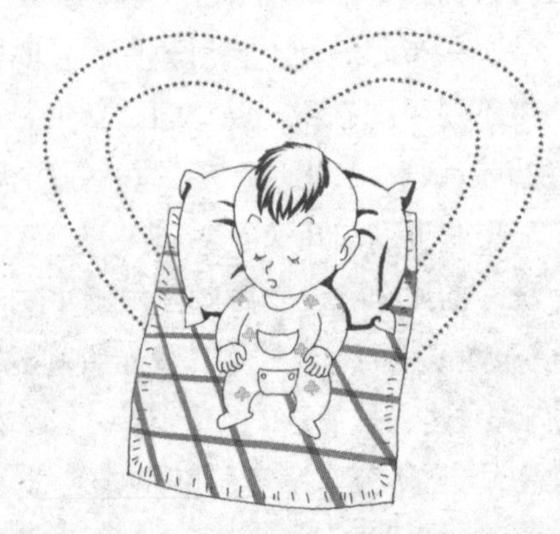

贴心 TIPS

当婴儿长到 2~3 个月时，颈部脊柱开始向前弯曲,这时睡觉时可枕 1 厘米高的枕头。长到 6~7 个月开始学坐时,婴儿胸部脊柱开始向后弯曲,肩的发育增宽,这时婴儿睡觉时应枕 3 厘米高左右的枕头。

怎样抱新生儿

对于新生儿,爸爸妈妈是又想亲近,又常感无从下手,担心弄疼弄伤宝宝。下面三种抱新生儿的方法比较科学，比较适合新生儿的特点。

将新生儿抱于手臂中。左臂弯曲,让新生儿的头躺在左臂弯里，右手托住新生儿的背和臀部，右臂与身子夹住新生儿的双

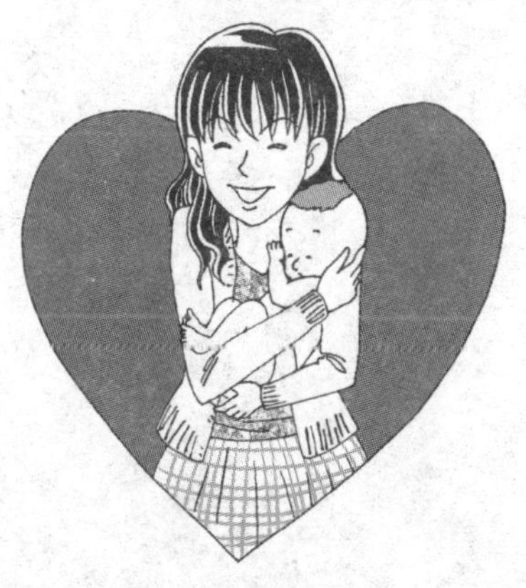

腿,同时托住新生儿的整个下肢体。左臂要比右臂略高 10 厘米左右。这样抱新生儿,使新生儿的头部及肢体比较舒服，让新生儿有安全感。

将新生儿面向下抱着。将左手放在新生儿的腹部托着他的下身，将右手放在身侧,托着新生儿的上身,使新生儿的下巴及脸颊靠近你的臂弯，这样可以让新生儿的手脚自由活动。

让新生儿靠住大人的肩膀抱着。你的一只手放在新生儿的臀下,支持其体重;另一只手扶住新生儿的头部，使新生儿靠住你的肩膀,竖直卧在你的胸前。这样抱新生儿不但会使新生儿感到安全,而且直立,无压迫感。

当妈妈要交给爸爸抱时，接新生儿的爸爸要靠近妈妈身体，并将双手插到递新生儿的妈妈胳膊之上。确定爸爸的双手已抱住新生儿了,妈妈才可将自己的手抽出,切不可随便交给爸爸，这样容易把新生儿摔在地上。

由于新生儿肌肉力量弱，不足以支撑头和躯体，所以无论你用怎样的姿势抱新生儿,都要托住新生儿的头颈部。另外,经常变换姿势也是有必要的，尤其不要总是以侧向一侧的单向姿势抱新生儿，以免导致新生儿的骨骼发育不正常。

贴心 TIPS

把抱起的新生儿放下时,用一只手置于新生儿的头颈部下方,另一只手抬起他的臀部,再慢慢地、轻轻地把新生儿放下。在放的时候,要一直扶住新生儿的身体,直到新生儿的身体已经到床上。然后再把手从新生儿的臀部慢慢地抽取出来,将刚抽取出来的手托住新生儿的头部,从而使另一只手也能抽出来。这时,再轻轻地放下新生儿的头即可。

新生儿躺卧宜采用的体位

新生儿躺在床上时，要不断地变化体位,不要长时间平卧,可适当俯卧,俯卧对

锻炼其呼吸功能大有好处。要睡平板床,去枕,头转向右侧,两手两脚平摆于两侧。俯卧时要有专人密切观察,时间不宜太长。

不论采用什么体位,都不要将新生儿包裹太紧,更不要用带子紧紧捆绑,以免妨碍其四肢的活动和胸廓的运动。

贴心 TIPS

一般在新生儿出生的第一天应采用头略低于脚的侧卧位,以利于吐出在分娩时吸入的羊水和黏液。第二天即应让新生儿的上半身和头部高于下半身,不必枕枕头,在每次喂奶后宜右侧卧位,以利于胃的排空,防止溢奶,并可避免溢奶时奶液吸入呼吸道,引起窒息。

新生儿睡觉不要过分摇

据科学家们研究,轻轻地摇晃新生儿,可以使他们的内耳前庭受到刺激,产生平衡感觉,有利于其动作发育。但过分剧烈地摇晃新生儿,对孩子却是十分危险的。

当成人用手反复摇晃来哄新生儿时,由于新生儿头部相对较大难以控制,在摇晃中就会急速晃动,使大脑不断撞击颅骨内壁,引起大脑皮层膨胀,使脑组织受震荡并缺血,从而出现烦躁不安、食欲减退、恶心呕吐等症状,严重的还会产生发作性癫痫。这些统称为"摇动婴儿综合征",多见于6个月内的新生儿。

为此,哄新生儿时一定不要过分用力地摇晃,以免造成不良后果。

贴心 TIPS

抚爱新生儿正确的方法是轻轻抚摸新生儿的全身。摇晃新生儿常常作为一种止哭的方法,当新生儿大哭时只要轻轻一摇或轻拍,新生儿的哭声就会停止,如果轻轻哼上几句催眠曲,新生儿会睡得更快,这是大家所共有的常识。

不能给满月的婴儿剃头

中国民间传统认为,婴儿满月应剃光头发,这样可以使头发增多变粗,有人连婴儿的眉毛也一起剃掉。这种做法是没有科学根据的。

露出皮肤表面的毛发是毛干,埋在皮肤里的是毛根,两者都是已经角化并且没有生命活力的物质。生长毛发的能力取决于毛根下端的毛球,它隐藏在真皮深处。因

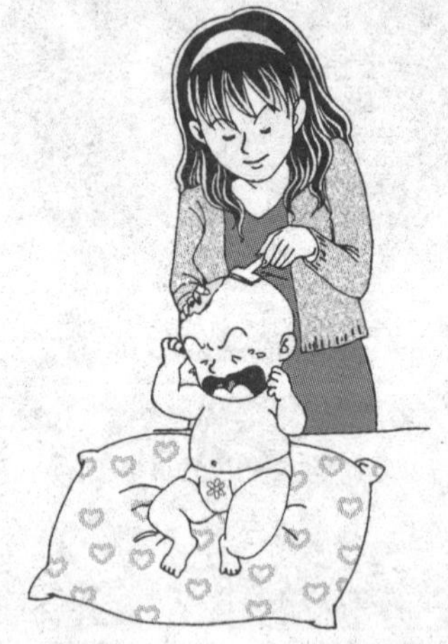

此,无论怎样剃、刮甚至拔,触及到的只是未起作用的毛干和毛根,对起决定性作用的毛球却一点也未触及,根本不可能改变头发的质量。

给婴儿剃头,不但不会给其带来任何

好处，反而可能会给婴儿造成不必要的麻烦,导致疾病的发生。

这是因为婴儿的头皮十分娇嫩，抵抗力差，剃头只要一不小心就会割破孩子的头皮，而且婴儿的头皮上存有大量的金黄色葡萄球菌,头皮有破损时,细菌会乘机而入,并经血脉流通播散到全身,引起严重的菌血症、败血症,甚至脓毒血症,严重时可危及婴儿生命。

贴心 TIPS

一般来说,头发生长得如何与遗传因素及妈妈孕期的营养有较大关系,有的宝宝会随着年龄的增长,头发越长越好。妈妈可在宝宝稍大些时,添加一些有利于毛发生长的食品,而不必靠剃头来提高、改善发质。

为新生儿清洁口腔

新生儿刚出生时，口腔里常常有一定的分泌物,这是正常现象,一般无须擦去。为了清洁口腔，妈妈可以定时给新生儿喂些温开水,就可清洁口腔中的分泌物。

如果一定要清除脏物时，让新生儿侧卧位,用小毛巾或围嘴围在新生儿的颌下,防止沾湿衣服。家长用香皂洗净双手,用棉签蘸上淡盐水或温开水，先擦口腔内的两颊部、齿龈外面,再擦齿龈内面及舌部。

贴心 TIPS

如果新生儿闭口不配合,家长可以用左手指、食指捏新生儿的两颊,使其张口,再进行清洁,但动作一定要轻巧,因为新生儿的口腔黏膜极柔嫩,唾液少,易损伤而致感染,产生发炎溃烂等现象,故在清洁口腔时一定要注意。

给婴儿剪指甲

婴儿的指甲长得特别快，一两个月的婴儿指甲以每天 0.1 毫米的速度生长,所以要间隔 1 周左右就要给婴儿剪一次。

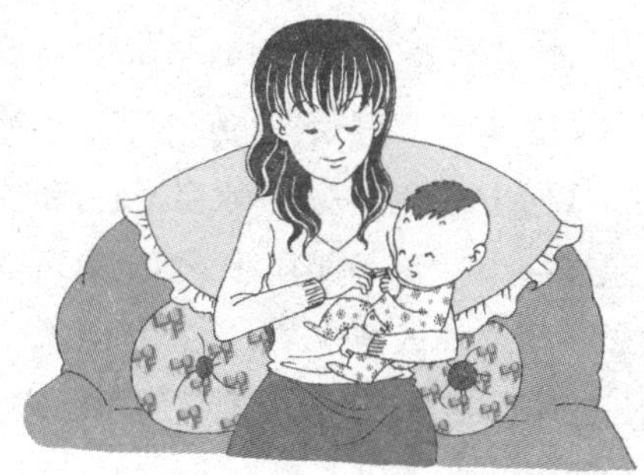

剪指甲时要注意以下几点：要在婴儿不动的时候剪,最好等婴儿熟睡时剪;由于婴儿的指甲很小,很难剪,所以尽量用细小的剪刀来剪，剪得不要太多，以免剪伤皮肤；婴儿喜欢用手抓挠脸部和身上其他部位,往往会抓破皮肤,所以剪指甲时不要留角,要剪成圆形。

怎样保护新生儿的囟门

新生儿在头顶部有一块软的区域,称为囟门。头顶常有两个囟门,位于头前的叫前囟门，约 2.5 厘米×2.5 厘米,6~7 个月骨化后逐渐缩小,1 岁到 1 岁半时闭合；位于头后部的叫后囟门,约 0.5 厘米×0.5 厘米,生后 2~4 个月自然闭合。

很多人可能会认为宝宝的囟门是禁区,既摸不得,也碰不得。必要地保护囟门是应该的,但如因此连清洗都不允许,那反而不利于新生儿的健康。

婴儿出生以后,皮脂腺的分泌加上脱落的头屑,常在前、后囟门部形成结痂(因为这里软,脏物易于存留),对牛奶过敏的新生儿,更容易形成奶痂。这些东西,不及时清洗会使其越积越厚,影响皮肤的新陈代谢,有时还会引发脂溢性皮炎。要是结痂后用手去抠,那就更糟,很容易损伤皮肤而感染。

正确的保护是从新生儿期开始即经常清洗,清洗的动作要轻柔、敏捷,不可用手抓洗,用具要清洁卫生,室温和水温适宜,和洗澡一起进行;如果前、后囟门已经结痂,可用消毒过的植物油或0.5%金霉素膏涂敷痂上,24小时后用细梳子梳一两次即可除去。除去后要用温水、婴儿香皂洗净。每次都这样清理,就不会有奶痂形成了。

怎样保护新生儿的眼睛

婴儿出生时经过母亲阴道,阴道分泌物常会浸到眼内。如果阴道分泌物中有细菌,这些细菌就可随着分泌物侵入眼内,引起新生儿患各种眼炎。

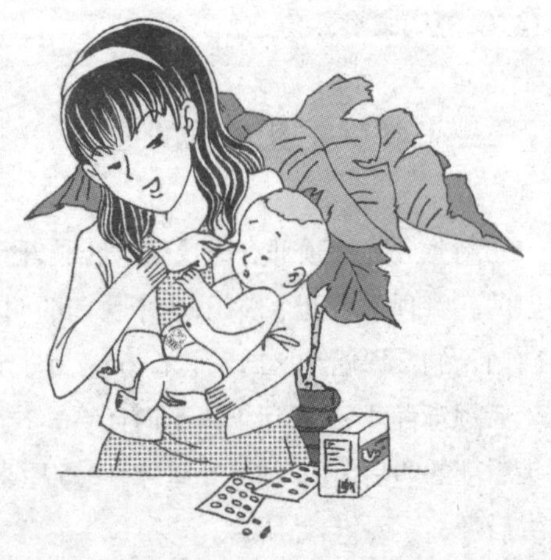

保护新生儿的眼睛应从预防着手,新生儿出生后,接生者应给新生儿的眼睛内滴药。正常时,出生第一周,新生儿的眼睛都应用药棉浸生理盐水(或3%硼酸水)洗净,头三天滴0.25%氯霉素眼药水、黄连素或磺胺醋酰钠等眼药水,每天一次。如没有眼药水,也可用黄连蒸水涂眼,每天一次,2~3次即可。此后无异常就不要再滴药了。

贴心 TIPS

大多数父母不能把药水滴进新生儿的眼睛里,主要原因是新生儿不睁眼,当家长试图用手指将新生儿上下眼睑分开时,新生儿反而闭得更紧。

这时,首先要设法让新生儿睁开眼,可将孩子背着光线水平地抱起来,上下摇动其上身和头部,这样,新生儿就会自动睁开眼睛,随之可将眼药水或眼药膏点在下眼睑的穹隆部。要注意,点药时切勿触到新生儿的上下眼睑,以免引起新生儿闭眼,导致滴药困难。

怎样给新生儿喂药

由于新生儿期味觉反射尚未成熟,所以对于吃进的各种饮食味道并不太敏感,可把药研成细粉溶于温水中给新生儿喝;如病情较重可用滴管或塑料软管吸满药液后,将管口放在患儿口腔颊黏膜和牙床间慢慢滴入,并要按吞咽的速度进行,第一管药服后再滴第二管;如果发生呛咳应立即停止挤滴,并抱起患儿轻轻拍其后背,严防药液呛入气管。

新生儿病情较轻者，可使用乳胶奶头，让患儿自己吸吮也可服下，但要把沾在奶瓶里的药加少许开水涮净服用，否则无法保证足够的药量。

也可以将溶好的药液，用小勺紧贴新生儿嘴角慢慢灌入，等新生儿把药全部咽下去再喂少量糖水。

在喂汤剂中药时，煎的药量要少些，以半茶盅为宜，一日分3~6次喂完。加糖调匀后倒入奶瓶喂用，注意中药应温服。

给新生儿服药应注意，不要用乳汁冲服药液，因为两者混合后可能出现凝结现象或者降低药物的治疗作用，另外，还可能影响新生儿的食欲。在用药以后，要注意观察新生儿对药物的一些特殊反应，以免发生意外。另外，一定要按时按量服药，不要随便减少或增加药物的数量与服药次数。

贴心 TIPS

新生儿生了病，做父母的总是百般护理和照顾，甚至吃药也让新生儿躺在床上吃，唯恐惊动新生儿。殊不知，这样做不仅对新生儿的病愈不利，反而有害。

躺着吃药，药容易滞留在食管里，刺激并损伤食管内壁，有时还会延缓药物的吸收，影响治疗效果。

那么，新生儿吃药时应采用哪种姿势呢？最好母亲抱着新生儿或让新生儿坐着吃药。服药后要喝一定量的温开水。如果新生儿因病重等原因不能采用这两种姿势服药，父母要把新生儿头、上身托起，然后再喂。

防止新生儿发生意外情况

新生儿自己不会做什么，基本上是在大人限定的环境和条件下生活的，即使这样也会发生这样或那样的伤害，如烫伤、摔伤、一氧化碳中毒、窒息、猫鼠咬伤、自己抓伤等。但只要稍加注意，是完全可以避免的。

防止外伤。有孩子的家中最好不要养小动物，比如狗、猫等，因为小动物有可能抓伤、咬伤小儿，动物的某些疾病也会传染给孩子。有些家长为防止抓伤皮肤，常给新

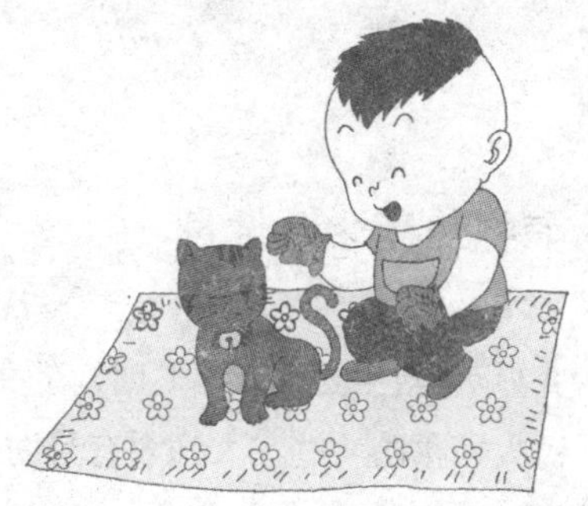

生儿戴上小手套而不注意松紧程度，或用些小细线缠住新生儿手指，这样会影响手指正常的血液循环，严重的还会导致局部组织坏死，落下终身残疾。

防止烫伤。冬季室温过低，有些家长常常使用电暖宝或热水袋给新生儿保暖。使用这些物品保暖时，注意一定不要直接接触新生儿的皮肤，温度过热或漏水都易烫伤新生儿。给孩子洗澡时，澡盆、存放热水的容器、取暖设施摆放位置一定要合理有序，水温要合适，洗澡中途需补加热水时，应先抱出新生儿，再加入热水，调好温度后再给新生儿继续洗。

防止窒息。有些家长怕孩子着凉，将新生儿包得严严实实，此时千万要注意不要忽略给新生儿口鼻留下空间，避免窒息而死。

在人工喂养上，家长也要注意奶头不要过大，新生儿吃得不能过急，每次喂完后立着抱起新生儿，拍拍后背，最好让新生儿打个嗝后再轻轻放下侧卧，这样不仅可减少吐奶现象，而且即使吐奶也不致误吸入气管而造成窒息。

4 早期培养

怎样为新生儿健身

研究显示，新生儿以及婴儿时期的身体锻炼，对人们预防一些成人病大有帮助，它越来越引起人们的关注。新生儿由于很多组织器官发育还不完善，"抱、逗、按、捏"就成了新生儿期简便易行的锻炼方法，对新生儿身心健康有良好的促进作用。

抱。抱是母子感情信息的传递，是新生儿最轻微、最得体的活动。新生儿在哭闹不止时，大人如果抱抱新生儿，他就可以得到精神上的安慰。有的家长怕惯坏了新生儿而不愿意抱，这对新生儿的身心健康和生长发育是很不利的。因此，为了培养孩子的感情、思维，特别是在哭闹的特殊语言要求下，不要挫伤新生儿的幼小心灵，要适当地多抱一抱新生儿。

逗。在新生儿期，逗是最好的一种娱乐形式。逗可以使新生儿高兴得手舞足蹈，使全身的活动量进一步增强。有人观察，常被逗弄、与之嬉戏的新生儿要比长期躺在床上很少有人过问的新生儿表现得活泼可爱，对周围事物的反应显得更加灵活敏锐，这对新生儿以后的智力发育有着直接的影响。

按。按是家长用手掌给新生儿轻轻地按摩。先取俯卧位，从背部至臀部、下肢，再取仰卧位，从胸部至腹部、下肢，各按摩 10～20 次。按摩不仅能增加胸、背、腹肌的锻炼，减少脂肪的沉积，促进全身血液循环，还可以增强心肺活动量和胃肠道的消化功能。

捏。捏是家长用手指捏揉新生儿。捏可以比按稍加用力，可以使全身和四肢肌肉更加结实。一般从四肢开始，再从两肩到胸腹，各做 10～20 次。据相关医学研究显示，在捏的过程中，新生儿胃液的分泌和小肠的吸收功能均有增进，特别是对脾胃虚弱、消化功能不良的新生儿效果更加显著。

贴心 TIPS

要注意的是，"抱、逗、按、捏"中，除了"抱"以外，其他均不宜在进食中或食后不久进行，以免小儿呕吐，甚至吐出的食物可能被吸入气管而导致呛咳、窒息。因此，时间一般选择在食后两小时进行。操作手法要轻柔，不要用力过度，以让新生儿感到舒适、满足为度。

同时还要注意不要让新生儿受凉，以防感冒。在与新生儿逗玩时，表情要自然大方，不要做挤眉弄眼等表情怪诞的动作，以避免给新生儿留下深刻印象，经常模仿而形成不良习惯。

新生儿按摩

给新生儿按摩，可以促进母婴间的交流，使新生儿体重增加，有利于新生儿身体健康和发育,同时可以减少新生儿吵闹,增加睡眠。

由于新生儿的注意力不能长时间集中,因此,不要重复太多相同的按摩动作,最好选择在新生儿不太饥饿或者不烦躁的时候进行按摩,如在新生儿洗完澡以后,或在给新生儿穿衣服的过程中。

按摩前短时间的准备也很重要,可以放一些柔和的音乐以帮助放松,使新生儿感到更加舒适。按摩前要先温暖双手,倒一些婴儿润肤油或爽身粉于手掌心,然后轻轻地在新生儿肌肤上滑动,开始时轻轻地按摩,逐渐增加压力,新生儿慢慢地就适应了。

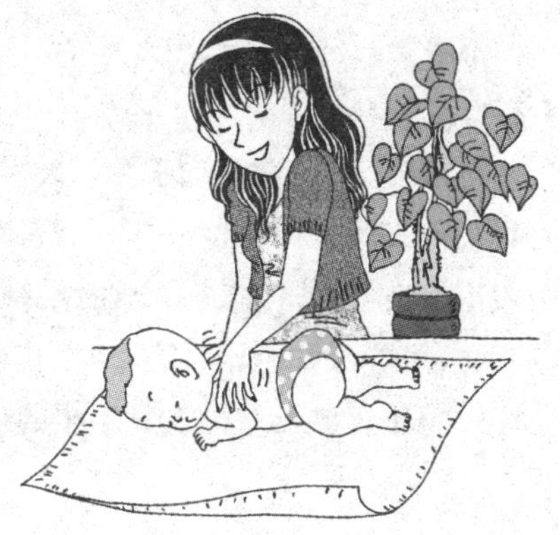

按摩没有固定的模式,可以不断地调整,以适应新生儿的需要,对于新生儿,每次按摩10分钟即可;对于大一点儿的婴儿,可以延长时间至20分钟左右。

以下是一套给新生儿按摩的手法。

头部。用双手拇指从前额中央向两侧滑动;用双手拇指从下额中央向外侧、向上滑动;两手掌面从前额发际向上、后滑动,至后颈部后发际,并停止于两耳后乳突处,轻轻按压。

胸部。两手分别从胸部的外下侧向对侧的外上侧滑动。

腹部。两手从腹部右下侧经中上腹滑向左上侧;右手指肚自右上腹滑向右下腹;右手指肚自右下腹经右上腹,左上腹滑向左下腹。

四肢。双手抓住上肢近端,边挤边滑向远端,并揉搓大肌肉群及关节。下肢与上肢相同。

手足。两手拇指指肚分别从手掌面边缘侧依次推向指侧,并提捏各手关节。足与手相同。

背部。婴儿呈俯卧位,两手掌分别由背部中央向两侧滑动。

贴心 TIPS

以下是一套婴儿按摩操,它适合于0~3个月的婴儿,方法如下。

第一节:孩子仰卧,双臂放于体侧,操作者用手指从肩到手按摩孩子胳膊4~6次。

第二节:孩子仰卧,双臂放于体侧,操作者用手掌心顺时针方向按摩孩子腹部6~8次,然后再用双手掌面从孩子腹部中心向两肋腰间方向按摩6~8次。

第三节:孩子仰卧,操作者用一只手轻轻握住孩子的脚,用另一只手从内向外、从上向下,轻轻按摩孩子的腿部,然后换另一只脚。最后,轻轻地揉一揉孩子的腿部肌肉。

第四节:孩子俯卧,操作者用手顺着孩子脊椎骨从头部往臀部按摩,然后再从下往上按摩。

第五节:孩子仰卧,操作者用两手食指托住孩子踝部,用两拇指按摩其脚背、脚踝周围。

双臂交叉与屈腿运动

双臂交叉运动。这套运动适合于两个月以下的婴儿,方法如下。

孩子仰卧在床上，操作者将大拇指插入孩子的小拳头里，其余四指扣在孩子的手腕上，轻轻地将孩子的胳膊从肘关节处微微弯曲，活动1～2次。最后，操作者将孩子的双臂在胸部交叉，再活动1～2次。

屈腿运动。这套运动适合于两个月以下的婴儿，方法如下：孩子平躺在床上，操作者轻轻抓住孩子的脚踝，将两腿拉直，再将两膝盖弯曲。

新生儿的户外活动

通常来讲，未满月的新生儿不必到户外去呼吸新鲜空气，可以将窗户打开放些新鲜空气进来。不过新生儿天生就喜欢赤身裸体地在户外活动，如果让他穿上薄衣

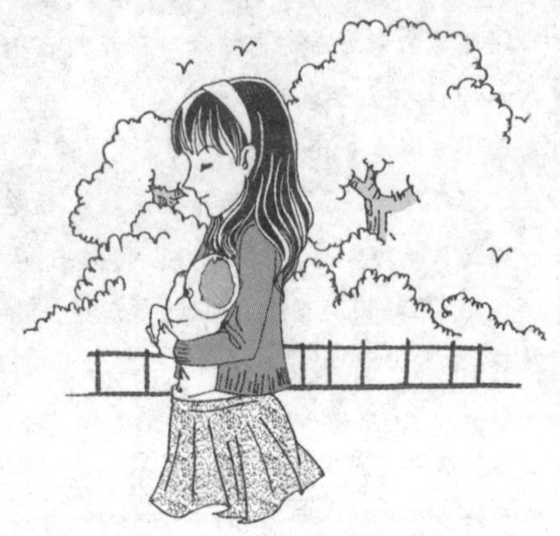

服在户外晒晒太阳，他会感到非常满足，这对于新生儿生长发育很有益处。如果天气非常暖和，也可以将新生儿抱出去散步5分钟左右。

户外活动以春秋季为最好，冬天要在无风或风很小的时候进行，夏天要在阳光不太强的树荫下活动，但不要隔着玻璃晒太阳，因为紫外线大多不能穿透玻璃，这样起不到晒太阳的作用。

影响新生儿智力的几种因素

对孩子的智力开发应从新生儿期开始，下面是影响儿童智力的几种因素。

运动不足。运动可以促进血液循环和新陈代谢，增强大脑的血液供应，促进大脑神经细胞的开发和思维能力的发展。

睡眠欠佳。良好而充足的睡眠不仅有益于儿童的身体发育，而且对儿童智力的发展有良好的促进作用。

忽略早餐。

甜食过多。

大便秘结。大便量少而便秘，致使粪便及有毒物质在肠道内停留过久，毒物被大量吸收进入血液循环，损害大脑神经细胞，长此下去，可导致儿童记忆力下降、注意力不集中、思维迟钝等智力发育不全的现象发生。

新生儿视力的发展

可采用如下方法来发展新生儿的视力。

首先，可以吸引孩子注意灯光，进行视觉的刺激，然后让孩子的眼睛跟踪有色彩或者发亮和移动的物体。可在房间里张贴美丽或色彩斑斓的图画，悬吊各种颜色的彩球和玩具。周围可见的刺激物越多，越能丰富新生儿的经验，促进其心理的发展。

贴心 TIPS

可以和新生儿做看月亮游戏，训练新生儿的视觉。

方法：用一块红布蒙住手电筒的上端，

开亮手电。将手电置于距新生儿双眼约30厘米远的地方，沿水平和前后方向慢慢移动几次。此训练可在新生儿出生后半个月开始进行。

目的：吸引新生儿注视灯光，进行视觉刺激。

注意：最好隔天进行1次，每次1~2分钟，不可不蒙红布用电筒直照新生儿眼睛。

新生儿听觉的训练

新生儿在出生以后，很快就可以利用在胎儿期积累起来的经验，去对周围丰富多变的声音世界进行探索。新生儿出生后几分钟就有听觉反应；出生后2~3天就能对不同的声音建立起条件反射；5天就能辨别发声物体的位置，而且表现出对声音集中精力倾听，即听见声音就能完全停止他正在进行的动作。

为了发展新生儿的听力，可以听音乐、玩有响声的玩具。通过听音乐可以训练孩子的听觉、乐感和注意力，陶冶孩子的性情。妈妈可以在给新生儿喂奶时，放一段旋律优美、舒缓的乐曲。

妈妈还要经常跟新生儿小声谈话、唱歌或低声哼唱，虽然他还听不懂，但却为他创造了一个训练听力和语言能力的好机会，并通过这种交谈方式进行母子感情的交流。

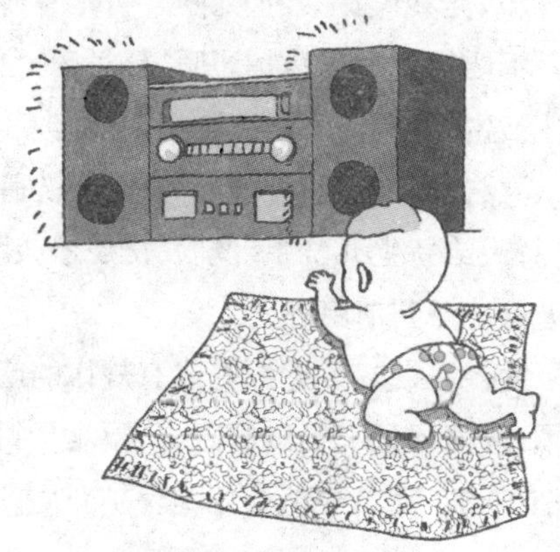

贴心TIPS

可以让新生儿听音乐来训练新生儿的听觉。

方法：妈妈在给新生儿喂奶时，将录音机和音响的音量调小，播放一段旋律优美、舒缓的乐曲。此活动在新生儿出生后几天即可进行。

目的：音乐可以训练听觉、乐感和注意力，陶冶孩子的性情。

注意：不要给婴儿听很多不同的曲子，一段乐曲一天中可以反复播放几次，每次十几分钟，过几周后再换另一段曲子。

新生儿触觉的训练

皮肤是新生儿最敏感的部位，如果用手轻摸孩子的脸，他会转动头部，寻找刺激源。通过触觉的训练，可以扩大孩子认识事物的能力，可以把粗细、软硬、轻重不同的物体以及圆、长、方、扁等不同形状的物体给新生儿触摸，还可以让新生儿体验冷热等温度的感觉，让新生儿碰一碰那些没有危险的物体。

贴心TIPS

可以和新生儿做抓手指游戏，训练新生儿的触觉。

方法：妈妈伸出大拇指或食指，放在新

生儿的手心里，让新生儿抓握。等新生儿会抓以后，再把手指从小儿的手心移到掌的边缘，看小儿是否也能去抓。

目的：通过训练使新生儿从最初有意识地抓握到其最初的手脑协调能力。

注意：妈妈的指甲应该剪短，以免刮伤新生儿。

新生儿语言的训练

孩子从一出生开始，就应该注意训练其语言能力，父母要有意识地在不同的场合、不同的时间对新生儿进行语言训练。在新生儿睡醒、吃奶、玩耍、做游戏、被爱抚时要和新生儿说话。

比如在孩子吃奶时可以说“宝宝吃奶了”，玩耍时说“宝宝来做游戏了”，听音乐时告诉孩子听的是什么曲子等。

新生儿在2～3周时即会发出“哦哦”的声音来应答大人的声音。父母讲得越多，新生儿应答得越勤。另外，可以有意地给新生儿讲故事、说儿歌，训练孩子的语言能力。

贴心TIPS

在新生儿清醒时，妈妈也可以用缓慢、柔和的语调和他说话，比如：“宝宝，我是妈妈，妈妈喜欢你”等。这种活动有助于新生儿早日开口说话，并促进母子之间的情感交流。不过要注意的是：对新生儿说话时要尽量使用普通话。

与新生儿进行情感交流

美国心理学家加达德博士说过：“让婴儿以婴儿的见解去亲自体验自己对人生是抱着信赖和幸福感，还是不信任感或绝望感，关系着婴儿与父母的关系融洽与否。”

初为父母，是在与孩子建立了亲密的交流关系之后，逐渐获得了自信和为人父母的感觉，新生儿也因为有了与父母的接触而获得安全、幸福和信赖的感觉，这些基本的满足感是孩子日后成长、发展人际关系的基础。

父母可以通过目光的交流、爱抚、拥抱、轻柔的呼唤、身心的交流传递亲子之情，发展孩子对外界事物的认知和感受能力，促进孩子健康而愉快地成长。

对新生儿进行习惯的培养

新生儿出生后不久就应该注意培养良好的生活和卫生习惯。好的习惯可以使孩子受益终身。不良的习惯一旦形成，便很难纠正。

睡眠习惯。培养新生儿良好的睡眠习惯很重要。父母首先要给新生儿提供安静的环境，光线略暗，空气新鲜，被褥厚薄适当。不要抱着睡或边拍边睡、摇晃床，也不要让新生儿口含乳头或吸吮手指睡觉。

清洁习惯。定时洗澡，及时换洗脏衣服，每天给新生儿洗手、洗脸、洗屁股，让宝宝处处感受到清爽舒适。

饮食习惯。要逐渐养成有规律的吃奶习惯，既能保证充足的睡眠，又不至于饥一顿饱一顿，而且也能很好地保护新生儿胃

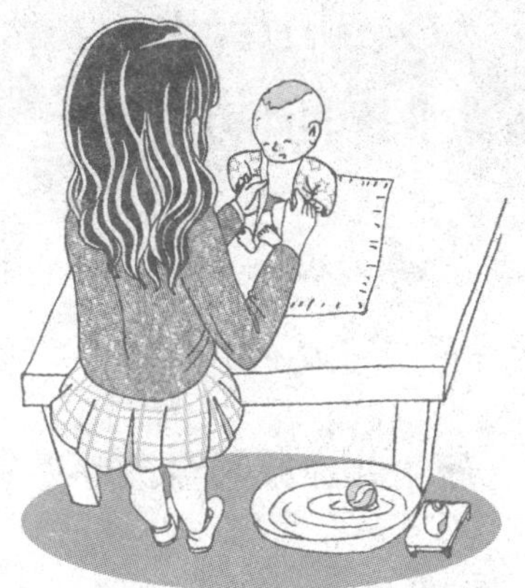

肠道的消化功能。

排便习惯。此时的新生儿大小便无节制，可以有意识地进行训练，定时把小便，用声音刺激协助排便，逐渐形成习惯。

科学地开发新生儿大脑的潜力

人的大脑有左半球和右半球之分，左右脑的功能虽然无法完全分开，但两者在功能优势及功能发展的时间上存在着差异。左大脑拥有语言优势，右大脑拥有感觉

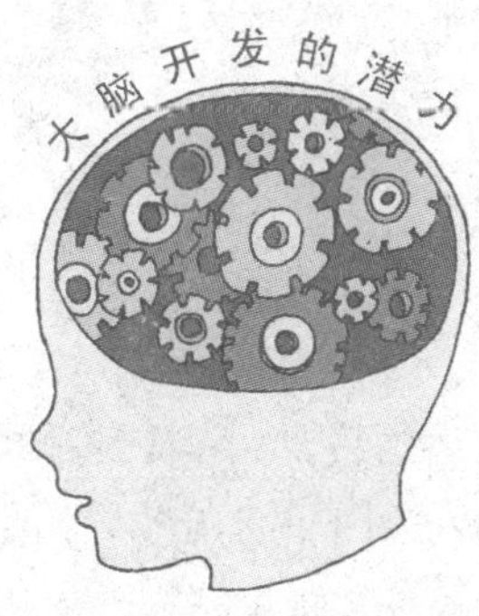

优势，时间差异主要指在人生早期，大脑功能的发展主要集中在右脑半球，而右脑半球的发育又将决定左脑半球功能的发展。这就为早期教育提供了重点和目标。

贴心 TIPS

下面介绍几种早期促进右脑半球功能发育的简单办法。

- 对着左耳说话，声音不要太大。每日2~3次，每次5分钟左右。
- 听没有歌词的古典音乐。
- 按紧左鼻孔，用右鼻孔呼吸。
- 进行早期感官教育，包括视、听、嗅、触觉等训练。

手指益智法

手是认识物体的重要器官，也是触觉的主要器官。研究显示，通过活动手指可刺激大脑，增强大脑的活力，并可延缓脑细胞的衰老。这对人类智力的开发，尤其是孩子智力的开发十分重要。

俗话说“心灵则手巧”。这里所说的“心”不是指心脏，而是指大脑。“心灵”与“手巧”是辩证的关系，手脚灵活了，头脑才会聪明，笨手笨脚必然笨头笨脑。训练孩子的手，等于给孩子做“大脑体操”。手的动作，代表着孩子的智慧，因为大脑用来处理来自手的感觉信息和指挥手的运动占的比

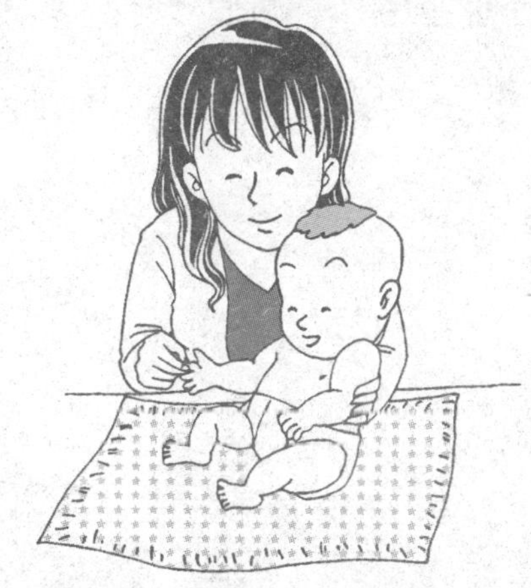

例最大。

大脑有许多细胞专门处理手指、手心、手背、腕关节的感觉和运动信息。所以手的动作，特别是手指的动作越复杂、越精巧、越娴熟，就越能在大脑皮层建立更多的神经联络，从而使大脑变得更聪明。因此，早期训练孩子手的技能，对于开发智力十分重要。

在新生儿期可采用如下方法。

锻炼手的皮肤感觉。经常给予孩子手部皮肤以有力的刺激，如把手交替伸进冷、热水中（温度要适宜），或让孩子多接触一些不同性质的物品，如玩玩具、玩石子、玩豆豆等。这样，可以锻炼孩子手的神经反射，促进大脑的发育。

增强手指的柔韧性。如让孩子经常伸、屈手指，有利于提高孩子大脑的活动效率。

锻炼手指的灵活性。让孩子的手指做一些比较精细的活动，摸各种各样的东西、玩具，摸的同时要教他认识事物，如摆弄智力玩具、做手指操等。要手脑并用，边做边思考，以增强大脑和手指间的信息传递，提高健脑效果。

交替使用左、右手。左手受右侧大脑支配，右手受左侧大脑支配，交替使用和锻炼左、右手，可以更好地开发大脑两半球的智力。

5 疾病预防

新生儿应接种哪些预防针

新生儿没有抵抗细菌和病毒的能力，容易受感染患病。做预防接种的目的就是要通过给新生儿少量的病毒疫苗、菌苗、类毒素等，刺激机体产生抗体。当有病毒、细菌侵入时，抗体予以抵抗之。

新生儿期应做的预防接种是卡介苗，预防结核病。如果因病错过接种，那也要在病愈后尽快补种上。还要常规注射乙肝疫苗第一针，预防乙型肝炎。

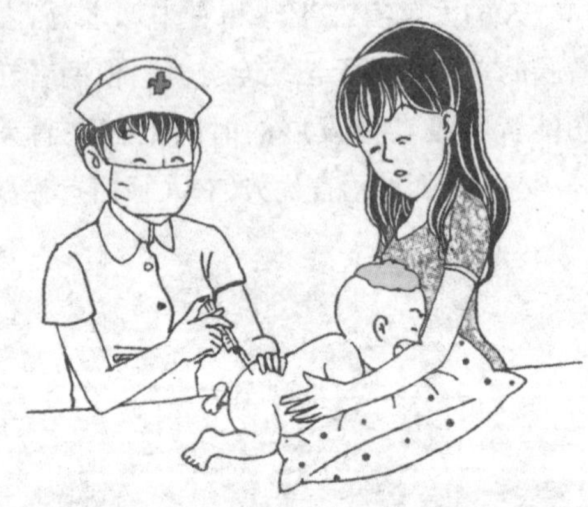

新生儿出生后24小时内接种卡介苗，乙肝疫苗需分别于出生后24小时内以及满1个月和6个月时注射。

新生儿注射疫苗后要适当休息，不要剧烈活动，也不要吃刺激性食物，暂时停止洗澡。

不宜做预防接种的情况有下面一些：

- 空腹或饥饿时不宜注射，以防血糖过低引起严重反应，如休克。

●宝宝患病或体温在38℃以上，待病痊愈后及时接种。

●宝宝患传染病的恢复期不能接种，以防病情加重。

●宝宝有免疫性缺陷不宜接种，否则会引起全身的严重感染。

●患过敏性疾病，如过敏性哮喘病、荨麻疹以及癫痫、大脑发育不全不宜接种。

●两个月的宝宝服小儿麻痹糖丸时，应在口内含化或凉开水送服，服后半小时内不能喝开水。宝宝如有腹泻也可暂缓，待病好两周内及时补服。

●有严重皮肤病时不宜接种，否则可能加重病变。

贴心 TIPS

通常，宝宝接种卡介苗后都无明显的发热等反应。卡介苗接种后2~8周，局部有可能出现红肿，而且还渐渐形成白色的小脓疱，以后有的自行消失，有的破溃形成浅表溃疡，然后结痂，痂皮脱落后形成永久疤痕。接种后2~3个月即产生有效免疫力，为了保险起见，最好于接种后8~14周，到结核病防治所检查结果，如果接种失败，可以及时补种。

如何判断新生儿是否生病

新生儿处于一个特殊的生理阶段，因此生病后常常症状不明显、不典型，不易被人察觉。另外，新生儿生病后的表现与成人不同，并且病情变化和进展迅速，短期内即可恶化，如不能及时发现，常可引起不良后

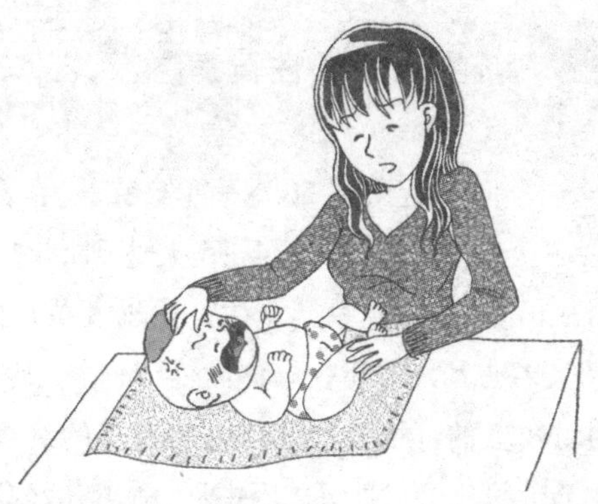

果。所以母亲及家人应了解一些基本知识，提高警觉性，以便及时发现新生儿的病态。

一般母亲及家人可以通过观察新生儿的面色、哭声、吃奶、大小便情况及精神状态等方面来判断新生儿是否生病。其中最为重要的两点是吃奶情况和哭声。

新生儿吃奶减少，吸吮无力，或拒绝吃奶，都可能是生病的早期表现。另外，要注意区别新生儿的哭声。新生儿正常的哭声，洪亮有力，且边哭边四肢伸动，一般是因饥饿引起，吃饱奶后即不再啼哭，安然入睡。如果新生儿哭的时候两眼发直，哭声突然，短促而直嗓，或高声尖叫，常是脑部有病的表现，要及早就诊。

如果触及新生儿某一部分时哭声加剧，应将新生儿衣服及尿布等全部解开，仔细检查全身各部位是否有异常，或衣服、包被、尿布上有无异物。如果四肢有骨折，则骨折部位会有肿胀，且碰一下哭得更厉害。如果新生儿腹部、背部有严重感染，则局部会出现红肿，抱起来或换尿布时，常常会哭声加剧。

总之，如果新生儿哭声异常或较长时间不哭、吃奶情况异常或不吃奶以及睡眠异常时，就要及时寻找原因，看孩子是否生病。特别是如果吃奶、哭声、睡眠三方面情况都与往常不一样时，更应特别警惕。

新生儿生理性黄疸

正常新生儿有50%～70%在出生后2～3天皮肤渐渐发黄，4～5天达到高峰，10～14天消退，这就是新生儿生理性黄疸。

这是因为胎儿在母体内处于血氧浓度相对较低的环境，胎儿体内有较多的红细胞携带氧气供给胎儿。出生后，新生儿建立了外呼吸，体内血氧浓度升高，红细胞的需求量减少，于是大量的胎儿红细胞被破坏，产生大量胆红素；而新生儿肝脏功能不成熟，与胆红素代谢有关的酶不足，不能及时地将过量的胆红素处理后排出体外，过多潴留于血液内的胆红素随着血液的流动，将新生儿的皮肤、黏膜和巩膜染黄，而出现黄疸。

新生儿黄疸一般很轻微，不需治疗，喂些葡萄糖水即可。早产婴儿发生黄疸较为严重，出现得早而退得晚，约3周左右消退。

新生儿黄疸若出现过早，即在24小时以内，并且迅速发展，或黄疸消退过迟，或消退后又再出现，多属病理变化，应及早去医院治疗。

贴心TIPS

当黄疸出现的时间比生理性黄疸早，症状重，消退得晚，即属于病理性黄疸。生理性黄疸消退后又重新出现黄疸者，也属于病理性黄疸。此时应立即请医生诊治，以免病理性黄疸的发生。

因此，作为家长，应在新生儿出生后1～2周内严密观察黄疸的发生情况。观察时必须把新生儿放在自然光线下，如皮肤呈橘黄色，白眼球、四肢及手掌、脚掌已发黄，尿呈深黄色且能染黄尿布，说明黄疸已超出范围，应立即去医院诊治。

新生儿脐疝

脐疝，就是所谓的“鼓肚脐”。有些新生儿脐部有圆形或卵圆形肿块突出，在孩子啼哭或咳嗽时更为明显。仔细观察肿块周围的皮肤颜色是否正常，当孩子睡眠和安静时肿块可消失，如用手指加压，可将肿块推回腹腔，此时一般不会有其他症状。这说明孩子患了脐疝。

脐疝的发生是因新生儿脐部未完全闭合，肠管自脐环突出至皮下而致。婴儿得了脐疝一般不需治疗，会在1～2岁时自愈，有时即使到了3～4岁，仍可有望自愈。

在这期间，父母应尽可能减少孩子的哭闹和咳嗽，因为哭闹和咳嗽会使腹内压增大，不利于脐疝的愈合。也可在医生指导下采用绕婴儿两周半的皮带，加上棉花包硬币围腰压紧脐疝的方法来治疗。并严格防止脐部发炎和大便干燥，尽量减少婴儿哭闹。同时还可给婴儿口服维生素B_1，每次5毫克，每天3次。

如果脐孔直径超过2厘米左右，无自愈的可能时，应及早去医院做手术修补。

新生儿脱水热

少数新生儿在出生后的3～4天有一次性的发热，热度一般在38℃～40℃，于夏季多见。宝宝表现为烦躁不安、啼哭不止、尿量减少等症状，这是由于体内脱水引起的，医学上称这种情况为新生儿脱水热。

发生此病的原因是新生儿体内含水量多，体表面积相对大，环境温度较高时，就会从呼吸和大小便中丢失很多水分；而且妈妈在宝宝刚出生的头几天里奶少，因而新生儿液体摄入量少于身体丢失的水分，造成体内水分不足而发生脱水热。

防治脱水热应注意以下几点。

- 迅速给新生儿补充水分，轻者喂温白开水或5%葡萄糖水，每2小时一次，每次10~15毫升，一般新生儿热度自然下降。如热度不退或者出现其他病状，应立即送医院静脉输液。静脉补液后，体温通常能迅速恢复到正常。千万不要给婴儿滥用退烧药降温。
- 室温应保持22~28℃。夏季不要紧闭门窗，也不要给新生儿穿得太多或包得太严。
- 尽力给予新生儿足够的母乳。
- 在母乳尚不充足之前，可在两次喂奶之前加喂20~30毫升温水或5%葡萄糖水。

贴心 TIPS

如果给新生儿补充水分后仍不见好转，或者有其他症状，就要留意新生儿是否患上了围生期细菌或病毒感染的疾病，如新生儿败血症、化脓性脑膜炎、肠炎以及呼吸道和消化道病毒感染。特别是妈妈患感染性疾病，或者在生产过程中出现胎盘、羊水感染，均可导致新生儿在出生前就已被感染，可在出生后的几天内出现发热。如发生这种情况，必须立即带新生儿就医，不得延误。

新生儿尿布疹

尿布疹是新生儿常见的皮肤病损。新生儿的尿布被大小便污染，没有及时调换而长时间与新生儿皮肤接触，刺激皮肤，开始仅见肛门周围皮肤发红，以后逐渐扩散至尿布所覆盖的皮肤，如臀部、会阴部、大腿内侧等，重者出现一些小水疱，局部有渗液或糜烂，还可继发细菌感染。又由于局部的疼痛和不适，患儿常常哭闹不安。

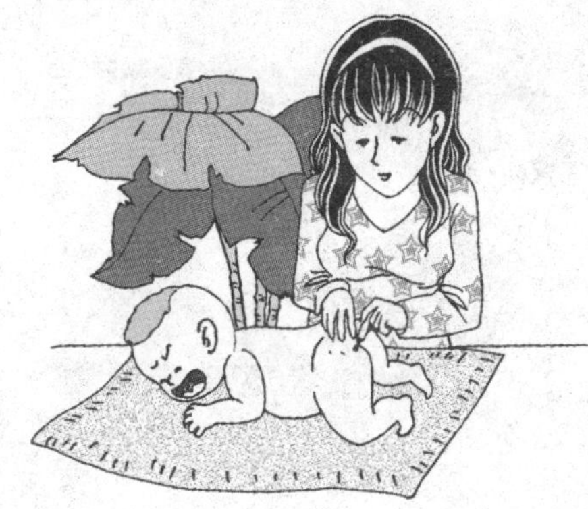

预防此病的关键为勤换尿布，保持局部皮肤干燥、清洁。最好不要给新生儿使用塑料布、油布等不透水、不透气的材料做垫子，以免影响局部水分的蒸发和透气。对腹泻小儿，尤其应注意做好臀部的护理。

贴心 TIPS

当新生儿患尿布疹时，要注意保持新生儿臀部皮肤干燥、清洁，保持局部透气，很快就会痊愈。必要时可以局部涂擦鱼肝油软膏或鞣酸软膏，涂抹植物油如香油、花生油等。然后换上干净的尿布包好，一般每天涂擦4~5次。如出现脓疱，则需要医生处理。

毒性新生儿红斑

毒性新生儿红斑是指皮肤毛囊周围出现的红斑,因为红斑很小,有时称为虱咬性红斑。

有 30%~70%的新生儿生后 24~48 小时出现全身性红斑,开始时为丘疹,第二天逐渐加重成为红斑,第三天消失。病变以红斑、丘疹及脓疱为特性,脓疱为无菌性,内含大量的嗜异红性白细胞。

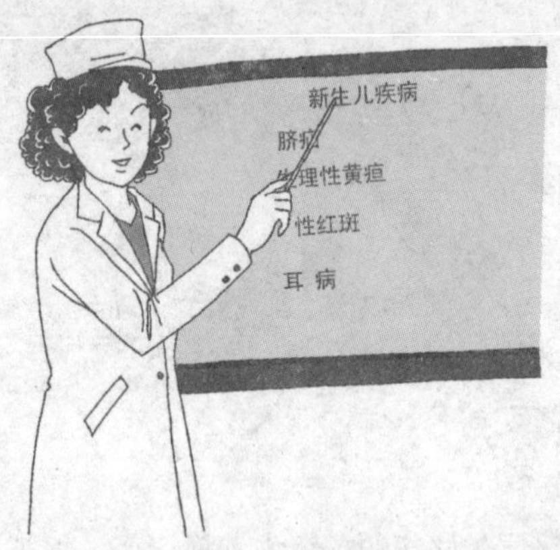

此红斑缺乏固定的形态,好发部位为胸部、背部、脸部及四肢。通常出现在出生后 1~4 天,直到第二周才消失,不需要治疗。发生的原因可能是新生儿皮肤对一些接触物如肥皂、油类等过敏,或者是新生儿皮肤受床单或衣物的刺激产生的反应。

新生儿各种耳病的预防

新生儿常见的耳病有外耳道炎、外耳道疖肿、中耳炎等。

新生儿的耳咽管短、粗,呈水平位。当新生儿感冒、喉咙发炎时,会蔓延至中耳;有时新生儿吐奶、呛奶时奶水也容易经耳咽管进到中耳,这些都可能引起化脓性中耳炎。由于新生儿多仰卧在床,泪水、吐的奶水很容易流进耳朵里,而引起外耳道炎、外耳道疖肿。

耳朵的毛病在早期疼痛剧烈,因而小儿会哭闹不停,不吃不睡,而大人还不知什么原因,只有当看到耳道口脓汁流出时才去医院。

因此,当新生儿哭声尖锐,久哭不止时,一定不要忽视观察新生儿的耳朵,及早发现新生儿的耳朵有无症状。如有症状,应及时治疗。

怎样预防新生儿肺炎

肺炎是新生儿时期的常见病之一,早产儿更容易患此病。新生儿肺部感染可发生在产前、产时或产后。产前如果胎儿在宫内缺氧,吸入羊水,一般在出生后 1~2 天内发病。

产时如果早期破水、产程延长或在分娩过程中胎儿吸入污染的羊水或产道分泌物,也可使胎儿感染肺炎。婴儿出生后如果接触的人中有带菌者,也很容易受到感染。另外,也可能由败血症或脐炎、肠炎通过血液循环感染肺部引发肺炎。

新生儿肺炎一年四季均可发生,夏季

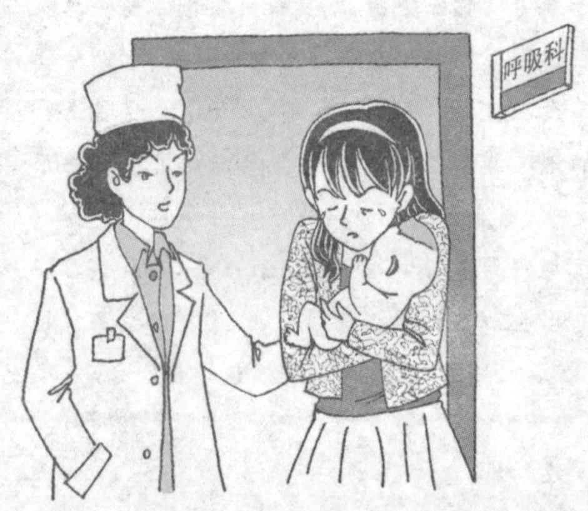

略少。新生儿肺炎与幼儿肺炎在症状上不完全一样，一般不咳嗽，肺部湿罗音不明显，体温可不升高，其主要症状是口周发紫、呼吸困难、精神委靡、少哭或不哭、拒奶或呛奶、口吐泡沫。

轻度肺炎在门诊可以治疗，吃点抗生素或打几针青霉素即可痊愈。重症肺炎必须住院治疗，患儿食欲较差，吃得很少，可通过静脉点滴输液来补充热量。

预防新生儿肺炎要治疗孕妇的感染性疾病，临产时严格消毒，避免接生时污染，出院接回家后应尽量谢绝客人，尤其是禁止患有呼吸道感染的人进入新生儿房间，产妇患有呼吸道感染时必须戴上口罩接近孩子。

怎样预防新生儿破伤风

新生儿的破伤风，是破伤风杆菌经脐部断端侵入体内而造成的急性严重性感染，患儿多数在出生后4~6天发病，主要症状为牙关紧闭，不能吃奶，全身肌肉抽动，面部肌肉抽动形成苦笑面容；严重的抽动可引起呼吸困难而导致患儿窒息死亡。

新生儿发生此病的主要原因，是医生接生时为小儿剪脐带时使用了未消毒的剪刀和敷料，或接生员的手没有消毒干净，将破伤风杆菌带入新生儿脐部所致。

本病是完全可以预防的。普及新法接生是预防此病的关键，只要对基层接生员加强培训，配备消毒的产包，就可以逐渐消除新生儿破伤风。

贴心 TIPS

新法接生的关键是消毒和无菌操作。接生者的手，断脐用的剪刀、线绳，包扎脐带断端的纱布等，都必须彻底消毒。遇有急产或来不及消毒时，可将剪刀和线绳泡在2.5%碘酒内1~2分钟，或用火焰烧红剪刀冷却后再用，并将脐带残端多留一段，以便进一步处理。

对已经处理过但消毒不严密的，要在24小时内剪掉保留脐带的远端，近端用3%过氧化氢液或1:4000的高锰酸钾溶液冲洗后涂以2.5%碘酒；同时给新生儿注射破伤风抗毒素1500~3000单位或抗破伤风免疫球蛋白75~250单位。

对卫生条件差，还不能保证无菌接生的地区，应于妊娠晚期给孕妇注射两次破伤风类毒素，再次间隔1~2个月，有过敏史者不能用。

怎样预防新生儿感染

由于新生儿口腔、鼻、皮肤、脐带等处抵抗病菌的能力较弱，即防御能力差，一旦有细菌或病毒的侵入很容易感染。

因此做好这些地方的清洁至关重要。婴儿居室要朝阳，保持室内空气新鲜；孩子少和陌生人接触，减少探视，最好每天接触孩子的人要固定，母亲若患感冒时，不要对着孩子咳嗽，喂奶时要戴口罩，乳品、尿布保持清洁，定期煮沸消毒。

新生儿发烧能不能用退烧药

新生儿体温调节功能不完善，保暖、出汗、散热功能都较差，因而比较容易发烧。如果此时随便服用退烧药，往往会招来大祸。

因为新生儿在服用退烧药后，常可使体温突然下降，出现皮肤青紫，严重者还可出现便血、吐血、脐部出血、颅内出血等，如因抢救不及时可致死亡。

所以父母一定要慎重，不可在新生儿发烧时乱用退烧药。

当新生儿发烧到38～39℃时（通常没有抽风的病症），先将新生儿的包裹或衣物松开，通过皮肤散温，并多喂些开水；如果体温上升到39℃以上，可洗温水浴，水温要比体温低1～2℃。一旦体温降下来，则应及时取消降温措施。

新生儿腹泻该怎么办

通常来讲，母乳喂养的新生儿很少发生腹泻，这是因为母乳不仅营养成分比例恰当，适合于新生儿的需要，而且其中含有多种抗体可以防止腹泻的发生。人工喂养的新生儿，常因牛奶放置时间过长、变质或食具消毒不严而造成消化道感染，导致腹泻的发生；另外，气候骤变、牛奶或奶粉冲配不当都可造成新生儿消化道功能紊乱，发生腹泻。

轻度的腹泻，大便为黄绿色，可带有少量黏液，有酸臭味，呈薄糊状；若每天大便多达10次以上，症状就会加重，出现明显脱水、小儿哭声低微、体重锐减、尿少等。如不及时治疗还会出现水与电解质紊乱和酸中毒等严重症状。

所以，新生儿发生腹泻时，切不可忽视，应及时去医院就诊。

第七部分

婴儿养育

Message

- ❖ 第 2 个月
- ❖ 第 3 个月
- ❖ 第 4 个月
- ❖ 第 5 个月
- ❖ 第 6 个月
- ❖ 第 7 个月
- ❖ 第 8 个月
- ❖ 第 9 个月
- ❖ 第 10 个月
- ❖ 第 11 个月
- ❖ 第 12 个月

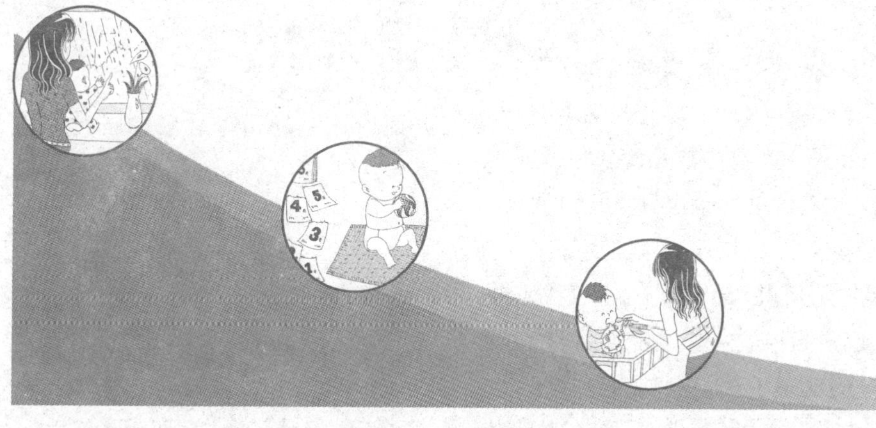

1 第2个月

2个月的婴儿

婴儿2个月时，眼睛能看清东西，注视眼前出现的物体的时间也长了。这是丰富婴儿视觉刺激的好时机。

这个时期的婴儿已显示出先天的个体差异。有的婴儿吃完就睡，即使醒来也不爱啼哭，很让妈妈省心；有的婴儿稍不如意就哭个不停；也有的婴儿晚上临睡前必先哭闹一场，俗称“闹觉”，怎么哄也不行，常常让妈妈十分疲劳。对爱哭的婴儿，除了哄、抱以外，没有更好的方法。若置之不理，随他哭去的做法是不对的。

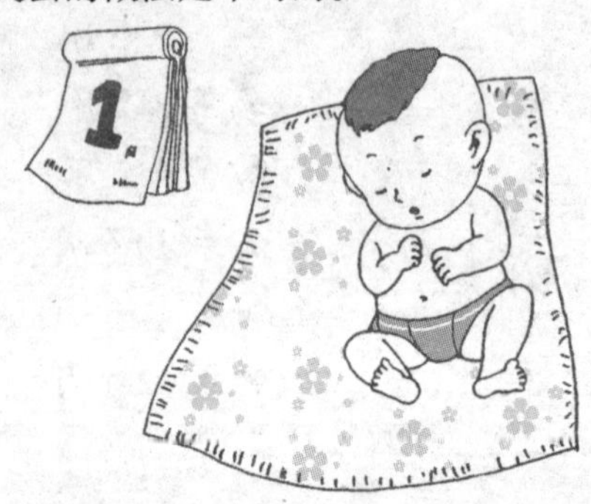

对2个月的婴儿，哺乳次数以每天7次为宜，但也不必拘泥于此。婴儿的吃奶量也已显示出个别差异。有的婴儿食欲好，醒来就找奶吃，也有的婴儿每次只吃几口就不肯吃了。食量小的婴儿，不必强迫他每次吃下“标准量”。对那些胃口极佳、人工喂养的婴儿倒是应适当控制一下喂哺的数量，每次不要超过150毫升，以免将来长成“肥胖儿”。

大小便的次数比上个月稍有减少。有的婴儿大便较有规律，一天2～3次。也有的婴儿经常是两天排1次大便（只要不干燥，排出时不费劲儿，就不必在意），还有的婴儿每次换尿布时，尿布上都有一些大便。这是生理上的差异，妈妈不必介意。

这个月的婴儿，舌头上可能覆盖一层厚厚的白苔，白苔会自然消失，不必治疗。这个月的婴儿还容易长湿疹。

发育快的婴儿，近两个月时，若俯卧在床上，头能稍微抬起来。

贴心 TIPS

2个月的婴儿，男孩体重平均有5.2千克(3.5~6.8千克)，平均身长58.1厘米(52.9~63.2厘米)，平均头围39.1厘米(37.0~42.2厘米)，平均胸围39.5厘米(36.2~43.4厘米)。

女孩平均体重也有4.7千克(3.3~6.1千克)，平均身长为56.8厘米(52.0~61.6厘米)，平均头围38.6厘米(36.2~41.0厘米)，平均胸围38.7厘米(35.1~42.3厘米)。

婴儿的喂养

妈妈应该坚持用母乳喂哺自己的婴儿。通常，母乳足够一个健康婴儿食用。但由于精神因素或其他原因可能造成母乳暂时不足，这时切莫轻易断掉母乳而改喂牛奶。妈妈应该保持精神愉快，坚定母乳喂养的决心，同时多吃些容易下奶的食物或催乳药物，以促进乳汁的分泌。

若母乳确实不足，则需要给婴儿加喂牛奶。可在两次母乳之间喂一次牛奶，也可在每次哺乳时先喂母乳，不足部分再用牛奶补充。

人工喂养的婴儿，若上月是吃稀释奶，这个月可以改喂全奶了。一日奶量大致可按每千克体重100～125毫升计算。但每个婴儿的食量不同，活动量也不同，不能强求一致。市场上出售的鲜牛奶浓度差异较大，妈妈可根据自己婴儿的特点和消化能力来调整奶量。

1个多月的婴儿通常已养成了按时进食的习惯。

不宜一哭就喂

在母乳不足的情况下，采用婴儿一哭就喂的方法容易出现以下问题：首先，频繁地喂奶会使妈妈心神不定，忙忙碌碌，不能得到充分的休息，以致影响乳汁分泌，使奶水越发不足。婴儿由于每次都吃不到足够的乳汁，过一会儿又饿得啼哭起来，易形成恶性循环。其次，频繁喂奶，易使妈妈乳头破裂，有些妈妈最终因疼痛而改喂牛乳。

当喂奶不久婴儿便啼哭时，应看一看是不是尿布湿了，若换上干净的尿布婴儿就停止啼哭，说明婴儿现在并不饿。还有的婴儿啼哭只是想让妈妈抱抱，这样的婴儿只要抱起来就不哭了。若不管是尿布湿了或是想要抱抱都让婴儿吃奶，反而容易造成婴儿消化功能紊乱。

贴心 TIPS

婴儿生后1个月，慢慢形成有节律的生活，空腹时间也渐渐形成一定的规律。通常，1个月时每隔3小时，2个月时每隔3.5小时喂奶比较符合婴儿胃排空规律。但这绝不是说要硬性按照时间表喂哺，还是应当按照母子情况决定喂奶时间。

鱼肝油、果汁与菜汁的添加

虽然对婴儿来说，母乳是最合适的营养品，它基本上可满足3个月以内婴儿的营养需要，但它也有一些自身的缺陷。比如，母乳中的维生素C、维生素D、维生素B族和铁质的含量都比较少，不能满足婴儿生长发育的需要，因此，哺乳期内需要及时添加各种营养素和辅食，以防止营养素的缺乏。

鱼肝油的添加。母乳中的维生素D含量不足，而鱼肝油主要含维生素A和D，故应从出生后半个月时就要开始添加鱼肝油，早产儿可于生后1～2周添加。维生素D的生理需要量为400～800国际单位，采用强化维生素D配方奶喂养的婴儿可给予半量，添加时应从少量添加，观察大便性状，有无腹泻发生。

果汁与菜汁的添加。母乳中维生素C

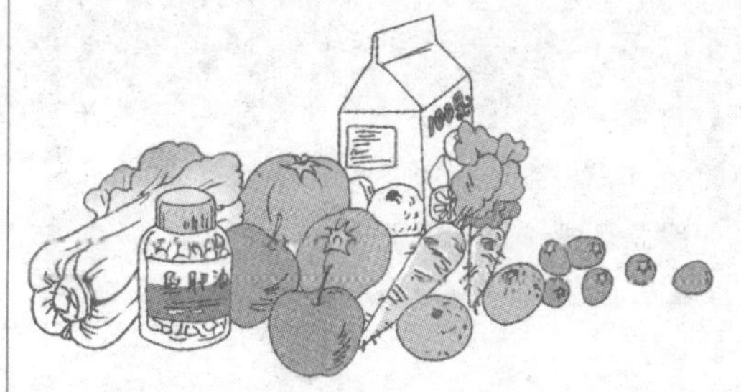

的含量较不稳定，如果母亲偏食，摄入维生素 C（水果、新鲜蔬菜）较少，其乳汁中维生素 C 含量亦偏低。牛乳中的维生素 C 含量只有人乳的 1/4，且于煮沸后破坏殆尽。

所以，人工喂养的婴儿更容易发生维生素 C 缺乏。一般于生后 1～2 个月开始添加新鲜果汁、菜汁，以补充维生素 C。

给婴儿喂果汁，开始时可用温开水将果汁稀释一倍，第一天每次只喂 1 汤匙，第二天每次 2 汤匙，第三天每次 3 汤匙……这样一天一天地逐渐增加，满 10 汤匙时，就可以用奶瓶喂。等婴儿习惯后就可以用凉开水稀释，一天可喂 3 次，每次喂 30～50 毫升。喂奶前不要喂果汁或菜汁，最好在奶间或洗澡、活动后喂。

在喂汁时注意，若婴儿出现呕吐、腹泻应暂停添加，待正常后，可再从少量开始添加或改变果汁的种类。在水果中，苹果、番茄有收敛作用，可使大便变硬，川橘、西瓜、桃子有使大便变软的功能。

贴心 TIPS

●果汁的制作：要选用富含维生素 C 的新鲜、成熟的水果，如柑橘、草莓、番茄、桃子等，洗净，去皮，用小刀把果肉切成小块或直接搅碎放入碗中，用汤匙背挤压出果汁，或用消毒的纱布挤出果汁，柑橘类亦可用榨汁器制作果汁。

●菜汁的制作：可取少许新鲜的蔬菜，如菠菜、小白菜、油菜等蔬菜，洗净切碎，锅内放少许水烧开，放入切碎的蔬菜，水再开后 3 分钟关火，放置不烫手时，将汁倒出，加少量白糖，就可给婴儿喝了。

怎样给婴儿换奶

有的妈妈的奶量不足，或者有其他情况出现，不能再继续母乳哺喂；或者由于原人工营养品不适合婴儿食用，这时就面临着给婴儿换奶的问题。给婴儿换奶是父母和婴儿的大事，不容疏忽。

从母乳换成配方奶粉。婴儿配方奶粉多以牛奶粉为主，以母乳化为设计理念，和母乳营养成分较接近。但婴儿配方奶粉仍然不含可帮助婴儿消化的酵素，因而从母

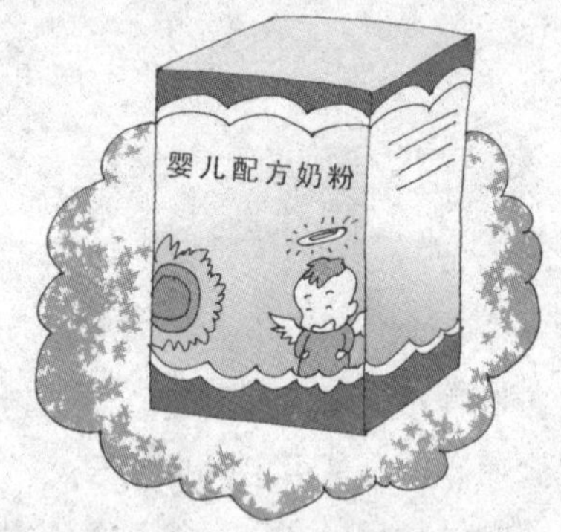

乳换成婴儿配方奶粉，应该从一小匙配方奶粉的量开始测试，婴儿吃后如没有不良反应，就可逐渐增加至全量的奶粉。所以，婴儿可以同时吃母乳和婴儿配方奶粉而不致有不良反应。

从一种配方奶粉换成另一种奶粉。从一种奶粉换成另一种奶粉，换奶的基本原则为减少 1 小匙原配方奶粉，改成新配方奶粉 1 小匙，如婴儿没有不良反应再互为增减 2 小匙，以此类推。

通常这种奶粉互换的过程中，常会造成婴儿腹泻。其原因大多是因为奶粉浓度不当，所以换奶时一定要看清奶粉的使用说明。其次是造成过敏，其原因是因为新更换的奶粉与原配方成分相差太大。所以，父

母不要给婴儿更换与原奶粉成分相差太大的奶粉。

漾奶和吐奶

婴儿漾奶是指喂奶后随即有1～2口奶水返流入嘴里而从口角边溢出来。喂奶后未拍出嗝或改变体位,易出现漾奶。漾奶会于出生后6个月内自然消失，不影响婴儿的生长发育。

有的婴儿在出生后1～2个月内有吐奶的毛病，有时吃完奶一会儿就都吐出来了；有时吃完奶过20分钟又全吐出来,吐出来的奶呈豆腐渣状，这是奶和胃酸作用的结果。婴儿吐奶前没有痛苦的表情,吐奶后也没有任何异常表现,大便正常,精神很好,也不发烧。这是一种习惯性吐奶,不必管它,逐渐就会好转。

如果婴儿呕吐频繁，吐出物除奶外还有黄绿色或咖啡色液体,或伴有腹泻、发烧等症状,应去医院检查治疗。

要防止婴儿吐奶,可以采取以下方法。

掌握好喂奶的时间间隔。通常,乳汁在婴儿胃内排空时间约为2～3小时,因此每隔3小时左右喂奶一次较为合理。如果婴儿吃奶过于频繁，上一餐吃进的乳汁尚有部分存留在胃内，必然影响下一餐的进奶量,或者引起胃部饱胀,以致吐奶。

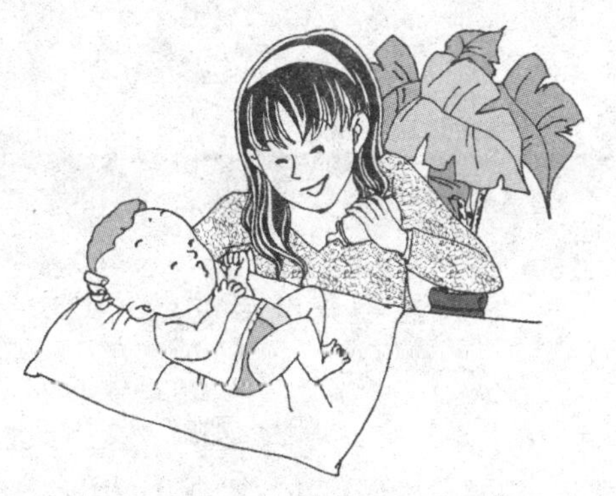

采用适宜的喂奶姿势。有的妈妈喜欢躺着喂奶,即母婴双方面对面侧卧哺乳。采用这种姿势喂奶,婴儿吐奶的可能性较大。若妈妈抱起婴儿喂奶，婴儿吐奶的机会就减少。怀抱的婴儿身体倾斜,胃的下口便相应有了一定的倾斜度，吸入的奶汁由于重力作用可部分流入小肠,使胃部分腾空。婴儿在进食等量乳汁的情况下，抱起喂奶比躺着喂奶发生吐奶的机会要少。

喂奶后不要急于放下婴儿。婴儿吃完奶后,妈妈不应立即把他放回到小床上,而应竖直抱起,让婴儿趴在妈妈肩头,用手轻拍婴儿背部，让那些随吸奶吞入的空气排出,即让婴儿打嗝。气体在胃中停留,占据一定的空间,是引起婴儿吐奶的重要因素。婴儿打完嗝,胃中气体排空,再放下就不易吐奶了。

吃奶后不宜取仰卧位。通常,婴儿多取仰卧位躺在床上。但吃奶后为防止吐奶,避免马上把婴儿置于仰卧位,应先右侧卧一段时间,经观察无吐奶现象后再让婴儿仰卧。

婴儿四季穿衣的学问

满了2个月后，就应准备给婴儿换上衣和裤子分开的内衣了。在晚上最好穿着衣服睡觉。白天室内温度达到20℃以上时,可以让婴儿穿短袖衣、短裤等,使婴儿手脚好伸到外面自由活动，这样婴儿的四肢才会不断发育发达。

婴儿的夏季衣料应凉爽轻柔，可选用棉布、麻布或丝纺织品,利于排汗。冬季衣料应温暖轻便,可选用绒布、棉毛布类等。

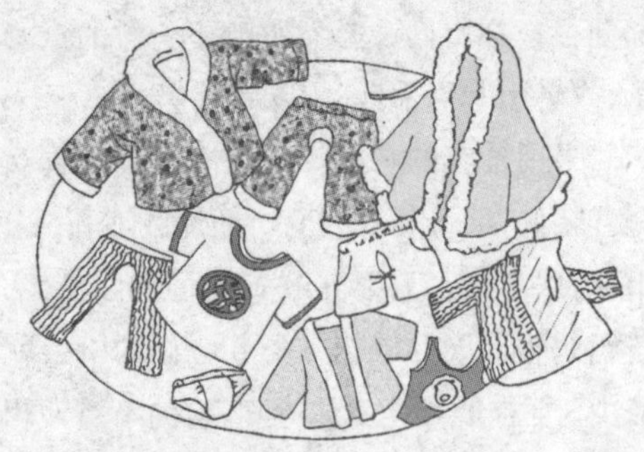

化纤衣料虽然色彩好看，但吸水性及透气性差，质地相对比较粗硬，有些婴儿会对化纤过敏，容易产生皮炎或湿疹。毛织品虽然暖和，但容易摩擦婴儿娇嫩的皮肤，最好不要贴身穿。

冬季衣服应保暖，轻软。棉袄式样仍可制成和尚领，不用纽扣，腋下用带子固定，这种式样可根据婴儿的胸围及里面的衣服多少而随意放松。棉裤最好使用腈纶棉，以利常洗易干，式样可制成背带连脚开裆裤，为防止开裆裤透风，棉裤也可做成薄棉屁股帘，用带子系在腰间。

棉袄棉裤不宜缝制得太大、太厚，这样不利于婴儿活动。穿棉袄棉裤时里面须穿内衣、内裤，并可根据气温再穿毛衣毛裤，这样有利于保暖和换洗。棉袄外面可罩一件单布罩衣，以利于每天换洗。罩衣式样为无领后面开口系带子，前面可缝制一个小口袋。

内衣仍可穿和尚领的小短衫，也可穿棉织的棉毛衫(和尚领开口衫)、棉毛开裆裤，但棉毛裤最好不用松紧带而用系带子或背带固定。婴儿外出时可用斗篷式样棉被包裹，也可准备一件斗篷式披风，比较方便。

春秋季，婴儿可穿棉织品薄绒衣裤、棉毛衫裤、棉布夹衣裤、棉布缝制的和尚领或娃娃领长袖开襟上衣、开裆裤，也可穿毛衣毛裤。但穿毛衣毛裤时里面一定要穿棉织内衣裤，并要把内衣领翻到毛衣领口处，以免婴儿皮肤直接接触到毛衣。

夏季可让婴儿穿棉、麻、丝织品制作的短袖或无袖圆领开襟上衣、开裆短裤、半长的裤子及背心等，这样凉爽透气，又可使婴儿多接触空气及阳光。夏天炎热时，也可用手帕或方形棉布缝制几个肚兜，用正方形棉布一个角折叠固定后再缝上带子，相邻两个角上分别系上带子，上面带子分别系在婴儿颈部和腹部，使用这种肚兜，既凉快方便，又使婴儿胸部、腹部不至于受凉。

婴儿冬、春、秋季可戴上布制或毛绒织的小帽子，如果婴儿有湿疹，最好戴布制的帽子。这个年龄的婴儿冬天可不穿鞋子，只穿连脚裤即可。春、秋季可穿棉线织的小袜，再穿上软底软帮的布鞋，如用一块布缝的帮底自然相连的“豆包”鞋，也可穿用毛线编织的小软鞋。夏季婴儿只穿一双小袜就可以了，不须再穿鞋子。

贴心 TIPS

在给婴儿换衣服时父母要有耐心，动作要轻柔，不要伤着婴儿。换衣服最好在床上进行，上面垫上一块垫子。这样既方便、宽敞，又使婴儿感到温和。在给婴儿换衣服时由于需要适当搬动他，他会感到很反感引起哭闹。因此，在给他换衣服时要一边不时地亲热他，一边与他闲聊以此分散他的注意力，使他变得愉快。

怎样给婴儿洗手和脸

由于婴儿的肌肤非常细腻，皮下血管丰富，容易受损伤和并发感染，因此要对婴儿的皮肤经常进行清洁护理。

给 1~2 个月的婴儿洗手、脸时，大人可用左臂把婴儿抱在怀里，或让婴儿平卧在床上，也可让他坐在大人的膝头，使他的头靠在大人的左臂上，由大人蘸水擦洗。洗手脸的顺序是先洗脸，后洗手。洗完要用毛巾沾去婴儿脸上的水，不要用力擦洗。

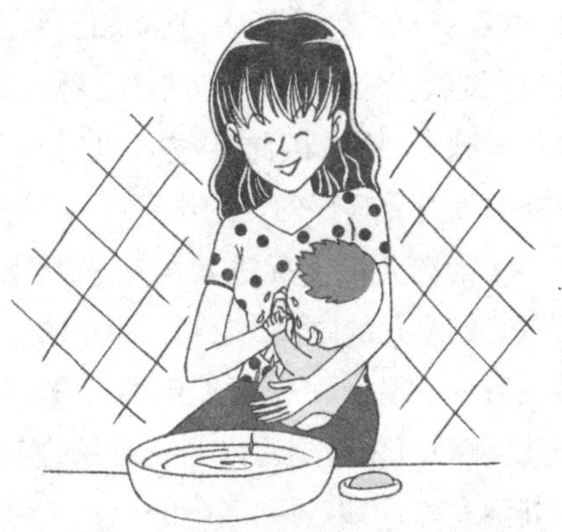

给 3 个月前的婴儿洗手、洗脸时，要注意不要让孩子的皮肤受到损伤。水温不要太热，以和体温相近为宜。要给婴儿配备专用的脸盆和毛巾。

3 个月前的婴儿洗脸不用肥皂，以免刺激皮肤。婴儿经常会把手放到嘴里，也会用手去抓东西，因此，洗手时可适当用些婴儿皂。

怎样给婴儿洗头

婴儿新陈代谢旺盛，有的婴儿前囟门处的头皮上常有一层奶痂。因此，婴儿应常洗头，以保持头部清洁，避免生疮，同时也有利于头发的生长。

每天给婴儿洗澡时可先洗头，不能每天洗操时可根据季节每隔 2~3 天洗一次。夏天婴儿出汗多，每大洗 1~2 次澡，可同时洗头。头上结痂，可适当涂些热过的植物油，使之软化后再逐渐洗去。

洗头时，大人可坐在小椅子上，用左臂腋下挟着婴儿身体，左手托着婴儿头部，使其面朝上，用右手轻轻洗头。一般不用肥皂，可间隔使用婴儿洗发液，每周 1~2 次，注意不要让水流到婴儿的眼睛及耳朵里。洗完后可用软的干毛巾轻轻擦干头上的水，用脱脂棉沾干耳朵，及时除去不慎溅入的水。

怎样给婴儿洗澡

1~3 个月的婴儿新陈代谢快，皮肤分泌物多，如果不勤洗澡，常常会出现皮肤发臭，甚至皮肤感染。因此，要经常给婴儿洗澡，条件许可时应每天给婴儿洗澡。

婴儿皮肤细腻，易发生感染，因此，要给婴儿配备洗澡专用盆，在洗操之前必须把盆洗刷干净。

同时，大人要先洗净手及肘部，准备好婴儿要更换的衣服及尿布（冬季及春秋季节，要把婴儿的衬衣和外面的衣服套好），还有纱布或柔软的小毛巾、大浴巾或婴儿毛巾被、婴儿皂（或婴儿浴液）、爽身粉、热过的植物油，脱脂药棉棒等也要准备好。

给婴儿洗澡时，室温最好在 24℃~26℃，水温最佳为 37℃~38℃，试水温的简单方法是用大人的肘弯部试水，感到不凉

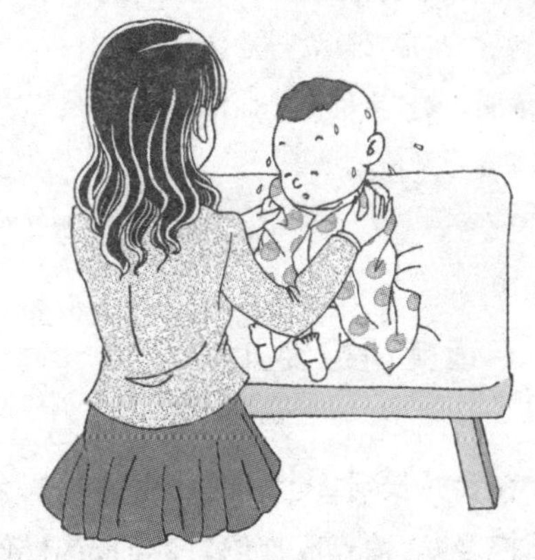

或不过热即可。水的深度，要没过婴儿全身的大部分。

洗澡时，大人给婴儿脱去衣服，如是冬季，可先用大毛巾包裹婴儿身体，然后将婴儿抱起，用左手及左前臂托住婴儿的头颈及背部，用大拇指及中指捏着两耳耳孔，防止水入耳，再用左腿托好婴儿身体使婴儿脸朝上。

先洗脸、头，然后解去包在婴儿身上的绒布或毛巾，将婴儿放入盆中，左手臂托住婴儿的头、颈、背，使婴儿斜躺盆中，用右手轻柔地洗。

洗完后，将婴儿抱出，放在浴巾上裹好，轻轻地给婴儿擦干，要注意擦干腋下、颈下、腹股沟等部位，并适当用些爽身粉或滑石粉。

贴心 TIPS

在许多情况下是不宜给婴儿洗澡的，特别是婴儿身上不舒服，怀疑生病时——比如不吃奶、呕吐、咳嗽厉害、体温达 37.5℃以上均不宜洗澡。如果只是鼻子稍微有些不通气，轻度咳嗽，不发烧，情绪不错，精神非常好，则让婴儿洗洗澡，在热水里泡泡，热热身子，反倒能恢复正常。

如果婴儿生病，或因其他原因几天不能洗澡，可用海绵浴或油浴保持皮肤清洁。如病重时，就只能用湿毛巾擦擦脖子、腋下、臀部等容易脏的地方了。

适度地抱婴儿

在婴儿长到 2 个月时，有的妈妈会尽量不抱婴儿，怕养成抱癖。然而，这样做的结果是，婴儿的运动能力得不到充分发展。尤其是老实的婴儿，既不生气也不哭闹，当然也就不用抱了。可是，这样却会导致小儿抬头晚、起坐迟。

婴儿到了 2 个月时，每天累计应抱 2 个小时左右。抱起来时，想看东西的婴儿就要使用颈肌。婴儿被抱着时总是想立起身体，这样就可以锻炼背肌、胸肌和腹肌。婴儿高兴时还会活动双手，这样胳膊的肌肉也就得到了锻炼。因此，常抱小儿对其运动机能的发育有很好的促进作用。

常抱婴儿除能促进其运动能力外，还可以开阔婴儿的眼界。老躺在床上的婴儿，其视力范围很小，不利于眼睛的发育。常抱婴儿，使他可以看到室内花花绿绿的东西，尤其到室外，可以看到飞跑的汽车、五颜六色的花草，还可看到别的孩子玩耍，对婴儿来说是件很愉快的事情。

这样做，既刺激了视神经的发育，也能协调眼肌的活动。

夜啼的原因

婴儿通常会在睡眠中啼哭，多数在睡着 2~3 小时后就哭起来，哭时两眼紧闭，泪流满面，面色多无改变，给吃不张口，哭闹短则十几分钟，长则半小时以上，有的孩子几乎每天夜间都哭，白天却玩耍如常。

婴儿夜啼主要有以下几方面的原因：做噩梦、室温太高或被窝太热、口渴想喝水、憋尿或大便前腹痛和肠痉挛引起的腹痛，下半夜哭闹可能由于蛲虫引起肛门周围或会阴部瘙痒，晚上未吃饭，因饥饿引起哭闹，熟睡刚醒，因周围一片漆黑而害怕等。

婴儿哭闹时，首先要想法把婴儿弄醒，

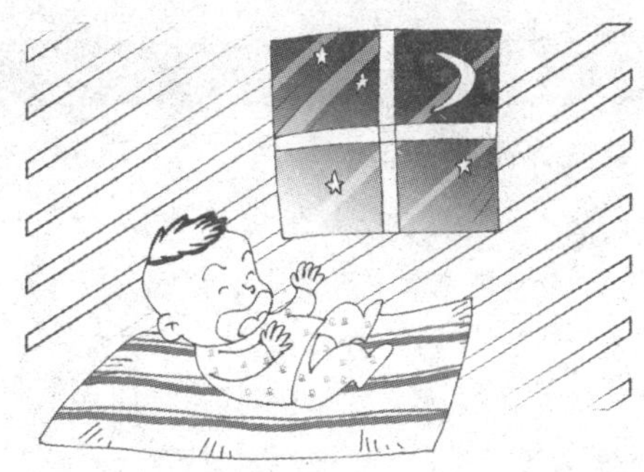

有些婴儿清醒后就不哭了。重要的是分清哭闹是否有病，尤其注意有无外科急腹症：婴儿是否阵发性哭闹，伴有呕吐、面色发黄、大便带血；皮肤是否有皮疹、出血点、虫蚊咬伤、针扎等。

腹部检查甚为重要，如果你按压腹部时婴儿哭闹加重或拒按，可能有外科情况；如按摩腹部时婴儿停止哭，可以排除外科情况。还要看婴儿手足是否发凉，体温是否升高，如一切正常，就不必害怕，不是什么重病引起的哭闹，不必深夜求医。如天天夜间哭闹，可在睡前服镇静药，让婴儿安静睡几天，也许哭闹会停止。

贴心 TIPS

婴儿夜啼，除了要把室温、被温、体温调节到适当值以外，一个很重要的问题是培养婴儿定时进食的习惯。最好在婴儿 2 个月以后，逐渐养成夜里不喂奶、不含奶头睡觉的好习惯，这是解决夜啼的好办法。当然，如果婴儿因有病而发生夜啼的现象，就应该及时找医师诊治。

婴儿要作 42 天检查

妈妈生完孩子后，需要一定的时间恢复，大约 6 周的时间，就会基本恢复得差不多。母亲要到分娩医院检查子宫的恢复情况，恶露是否还有，妊娠期并发症的治疗效果等。

这时，婴儿的身高、体重已经开始按照正常生长标准发育，应随妈妈一同到医院作一个全面检查，测量身长、体重，听诊心肺，检查四肢、会阴部是否有隐性畸形，还要测查神经行为发育情况，了解婴儿的发

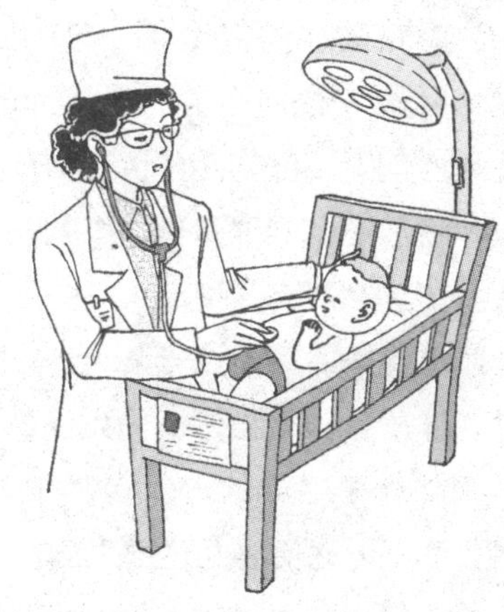

育情况和健康水平，还可以尽早发现是否有先天畸形或遗传代谢性疾病，及早采取预防或治疗措施，医生会根据评价结果给予家长针对性的指导。

贴心 TIPS

作 42 天检查时，首先要测量身长、体重，此时婴儿的体重约增加 1000~1500 克，身长约增长 3~5 厘米。肢体发育是否有畸形，运动正常与否，排除神经系统问题。听诊心脏是否有病理性杂音，用视听仪检查听力、视力发育状况，还可以给婴儿作一下骨碱性磷酸酶化验，早期诊断维生素 D 缺乏性佝偻病，早治疗。

婴儿湿疹的处理

婴儿湿疹，又称奶癣，是常见的新生儿和婴儿过敏性皮肤病之一，通常在婴儿2～3个月时发病，多见于有过敏体质和喂牛奶的婴儿。

这种湿疹常对称地分布在婴儿的脸、眉毛之间和耳后。表现为很小的颗粒状红色丘疹、疱疹，散在或密集在一起，有的还流黏黏的黄水，干燥时则结成黄色的痂。此病虽无大的危险，但婴儿常因皮疹的剧烈瘙痒而吵闹不安，不好好吃奶和睡觉，并伴有食欲差、消化不良等现象。

婴儿患湿疹的原因比较复杂。一般认为除婴儿体质外，食物过敏为致病的主要因素。例如人工喂养的一般食品牛奶、奶粉、鸡蛋，都有可能使婴儿过敏生病。另外，奶癣与婴儿的一些内在因素（如消化不良）和外界刺激（如碱性肥皂、皮肤摩擦等）也有很大关系。

新生儿患湿疹后，患处只能用消毒棉蘸些消毒过的石蜡油、花生油等油类浸润和清洗，不可用肥皂或温水清洗。局部黄水去净、痂皮浸软后，用消毒软毛巾或纱布轻轻揩拭并除去痂屑，再涂上少许蛋黄油或橄榄油。

另外，过敏严重的可在医生的指导下服用一些抗过敏药，如扑尔敏、息斯敏、非那根片，同时还可服用维生素C、维生素B_1、维生素B_6片，以减轻痒感，让婴儿静静地安睡，这样有利于病情好转。

贴心TIPS

婴儿湿疹食疗小方案

- 菜泥汤。

分别取适量新鲜的白菜、胡萝卜、卷心菜，洗净后切成小碎块儿，放进锅里加水煮一刻钟左右，然后取出，捣成泥状后加盐服用；菜汤可调些儿童蜂蜜，随时喝。此小妙方有祛湿止痒功效。

- 丝瓜汤。

取新鲜丝瓜30克左右，切成小块儿放在装有水的锅里熬汤，待熟后加盐调味，让婴儿喝汤，并将丝瓜也吃下去。此汤对奶癣有渗出液的婴儿较为适宜。

训练婴儿把尿

婴儿出生2个月后就可训练婴儿把尿。婴儿越小，排尿间隔越短，可在睡前、睡醒时、哺乳后15～20分钟把尿。

抱婴儿两腿稍外展，大人可给予固定的声音（如嘘嘘声）强化排便动作，使婴儿对排尿形成条件反射，如果在解开尿布时婴儿排尿，宜做“嘘嘘”声，使其与尿意及排尿联系起来。

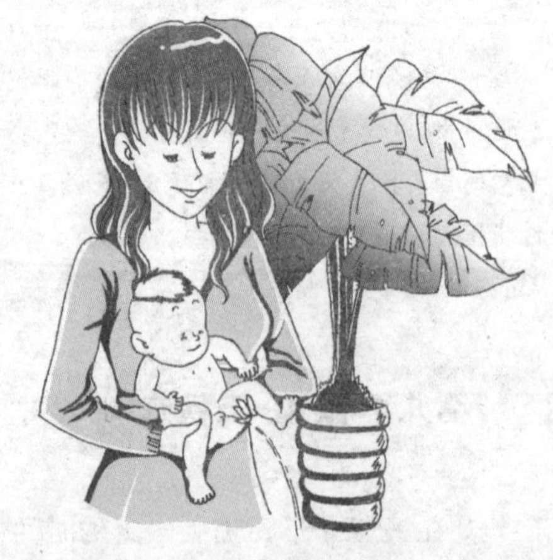

训练婴儿把尿的习惯，要掌握好婴儿排尿的规律，切不可频繁地或强制性地把尿,否则易造成婴儿对把尿的反感,不利于排尿好习惯的养成。

抱婴儿到外面晒太阳

太阳光中的红外线温度较高，对人体主要起温热作用,可使身体发热,促进血液循环和新陈代谢,增加人体活动功能。阳光中的紫外线照射皮肤，可促使皮肤合成维生素D,利于钙质吸收,多晒太阳还可以预

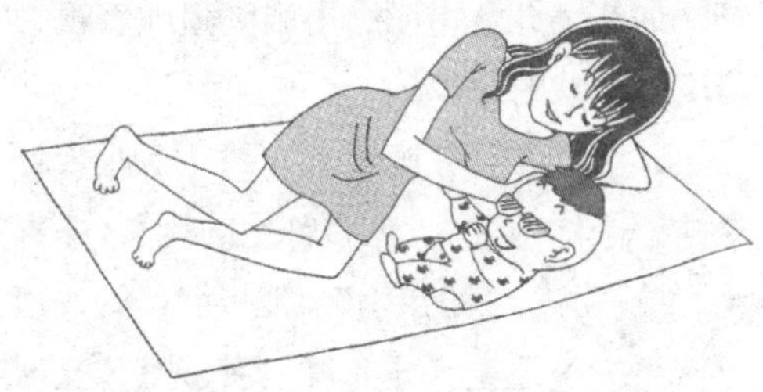

防佝偻病。日光锻炼对机体的作用较空气浴强,进行日光浴时必须注意婴儿的反应,在开始日光浴前可先进行空气浴 7～10 天,待婴儿适应户外环境后再进行。

婴儿太小时,不能直接到室外暴晒。一般要等出生后 2 个月左右开始日光浴。开始时可在气温高于 20℃时进行，在炎热的夏天，太阳不能直晒婴儿，可以选择上午 8～9 点钟,下午 4～5 点钟,在树荫下、屋檐下都能收到较好的效果。冬天则要选择天气较好的中午。晒太阳时注意保护婴儿的眼睛。

日光浴时尽量让婴儿少穿衣服。开始先晒手和脸,每日 1～2 次,每次 5～10 分钟。以后逐渐让婴儿身体更多的部分暴露在外面晒太阳,时间逐渐延长至每日 1 小时。

贴心 TIPS

进行日光浴时应注意以下几点。

- 不要让阳光直射在头部和脸部。要戴上帽子遮阳,特别要保护眼睛。
- 晒太阳时,要尽量暴露皮肤,不要隔着玻璃晒,因为紫外线不能透过玻璃。但是,当阳光强烈时,应注意不要灼伤皮肤。
- 日光浴后要用干毛巾或纱布擦干汗渍,换件内衣。再喂以白开水或果汁,以补充水分。
- 天气不好和生病时要停止，中间停顿时应恢复 2~3 天,待婴儿身体习惯后再开始。

婴儿的游戏

语言能力训练游戏

(1)模仿面部动作。

目的:培养语言能力。

方法:在婴儿情绪很好、很稳定的时候搂抱他,并在他面前经常张口、吐舌或做多种表情，使婴儿逐渐会模仿面部动作或微笑。

(2)引逗发音发笑。

目的:培养语言能力。

方法：用亲切温柔的声音，面对着婴儿,使他能看得见口形,试着对他发单个韵母 a(啊)、o(喔)、u(呜)、e(鹅)的音,逗着婴儿笑一笑,玩一会儿,以刺激他发出声音。快乐的情绪是发音的动力。

社交能力训练游戏

(1)笑与条件反射。

目的:快乐的孩子招人爱,也能合群,是孩子具有良好性格的开端。

方法:在婴儿面前走过时,要轻轻抚摩或亲吻婴儿的鼻子或脸蛋，并笑着对他说

"婴儿笑一个",也可用语言或带响的玩具引逗婴儿,或轻轻挠他的肚皮,引起他挥手蹬脚,甚至渐渐咿呀发声,或发出"咯咯"的笑声。注意观察哪一种动作最易引起婴儿大笑,经常有意重复这种动作,使婴儿高兴而大声地笑。

情感培养训练游戏

(1)呼唤婴儿。

目的:增强母子(父子)间的情感联络。

方法:妈妈(或爸爸)经常俯身面对婴儿微笑,让其注视自己的脸。然后,妈妈将脸移向一侧,轻声呼唤婴儿的名字,训练婴儿的视线随妈妈的脸移动。

(2)看脸谱。

目的:通过看脸谱培养婴儿丰富的感情。

方法:给婴儿看各种脸谱,如猫、狗、

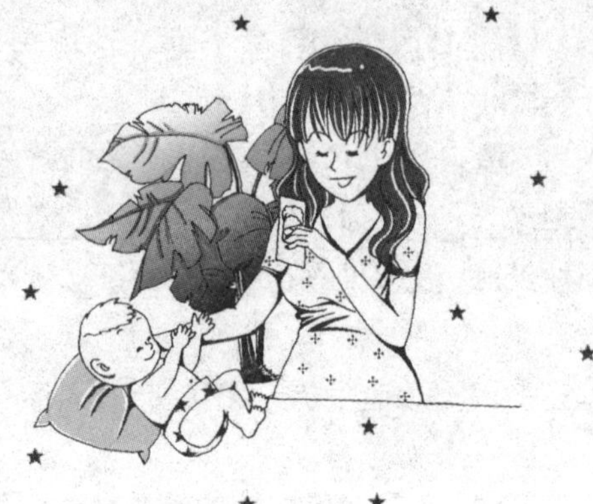

兔、猴及人物脸谱。婴儿喜欢看脸,看到这么多形形色色、色彩鲜艳的脸谱,婴儿会高兴得"咿咿呀呀"直叫,并伸出小手去摸。

听觉能力训练游戏

(1)听声音。

目的:用多种发声体训练听觉辨别力和方位听觉。

方法:将各种音高、响度均不同的发声体如哗铃棒、八音盒、钟表、小勺、橡皮捏响玩具等,在婴儿视线内让婴儿听,并告诉他名称。待其注意后,再慢慢移开,让婴儿追声寻源,当婴儿辨出声源后,再变换不同方向。

(2)转头。

目的:集动作训练、视觉训练和听觉训练于一体的综合训练。

方法:妈妈手持色彩鲜艳的玩具(最好是可摇响的),在离婴儿眼睛30厘米远的地方,慢慢地移到左边,再慢慢地移到右边。让婴儿的头随着玩具作180度的转动。

视觉能力训练游戏

(1)看气球。

目的:引导婴儿用眼睛去看悬挂的玩具,训练婴儿逐渐学会用眼睛追随着视力范围内移动的物体。

方法:在婴儿睡床上方约7.5厘米处悬挂一个体积较大、色彩鲜艳的玩具,如彩色气球。妈妈一边用手轻轻触动气球,一边缓慢而清晰地说:"婴儿看,大气球!""气球在哪儿啊?"

注意悬挂的玩具不要长时间固定在一个地方,以免婴儿的眼睛发生对视或斜视。悬挂的物品也不要过重或有尖锐的边角,以防不慎坠落时伤着婴儿。悬挂的玩具或物品还应定期更换。

(2)看世界。

目的:发展视觉开阔眼界,对开发婴儿

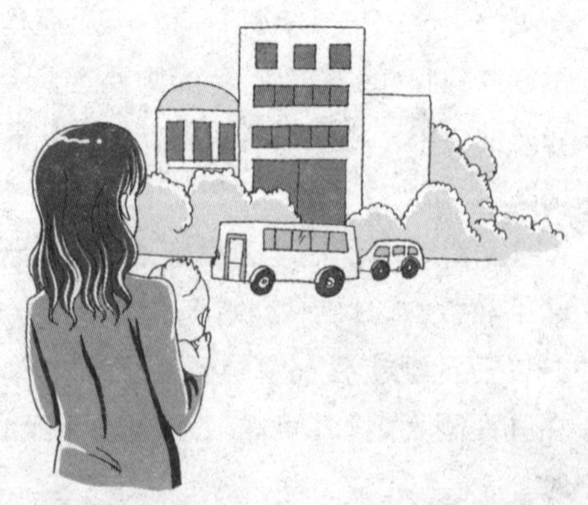

智力大有好处。

方法：挑选一个好天气，把婴儿抱到室外，让他观察眼前出现的人和事物，如大树、汽车等，并缓慢清晰地反复说给他听。这时的婴儿会手舞足蹈地东看西看，非常开心。

感觉能力训练游戏

(1)抓玩具。

目的：提高触觉能力，训练手的技能。

方法：分别把不同质地的玩具放在婴儿的手中保留一会儿。如果婴儿还不会抓握，可轻轻地从指根到指尖抚摸他的手背，这时他的握持反射就会中断，紧握的小手就会自然张开。此时可把玩具塞到他的两只手里，并握住婴儿抓握玩具的手，帮助他抓握。

(2)握手指。

目的：提高触觉和手的技能。

方法：把食指放在婴儿的手心让他抓握，并轻轻触动他的手向他“问好”，引起他的兴趣。待婴儿会抓后，父母再把手指从婴儿的手心移到手掌边缘，看他能否抓握。反复动作，直到婴儿熟练。

动作能力训练游戏

(1)抬头。

目的：开阔了视野，丰富了视觉信息，增强了颈部张力。

方法：竖抱抬头、俯腹抬头和俯卧抬头。经过训练，婴儿不但能抬起脸部观看前面响着的哗铃棒，而且下巴也能短时离床，双肩也能抬起来。

(2)学习“爬”。

目的：不是让婴儿马上会爬，而是通过练习，促进小儿大脑感觉统合的健康发展，同时，也是开发智力潜能、激发快乐情绪的重要方法。

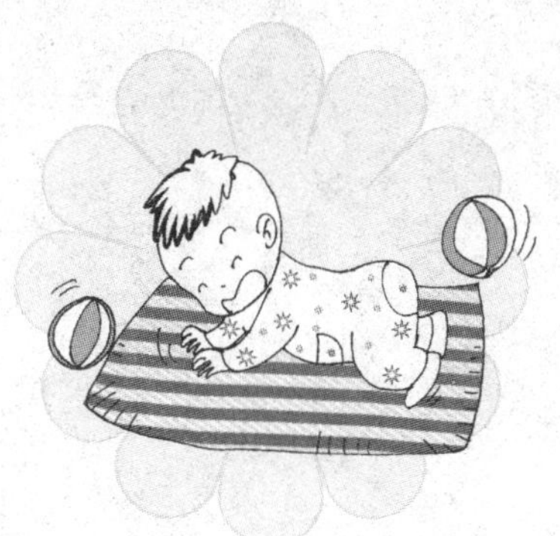

方法：在俯卧练习抬头的同时，可用手抵住婴儿的足底，虽然此时他的头和四肢尚不能离开床面，但婴儿会用全身力量向头方蹿行，这种类似爬行的动作是与生俱来的本能，与8个月时的爬行不同。

2 第3个月

3个月的婴儿

这个月龄的婴儿手脚的活动能力越来越强，已经能抓住玩具握很长时间。随着月龄的增长，婴儿仰面躺时，两只胳膊的活动越来越频繁，腿部力量也增强了。

婴儿对周围事物的关心也越来越强烈，若抱他到室外，他会对周围的一切露出好奇的目光。

几乎所有3个月的婴儿都会把手指放到嘴里吮吸。这并不是因为没有满足婴儿的欲求，而是婴儿快活的一种表现。妈妈大可不必为此焦急，更不必采取往手指上抹

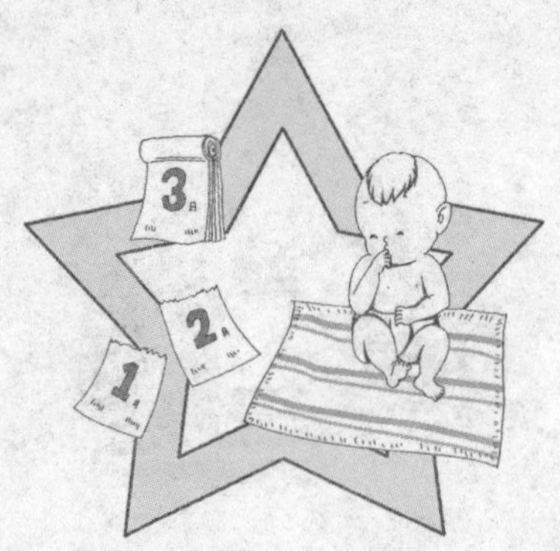

药水、辣椒,或戴上小手套等办法强行制止婴儿的这种自娱行为。可以采取转移婴儿的注意力,让婴儿手握玩具玩耍的办法减少婴儿吮吸手指的时间,以免婴儿养成长久地吮吸手指而对周围其他事物不感兴趣的习惯。

婴儿笑出声音的时候也多了起来。情绪好时,独自发出某种声音的时间也多起来。有的婴儿会独自一人长时间地咿咿啊啊地不停,十分可爱。

婴儿的睡眠时间也变得和成人一样,白天玩耍,夜里睡觉。但午睡时间却因人而异,既有午前或午后各睡2~3个小时的爱睡的婴儿,也有午前或午后只睡一次的爱活动的婴儿;既有晚上入睡后一觉睡到大天亮的婴儿,也有夜间醒来2~3次,吃点奶再睡的婴儿。

关于排便。通常来说吃母乳的婴儿每天大便次数较多也较稀,而吃牛奶的婴儿每天大便次数少,大便也较干燥,且时常会发生便秘。多喂些菜水或果汁,可能会缓解便秘的现象。小便的个体差异也很大,有的婴儿小便量少次数多,须经常更换尿布;有的婴儿排尿时间间隔较长,一次排尿量也较大,这样的婴儿可以试着把一把尿。

在气候温暖的季节,可抱婴儿到室外走走,但不要去人群密集的场所,以免婴儿染上疾病。

贴心 TIPS

3个月的婴儿,男孩体重平均有5.9千克(4.1~7.7千克),平均身高61.1厘米(55.8~66.4厘米),平均头围40.8厘米(38.2~43.4厘米),平均胸围41.2厘米(37.4~45.7厘米)。

女孩平均体重也有5.5千克(3.9~7.0千克),平均身高为59.5厘米(54.5~64.5厘米),平均头围39.8厘米(37.4~42.2厘米),平均胸围40.1厘米(36.5~42.7厘米)。

婴儿的喂养

婴儿这一时期生长发育特别迅速。每个婴儿的食奶量因初生体重和个性的不同而有所差异。

由于营养的好坏关系到婴儿今后的智力和体质,乳母必须注意饮食,以保证母乳的质和量。

由于婴儿胃容量增加,每次的喂奶量增多,喂奶的时间间隔也就相应延长了,大

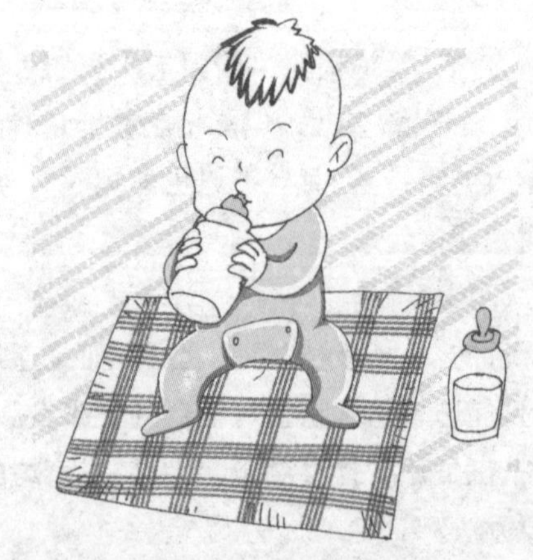

致可由原来的3小时左右延长到3.5～4小时。

这一时期的婴儿消化道中的淀粉酶分泌尚不足，不宜多喂健儿粉、奶糊、米粉等含淀粉较多的代乳食品。

为补充维生素和矿物质，可用新鲜蔬菜(如油菜、胡萝卜等)给婴儿煮菜水喝，也可将水果煮成果水或榨成果汁在两顿奶之间喂给孩子。

3个月以内勿吃盐

此时期的婴儿肾脏功能尚差，肾小球过滤率、肾血流量都不及成人，肾小管排泄与再吸收功能也未发育完善，吃咸食必然会增加婴儿的肾脏负担，影响其正常发育。

当然不是说3个月内的婴儿不需要盐，而是依靠母乳和牛奶中的天然盐分即已足够。3个月后，随着婴儿的生长发育，肾功能逐渐健全，对盐的需要量越来越大，则应该增加摄盐量了。

婴儿3个月后可适当吃盐，6个月后可将食盐量限制在每日1克以下，1岁以后再逐渐增多。在夏季出汗较多时，或有腹泻、呕吐现象时，食盐量可略有增加。

保护婴儿的眼睛

做父母的都希望自己的孩子有一双健康明亮的大眼睛，眼睛是人的重要视觉器官，又是十分敏感的器官，极易受到各种侵害，如温度、阳光、尘土、细菌以及异物等。婴儿的眼睛需要大人来保护，保护婴儿的眼睛应该从以下几方面着手。

要防止强烈的阳光或灯光直射婴儿的眼睛。婴儿出世以后，从黑暗的子宫到了光明的世界，已发生了巨大的变化，对光要有逐步适应的过程。因此，婴儿到户外活动不

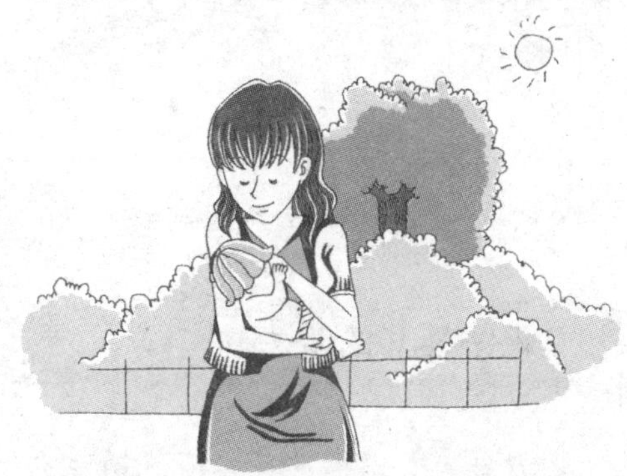

要选择中午太阳直射时，且要戴太阳帽。家中的灯光要柔和。

平时要注意眼睛卫生，防止感染性疾病。要给婴儿配备专用脸盆和毛巾，每次洗脸时应先洗眼睛，眼睛若有分泌物时，用消毒棉签或毛巾去擦眼睛。

要防止锐物刺伤眼睛。给婴儿玩一些圆钝的、较软的玩具，不要给孩子玩棍棒类玩具，以免刺伤眼睛。

防止异物飞入眼内。婴儿在洗完澡用爽身粉时，要避免爽身粉进入眼睛，要防止沙尘、小虫等进入眼睛。一旦异物入眼，不要用手揉擦，要用干净的棉签蘸温水冲洗眼睛。

如果发现眼睛疾患，如结膜炎、眼疖子等，要及时去医院就诊。

多给婴儿看色彩鲜明(黄、红色)的玩具，经常掉换颜色，多到外界看大自然的风光，对婴儿视力的提高很有好处。

贴心TIPS

还要注意不要让婴儿看电视，因为电视在播放过程中，电视机荧光屏在高能电子束撞击下会产生X线，彩色电视机X线放射

量相当于黑白电视机的二十多倍。这种放射线对婴儿会产生影响,影响其正常发育。如果经常抱着婴儿近距离、长时间看电视,就会使X线在婴儿体内积累照射,有害于敏感器官,会引起厌食症,并影响生长发育,甚至影响智力发育。

保护婴儿的听力

听力是人的中枢神经系统和听觉器官联合活动所产生的一种反应能力。听力在胎儿期已经形成，婴儿出生后听力逐步发展。那么应该怎样保护婴儿的听力呢?

• 要防止某些损害婴儿听觉器官的疾病的发生,如流脑、乙脑、病脑、结脑、麻疹、中耳炎等。

• 慎用下列药物:链霉素、庆大霉素、卡那霉素、妥布霉素、小诺霉素、巴龙霉素、新霉素等氨基糖甙类药物，这些药物有较强的耳毒性,可引起听神经的损害。

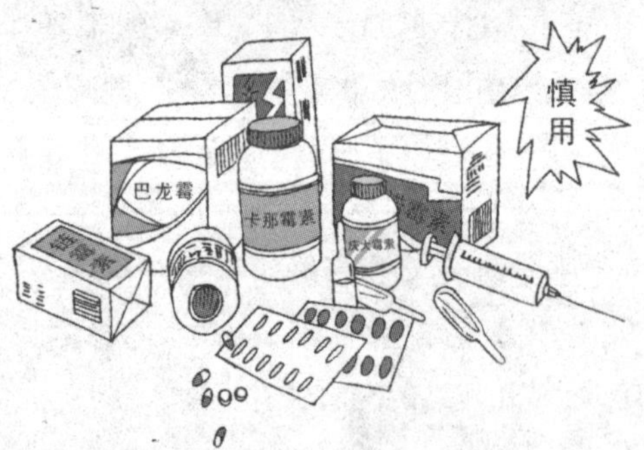

• 婴儿对这些抗生素反应的差异性较大,有的打一针可引起耳聋;有的打几天以后,耳部出现嗡嗡的响声。若及时停药,造成的危害会少得多；若继续用药则会造成终身残疾。抗生素引起的耳聋与用药剂量和时间长短有关，用药剂量越大，时间越长,造成的危害越大。

• 婴儿的听觉神经和器官发育不够完善,外耳道较短、窄,耳膜较薄,所以不宜接受强声刺激。各种噪音对婴儿不利,会影响婴儿的听觉器官,使听力降低,甚至引起噪声性耳聋。

• 不要给婴儿挖耳朵，防止耳道内进水,否则易引起耳病,影响听力。

• 还要防止婴儿将细小物品如豆类、小珠子等塞入耳朵，这些异物容易造成外耳道黏膜的损伤,如果出现此类问题,应该去医院诊治,千万别掏挖,以免损伤耳膜耳鼓,引起感染。

贴心 TIPS

有些年轻父母误以为耳垢是废物,往往动用牙签、火柴杆、耳勺甚至发卡给婴儿掏挖耳垢,这是不正确的。

婴儿耳道尚未发育成熟,大多呈扁平缝隙状,皮肤娇嫩。稍有不慎,轻者掏伤婴儿皮肤,导致感染甚至引起疖肿,重者掏破鼓膜,造成婴儿听力丧失。

正确的做法是:耳垢可随咀嚼、张口或打哈欠,以及借助下颌等关节的运动而自行脱落、排出。若因“油耳”或耳垢实在太多而阻塞耳道影响听力时,应该带婴儿去医院请医生处理。

怎样给婴儿理发

婴儿头皮十分柔嫩,抵抗力差,理发时稍不注意，就容易擦破头皮发生感染。因此，最好在婴儿3个月后再开始理发。夏季，为避免婴儿头上生痱子，可适当理发。给婴儿理发的工具最好先用 75%的酒精消毒，不可用剃头刀为婴儿剃头。

怎样防治痱子

婴儿皮薄肉嫩，排汗功能也不完善，炎热的天气或包裹太严，就容易起痱子。几乎所有的婴儿都曾经长过痱子，一般好发在颈肩部出汗多皮肤褶皱多的部位。气温潮湿，婴儿穿得过多，出汗多时易发生，所以常见于出生在南方夏季的婴儿。

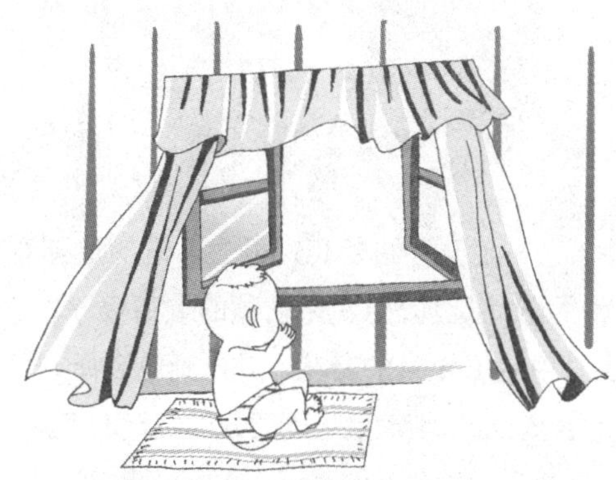

预防的关键是保持皮肤清洁干爽，勤洗澡，使汗液排出顺畅，屋内经常开窗通风，保证空气新鲜，衣服被子不要厚、紧。当婴儿皮肤生了痱子时，可以给患儿涂擦炉甘石洗液。顽固者可让婴儿在空调房内，只要外界温度下降，痱子很快就会消退。

婴儿地图舌的防治

有的母亲在给孩子喂奶或孩子打哈欠时，有机会看到婴儿的舌头，当看到自己孩子的舌面变得不规则，红白相间，呈地图状时，一定会很紧张，担心孩子的舌头是不是出了什么毛病。

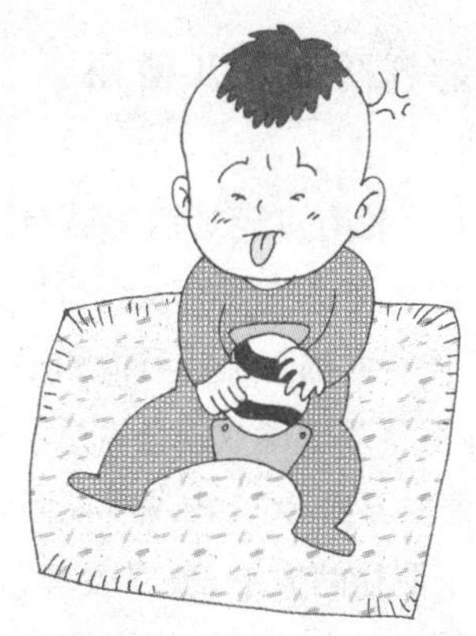

其实每个婴儿舌头表面都有不同程度的变化，只是有的变化明显，有的变化不明显而已，并不是什么毛病。出现地图舌的孩子多半体质比较弱，与疲劳、营养缺乏、消化功能不良、肠寄生虫、维生素 B 族缺乏有关。

地图舌一般在婴儿 2～3 个月时就已出现了，孩子多无明显的不舒服症状，有的可出现轻度瘙痒或对有刺激性食物稍有敏感，这种症状可长达数年，随着年龄的增长可自然消退。

发生地图舌后，应注意口腔卫生，适当地给予口腔清洗。症状明显时可涂用 1%的金霉素甘油等。服用维生素 B 族及锌剂也有一定疗效。

贴心 TIPS

正常人舌的表面是平整的，没有明显的高起和凹陷。但有些人的舌部出现一道道纵、横沟纹，深浅、长短不一，随着年龄的增长可逐渐加重，这种表现称沟纹舌，又称裂纹舌，一般无任何不适，但沟纹较深的可出现刺激痛，也不需要任何治疗。

该病原因不明，常认为是先天性的，可能与地理条件、维生素缺乏、食物的种类有关。出现沟纹舌的孩子应注意口腔卫生，保持口腔清洁，防止口腔感染。

怎样防治婴儿便秘

婴儿便秘有可能是消化道畸形或其他疾病引起的。如果在没有发现身体异常情况下，婴儿便秘大都与生活习惯和喂养方法有关。如果生活不规律或缺乏有意识训练孩子按时排便的习惯，都会出现排便困难。

矫正便秘的方法，要以改善饮食结构、训练排便习惯和加强体格锻炼为主。排泄大便是反射性的动作，经过训练会养成按时排便的习惯。3个月以上的孩子，每天要有意识地培养婴儿坐便盆或用排便小椅，通常在清晨哺食之后，训练其按时排便。也可定时作腹部肌肉按摩，促进肠蠕动。

吃奶的婴儿便秘时，可多加些糖，并添加橘子汁、红枣汁、白菜汁和蜂蜜水等。正在断奶期间的婴儿便秘时，在增加辅食时，除了考虑高营养的蛋类、瘦肉、肝和鱼类外，还要增加纤维素较粗的五谷食品，将鲜牛奶改换为酸牛奶。同时，还要增加体育锻炼。

婴幼儿便秘时，原则上不要用泻药，必要时临时用甘油栓或开塞露。如果新生儿因消化道畸形引起便秘，需要到医院检查，采取手术治疗。

婴儿玩具的选择

给婴儿选择适当的玩具，不仅有助于婴儿的身心发育，还可以启发和丰富婴儿的智力，提高动作的灵活性。根据婴儿的生理特点和心理特点，可按以下原则为婴儿选择玩具。

1～2个月的婴儿，会凝视色彩鲜艳的物体，开始辨别声音。这时可选择颜色艳丽、带有响声的玩具，挂在高低适合、方向不同的墙上或小床的架上，最好可移动。

3～4个月的婴儿，能改变卧位并翻身，对周围事物有辨别能力，这个阶段可选择彩色气球等。

5～6个月的婴儿，应配合其肌肉运动的特点，可选用有形的不倒翁、木偶或软塑料的动物玩具。

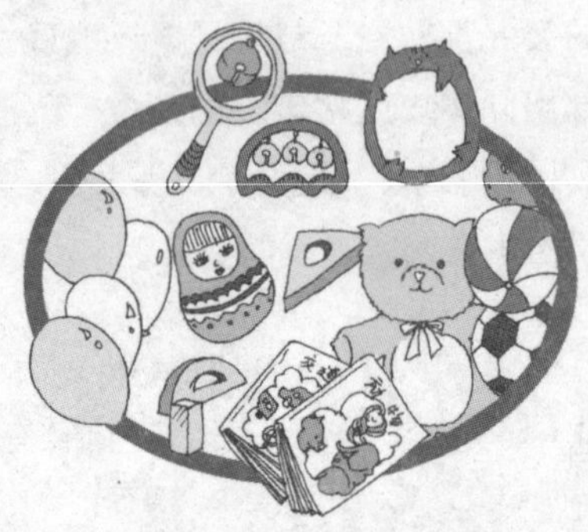

7～8个月的婴儿，可为其选择造型奇特的活动玩具，如变化新颖的七巧板等。

9～10个月的婴儿，其玩具应选择大号彩色皮球，使滚动以巩固婴儿的爬行训练。

11～12个月的婴儿，可为其选择活泼、生动的人物画册或动物及交通工具画册。

此外，给婴儿选择玩具时，必须要注意玩具的安全性。千万不要把玩具用绳子系在摇篮上，不要让婴儿在无人看管的情况下接触带松紧线的圆珠笔，以避免缠绕窒息；不要选择那种带有小颗粒的材料，比如扣子、珠子等玩具，防止婴儿误食；尽量避免那种线条比较锋利的金属质玩具，防止划伤婴儿的皮肤。

贴心 TIPS

婴儿往往有啃咬玩具的习惯，而玩具上可能沾染上病毒、细菌、灰尘等。所以应该经常给玩具消毒，特别是那些塑料玩具，更应天天消毒，否则可引起婴儿消化道疾病，对不同的玩具应有不同的消毒方法。

塑料玩具可用肥皂水、漂白粉、消毒片稀释后浸泡，半小时后用清水冲洗干净，再用清洁的布擦干净或晒干。

布制的玩具可用肥皂水刷洗，再用清水冲洗，然后放在太阳光下暴晒。

耐湿、耐热、不退色的木制玩具，可用肥皂水浸泡，然后用清水冲后晒干。

铁制玩具在阳光下暴晒 6 小时可达到杀菌的作用。

婴儿练翻身

热身训练。先练两臂支撑力。婴儿 2 个月后，妈妈要在小床的上方大约 60 厘米高处悬挂一个色彩鲜艳的玩具，或能发出清脆悦耳声音的风铃。让婴儿先趴在床上，两臂向下支撑着身体，妈妈这时可在一旁摇动玩具或风铃，逗引婴儿抬头，挺胸往上看，让婴儿控制 2 分钟。一开始婴儿可能支撑得并不太好，需逐渐练习。

再练身体各部位运动协调性。调整气球等玩具的高度，以婴儿仰面躺着小手和小脚都能够着为原则。妈妈摇动大气球，吸引婴儿用小手和小脚去抓碰。

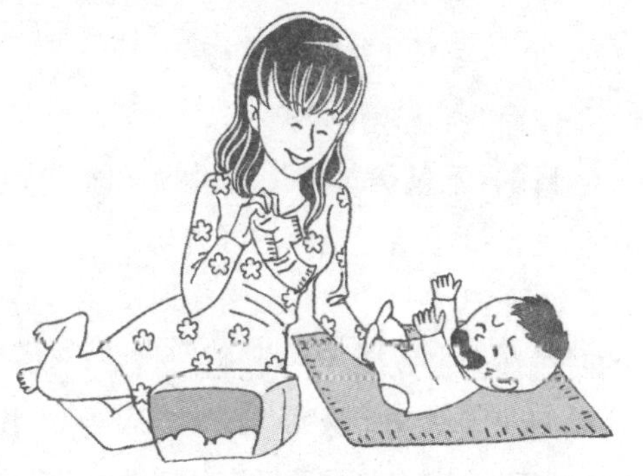

翻身动作训练。让婴儿仰面躺在床上，妈妈轻轻握着婴儿的两条小腿，把右腿放在左腿上面，婴儿的腰自然会扭过去，肩也会转过去。多次练习后婴儿即学会翻身。

让婴儿侧身躺在床上，妈妈在婴儿身后叫婴儿的名字，同时还可用带声响的玩具逗引，促使婴儿闻声找寻，让婴儿顺势将身体转成侧卧姿势。待婴儿这一动作练熟后，再把婴儿喜爱的玩具放在身边。妈妈不断逗引婴儿去抓碰，婴儿可能会在抓玩具时顺势又翻回侧卧姿势。如果婴儿做得有点费劲，妈妈可轻轻帮一下。

待婴儿练熟了从仰卧变成侧卧后，妈妈可在婴儿从仰卧翻成侧卧抓玩具时，故意把玩具放得离他稍远一点，这样，婴儿就有可能顺势翻成俯卧。但不要把玩具放到拿不到的地方，这样会使婴儿失去练习的兴趣，延长学会独立翻身的时间。

贴心 TIPS

- 妈妈帮助婴儿的动作一定要轻柔，以免扭伤婴儿的小胳膊小腿。
- 一开始练习时间和次数不要太长，要逐渐增加。
- 避免在婴儿刚吃完奶后或身体不舒服时练习。
- 婴儿大约 3 个月才能开始翻身，6 个月左右才能比较熟练地从仰卧翻成俯卧。因此妈妈要有耐心，让婴儿在愉快之中进行训练。
- 婴儿学会独立翻身后，妈妈仍要继续让婴儿练习，不只为了熟练这一动作，更为婴儿日后学爬打下基础。

婴儿抱摆操

横托抱。妈妈站立或立跪，左手托在婴儿颈肩部，右手托臀部，双手根据婴儿的反应加大或缩短距离。通常，随着妈妈双手距离的加大，婴儿会反射性地挺胸，当不挺胸时，妈妈应缩短双手距离。

该操适合于0~4个月的婴儿(出生第一天即可做)。可以刺激婴儿骶脊肌及背部肌肉力量的增长，使婴儿躯干姿态挺拔。

横托摆。妈妈横托抱婴儿，双手距离缩短后再以腰带动手臂，做横向摆。根据婴儿的适应情况逐渐加快速度。

该操适合于0~4个月的婴儿(出生第一天即可做)，可以刺激婴儿大脑前庭，提高婴儿的身体平衡自控能力。

竖托抱。妈妈左手托住婴儿的背、肩、颈，食指、中指分开，托住婴儿头的下部，右手托住其臀部，手指托住腰部，使婴儿保持腰直；右手放在婴儿两腿之间，左手向上托使其从水平状过渡到45度(可随时改变角度)。

该操适合于0~4个月的婴儿，可刺激婴儿运动感觉，使婴儿开始了解肢体的位置与运动的感觉。

竖托摆。第一节：妈妈竖托抱婴儿，以腰部的旋转带动手臂，随着婴儿的适应逐渐加大幅度。

第二节：妈妈竖托抱婴儿，双脚前后站立，腰部前后运动，带动手臂，使婴儿沿身体的纵轴运动。

第三节：妈妈托抱婴儿的方法与竖托抱基本相同，只是右臂在婴儿的左侧，横摆到一侧时，利用惯性使婴儿的身体纵向移动90度。

该操适合于0~4个月的婴儿，可刺激婴儿大脑前庭的整合感觉；刺激眼肌，开发婴儿的视觉学习能力。

婴儿的游戏

语言能力训练游戏

(1)找声源。

目的：训练婴儿听声音辨别方向，从而培养语言能力。

方法：拿一个拨浪鼓，在距离孩子前方30厘米处摇动，当孩子注意到鼓响时，对孩子说："婴儿，看拨浪鼓在这儿。"让婴儿的眼

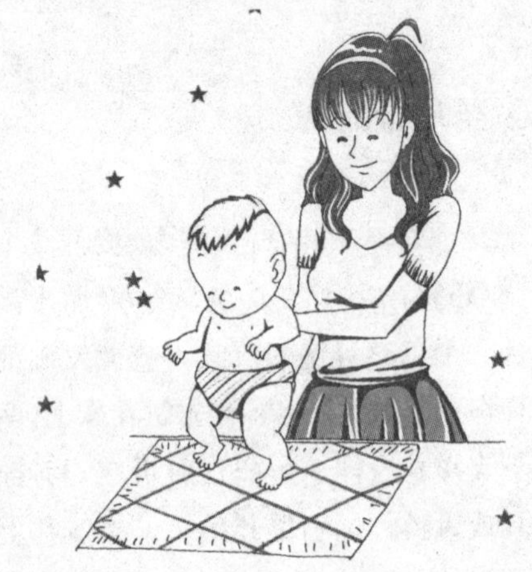

睛盯着鼓，张开手想抓鼓。休息片刻，在婴儿的后方，让他看不到你的脸，拿这个拨浪鼓摇动，稍停一会儿再问："拨浪鼓在哪里呢？"再分别将拨浪鼓慢慢移到孩子能看到的左、右方摇动。游戏中注意观察婴儿的眼、耳和手的动作，看婴儿对声源方向的反应。

(2)和婴儿"对话"。

目的：不仅是对婴儿最初的发音训练，而且也是母子情感交流的好方式。

方法：3个月的婴儿会咯咯地发笑，高兴的时候还会自发地"咿"呀"啊"呀地"讲话"，这时妈妈同样"咿"呀"啊"呀地去应答他，和他"对话"，可使其情绪得以充分地激发。

社交能力训练游戏

(1)会出声搭话。

目的:训练婴儿的社交能力。

方法:在婴儿情绪愉快时,父母可用愉快的口气和表情,或用玩具,让他发出"呢、啊"声,或"咯咯"的笑声,一旦逗引婴儿主

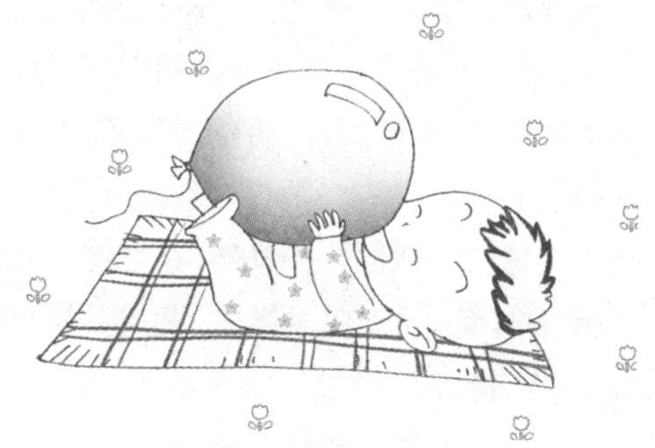

动发声,你就要富有感情地称赞他,亲热地抚摩他,以示鼓励,并与他你一言、我一语地"对话",诱导孩子出声搭话。

感知能力训练游戏

(1)分辨形状。

目的:现代研究表明,婴儿在3月龄时已有分辨形状的能力。为此,应早日发掘强化这方面智能,逐渐通过可见形象物,以熟悉抽象的数学概念,初步感知基本图形概念。

方法:用不同颜色的电线(红、黄、蓝、绿)弯几个直径为20厘米大小的正方形、长方形和三角形(接头处用胶布缠好,勿伤孩子皮肤),当婴儿哼、哈讲话时大人举起来让他看清后说:这是正方形,这是长方形,这是三角形,还可让小手拿一拿、攥一攥,多次反复练习,直至长大一些会说会认了再增加新内容。

(2)感知。

目的:锻炼他完整的感知事物的能力。

方法:继续让婴儿多看、多听、多摸、多嗅、多尝。如玩具物品应当轻软、有声、有色,让他能摸的都摸一摸,能摇动的都摇一摇,能发声的都听一听,如钟表声、动物叫声、风声、流水声等;结合生活起居自然地让他听音乐;让他闻闻醋,尝尝酸。

认知能力训练游戏

(1)藏猫猫。

目的:通过藏猫猫游戏,不仅能让婴儿得到快乐,还能让他提高感官认知能力。

方法:将婴儿抱在怀里,让他面对着你。对婴儿说话、微笑或是扮鬼脸以吸引他的注意。如果婴儿开始注意你了,就用手帕盖住你的头和脸,他还会奇怪呢:"咦,人

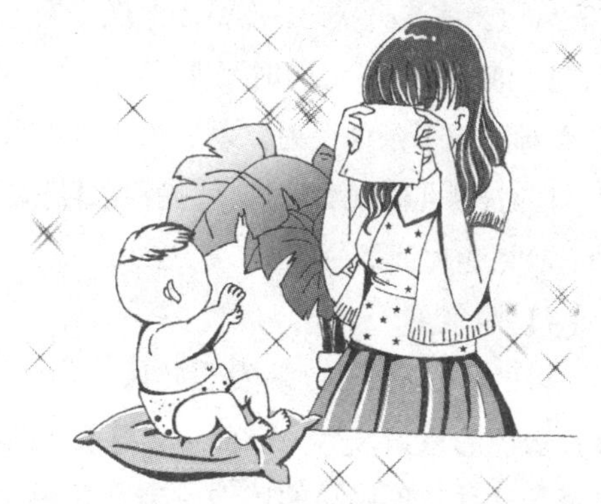

呢?"几秒钟后,移开手帕,对婴儿展开一个大大的笑容,然后说:"妈妈在这儿呢!"这样重复进行几次。

贴心 TIPS

这个游戏你可以和婴儿玩很久,直到他周岁。所以,要逐渐地变化,如用手帕挡住婴儿的脸,过几秒钟移开那块手帕,说"妈妈在这里",婴儿大些后,让他自己移开手帕就更好玩了。挡住洋娃娃的脸或在镜子面前玩都是个不错的主意。

如果你想用手帕盖住婴儿的脸,手帕的质地应轻而柔软,别吓坏了婴儿或让他感到

呼吸困难。别盖住婴儿的头太久，否则他会失去兴趣。此外，婴儿接受并了解这个游戏需要一个过程，因此，花样别变得太快。

(2)寻找目标。

目的：认识了第一种物品以后，婴儿可以逐渐认识家中的花、门、窗、猫、汽车等物，以后渐渐学会用手去指，认识自己的玩具，听到声音会用手去拿。

方法：母亲抱婴儿站在台灯前，用手拧开灯说“灯”，初时婴儿盯住妈妈的脸，不去注意台灯。多次开关之后，婴儿发现一亮一灭，目光向台灯转移，同时又听到“灯”的声音，渐渐形成了条件反射。以后再听到大人说“灯”时，婴儿眼睛看着灯，就找到了目标。

触觉能力训练游戏

(1)照镜子。

目的：一方面可以萌发婴儿认识物体、寻找物体的意识，另一方面可以让婴儿感受镜子这种玻璃制品的质地，丰富其触觉刺激。

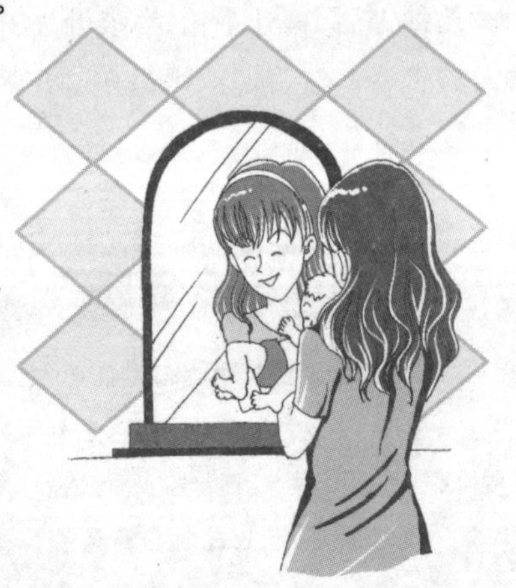

方法：母亲把婴儿抱到镜子前，一边对着镜中的婴儿微笑，一边用手指着说：“这是××，这是妈妈。”然后拉着婴儿的小手去摸摸镜子。

(2)够物抓握。

目的：利于手部触觉训练。

方法：这个月婴儿双手能在胸前互握玩耍，要给孩子更多够物抓握的机会，可以在他看得见的地方悬吊带响的玩具，扶着他的手去够取、抓握、拍打。悬吊玩具可以是小气球、吹气娃娃、小动物、小灯笼、彩色手套、袜子等，质地应多样化。每日数次，每次3~5分钟。

动作能力训练游戏

(1)抓和蹬。

目的：训练婴儿的手眼协调能力，同时发展孩子的触觉，并锻炼身体。

方法：在婴儿床的上方，悬挂一个彩色玩具，如塑料小动物等，距离以婴儿伸出手可以触到为宜。妈妈轻轻晃动悬挂的玩具，逗引孩子伸出手去抓，手抓的动作熟练以后，可以试着把玩具移到婴儿脚部，让他用脚蹬一蹬。

开始时，妈妈应给婴儿一些帮助和引导，如抬起婴儿的小手去拿玩具，或有意识地把玩具塞到婴儿手里，引起他抓拿玩具的兴趣。经过一段时间后，婴儿自己就能挥舞着小手去抓玩具了，这时妈妈应及时表扬他：“好极了，抓着了，真棒！”激励婴儿抓够玩具的积极性。

3 第4个月

4个月的婴儿

这段时期的婴儿，其听觉能力有了很大发展，4个月以后的婴儿已经能集中注意倾听音乐，并且对柔和动听的音乐声表示出愉快的情绪，而对强烈的声音表示出不快。听到声音能较快转头，能区分爸爸、妈妈的声音，听见妈妈说话的声音就高兴起来，并且开始发出一些声音，似乎是对成人的回答。叫他的名字已有应答的表示，能欣赏玩具中发出的声音。

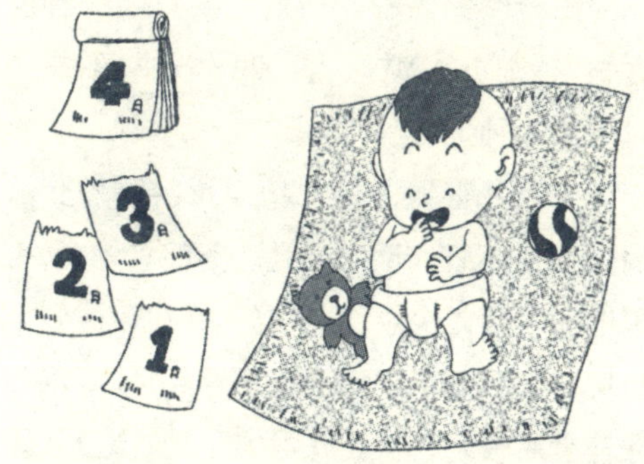

4个月的婴儿对周围的事物有较大的兴趣，喜欢和别人一起玩耍。能识别自己的母亲和面庞熟悉的人以及经常玩的玩具。

这个时期的婴儿喜欢父母逗他玩，高兴了会开怀大笑，会自言自语，似在背书，咿呀不停。会听儿歌且知道自己叫什么名字。能够主动用小手拍打眼前的玩具。见到妈妈和喜欢的人，知道主动伸手找抱。对周围的玩具、物品都会表示出浓厚的兴趣。

贴心 TIPS

4个月的婴儿，男孩体重平均有6.6千克(4.7~8.5千克)，平均身高63.7厘米(58.3~69.1厘米)，平均头围42.0厘米(39.6~44.4厘米)，平均胸围42.3厘米(38.3~46.3厘米)。

女孩平均体重也有6.1千克(4.5~7.7千克)，平均身高为62.0厘米(56.9~67.1厘米)，平均头围40.9厘米(38.5~43.3厘米)，平均胸围41.1厘米(37.3~44.9厘米)。

婴儿的喂养

这个月的婴儿奶量差异很大，应根据自己婴儿的食量和消化能力来决定哺乳量的大小。若婴儿吃不到规定的奶量，也不必着急担心，因为有的婴儿天生食量就小。

除了吃奶以外，还可试着增加些半流质的食物，为以后吃固体食物作准备。这时婴儿的消化能力增强了，淀粉酶的分泌也比从前增多。因此可喂些含淀粉的食物，如粥、米糊等，开始先从一勺、两勺喂起，视婴儿的消化情况慢慢增加。可在每次喂奶之前先喂粥或米糊，能吃多少就吃多少，不必勉强。

由于婴儿体内的铁储备到这时已几乎消耗殆尽，为了防止贫血，应当从辅食中补充铁质了。比较适宜这个月龄的婴儿食用

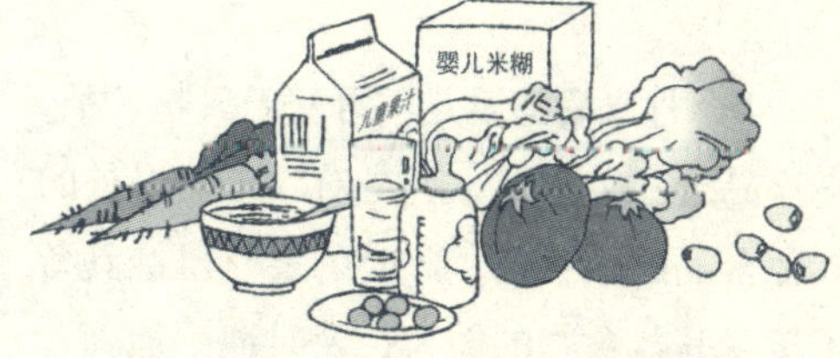

的含铁食品是蛋黄，所以从这个月起，可加喂蛋黄。

每日开始喂1/4煮熟的蛋黄，压碎后分两次混合在牛奶、米粉或菜汤中喂。以后逐渐增加至1/2～1个，6个月时便可以吃蒸鸡蛋羹了，可先用蛋黄蒸成蛋羹，以后逐渐增加蛋白量。

为补充维生素C和矿物质，除了吃水果汁和新鲜蔬菜外，还可用菜泥来代替菜水，锻炼婴儿的消化功能。

在增加以上辅食的过程中，要注意观察婴儿大便的情况。每一种辅食都要逐渐增加，使婴儿有个适应过程，不能急于求成。

这个时期，婴儿仍应以奶为主要食物。

贴心TIPS

● 蛋黄泥的做法如下：将鸡蛋煮熟，要煮得老一些，剥去蛋壳蛋清。取出蛋黄，在碗中加开水少许（视婴儿吃的蛋黄的量而定），取1/4或1/2蛋黄放入加水的碗中用汤勺捣烂调成糊状即可，用小匙喂，以锻炼婴儿用匙进食的能力。

● 蛋黄粥的做法：与上法相同取出蛋黄。选择新鲜的小油菜或其他的青菜，洗净剁碎，放入开水中煮10分钟，捞出菜，待水凉温，再将蛋黄混入菜汁中调和成糊状即成，喂给婴儿。

婴儿辅食的添加原则

4个月以后的婴儿不再安于只吃乳类，喜欢品尝各种味道，这是对除了奶以外的其他食品的敏感期，此时的婴儿已经具备了接受其他食物的能力，及时地添加辅食能养成婴儿良好的饮食习惯，有益于身体健康。

添加辅食的原则是先要综合考虑婴儿的身体状况、消化能力和对营养的需求，再决定何时加、怎样加和加什么。

从少到多。这样使婴儿有一个适应过程，如添加蛋黄，宜从1/4开始，5～7天后如无不良反应可增加到1/3～1/2个，以后逐渐增加到1个。

由稀到稠。如从乳类开始到稀粥，再增加到软饭。

由细到粗。如从菜汤到菜泥，乳牙萌出后可试喂碎菜。

由一种到多种。初期一次只喂一种新食物，待婴儿习惯后，再加另一种，不能同时添加几种。

在婴儿健康、消化功能正常时逐步添加。另外，不宜在两次哺乳之间喂食辅食，否则增加了饮食次数。由于婴儿在饥饿时较容易接受新食物，在刚开始加辅食时，可以先喂辅食后喂奶，待婴儿习惯了辅食之后，再先喂奶后加辅食，以保证其营养的需要。

6个月时，两次辅食可以代替两次哺乳。加喂辅食的同时要留意婴儿的大便及皮肤有无异常，例如腹泻、呕吐、皮肤是否出疹子或潮红等，如有不良反应可酌情减少或暂停辅食的添加。

贴心TIPS

在给婴儿添加辅食时，婴儿可能会拒绝吃，或因食之不当出现问题。妈妈对这样的婴儿要有耐心，不可操之过急。首先，在加辅食时一定要选婴儿身体没有疾病、食欲较好时开始。喂奶前先吃辅食，反复重复，直至接受。家长吃饭时，把婴儿抱到饭桌旁，让其闻一下味道，用筷子蘸点菜汁，尝到甜头后，婴儿就能接受辅食了。

婴儿咀嚼练习

咀嚼、吞咽是将食物磨碎送入胃内以便于肌体对其消化吸收。吸吮动作是先天本能，而咀嚼功能则是需要后天不断地接受刺激、不断地学习、不断训练形成的。

当食谱由单纯吃奶逐渐向食物转变时，撕咬、研磨、吞咽的动作是非常重要的，而4~6个月的婴儿，正是学习咀嚼最佳时期。错过机会，则婴儿可能不会咀嚼，囫囵吞咽，食物中的营养不被充分吸收，胃肠道消化功能降低，面部肌肉发育差，影响美容，牙齿坚固性差。牙齿的不停咀嚼运动，能促进脑神经发育。

淀粉类食物的添加方法

4个月时的婴儿，消化道中淀粉酶的分泌明显增多，及时给婴儿添加淀粉类食物不但可以补充乳品能量不足，提高膳食中蛋白质的利用率，还可培养小儿用勺和咀嚼的习惯。谷类食物中含有B族维生素(如维生素B_1，维生素B_2)、铁、钙、蛋白质，对婴儿的生长发育有利，如奶糕、烂粥、面条、饼干等食物。

4~5个月的婴儿，每天可先加喂奶糕或儿汤勺烂粥(1~2次)，再加饼干1~2片。

饼干可以磨婴儿的牙床，有助于出牙，还可加些菜泥、肉汤等。

奶糕的添加：婴儿3~4个月时可适量加喂奶糕。调配方法是取适量奶糕粉，用温开水或牛奶调成糊状喂食。5~6个月的婴儿也可用小勺喂食，然后再喂部分牛奶。

贴心 TIPS

● 粥的制作：将米洗净，煮成烂粥，开花，收汤，呈米糊状。可用菜汤调味，以后可逐渐在粥中加入少许菜泥、鱼泥。

● 面条的制作：选用薄、细面条，用水煮烂，然后加少许菜泥或蛋黄。婴儿6个月时加少许鱼松、肝泥、蛋羹，还可加少量熟酱油调味。

婴儿多吃胡萝卜有益健康

中医认为胡萝卜性甘平，归肺脾，具有健脾化滞、清凉降热、润肠通便、增进食欲等功效，具有重要的营养价值。近代研究发现，胡萝卜含丰富的胡萝卜素，在体内可转变成维生素A，对促进婴幼儿的生长发育及维持正常视觉功能具有十分重要的作用。

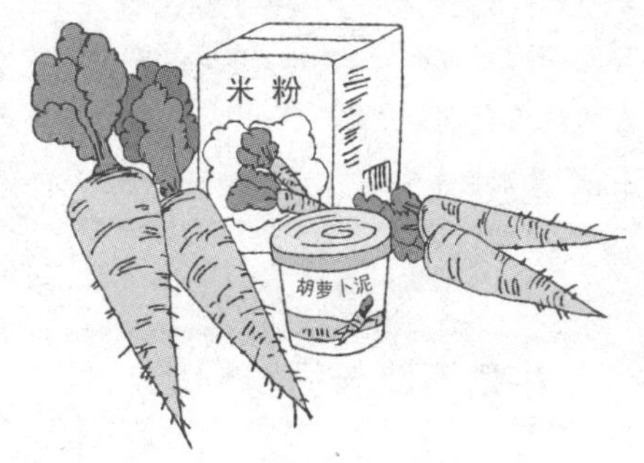

胡萝卜还含有一些膳食纤维，除具有增加肠胃蠕动的作用外，还被广泛用于防治高血压及癌症的辅助食物。此外胡萝卜

还含有较多的维生素C、B_2等营养素。正是由于上述这些独特之处，胡萝卜又被誉为“大众人参”。

在婴儿喂养上，胡萝卜是一种十分常用的辅食。从4个月开始，便可以给婴儿添加胡萝卜泥，一方面是补充婴儿成长所需的营养素，另一方面又可以让婴儿尝试并适应新的食物，为今后顺利过渡到成人膳食打好基础。

现在市场上可以找到含胡萝卜素的营养米粉及为婴儿特制的胡萝卜泥和其他蔬菜泥，可以根据需要选择给婴儿食用。

贴心TIPS

胡萝卜可做成蜜制胡萝卜泥，方法是：选新鲜胡萝卜200克洗净，蜂蜜25克，黄油15克，姜末2克。将胡萝卜切成小碎片，与蜂蜜、黄油、姜末及少许开水放入锅中，搅拌均匀，加盖用小火焖煮30分钟，煮的过程中可以偶尔搅拌一下，直到胡萝卜变软煮烂。出锅后待稍凉后即可喂食。吃剩后的胡萝卜泥应该放入冰箱，尽快吃完。

此菜颜色红艳，味甜质软，营养丰富，婴儿食用极为适合。其中含有丰富的维生素A原胡萝卜素，含量相当于土豆的360倍，苹果的45倍，柑橘的23倍。而且还含有较丰富的碳水化合物、蛋白质、钙、铁及维生素B_1、B_2及维生素C。

牛奶不能与钙粉同服

人工喂养的婴儿到了3个月后便开始加喂一些钙片或钙粉，以防止小儿缺钙。应当注意的是钙粉不能和牛奶一起喂。因为

钙粉可以使牛奶结块，影响二者的吸收。有些父母为了喂孩子方便、省事，常喜欢把钙粉混合到牛奶中一起给孩子吃，这样的补钙方法是不科学的。

适宜婴儿的健脑食品

大人在给婴儿选择健脑食品时，要结合婴儿身体的具体情况。只有针对性地对症进食，才能收到良好的效果。

假如婴儿面色苍白、萎靡不振、目光呆滞、畏寒手冷、反应迟缓、体形瘦矮、嗜睡无神，就应该给婴儿常食健脾益胃、安神益智的食物，例如苹果、核桃、胡萝卜、红枣、花生、松子、鱼虾、山药等食品。

假如婴儿肥胖、无神懈怠、小便赤短、大便溏泻、腹胀积食、营养不良、下肢微肿、稍动则累等，则应该给婴儿常吃一些化湿燥脾、消积化淤的食物，例如红豆、山楂、鲤鱼、泥鳅、蚕豆、冬瓜、笋、洋葱等食品。

假如婴儿胖嫩浮肿、面黑肤糙、小便赤短、遗尿惊厥、发稀焦黄、反应迟钝、语言含糊等，就应该常给婴儿吃一些益肾助阳、活血补脑的食品，例如核桃、山楂、动物肝脏、动物血、动物大脑、山药、瓜子、黑芝麻、黑豆、栗子、黑鱼、紫菜等食物。

假如婴儿神怠衰懒、出汗不止，易风寒

感冒或生病，则应经常选择那些壮体质、助阳补气的健脑食物，例如黄花菜、荔枝、萝卜、大枣、芝麻、桃仁、牛奶、鸡、鱼、蛋、豆制食品等。

适宜婴儿的益智食品

现代营养科学研究证实，以下食品具有良好的益智作用。

鱼类。鱼肉中富含丰富的蛋白质，如球蛋白、白蛋白、含磷的核蛋白，还含有不饱和脂肪酸、钙、铁、维生素 B_{12} 等成分，是脑细胞发育必需的营养物质。

蛋类。鸡蛋中的蛋白质非常优良，而且吸收率高。蛋黄中的卵磷脂经肠道消化酶的作用，释放出来的胆碱直接进入脑部，与醋酸结合生成乙酰胆碱。乙酰胆碱是神经传递介质，有利于婴儿智力发育，改善记忆力。同时，蛋黄中的铁、磷含量较多，均有助于脑的发育。

动物的内脏。主要包括脑、心、肝和肾等，均含有丰富的蛋白质、脂类等物质，是脑发育所必需的。

大豆及其制品。它们均富含优质的植物蛋白，即大豆球蛋白。大豆油含有丰富的多种不饱和脂肪酸及磷脂，对脑发育有益。

蔬菜、水果及干果。它们富含维生素A、维生素B、维生素C、维生素E等，常给婴儿食用，对大脑的发育、大脑功能的灵敏、大脑活力及防止脑神经功能障碍等，均能起到一定的作用。

婴儿安全备忘录

4个月的婴儿是个抓握能手，凡是能够着的东西，都要拿来“研究”一番。父母要保证婴儿身边的任何物品都不会伤害到婴儿。

● 将易碎的物品、电线等东西远离婴儿的小床边、洗澡的地方或换尿布台附近。

● 若是婴儿特别好动，在换尿布时，一只手要始终扶好婴儿的身体。否则，转身间，婴儿可能就滚到地上了。

● 小床的木栏杆也是婴儿玩弄的东西，父母要经常检查是否有松动或小零件掉落。

● 倘若带婴儿驾车外出，必须使用婴儿专用座椅，且放置在后座的中间，让婴儿面朝后面。因为婴儿的颈部肌肉十分娇弱，

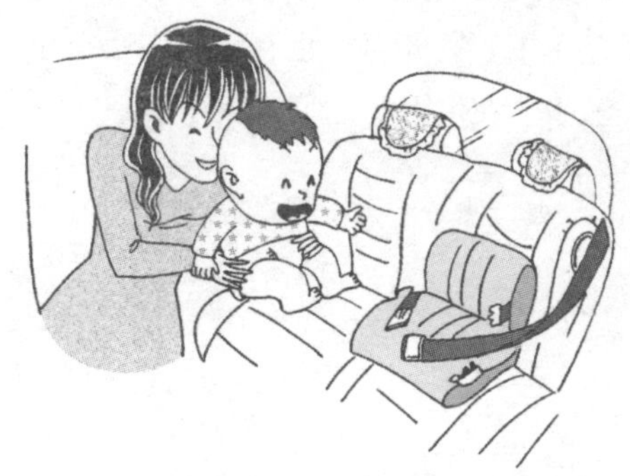

相对其幼小的躯体而言，头部所占比例比成年人要大得多。因此，对一名系着安全带的成年人来说相对无害的碰撞，对一个同样受到约束但是向前而坐的婴儿来说就是十分危险的。

● 洗澡时，将肥皂、浴液、润肤霜等物品远离婴儿够得着的地方。

● 妈妈的长头发以及项链等饰品都是婴儿喜欢抓握的目标，要引起注意。

● 出门时，给婴儿戴上小帽子，穿上长袖衣，脸部和手臂抹好防晒霜，是对婴儿皮肤最好的保护。

贴心 TIPS

即使阴天和寒冷的季节，阳光也会伤害婴儿娇嫩的皮肤。美国儿科学会最近再次强调：6个月以内的婴儿有必要使用防晒霜，少量的防晒霜不会有害。抹防晒霜并不能代替穿保护性外衣，在阳光强烈的上午10点至下午3点期间不要带婴儿外出。

使用婴儿车应注意什么

婴儿到了第4～5个月，可以经常使用婴儿车了，婴儿自己也喜欢坐在小车里出去散步。在使用婴儿车时应注意：

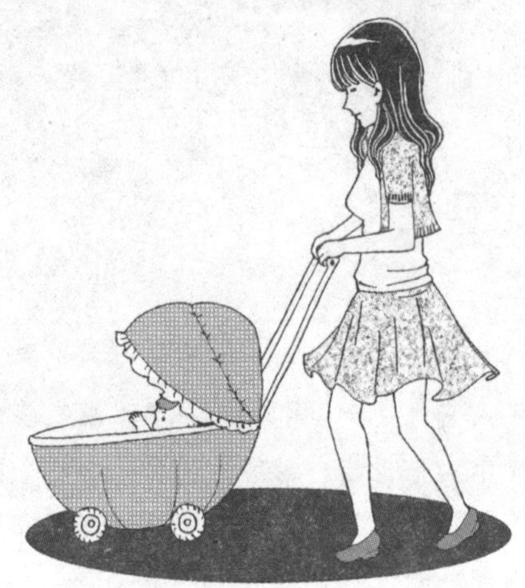

不要推到高低不平的路上，因为这样车子会上下颠簸，左右摇摆，令婴儿感到十分不安。

要到车少、空气清新、空间开阔的公园，这样的环境才有利于婴儿的健康。

贴心 TIPS

婴儿车式样比较多，有的婴儿车可以坐，放斜了可以半卧，放平了可以躺着，使用很方便。但注意不能长时间让婴儿坐在儿童车里，任何一种姿势，时间长了都会造成婴儿发育中的肌肉负荷过重。

另外，让婴儿整天单独坐在车子里，就会缺少与父母的交流，时间长了，影响婴儿的心理发育。正确的方法应该让婴儿坐一会儿，然后父母抱一会儿，交替进行。

婴儿不会抬头怎么办

每个婴儿的成长过程都不相同，运动功能发展的区别也是很大的。但要遵循普遍的规律，一般来说，婴儿学会控制自己的身体是从头部开始逐步下延到手、躯干和腿的。

婴儿刚出生时颈部肌肉与四肢不同，没有收缩能力，如果将他的身体提起，他的头部抬不起来。婴儿满月以后，父母在每次喂奶前可以让婴儿俯卧练习抬头，每次半分钟，每天1～2次，以后时间逐渐延长，睡前或起床前给婴儿做活动操，锻炼他的颈部、胸部、背部的肌肉，增加肺活量，这不仅有利于呼吸道疾病的预防，而且对早期的视觉训练也会带来益处。

婴儿长到2个月左右已能将头抬起来，脖子变得有力了，当他仰卧时，如果有人把他抱起，他的头部不会后仰。

4个月左右的婴儿俯卧时头已能从床上抬起45～90度角。用两只胳膊支撑着，能将前胸抬离床面。如果婴儿4个月时仍不能抬头，则应去找保健医生。运动功能的发育与中枢神经系统成熟的程度密切相关，同时，骨骼、肌肉的成熟程度也是运动功能发育的重要因素。如果婴儿的中枢神经系统有异常，或末梢神经、肌肉、韧带、皮下组织有异常，就会影响运动功能的发育。

婴儿缺铁性贫血的防治

铁是人类生命活动中不可缺少的元素之一。婴儿在出生后的半年内，可以依靠肝脏内贮存的铁。肝脏贮存的铁耗尽了，就需要每天从食物中来补充。婴儿的血容量是随着体重的增加而扩大的，血容量越大，需铁量越多。

据研究，一般情况下，体重每增加 1 千克，就要增加铁 35 毫克，婴儿发育过快就容易出现相对缺铁，而铁是人体造血的主要原料之一，所以也就出现相对缺铁性贫血。

预防婴儿出现缺铁性贫血的有效办法，是适当增加含铁质丰富的食品，如瘦肉、蛋黄、动物肝脏和肾脏，以及番茄、油菜、芹菜等蔬菜，还有杏、桃、李子、橘子、大枣等果品。由于许多食物中的铁质不易溶解和吸收，所以应同时服用维生素 C，对于尚无咀嚼能力的婴幼儿，可以喂些菜末、肝末和蛋羹等食物。

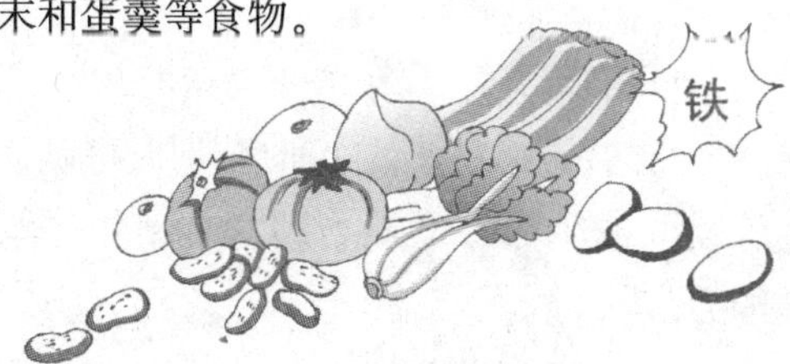

婴儿健身操

这套操可以锻炼婴儿的握力、牵拉力、自控力和前庭器官的平衡能力。

第一节：妈妈坐在椅子上，双手托住婴儿的腋下，让婴儿在妈妈的双腿上跳。适宜于 3～6 个月的婴儿。

第二节：1. 妈妈站在床边，让婴儿握住妈妈的食指；妈妈的拇指反抓住婴儿的手背（谁抓谁的"手腕"），让婴儿在床上跳。2. 当婴儿起跳时，妈妈双手用力使婴儿跳离床面。

妈妈用力时要和婴儿的跳跃保持一致，可以逐渐过渡到婴儿自己抓妈妈的手跳。适合于 5～10 个月的婴儿。

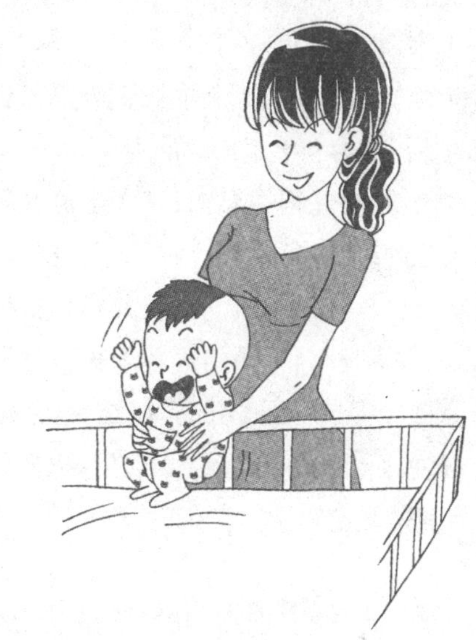

第三节：1. 重复第二节动作 1；2. 婴儿每跳一次横向移动一下（也可一前一后跳）。适合于 7 个月婴儿～1 岁半的幼儿。

第四节：1. 重复第二节的动作 1；2. 婴儿每跳一次妈妈带着宝宝转一圈，然后把他放在床上。适合于 10 个月婴儿～1 岁半的幼儿。

贴心 TIPS

婴儿还可以在 4 个月时做下面这些婴儿操。

● 后屈运动：婴儿俯卧，妈妈两手握住婴儿的小腿，将其提起 45 度角，然后放下，连做两遍。

● 仰卧起坐健身操：婴儿仰卧，妈妈两手握住婴儿手腕，拉孩子坐起，然后还原，连做两遍。

婴儿的游戏

语言能力训练游戏

(1)抓握玩具。

目的：发展触觉，训练语言理解能力，训练手的抓握能力和手眼协调能力。

方法：把婴儿抱在桌前，桌面上放几种不同玩法的玩具，每次放一种，让婴儿练习抓握玩具，并教他玩法。如婴儿抓住摇铃后，你就告诉他名称——"摇铃"，再抓住婴儿的手把铃摇响，边摇边说"摇摇铃，摇摇铃"。慢慢让他学着自己玩。学会后，再教另一种玩具的玩法。

(2)看画片。

目的：训练语言能力，同时增强婴儿对语言的理解能力。

方法：给婴儿看一些色彩鲜艳的卡通画片，边看边给婴儿介绍。

例如：妈妈抽出一张画有一朵红花的画片，然后握住婴儿的小手指，指点着画片模仿婴儿的语气一问一答："这是什么呀？""红花。""红花下面是什么？""绿叶。""红花有几个花瓣呀？"（握住婴儿的手指一瓣一瓣地点）一瓣，两瓣，三瓣。知道啦，红花有三个小花瓣。"

这时，婴儿会高兴地咯咯笑起来，自己用小手指在画片上点来点去，嘴里咿咿呀呀地模仿刚才妈妈教的动作。当婴儿模仿妈妈的动作指点画片时，妈妈一定要对婴儿的"说话"作出反应，表扬他，称赞他，和他一起说。

社交能力训练游戏

(1)"藏猫"游戏。

目的：训练婴儿分辨面部表情，使他对不同表情有不同反应。

方法：用毛巾把你的脸蒙上，俯在孩子面前，然后让他把你脸上的毛巾拉下来，并笑着对他说："喵儿。"玩过几次之后，婴儿会把脸藏在衣被内同大人做"藏猫"游戏。让他喜欢注视你的脸，玩时有意识地做出不同的面部表情，如笑、哭、怒等。

(2)看小朋友玩。

目的：尽早地让婴儿接触与他年龄相近的小朋友，可促进发展其良好的同伴关系。

方法：爸爸妈妈应经常把婴儿抱到室外，让婴儿观看其他小朋友玩耍，天气寒冷不宜外出时，可抱着婴儿到有小孩儿的邻居家串门儿，或请邻居的小孩儿来家里玩儿。婴儿看其他小朋友玩耍时，父母应不断地和他说话："看，这是小哥哥（小姐姐），他们在踢球玩呢。"

视觉能力训练游戏

(1)逗逗飞。

目的：锻炼婴儿的小肌肉，同时可以训练婴儿的手眼协调能力和语言动作协调能力。

方法：让婴儿背靠在妈妈怀里，妈妈双手分别抓住婴儿的两只小手，教他把两个食指尖对拢又水平分开，嘴里一边说"逗逗——飞"，如此反复数次。还可以分别对其余四指对拢又分开玩此游戏。

(2)好高好高。

目的：为了不让婴儿老是处于他的低视野，有时候不妨把婴儿的视线提高，让他换个不同的角度来看这个世界。换个高度、视角来看平常熟悉的环境,可以提高婴儿的好奇心,提升心智的成长。同时还能让婴儿学会视觉搜寻。

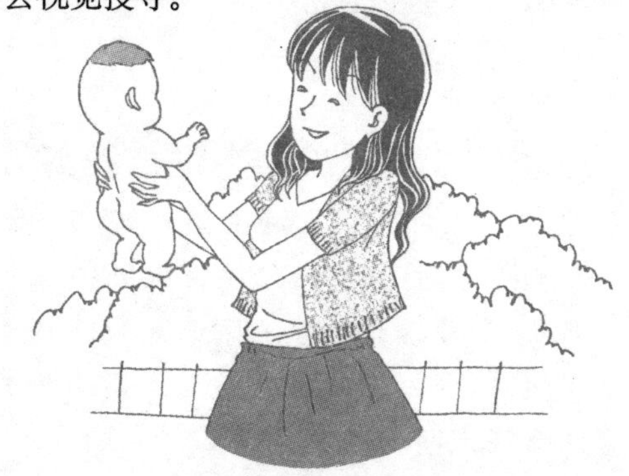

方法:用你的双手托起婴儿,将他轻轻地举上举下,转圈圈,让他从这些新的角度来观察周围的世界。当你把婴儿举向空中的时候,可以唱下面这首儿歌:

我是一只小小鸟,我是一只小小鸟,高高地飞,快乐地叫,自在又逍遥。从没有忧愁,从没有烦恼,有了妈妈的陪伴,世界多美好。

听觉能力训练游戏

(1)铃铛声从何处来。

目的:培养婴儿的语言及倾听能力。

方法:把铃铛等能发出声音的玩具或物品缝到五彩绳或橡皮套上,让婴儿仰躺

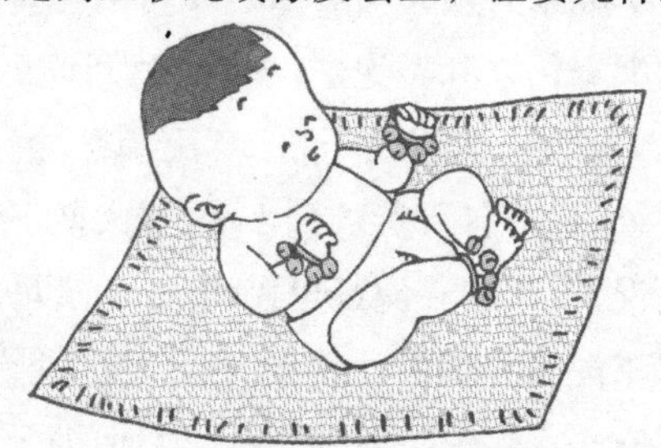

在铺着柔软毯子的婴儿床上,把缝好玩具的五彩绳或橡皮套套在婴儿的手腕及脚踝上,当婴儿"手舞足蹈"的时候,你们就来一起听音乐,把这些发出声响的东西缝到婴儿的小袜子或小衣服袖子上。

(2)听音找物。

目的:听音找物或找人,通过发展视听提高适应能力。

方法:家长敲响玩具(如铃、鼓),婴儿注意倾听,然后走到房子的一角敲,跟婴儿说:"这是什么声音?""听听声音,在那里!"这时注意婴儿的视线,是否朝着有声音的地方注视,若未注视,重复敲,直到他注视为止。

动作能力训练游戏

(1)用手撑起。

目的:婴儿俯卧用手撑起上身时,头抬起可以看得更高更远,使婴儿的视野开阔。这种姿势不但可以练习颈肌,还可以练习上肢和腰背的肌群使之强健,为以后爬行做好准备。

方法:让婴儿趴在床上或铺有草席、地毯的地上,在婴儿头侧用不倒翁或有声音的玩具逗引。婴儿先用肘撑起,大人把玩具从地上拿起来,逗引婴儿抬起上身。婴儿会把胳臂伸直,胸脯完全离开床铺,上身与床铺成90度角。有时婴儿的一个胳臂用手撑,另一个胳臂用肘撑,身体不平衡歪向肘撑的一侧,从肘撑的一侧翻滚成仰卧。

此时并不是有意地做180度翻身,是无意的因重心不稳而偶然翻过去的,这种过大的翻动如同跌倒一样会使婴儿感到不安。所以,如果婴儿只用一只手去支撑身体时,大人可以帮助他将另一只手也撑起来,使身体重心平衡,才能巩固俯卧双手支撑的练习,使婴儿感到安稳和愉快。

(2)拉坐。

目的:训练运动能力。

方法:婴儿在仰卧位时,家长握住婴儿

的手，将其拉坐起来，注意让婴儿自已用力，家长仅用很小的力，以后逐渐减力，或让婴儿仅握住家长的手指拉坐起来，婴儿的头能伸直，不向前倾。每日训练数次。

这时的婴儿喜欢和人玩藏猫儿、摇铃铛，还喜欢看电视、照镜子，对着镜子里的人笑，还会用东西对敲。婴儿的生活丰富了许多。

4 第5个月

5个月的婴儿

5个月时，从婴儿的眼光里，已流露出见到妈妈爸爸时的亲密神情。如给婴儿做鬼脸，他就会哭；逗他、跟他讲话，他不但会高兴得笑出声来，还会等待着下一个动作。这个时期，孩子揣度对方的想法、动作的智慧发达起来了。发育早的婴儿已开始认人。

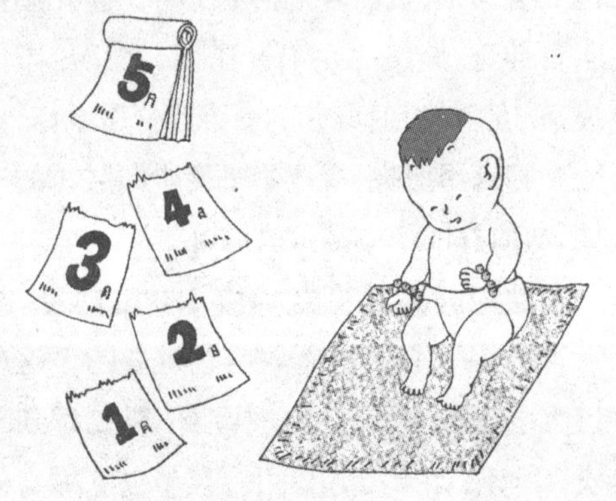

婴儿的听觉已很发达，对悦耳的声音和嘈杂的刺激已能作出不同反应。妈妈轻声跟他讲话，他就会显出高兴的神态。

5个月的婴儿会用表情表达自已内心的想法，能区别亲人的声音，能识别熟人和陌生人，对陌生人做出躲避的姿态。

贴心 TIPS

5个月的婴儿，男孩体重平均有7.3千克(5.3~9.2千克)，平均身高65.9厘米(60.5~71.3厘米)，平均头围42.8厘米(40.4~45.2厘米)，平均胸围43.0厘米(39.2~46.8厘米)。

女孩平均体重也有6.7千克(5.0~8.4千克)，平均身高为64.1厘米(58.9~69.3厘米)，平均头围41.8厘米(39.4~44.2厘米)，平均胸围41.9厘米(38.1~45.7厘米)。

婴儿的喂养

5个月的婴儿，由于活动量增加，热量的需求量也随之增加，以前认为只吃母乳能满足孩子生长发育的需要，现认为纯母乳喂养不能满足孩子生长发育的需要。

如果必须人工喂养，5个月的婴儿的主食喂养仍以乳类为主，牛奶每次可吃到200毫升，除了加些糕干粉、亨氏米粉、健儿粉类外，还可将蛋黄加到1个，在大便正常的情况下，粥和菜泥都可以增加一点，可以用水果泥来代替果汁，已经长牙的婴儿，可以试吃一点饼干，锻炼咀嚼能力，促进牙齿和颌骨的发育。

本月在辅食上还可以增加一些鱼类，如鲆鱼、黄鱼、巴鱼等，此类鱼肉多，刺少，便于加工成肉糜。鱼肉含磷脂、蛋白质很高，并且细嫩易消化，适合婴儿发育的营养需要，但是一定要选购新鲜的鱼。

在喂养时间上，仍可按上月的安排进行。只是在辅食添加种类与量上略多一些。鱼肝油每次喂2滴，每天3次，钙片每次2片，每天2~3次。

喂菜汤、菜泥、水果泥的方法

5个月以后的婴儿除了喂菜汤外还应喂食菜泥、水果泥。

菜汤的喂法。取新鲜绿色蔬菜或胡萝卜50~100克洗净，切碎。锅内加少许水煮沸后将蔬菜或胡萝卜加入，继续煮7~8分

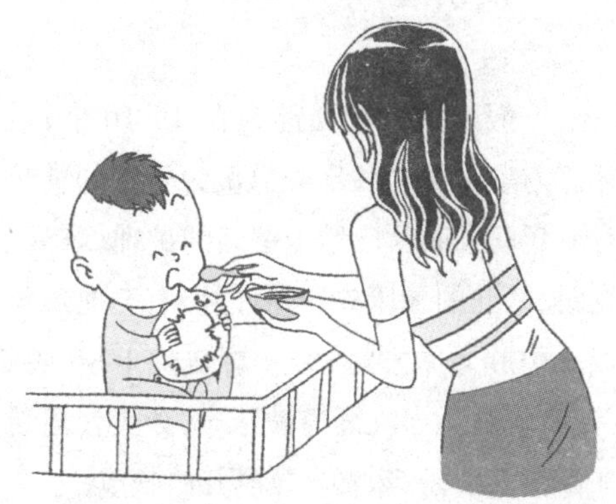

钟至熟烂。倒入清洁的漏瓢中，去汤后用匙背压榨成细末过瓢孔，去除粗纤维。剩下的盛入碗中即可食用。

4~6个月的婴儿初次吃菜汤可从少量开始，第一次吃20~30克菜汤，适应了再增加至40~50克。

菜泥的喂法。先将新鲜的蔬菜如菠菜、小青菜、胡萝卜、空心菜等，选任何一种取50~100克，洗净，切碎。往锅内放一碗水煮沸后将切碎的菜放入锅内，继以大火煮沸6~7分钟停止，开锅将菜及汤倒入消过毒的漏瓢内，漏下的菜汤盛入碗中，加少许盐即成菜汤，供食用。

初次吃菜泥的婴儿，第一次可喂1/2汤匙(10~15克)，第2天如无反应增加到1汤匙 (20克)，3~4天后无反应可增至2汤匙(30~40克)。

水果泥的喂法。新鲜苹果50克，糖10克，将苹果去皮，切碎，以大火煮软后，加入糖，放入清洁的铁筛内，用匙压挤过小孔，即成苹果泥。

简单的苹果泥的做法：将苹果洗净，削去皮，以小匙慢慢地刮，刮下的即成苹果泥，开始每次喂1/2汤匙，以后渐增，小儿腹泻时吃点苹果泥有止泻作用。

贴心 TIPS

婴儿体内各系统尚未成熟，对于细菌的抵抗能力差，制作辅助食物时必须特别注意卫生。要将手洗净，原料要选新鲜的，做出来后尽早喂食，如孩子不吃，不要放到第二天喂。

有的婴儿一吃鸡蛋，湿疹就长得厉害，经常会有这种吃动物蛋白导致湿疹的现象。先查一下长湿疹的缘由，如果是因为吃了某种食物所致，则暂停喂这种食物。

婴儿不宜吃蜂蜜

蜂蜜是一种很好的滋补品，许多家长喜欢在给婴儿喂牛奶时加一些蜂蜜。

研究表明，一岁以下的婴儿不宜食用蜂蜜。因灰尘和土壤中常常含有一种肉毒杆菌的细菌，蜜蜂在采粉酿蜜的过程中，有可能把被污染的花粉带回蜂箱。婴儿抗病能力差．易引起肉毒性食物中毒。

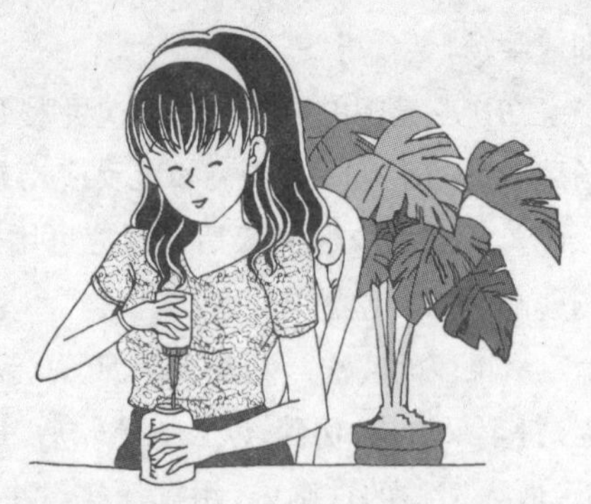

另外，蜂蜜中含有激素物质，长期食用可促使婴儿性早熟。为了婴儿的健康成长，不要给一岁以下的婴儿吃蜂蜜。

怎样护理乳牙

人一生有两副牙齿，即乳牙和恒牙。乳牙最早的可以4个月萌出，最晚的也有12个月才出。2岁半出齐，共计20颗，6~7岁开始换牙，即乳牙脱落换成恒牙，直到20岁左右出齐。无论乳牙或恒牙，牙齿的质量与营养、卫生习惯、遗传等都有直接关系。

如营养不良可影响牙齿钙化；不讲口腔卫生会患龋齿；吮手指、咬口唇会使牙齿排列不整齐；上下齿闭合不拢，有损容颜、进食和发音。

保护婴儿乳牙要注意以下几点。

- 多吃鸡蛋、虾皮等含蛋白质、钙丰富的食物，以便增加钙质，有利于牙齿生长，使牙齿健康。
- 控制甜食，切忌含着奶头或糖块入睡。
- 睡前要多饮些白开水，清洁口腔，预防龋齿。
- 及时纠正婴儿某些不良习惯，如吮手指、啃玩具、咬口唇、咬坚硬物等。
- 孩子睡觉时要仰卧，不要长期侧睡，否则会使婴儿乳牙长得参差不齐。

贴心 TIPS

吃牛奶的婴儿，可因吃奶姿势不正确或奶瓶位置不当形成下颌前突或后缩。婴儿经常吸吮空奶嘴会使口腔上颌变得拱起，使以后萌出的牙齿向前突出。这些牙齿和颌骨的畸形不但会影响孩子的容貌，还会影响其咀嚼功能。

因此，婴儿吃奶时要取半卧位，奶瓶与婴儿的口唇呈90度角，不要使奶嘴压迫上、下唇；不要让婴儿养成吸空奶嘴的习惯。

婴儿长牙时的异常现象及护理

一般来说，婴儿都会在4~10个月长牙。为了让婴儿长出一口健康整齐的乳牙，在乳牙萌发时就应给予适当的护理。乳牙萌发时，婴儿的牙床先开始红肿，有充血现象，极易引起牙床发痒；婴儿喜欢吮手指、咬奶头、咬玩具。当乳牙突破牙床，牙尖冒出后，牙渐渐变白，意味着乳牙已开始长成。

婴儿长牙一般没有异常现象，有些孩子会有低热、睡眠不安、流口水及轻微腹泻。这时应多给孩子喂些开水，以达到清洁口腔的目的，并及时给婴儿擦干口水，以防下颌部淹红。可给孩子一些烤馒头片、饼干、苹果片等食品以供磨牙，预防牙痒，又可促进乳牙生长。

婴儿出牙的时间有很大的差异，一般在6~10个月萌发均属正常，不要认为越早出牙越好。如婴儿在3个月时就出牙，并非正常现象，是由于牙胚距口腔黏膜太近，因而出牙过早，这些牙齿会影响喂奶。每个婴儿出牙时间不同，不应单纯以出牙时间来作为婴儿健康发育的标志。

防治婴儿感冒

感冒是婴儿常见的病症之一，它是由病毒感染所引起的。目前已知道的能引起感冒的病毒就有150种以上。感冒的症状也因病毒不同而有所不同。下面介绍几种婴儿易患的感冒。

普通感冒。所谓普通感冒是指临床上最常见的那种感冒,主要症状是流鼻涕、打喷嚏、咽喉红肿疼痛、发烧、全身酸痛无力、气喘等,有时还伴有不思饮食、睡眠困难、轻度腹泻等全身的症状。一般3～4天就能好转,恢复如常。

流行性感冒。流行性感冒简称流感,是由流感病毒引起的急性传染病。潜伏期为1～2日,最短者数小时,长者达3日。一年四季均可发生,但以冬春季发病较多。病儿情绪极坏,食欲下降,有些病儿因此而精疲力尽。倘若大人或大孩子患此感冒,则在发烧的同时一般都会有头疼、腰痛、肌肉疼或全身疼痛等症状。但婴儿却看不出有明显的全身疼痛,只是表现出情绪极坏,严重时会导致肺炎,必须十分小心。

患儿应卧床休息，室内空气要新鲜,防止继发细菌感染。要多饮水,对症治疗,高烧时要物理降温。患流感不用抗生素治疗,可服板蓝根冲剂、小儿清热解毒冲剂等。

在流感流行季节，婴儿住室要注意通风,不要到公共场所,注意增加户外活动,晒太阳,积极锻炼身体。

贴心TIPS

有的小孩得了感冒以后，不久出现心慌、气短、胸痛、心律不齐、不愿活动等症状。这时家长不要掉以轻心,需要及时到医院检查是否有心肌炎。

小儿心肌炎多是由病毒引起的。其发病与多种因素有关,如病毒的种类,感冒的轻重,治疗是否及时合理,机体情况如何,是否疲劳,营养是否欠佳,抵抗力是否下降等等。

不是所有感冒的病儿都会并发心肌炎,但也不能忽视会有这种情况发生。

婴儿感冒用药的误区

一般来说，婴儿并不是绝对不能用成人感冒药,但使用时应注意。

感冒通。感冒通是中西药复合制剂,主要含双氯芬酸钠、人工牛黄及扑尔敏,在成人中广泛使用,有报道小儿用后引起血尿、肾小管功能受损,停服后血尿很快消失,虽然是暂时的,可儿童肾脏发育尚不成熟,加之感冒通中的双氯芬酸钠还可以破坏胃黏膜屏障的脂蛋白层,使氢离子弥散,导致胃黏膜损伤引起出血，因此小儿最好不用或慎用,忌超量服用。

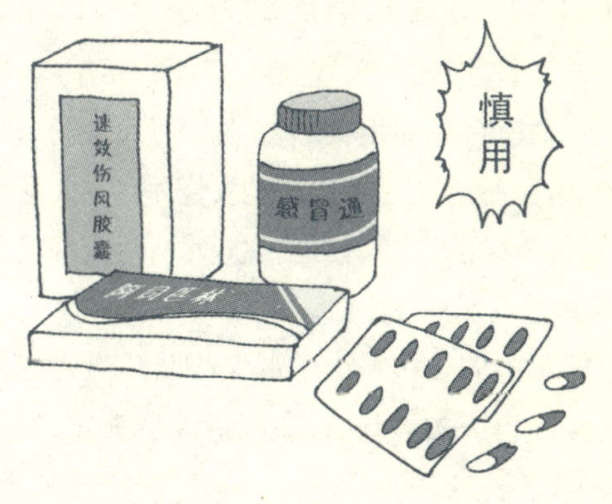

速效伤风胶囊。主要含扑尔敏、扑热息痛、咖啡因、人工牛黄，因扑热息痛有很强的肝毒性，3 岁以下儿童及新生儿应避免使用。

泰诺感冒片。主要含扑热息痛、盐酸伪麻黄碱、氢溴酸、右美沙芬、扑尔敏，6 岁以下儿童不宜使用。

含阿司匹林的感冒药。阿司匹林易导致患儿虚脱，对患儿消化道也会产生刺激，导致恶心、呕吐、消化不良等，可引起或加重幼儿哮喘、可诱发幼儿发生“瑞氏综合征”等等。所以务请家长谨防阿司匹林危害幼儿的健康，不宜用含阿司匹林的感冒药。

贴心 TIPS

对于百服宁、幼儿泰诺林液、散利痛、感康、尼克、康必得、白加黑等含有对乙酰氨基酚的感冒药，3 岁以下儿童及新生儿因肝、肾功能发育不全，应避免使用。爱菲乐、诺合等感冒药含布洛芬，布洛芬的抗炎、镇痛、解热作用比阿司匹林、对乙酰氨基酚强，偶见轻度消化不良、皮疹等，胃与十二指肠溃疡的患儿慎用。成人用感冒药种类很多，婴儿使用应严格注意其不良反应，严格掌握用药剂量、给药间隔时间等。

预防婴儿痢疾的方法

细菌性痢疾简称菌痢，是一种急性肠道传染病。菌痢的主要表现是发烧、腹泻、大便脓血，伴有腹疼，重者可出现脱水、休克、抽风等症状，甚至危及生命。

菌痢的发病是由于痢疾杆菌随污染的饮食经口进入胃肠后，在肠道大量繁殖，释

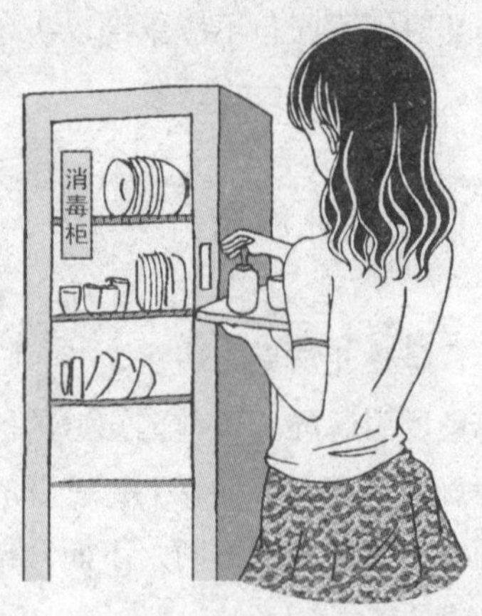

放毒素，引起肠道的炎症病变。同时，毒素的吸收引起发烧、全身不适等症状。如果毒素首先侵犯中枢神经系统，就会引起脑中毒症状，病人抽风、昏迷、血压下降……这就是中毒性痢疾。

预防痢疾，一定要做到：大便后、吃饭前给孩子洗手，并养成习惯，最好用香皂及流动水洗手，以防手上的致病菌随食品入口；生吃的瓜果、蔬菜一定要洗干净、消毒；腐烂变质、不新鲜的食品一定不给孩子吃；孩子的餐具要专用并经常消毒；如果家中有人得痢疾，应注意隔离，避免传染给孩子。

贴心 TIPS

如果孩子得了痢疾，要及时到医院检查治疗，按医嘱服药，千万不要吃两次药觉得腹泻好一些了就自行停药。最好在服药 3 天后复查大便，使常规检查正常后再服 2~3 天药。一般疗程为 7 天。除用药之外，还要注意适当休息，吃易消化的食品，如果孩子高烧，可服用退烧药或采用物理降温。若发生中毒性痢疾，则应住院治疗。

巧手婴儿的早期培养

对婴儿手的动作的培养,应积极进行,使其发展良好。

抓住不放。首先准备几个色彩艳丽,能发出响声的带柄或圆形玩具。

婴儿平躺在床上。先拿起一个玩具,在婴儿面前引逗，然后把玩具的柄或圆形玩具的环送到婴儿手边,触及婴儿的手,他会把玩具抓住。这一动作可反复做。也可在婴儿床的上方挂一些玩具，让婴儿能随意抓着玩。

从 3 个月时开始训练。

抓住面前的玩具。婴儿由成人抱着坐在桌前或床上，在婴儿面前放上几个色彩艳丽、可用手抓住的小玩具。

成人先拿起玩具逗引婴儿，诱使婴儿用手去抓玩具,能把玩具抓住,甚至能把玩具抓起来。成人可以再摆上更新鲜的玩具,引起婴儿抓的兴趣。

4 个月时即可进行培养,7 个月时仍不会应加强训练。

能用拇指食指捏拿。婴儿坐在床上,旁边放着小球和小积木。

成人先把床上的小积木或小球指给婴儿看,吸引婴儿注意力,让婴儿看着成人用拇指和食指把小球或积木捏起来，然后教婴儿自己动手用食指和拇指把物体捏起来。开始婴儿可能是用手抓拿,经过反复训练,会逐渐进步。注意训练时防止婴儿将小球或小积木放入口中发生危险。

5 个月时开始培养,10 个月时仍不会应多注意培养。

能松手。婴儿坐在床上,脚前身旁放着玩具。

成人一只手拿起一个玩具，婴儿看着成人松开手中玩具，落入下面的另一只手中。然后给婴儿一个玩具,让婴儿自己玩一会儿，成人把一只手放在婴儿拿玩具的手的下面,让婴儿自己松开拿玩具的手,使手中玩具落入成人手中。

5 个月时就开始培养,8 个月时仍不会应加强培养。

能传递(倒手)。婴儿坐在床上,身旁摆上一些玩具。

成人拿起一只玩具，让婴儿看着把手中玩具放到另一只手中。然后拿起一个玩具递到婴儿的一只手中，成人协助婴儿把拿玩具的手送到另一只手边。成人再拿起一个婴儿喜欢的玩具，送到婴儿拿玩具的手边,若婴儿想要拿到,就要先把手中的玩具送到另一只手中,腾出这只手来拿。

5 个月时开始培养,8 个月时仍不会应加强培养。

能拿起面前的玩具。婴儿坐在床上,在婴儿面前放一些玩具。

成人拿起玩具在婴儿面前摆弄，引起婴儿对玩具的兴趣，然后鼓励婴儿自己抓起玩具玩。开始时婴儿可能是大把抓,逐渐就会用食指和拇指捏玩具玩儿。

6 个半月时开始培养,10 个月时仍不会应加强培养。

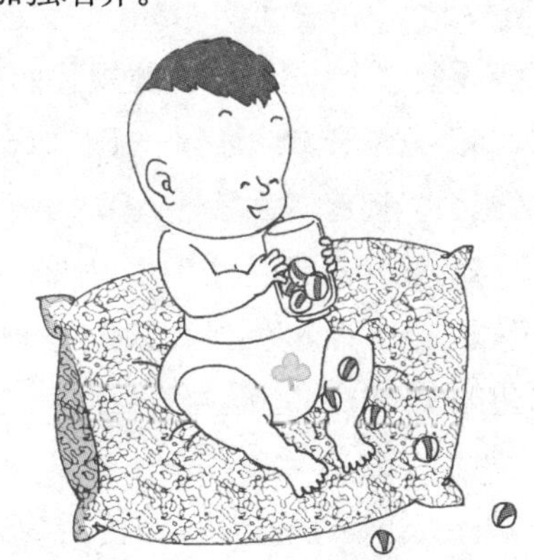

能从瓶中倒出小球。床上摆着几个大口的塑料小瓶和几个小球。

成人先拿起小瓶,拾起几个小球装入瓶中,然后让婴儿看着把瓶中的小球倒出瓶外。再把小球放入瓶中,递给婴儿,让婴儿自己把瓶中的小球倒出来。开始时,成人可协助。

8个月时开始培养,1岁时仍不会应加强培养。

贴心 TIPS

对婴儿进行手的动作训练时,要注意以下几点。

● 在培养中遵循他的发展规律以及婴儿动作发展的实际水平。

● 要持之以恒,循序渐进。

● 婴儿手的动作发展有一定的连续性和内在联系性。

● 在训练中要耐心、细心,并要有计划有系统地进行,从而发挥良好作用。

婴儿语言能力训练

模仿发音

目的:训练语言能力。

方法:与婴儿面对面,用愉快的口气与表情发出“wu—wu”、“ma—ma”、“ba—ba”等重复音节,逗引婴儿注视你的口型,每发一个重复音节应停顿一下,给孩子模仿的机会。接着你手拿一个球,问他“球在哪儿”时,把球递到婴儿手里,让他亲自摸一摸,玩一玩,告诉他:“这是球——球。”边说,边触摸、注视、指认,每日数次。

叫名回头

目的:让婴儿知道自己的名字,增强语言能力。

方法:婴儿早就能听到声音回头去看,但是能否理解自己的名字,此时可以进一步观察。带婴儿去街心公园或有其他孩子的地方,父母可先说其他小朋友的名字,看看婴儿有无反应,然后再说婴儿的名字,看他是否回头。当孩子听名回头向你笑笑时,要将他抱起来亲吻,并说“你真棒”,“真聪明”,以示表扬。

贴心 TIPS

父母应在胎教时,即在妊娠第6个月时就为婴儿取名,每次呼唤都用同一个名字。经过孕期一个月呼名训练的婴儿会在出生3个月时知道自己的名字而回头。未经训练的婴儿可在5~7个月时知道自己的名字。切记要用固定的名字称呼婴儿,如果大人一会儿说“宝宝”一会儿说“文文”,一会儿又说“闹闹”,经常更改名字,会使孩子无所适从,就会延迟叫名回头的时间。

婴儿社交能力训练

表情反应

目的:训练婴儿分辨面部表情。

方法:继续玩照镜子的游戏,和妈妈同时照镜子,看镜子里母子的五官和表情,逗引婴儿发出笑声,并让婴儿和你一起做惊讶、害怕、生气和高兴等游戏。注意时间不宜长,不宜让婴儿过于兴奋。

举高

目的:提高婴儿语言与动作协调能力。

方法:孩子最喜欢让爸爸“举高”,然后再“放低”。家长一面举一面说,以后每当大人说“举高”时，婴儿会将身体向上作相应的准备。

注意在举起和放下动作时，要将婴儿扶稳，千万不要做抛起和接住的动作，以免失手让婴儿受惊或受伤。

婴儿视觉能力训练

看远处的物体

目的：此时婴儿的视力已明显增强，可以看到远处的物体，及时训练可扩大认识事物的范围。

方法：母亲要更多地指着周围环境中的各种物品介绍给婴儿听，不管婴儿是否能听

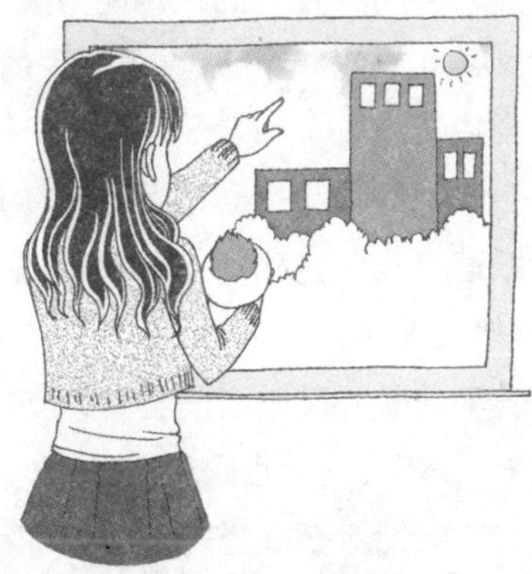

懂，都要多次重复，让婴儿反复感知。这时，除了指认室内的家具、玩具、食物、日用品和室外的花草树木、交通工具、建筑物等以外，可以开始指认远处的行人、车辆、天上的白云、风筝、初升的月亮和落日等等。

自己玩

目的：提高婴儿认识物体和寻找物体的能力，同时训练其手眼协调能力。

方法：用被子把婴儿“围”起来，或者把婴儿放在带围栏的小床上。在婴儿面前放上会发声的橡皮玩具、可以抱的布娃娃或其他小动物玩具，让婴儿自己玩玩具；或母

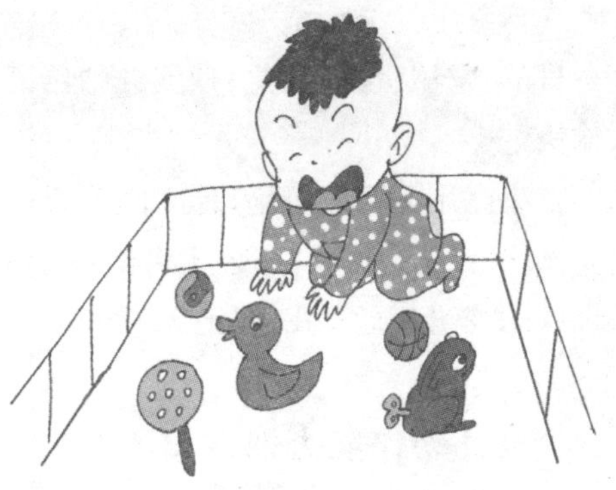

亲走过去，帮他把玩具弄出声响来，再把玩具放到不同的地方，逗引婴儿变换体位，抓握玩具。

贴心 TIPS

玩具上绝不能有易掉落的活动金属物、小纽扣等。要让婴儿呈躺卧状，但也不要长时间保持这种姿势，避免脊柱弯曲。同时注意让婴儿拿东西时，学会把大拇指和其他四指分开。

婴儿听觉能力训练

听音找物

目的：听音找物或找人，发展视、听，提高适应能力。

方法：用铜铃等带响的玩具，在房间的一角敲打，同时问孩子：“这是什么声音？”“听听声音，在那里！”婴儿会朝着铃声方向看；若未引起注意，可重复敲到他注视为止。还可以给婴儿听悦耳的八音盒或电子玩具，甚至听动物的叫声、鸟类的啼鸣声，以及各种交通工具的声音等，扩大声音的范围，观察婴儿的反应。

寻物游戏

目的：发展听觉、视觉，使婴儿情绪活泼愉快。

方法：家长用色彩鲜艳和带响的玩具逗引婴儿，一会儿给他看，一会儿藏起来或捏响玩具，使婴儿听后寻找，如此反复练习。

婴儿动作能力训练

直立

目的：训练直立能力，为走打下基础。

方法：两手扶着婴儿腋下，让他站在你的大腿上，保持直立的姿势，并扶着婴儿双腿跳动，每日反复练习几次，促进平衡感知觉的协调发展。

靠坐

目的：训练靠坐能力。

方法：将婴儿放在有扶手的沙发上或小椅子上，让婴儿靠坐着玩，或者家长给予一定的支撑，让婴儿练习坐，支撑力量可逐渐减少。这个游戏可每日连续做数次，每次10分钟。

5 第6个月

6个月的婴儿

6个月的婴儿会抓视野中出现的物体。拿在手里的东西经常要放到嘴里吮吸。两条腿会有力地上下乱蹬，有的婴儿不高兴

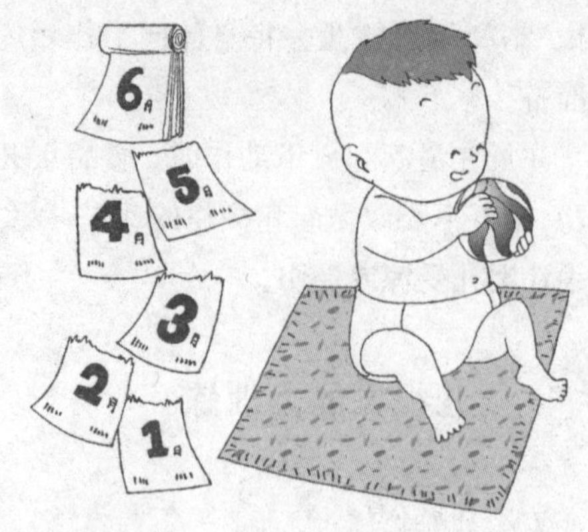

时身体会打挺。

如果扶着，婴儿基本上都能坐。也有的婴儿能独立坐10～15分钟。把婴儿抱到腿上，能稍微站一会儿，并一蹿一蹿地跳。当然，还有不少婴儿仍不会做这些动作。

婴儿对周围世界的认识能力又前进了一步。喜欢妈妈在身边，看见陌生的面孔，有时会啼哭。

当手中的玩具掉到地上时，婴儿会用眼睛跟踪寻找。当和婴儿玩“藏猫猫”的游戏时，他会很高兴。

爱动的婴儿睡眠时间较短，安静的婴儿白天爱睡觉，晚上也睡得很早。

这个时期对婴儿进行排泄训练在教育上并无意义。如果是性格老实安静的婴儿，抱着他在便盆上把尿，往往会顺利排尿。但对好动不安分的婴儿，这种训练无济于事。

婴儿到了这个月龄，许多妈妈的奶水渐渐减少，往往只够婴儿每天吃1～2次，因此，可以考虑用辅食喂婴儿。

贴心 TIPS

6个月的婴儿，男孩体重平均有7.9千克(5.9~9.8千克)，平均身高67.8厘米(62.4~73.2厘米)，平均头围43.9厘

米(41.3~46.5厘米),平均胸围43.9厘米(39.7~48.1厘米)。

女孩平均体重也有7.3千克(5.5~9.0千克),平均身高为65.9厘米(60.6~71.2厘米),平均头围42.8厘米(40.4~45.2厘米),平均胸围42.9厘米(38.9~46.9厘米)。

婴儿的喂养

这个阶段,辅食蛋黄可增至1个,只要婴儿大便正常,粥和菜泥可多加一些,并且可以用水果泥代替果汁了,已出牙的婴儿可以给些饼干锻炼咀嚼能力。

人工喂养的婴儿应喂些鱼泥、肝泥,鱼应选择刺少的,如黄鱼、平鱼、带鱼、巴鱼等。猪肝、鸡肝均可用来制作肝泥。

婴儿食量较小,单独为婴儿煮粥或做烂面条比较麻烦,不妨选用市面上出售的各种适合此月龄婴儿食用的奶糊、米粉等,既有营养,又节约了制作时间。节省下来的时间可带婴儿去做户外活动,以锻炼身体。营养和锻炼对于婴儿来讲是同等重要的。

贴心 TIPS

制作鱼泥时,可将鲜鱼去内脏洗净,放入锅内蒸熟或加水煮熟,去净骨刺,加入调味品,挤压成泥,可调入米糊(奶糕)中食用。

制作肝泥的原料选用猪肝、鸡肝、鸭肝均可,制作肉泥的原料选用猪、羊、牛及家禽类无筋皮的新鲜嫩肉。先洗净肝或肉,然后用刀(最好用刀背)捣烂,挑出其中的筋。锅中放入少量水烧开,再将捣好的肝或肉酱放入,继续煮5分钟即可,做好的肝泥、肉泥,可单独用小勺喂给婴儿,也可拌在菜汁、米汤中混合吃。

婴儿一日饮食安排举例

要安排好婴儿一天的饮食,关键一点是要合理搭配好准备喂的食物,最好父母能看些营养学方面的科普书,掌握一些有关营养的常识,这样,安排起来就比较合理,不然就显得有些盲目了。

这个月龄的婴儿,饮食上仍以奶为主,同时适当喂些谷类食物,每天保证有水果、蔬菜、动物性食物。每天的食物尽量不要重复,让婴儿吃得不枯燥,保持旺盛的食欲。每个婴儿对食物的爱好是不同的,可以说是有天生的喜恶,父母没有必要严格按食谱上所说的那样去做,应该根据婴儿的爱好去安排饮食。如果把婴儿不爱吃的食物硬塞到他的嘴里,这样喂养是不会成功的。给婴儿喜欢吃的食物,这是顺利地添加辅食的一个诀窍。

下面举一个例子供参考:

早晨6点:母乳。

上午9点:奶糕1/2~1块,加1/4~1/2个蛋黄。

中午12点:母乳,少量鱼肉、菜汤。

下午3点:半个香蕉。

下午5点:烂粥半碗(儿童碗约10~30克),加少许菜泥。

晚上8点:母乳。

晚上11点:母乳。

婴儿不宜喝豆奶

豆奶是健康饮品，对此人们已达成了共识。然而，美国专门从事转基因农产品与人体健康研究的人士近期指出：喝豆奶长大的婴儿，成年后引发甲状腺或生殖系统疾病的风险系数较大。

对于成年人，经常食用大豆是极为有益的。大豆能使体内的胆固醇降低，保证体内激素的平衡。然而，婴儿食用大豆则会产生相反的效果。婴儿对大豆中高含量抗病植物雌激素的反应与成人相比完全不同。

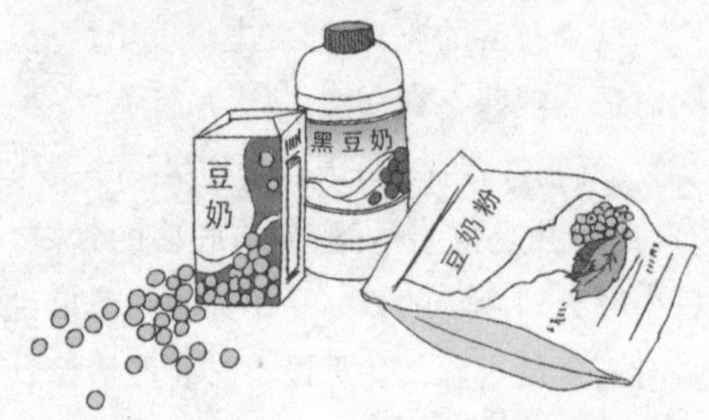

成年人所摄入的一般植物雌激素可在血液中与雌激素受体结合，从而有助于防止乳腺癌的发生。而婴儿摄入体内的植物雌激素只有5%能与雌激素受体结合，使其他未能吸收的植物雌激素在体内积聚，这样就有可能对每天大量饮用豆奶的婴儿将来的性发育造成危害。

营养素齐全、促进健康发育的牛奶无疑是更好的选择。

练习用匙给婴儿喂食物

当婴儿开始品尝奶以外的食品时，就要遇到用匙喂的问题，因为好多固体食品是不能用奶瓶喂的。为了能使婴儿顺利地添加辅食，吃上固体食物，练习用匙喂是很重要的，

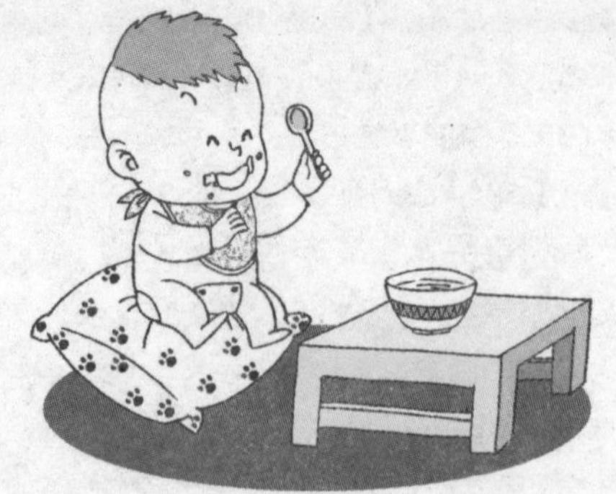

这也是为日后能顺利断奶打下基础。

父母不要轻视这个问题，开始用匙喂时，婴儿往往不习惯，以往只要唇一吸就到嘴，而现在却要面对一匙硬邦邦的东西，且不说食物的味道和质地发生了变化，光是匙子本身就足以让他反感。

因而，婴儿会露出“拒绝”的态度，这不要紧，父母可在每次喂奶前先试着用匙喂些食品或在吃饭时顺便喂些汤水，时间一久，就会慢慢习惯，等他觉得匙中之物是好吃的了，就会接纳匙了。

有时，父母看到孩子把喂进去的食物又用舌头顶出来，以为孩子不愿吃，索性就不喂了，其实不是孩子不愿吃，只不过他的舌头不灵活、不好使而已，多喂几次就熟练了。

练习用匙喂，也是在给孩子进行食物教育，关键是父母要引导孩子主动地去学习吃食物。让孩子在不断品尝到新的滋味中，激发他们吃食物的热情，只有接受了匙，婴儿才能在匙中吃到丰富的食物，享受人生的一种乐趣。

贴心 TIPS

有的父母在给婴儿喂食时，采用嘴对嘴喂食的方法，这是错误的。

成人口腔里有许多细菌，通过嘴对嘴喂

食，就会把细菌带给孩子。尤其是患肺结核、肝炎、伤寒、痢疾、口疮、龋齿、咽喉炎的人，更容易把病菌带给孩子造成传染。小儿的身体抵抗力弱，很容易因此而患病。

另外，嚼过的食物势必妨碍孩子的唾液和胃液的分泌，降低孩子的食欲和消化能力，自幼就造成了胃肠消化能力不强，阻碍了生长和发育。

经常嘴对嘴喂婴儿，还会使婴儿形成一种依赖性，并习惯成自然，不利于锻炼其咀嚼能力和使用餐具的能力，也不利于培养其独立生活的能力。

婴儿断奶的心理准备

断奶是婴儿成长过程中需要克服的第一个难关。由于长期接触妈妈的乳头，婴儿因而早已习惯，并可能产生了依恋妈妈乳头的情绪。因此要顺利地为婴儿断奶，就要将这种依恋情绪逐渐削弱。

研究表明，杯子可以帮助婴儿作好断奶前的心理准备。

开始时最好使用喷水口的杯子，水可以从里面流出来，婴儿是半喝半吮。随着婴儿动手能力的提高，可以给婴儿使用双柄杯子，让婴儿自己拿着杯子的双柄喝奶(或水)。

如果是在冬季，婴儿学习起来有些困难，弄不好会将棉衣弄湿，家长可以给婴儿穿一件不透水的围裙，让婴儿坚持学习。注意给婴儿喝的开水不应该太烫，以免烫伤婴儿。

贴心 TIPS

如何能让婴儿更快地用杯子喝奶呢？在这里介绍一个窍门，那就是可以稍微提早让杯子充当玩具给婴儿玩，也许还会意外地发现婴儿用杯子会喝得更好。而且，大人一定要有耐心。任何一个婴儿都不可能一开始就做得很好，打翻或倒出液体是在所难免的，大人要一点点地让婴儿喝，只要坚持，婴儿就可以喝得很好了。

口水增多的处理

3～6个月的婴儿，由于口腔内分泌口水的腺体逐渐发育成熟了，口水的分泌量也随之增多。这个月龄的婴儿，由于口腔吞咽功能发育尚未健全，口腔较浅，闭唇和吞咽动作还不协调，不能把分泌的唾液及时地咽下去，唾液便从口中流出来。

所以，此阶段的婴儿口水较多，常沾湿了胸前的衣服。随着月龄的增长，婴儿逐渐学会随时咽下唾液，牙齿长齐以后，一般流口水的现象会自然消失。

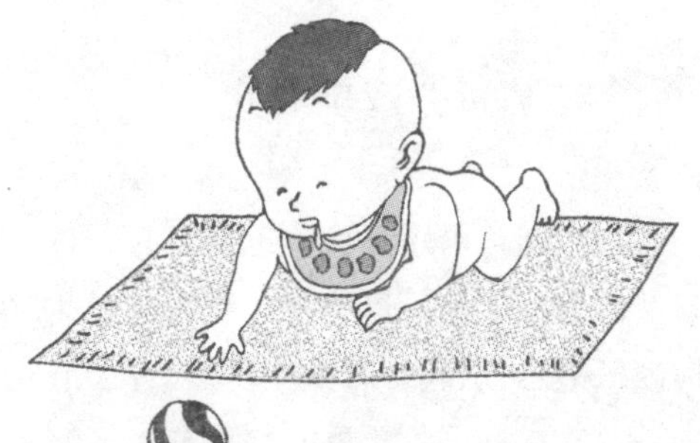

婴儿流口水是正常现象，不必担心。可以给婴儿准备3～4个围嘴。在选购时，父母可选一些柔软、吸水力强的棉布围嘴。在日常生活保洁中要注意经常更换，同时要及时用细软的棉布擦干婴儿的嘴角和下巴，以免引起嘴角和下巴发红。

婴儿在出牙时，除流涎外，还会出现咬奶头现象，个别婴儿还会出现低烧，这都是正常现象，家长不必担心。

给婴儿擦浴

擦浴是用最温和的水锻炼，适宜于身体虚弱及6个月以上的婴儿。在擦浴之前最好有2~4周干擦的准备阶段，可从5个月开始用柔软的干毛巾轻轻摩擦全身，到发红为止，必须手法轻柔，以免擦伤皮肤。

贴心 TIPS

6~12个月婴儿擦浴时室温需保持在18℃~20℃，水温从34℃~35℃开始，以后逐渐降低水温至26℃左右。先用毛巾浸入温水，拧半干，然后在婴儿的四肢作向心性擦浴，擦完再用干毛巾擦至皮肤微红。这样做可使皮肤和黏膜得到锻炼，增强体质，预防感冒。

不要过分逗玩婴儿

很多爸爸妈妈都喜欢逗玩婴儿，但是，有资料表明，过分逗笑婴儿会造成婴儿暂时缺氧窒息，引起暂时性脑贫血，也会造成婴儿口吃或痴笑，严重的亦可造成下颌关节脱臼。过分逗弄婴儿，时间久了，婴儿就不自己玩了。尤其在以下这几方面要特别注意。

在婴儿临睡前不要逗玩。由于婴儿的神经系统尚未发育成熟，兴奋后往往不容易抑制。如果婴儿临睡前被逗乐会引起神经系统的兴奋，因而会迟迟不肯睡觉，即使睡着了，也会表现出睡不稳的情况。

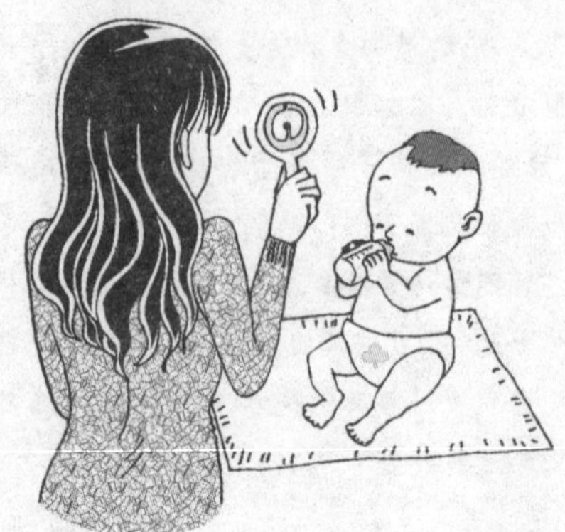

在婴儿进食时不要逗乐。婴儿的消化功能不强，如果在进食时把他逗乐，不仅会使婴儿将食物吸进气管，而且严重时可能会引起窒息。如果把奶水吸入气管，则可能会引发吸入性肺炎。

正确处理婴儿对物品的依赖心理

婴儿从6个月起对他们是独立的人已有模糊的认识，当他们第一次感到脱离父母时，他们会在疲劳或不高兴时使用各种东西和方法，以此来挽回父母以往给予他们的安全感，如抚弄一个可以拥抱或抓在手里的玩具、毛巾、毯子、一块布、一个奶瓶或橡皮奶头，或者吸吮手指或橡皮奶头，或者摇晃、摆动脑袋等。

通过这些安慰物，婴儿在不放弃独立性的情况下获得快乐和安全感。吸吮手指或橡皮奶头，或者在床上喝瓶奶，会使他们想起在父母怀抱里吸母奶或吃瓶奶的欢乐。抚弄一个可以拥抱或抓在手里的玩具、毯子、毛巾等,可以使他们勾起自己被裹着喂奶时轻轻地抚弄母亲的衣服或毯子的美好感受。

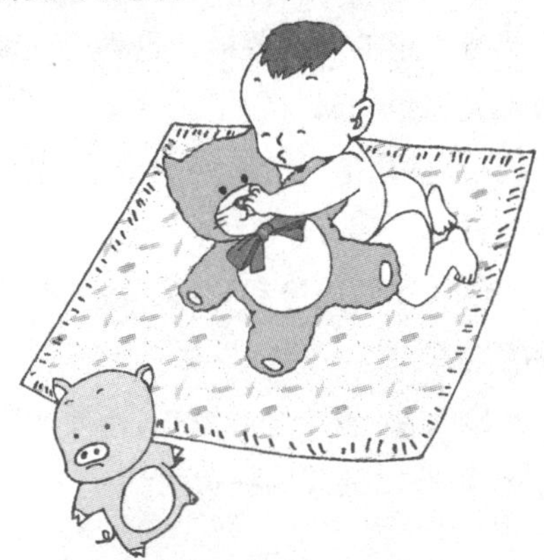

当孩子热切地依恋一个玩具、一块布或毯子时,他可能时时都要抓着。这样,他拿的玩物就会变得越来越脏,最后变得破烂不堪。而孩子都总是强烈地反对洗涤他的东西,并且完全拒绝替换。如果东西遗失了,孩子会感到非常沮丧,并且可能连续几小时不能入睡。

在孩子已经完全形成对一件安慰物的依恋之后,试图终止孩子的这种依恋是不公正的(通常也是不可能的)。最好的办法是有规律地在晚上悄悄地把孩子的安慰物拿走,及时洗净晒干,以便安慰物的颜色和气味不会有大的改变。一件安慰物的气味对一些孩子来说可能是重要的一部分。如果有两个相同的玩具或布块等则更好,以便在孩子不知道的情况下时时保持用清洁的那一个去替换脏的那一个。

贴心 TIPS

孩子对安慰物的依恋并无什么害处。一般当孩子长到 2~5 岁的某一个时候,就可能会戒掉这一习惯(少数孩子可能会持续较长时间)。明智的家长应该提醒孩子,他们将会长成大男孩或大女孩,并且不再需要它,这种提示和自信会帮助孩子去除这种习惯。

孩子对安慰物的依恋虽没有什么明显的害处,但在安慰物的选择上应加以注意。家长要注意不要将尿布、橡皮奶头等放在孩子的枕边等易被孩子抓到的地方,更不能为哄孩子而人为地给小孩这些物品作为安慰物。同时,在平时要注意观察,一旦发现小孩对某些不适宜的物品产生依恋的萌芽,就应尽早采取办法来加以纠正。

6 个月以前婴儿的体态语

牵嘴而笑,表示兴奋愉快。婴儿笑的形态是突然发出的,短暂而快速,口角牵动,笑容骤现,并伴随着满目发光、两手晃动。接着笑容立即停止,等候亲脸鼓励。这时,父母应笑脸相迎,用手轻轻抚摸婴儿的面颊,或在其面、额部亲吻一下,以示鼓励。此时,婴儿会再以微笑来对父母的行动表示满意。

撇嘴,表示提出要求。婴儿撇着小嘴,好像受到委屈,也是啼哭的先兆,而实际上是对成人有所要求。比如肚子饿了要吃奶,寂寞了要大人逗乐,厌烦了要大人抱起来换个环境或改变一种姿势。父母必须细心观察婴儿的要求,适时地满足婴儿的需要。

撅嘴、咧嘴,表示小便的信号。据研究,一般男婴以撅嘴来表示小便,女婴多以咧嘴或上唇紧含下唇来表示小便。如果父母能及时观察到婴儿的嘴形变化,了解要小便时的表情,就能摸清婴儿小便的规律,从而加以引导,有利于逐步培养孩子的自控能力和良好习惯。

红脸横眉，表示大便的信号。婴儿先是眉筋突暴，然后脸部发红，而且目光发呆，有明显的"内急"反应，这是大便的信号。这时父母应立即让婴儿坐便盆，以解决婴儿大便的需求。

眼神无光，提醒父母要警惕。健康婴儿的眼睛总是明亮有神，转动自如。如果发现婴儿眼神黯然无光，呆滞少神，很可能是婴儿身体不适，有疾病的先兆。这时，父母要特别细心地注意婴儿的身体情况，发现疑问及时去医院检查，及早采取保健医疗措施。

玩弄舌头、嘴唇吐气泡，表示自己会玩。大多数婴儿在吃饱、换了干净尿布，而且还没有睡意时，自得其乐地玩弄自己的嘴唇、舌头，吐气泡、吮手指等。这时，婴儿喜欢独自长时间地玩，成人不要去干扰他。

贴心 TIPS

6 个月时，婴儿会张开双臂，身体扑向亲人，要求搂抱、亲热，如果陌生人想要抱，则转头将脸避开，表示不愿与陌生人交往。

7~8 个月时，婴儿会以"拍手"和笑脸表示高兴，在父母教导下会以"点头"表示谢谢，对不爱吃的食物避开，并以"摇头"表示拒绝。

9~10 个月时，婴儿会用小手指着去哪里，或用小手拍拍头，表示要戴帽子带他出去。

11~12 个月时，婴儿除了以面部表情和动作来表示体态语言外，还会伴有各种声音，比如嘟嘟声(表示汽车)，可用简单的单词音来表示自己的意愿。

婴儿安全备忘录

婴儿此时主要是通过触摸和品尝来了解周围的一切的，喜欢将所有看起来有趣的物品放到嘴里品尝。

倘若婴儿能够吃固体食物了，就要为婴儿准备专用的高脚餐椅，这样婴儿就可以和家人围坐一起吃饭了。注意椅子的牢固和稳定，婴儿坐上时系好安全带，以免扭动身体，翻倒下来。

把玻璃和其他锋利的物品放到婴儿够不着的地方。

外出时，父母要小心看护，不要让婴儿吃树叶、石头以及其他脏东西。

婴儿发生意外时的对策

流血。可以用清洁的棉花或纱布直接压在伤口上，或用手指紧压最靠近伤口的大动脉。

如果一直不停地流血，就要立刻把婴儿送进医院或诊所了。

流鼻血。可以用凉毛巾敷在婴儿的额头上，然后用手轻压鼻梁，让婴儿的头颈向

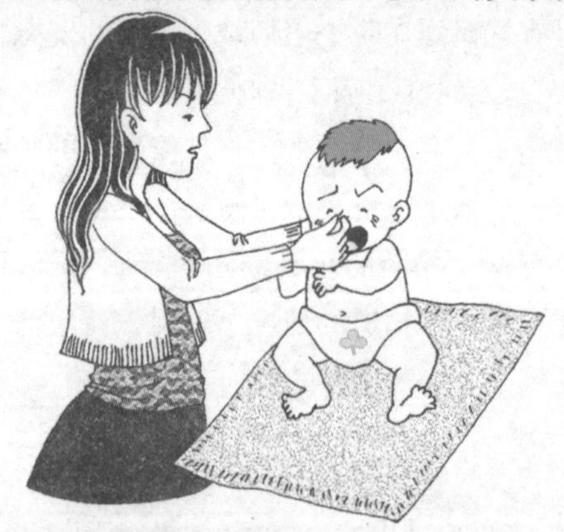

下，这样才能将流出的血吐出，不致咽下。

轻微跌伤。首先应该检查伤口是否出血，情况如何。倘若有轻微的擦伤，冲洗干净后可用邦迪创可贴进行简单包扎。

严重跌伤。让婴儿平躺着，检查其四肢

有没有屈曲、变形和疼痛的反应。如果怀疑骨折，就不能随便移动婴儿跌伤的肢体，而应尽量固定好，立刻去医院。

贴心 TIPS

倘若婴儿头部受了伤，应进行 24 小时观察，留意以下征兆：

- 耳鼻溢液流出。
- 恶心、呕吐。
- 剧烈头痛。
- 视力模糊。
- 四肢平衡失调。
- 昏迷、丧失知觉。
- 若有以上症状出现，则可能是脑部受伤，需立刻送医院治疗。

婴儿长玫瑰疹怎么办

玫瑰疹是由病毒感染引起的急性呼吸道传染病，其传染性没有风疹、麻疹那样强，传染方式是飞沫传播。一年四季皆可发病，但主要发生在干燥寒冷的冬春季节。患儿大多是 6～18 个月的婴儿，特别是 1 岁以内居多。

婴儿受感染后，侵入的病毒会有 8～14 天的潜伏期。潜伏期过后，最大的特点为没有什么明显的症状婴儿却突然高烧，几小时就上升到 39℃～40℃。但也可能仅表现出轻微的不适。食欲、玩耍及睡眠无大变化，热度持续不退。在发烧的 3～4 天时，热度突然下降，并在热退时或热退不久皮肤上出现粉红色的斑或疹子，以躯干处为多，仅 1 天就出齐，并于 1～2 天内退尽。不脱屑，不留色素沉着。

医生检查时喉部仅轻度发红，验血白细胞数量降低，但淋巴细胞占多数。

医学上目前尚无有效对抗此病毒感染的药物，因此对待玫瑰疹可采用对症治疗及支持性疗法，做法为。

- 高烧时按医嘱及时服退热药，并卧床休息。
- 多喝温开水，多吃新鲜水果，饮食宜清淡易消化，如断奶的婴儿给予流质或半流质食物。
- 可服用些维生素 D 与维生素 B 片剂，但须遵医生所给的剂量。
- 勿用碱性大的皂剂擦洗皮疹。

玫瑰疹是一种良性疾病，痊愈后，患儿通常获得终身免疫，再发的可能性非常小。

婴儿爬行练习

婴儿爬行是发育的必修项目，爬行对婴儿的智能发展和健康作用巨大。爬行是一种很好的肌肉锻炼方法，它是一种全身协调动作，对中枢神经有良好的刺激，还能扩大孩子的接触面和认识范围，对智能发展有利。

婴儿 6 个月时，要训练他爬行。开始时，妈妈可以用手顶住他的脚让他用力蹬，训练爬的意识。在练习时还可用双手轻托婴儿的胸脯和肚子，帮助他的手和膝盖着床并向前稍微送一下，让他有爬的感觉。教

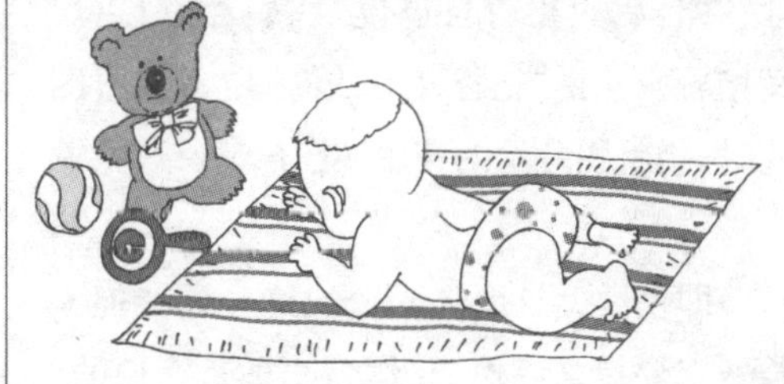

会婴儿用双肩和双臂双腿支撑交替移动，反复练习。但在训练时要注意场地安全，防止发生意外。

对不肯爬的婴儿，家长可在爬行的前方放一些婴儿特别喜欢的玩具引起婴儿爬的欲望。

贴心 TIPS

对已学会爬的婴儿，家长可再做一些亲子游戏，以增加情趣。

● 追球。

家长拿一个彩色塑料球，往某一方向滚动，引导婴儿通过自己爬行去追球、拿球，然后，家长与婴儿一起玩球、滚球或抱球。游戏可反复进行。

● 赶小马。

家长拿小纸棒在爬行的婴儿后面赶“小马”，并不停地发出“驾”的声音。当婴儿不愿爬时，前面放一个可爱的玩具，可继续赶“小马”。

婴儿语言能力训练

学说话

目的：训练婴儿语言能力。

方法：当婴儿表现出“说话”的欲望时，大人要抓住时机，教婴儿说一些简单的词语，最好用普通话和外语交替着说，给婴儿一个良好的语言环境。

如：妈妈指着自己说“妈妈，mother”，又指着爸爸说“爸爸，father”。给婴儿看图片时，指着图片上的花说“花，flower”，指着小鸟说“鸟，bird”。

即使婴儿这时还不会说这些词，但家长一定要持之以恒，并作为一种长期性的、经常性的教育任务来做。

听儿歌做动作

目的：语言与动作的协调能力。

方法：让婴儿面对着妈妈坐在妈妈的膝上，拉住小手边念边摇：“拉大锯，扯大锯，外婆家，唱大戏。妈妈去，爸爸去，小宝宝，也要去。”到最后一个字时将手一松，让婴儿身体向后倾斜。每次都一样，以后凡是念到“也要去”时婴儿会自己将身体按节拍向后倾倒。

婴儿社交能力训练

照镜子

目的：认妈妈、认自己、认五官、认身体，了解实物与镜影的区别。

方法：抱婴儿在穿衣镜面前，让他追随、拍打镜中人影，用手指着他的脸反复叫他的名字，再指着他的五官（不要指镜中的五官）以及头发、小手、小脚，让他认识、熟悉后再用他的手指点他身体的各个部位，还可问“妈妈在哪里”（让他朝妈妈看或抓镜中的妈妈），用他的手指着妈妈说“妈妈在这里”。逐渐地他就会朝着妈妈看或抓镜中的妈妈。

捉迷藏

目的：让婴儿开心，增进与父母的感情，发展感知能力。

方法：妈妈在床上盘腿而坐，让婴儿面对面坐在她的腿上，一手扶着婴儿的髋部，一手托着他的腋下保持平衡。爸爸在妈妈背后，让婴儿一只手抓着爸爸的手指，另一只手抓住妈妈的胳膊，爸爸先拉一下被婴儿抓住的手，当婴儿朝这边看时，爸爸却从妈妈背后另一边突然伸出头来亲热地叫“××”(婴儿的名字),当婴儿转过头找到爸爸时会“咯咯”地笑起来。

婴儿情感训练

传递积木

目的:训练手与上肢肌肉的动作,提高用过去积累的知识解决新问题的能力。

方法:婴儿坐在床上,妈妈给他一块积木,等他拿住后,再向另一只手递另一块积

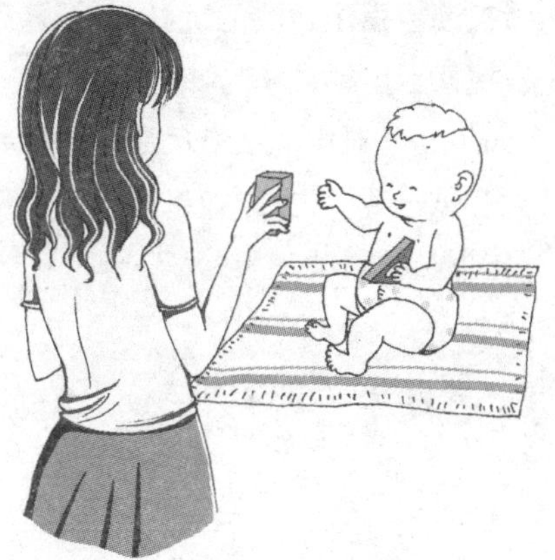

木,看他是否将原来的一块积木传递到另一只手后,再来拿这一块积木。如果他将手中的积木扔掉再拿新积木,就要教他先换手再拿新的。

坐“飞船”

目的:增进父子感情,加强游戏能力。

方法:在婴儿情绪愉快时,爸爸与婴儿面对面,扶婴儿腋下站立,然后把婴儿往上举过自己的头顶,反复几次。也可把婴儿从爸爸身体的左侧向右上方举,再从右侧往左上方举,反复几次,边举边说:“宝宝坐飞船,飞船开喽!”

注意不能将婴儿抛过头顶再接住,这样会增加婴儿患脑震荡的概率。

婴儿记忆能力训练

寻找玩具

目的:动动小脑筋,锻炼记忆力和判断力。

方法:让婴儿看着,把玩具小狗放在桌上,用手绢盖上,大人问:“小狗狗呢?”婴儿可能懂得被手绢盖着,用手扯开。如不懂,大人可帮他把手靠近手绢,让他拉开见到

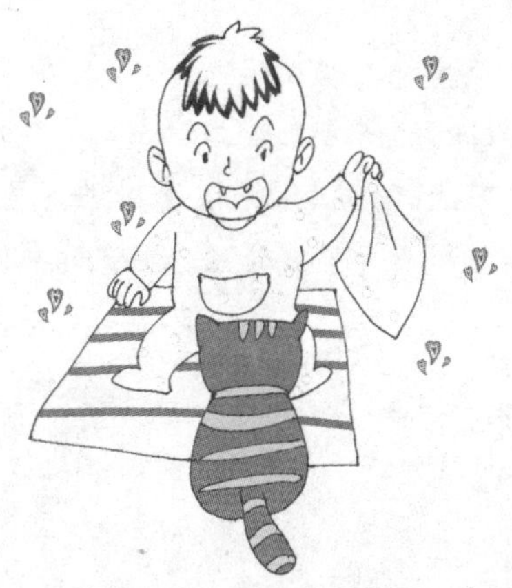

小狗。要多次训练,逐渐学会,一问便扯开手绢。以后当着婴儿面用碗把小玩具扣上,再问,是否知道是在碗下面而揭开,再反复训练。

从躲避到接受生人

目的:要让婴儿从躲避转变为接受生人,要容许婴儿自己去观察探索。母亲要谅解婴儿保护自己的意识,同时要逐渐让他能接受生人。

方法:来客人时,母亲抱婴儿去迎接客人,暂时不让客人接近婴儿,让婴儿有机会观察客人的说话和举止。适应一会儿后,母亲再抱婴儿接近客人,这时只让客人同母亲对话,偶尔看婴儿笑笑,不接触婴儿,使婴儿放松。

告别时只要求婴儿表示“再见”,客人并不接触婴儿。第二次或第三次再见面时,

客人可拿个小玩具递给婴儿，如果婴儿表示高兴，客人把手伸向婴儿，看婴儿是否愿意让客人抱一会儿。客人抱婴儿时，母亲一定不要离开，使婴儿感到可以随时回到母亲怀抱。有过这种经历，婴儿就会从躲避到接受生人了。

婴儿听觉能力训练

拉一拉，叮咚响

目的：训练听觉能力。

方法：在婴儿的床栏杆上，在其手可碰到的地方，吊一些漂亮、会发声的玩具。妈妈

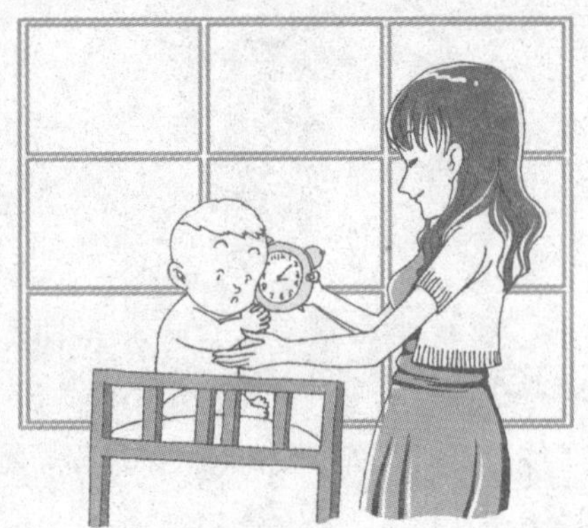

可拉着他的手去触拉玩具，让他体会拉拉线，玩具会动，还会叮咚叮咚响的情趣。如此反复多次，婴儿就会自己去触拉玩具，成功后，婴儿会咧嘴咯咯大笑，且乐此不疲。

贴心 TIPS

为训练婴儿听力，还可以把表贴在婴儿耳边，并说："滴答滴答……"接着把表贴在自己耳边说："滴答滴答在哪儿呢？"如果婴儿表示出要把表放在耳边听的要求就可以了。这时，可让婴儿多听会儿，再说："给妈妈听滴答。"如果婴儿把表送到你耳边，就说明他懂了。

测听力

目的：训练婴儿对各种物品发出的声音的辨别能力。

方法：让婴儿坐在你的腿上，和墙壁的距离不应少于120厘米，并请另一个大人站在婴儿一侧与其耳朵齐高，但婴儿看不见的位置。

对6个月大的婴儿，测试者应站在离他45厘米以外的地方。利用下列的顺序在婴儿耳朵高度处发出声音：

利用你的声音发出低频率及高频率的声音；摇动会发出声响的玩具；以汤匙敲打杯子；搓揉卫生纸；摇动摇铃。

如果婴儿对声音没有反应，等两秒钟后再试，试过3次之后，如果还没有反应则继续作下一项测试。

婴儿感觉能力训练

观雨

目的：让婴儿熟悉雨的声音、感觉。

方法：下雨时，可抱（扶）婴儿在窗前或阳台上，引导婴儿观看下雨的情景，听下雨的声音时反复说："滴答滴答，下小雨了，沙沙沙沙，小雨沙沙。"若下大雨，则说："吧嗒吧嗒，下大雨啦，哗哗哗哗，大雨哗哗。"

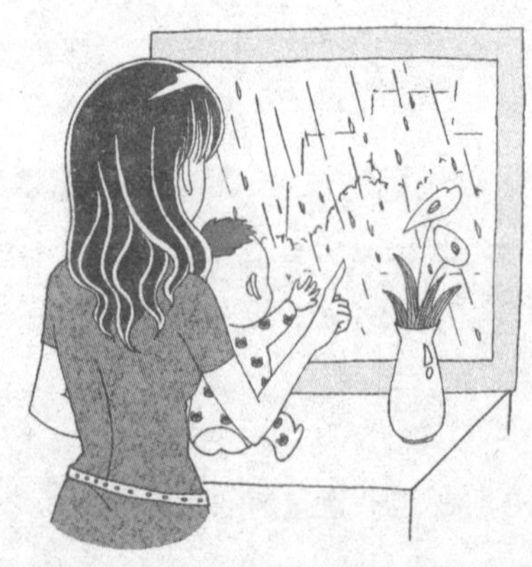

雪日的世界

目的:使婴儿知道雪的感觉,认识雪。

方法:冬天白雪飘飘的时候,父母可带婴儿外出欣赏美丽的雪景,让婴儿看一看漫天飞舞的雪花,摸一摸堆积在一起的雪堆,让婴儿领略一下这银白色苍茫大地的气派。

当欣赏雪景的时候,父母可用语言与婴儿交流:“下雪了,雪花飘下来了,房顶上变白了,地上也变成白色的了,真漂亮。”

婴儿动作能力训练

翻身

目的:经常翻滚有助于肌肉关节和左右脑的统合能力的发展。

方法:学习由仰卧翻至侧卧,然后再翻至俯卧。可将玩具放在婴儿的体侧伸手够不着处,婴儿为够取玩具先侧翻,伸手使劲也够不着时,全身再使劲就会变成俯卧。这种动作要经常练习,基本上到第7个月才能翻滚。

选择物体

目的:以此建立“比较”、“分类”的数概念。

方法:可同时给婴儿2~3件种类相同但形状或颜色不同的玩具,让婴儿进行选择,家长可在一旁适时引导。

6 第7个月

婴儿的形体变化

婴儿的体格在6个月以前发育最快,6个月以后体格发育较前稍有减缓。6个月以后,体重平均每月增长500克,身高平均每月增长1厘米。这个阶段胸围比头围略小。

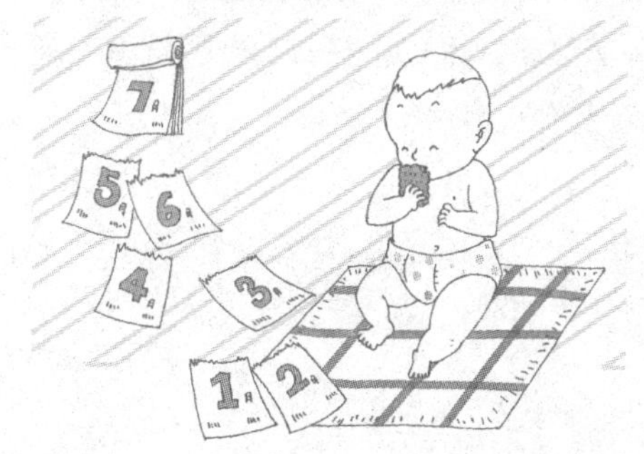

贴心 TIPS

正常男婴9个月时的发育标准:身高平均为72.3厘米,体重平均为9.18千克,头围为44.8厘米。

正常女婴9个月时的发育标准:身高平均为70.4厘米,体重平均为8.6千克,头围为44.3厘米。

婴儿的喂养

婴儿6个月后母乳逐渐稀薄,各种营养成分的含量慢慢减少,若不及时添加辅食，婴儿就会出现营养不足，导致生长速度减慢。婴儿6个月以后，可添加代乳食品，使婴儿逐渐适应吃半固体的食物，为以后断奶作好准备。

母乳喂养的婴儿，可在吃奶前先吃点辅食，如米糊(市售)、稠粥或烂面条，开始量不要太大，不足部分由母乳补充。待婴儿习惯后，可逐渐用一顿代乳食品完全代替一次母乳。

食欲好的婴儿每天可喂两顿辅食，包括一个鸡蛋、适量的蔬菜及鱼泥或肝泥。注意蔬菜要切得比较碎，以利消化，水果可刮成泥再吃。

许多婴儿此时已开始出牙，可让婴儿咬嚼些稍硬的食物，如较酥脆的饼干，以促进牙齿的萌出及颌骨的发育。

贴心TIPS

推荐一日食谱

上午6点：母乳或牛奶200毫升。

9点：煮烂面条15克。

12点：母乳或牛奶150毫升。

下午2点：苹果泥15克。

4点：稠粥半小碗，鸡蛋1/2个，碎青菜15克。

7点：青菜泥或煮烂面条20克。

晚上10点：母乳或牛奶200毫升。

怎样给婴儿喂辅食

婴儿出生后4~6个月内，母乳还能满足婴儿的全部需要，但过了这个时期，乳汁就已不能满足婴儿的需要了，应该增加辅食。

给婴儿吃的食物应是软的，增添的辅

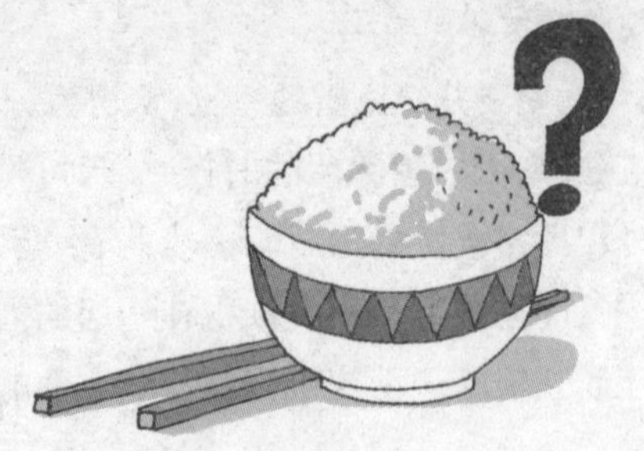

食中，粥是其中一种。给婴儿喂粥时，开始时喂少量，看他是否对粥有兴趣，并且能大口大口地吞下，如能，可换成大米饭。怎样给婴儿喂米饭呢？

先作示范，将米饭放入自己的口中，表现出对米饭的兴趣，然后再喂婴儿。喂时用语言表达，如："宝宝今天真乖，能吃大米饭了，吃了大米饭，婴儿能长得又白又胖。"在以后喂米饭时，可加些肉汤、鱼汤、菜汤等，以供给婴儿足够的能量以及蛋白质、脂肪、维生素等，促进婴儿的生长发育。

培养良好的进食习惯

要使婴儿养成良好的饮食卫生习惯，应每天在固定的地方、位置喂婴儿吃饭，给他一个良好的进食环境。在吃饭时，不要和他逗笑，不要分散他的注意力。可以让他自己拿饼干吃，也可以让他拿小勺，开始学着用勺子吃东西。

即使婴儿吃得到处都是，家长也不要坚持喂婴儿，每个人都要有这个过程。但如果他只是拿着勺子玩，而不好好吃饭，则应该收走小勺。

婴儿早期营养不良的表现

营养不良主要是营养供应不足、不合理

喂养、不良饮食习惯及精神、心理因素而导致厌食、食物吸收利用障碍等引起的慢性疾病。家长可以通过以下所列的营养不良早期表现来判断婴儿是否真的是营养不良。

● 缺乏蛋白质与铁：表现出郁郁寡欢、反应迟钝、麻木的状态。

● 体内维生素B族不足：表现出忧心忡忡、惊恐不安、失眠健忘的状态。

● 缺乏维生素A、维生素D：情绪多变，爱发脾气。

● 缺乏维生素C：动作笨拙，皮肤发黄。

● 缺乏钙质：夜间磨牙、手脚抽动、易惊醒、出牙迟。

● 其他：早期营养不良症状还有恶心、呕吐、厌食、便秘、腹泻、睡眠减少、口唇干裂、口腔炎、皮炎、手脚抽搐失调、肌肉无力等。

贴心 TIPS

婴儿膳食的搭配原则

每天的膳食中应该包括以下4大类食物：粮食和薯类；肉、鱼、禽、蛋、大豆类；蔬菜与水果；奶及奶制品。

这4大类食物为人体提供了6种必需的营养素，即蛋白质、脂肪、碳水化合物、维生素、矿物质和水。

因此，每天的膳食中应该包括上述4大类食物。同一类食物的不同品种要轮流选用，注意多样化。

为婴儿准备合适的衣被

婴儿长大了，会翻身、会坐、会爬，以后还会走和跑，活动比小时候大大增加，添置衣服、鞋袜和被褥时要注意以下几方面。

衣服用料。棉布透气性比其他材料好，羊毛、化纤织物最好不要给婴儿穿，以免引起过敏瘙痒。内衣以浅色小花棉织品为佳，因为婴儿活动后易出汗。

衣服要宽松舒适。这会使婴儿产生良好的体验，如衣服的衣袖、裤脚就要选一些宽松的，这样既利于婴儿穿脱，又利于空气进入衣服内，收到更好的通风干爽效果。

鞋袜不宜过于紧小，应比小脚大1厘米。会爬、站、走的婴儿的鞋底不可太软，要有一定硬度才可支持婴儿全身重量，鞋底也不可太滑，以免站、走时滑倒。

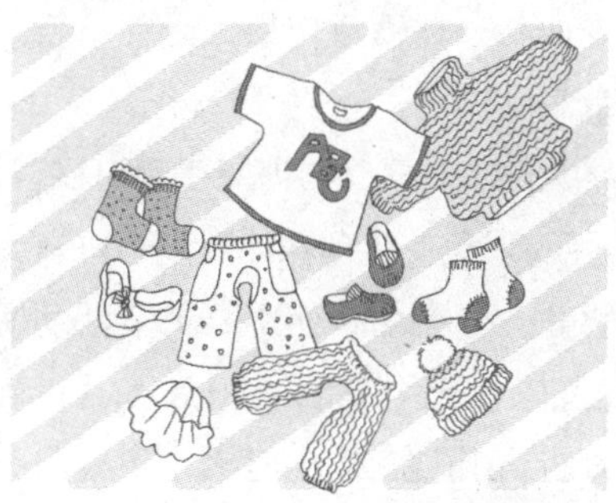

选择鞋尖较宽且呈圆形的鞋。这种鞋形便于婴儿脚趾的活动，同时鞋底要有一定的曲度，以便托住足弓。鞋的重量也不要太重。

选择鞋子宜大不宜小。穿小鞋子会令婴儿的脚发生畸形，也不要让婴儿过早穿拖鞋，因为婴儿穿拖鞋会增加危险性。

选择适合婴儿的床垫。婴儿的床垫不可太软，也不宜睡弹簧床，以免脊柱随之弯曲而引起畸形。婴幼儿的枕不可太高，约3厘米高就可以了。

正确照料婴儿

给婴儿穿衣服，领着上下楼梯、散步或

从床上和椅子上往起拉婴儿时，特别是在婴儿蹒跚学步经常摔倒的情况下，拉拽动作一定要轻柔。即使婴儿不听话也要有耐心，千万不能将婴儿猛然拉起。一旦不慎发生脱位，应马上送往骨科医生处进行诊治。待医生给婴儿复位后，为了防止再次桡骨头脱出，可让婴儿坚持戴颈腕吊带2～3天，尽量不要再牵拉婴儿的胳膊。如果婴儿摔倒，应抱着婴儿的腰部扶起，以防桡关节再次脱位。

婴儿患咽喉炎、扁桃体炎、鹅口疮及口臭时，润喉片具有良好的作用。但润喉片同样是药而不是糖果，哪怕里面含的是中药也应像西药一样慎重使用。随便给婴儿服用会带来副作用。

婴儿做事时喜欢用哪只手都可以，不要强行矫正，以免使生理功能发生不协调。

婴儿一旦突然扭伤，若关节活动受到限制，应马上去医院就诊，拍X光片以确定有无骨折，切记在24小时之内不要用手按摩。应将扭伤部位固定不动，用冷毛巾湿敷扭伤的部位，以使毛细血管收缩，减少组织出血。过了24小时后如无骨折，可进行轻轻按摩，并用热毛巾热敷，这样能够促进受伤部位的血液循环，有利于尽快康复。

判定婴儿病情是否痊愈，必须要医生来做，绝对不可自行判断或听别人随便说。并且，必须把什么情况下可以停用药，什么情况下必须坚持用药，以及药的名称、成分及服用方法，都向医生问清楚。

外出有风或天气寒冷时，给婴儿戴上一个清洁卫生的棉纱布小口罩，不但可挡风保暖，还可预防呼吸道传染病。但每次用后必须及时清洗干净，并在阳光下晒干，不可不清洗而经常重复使用。

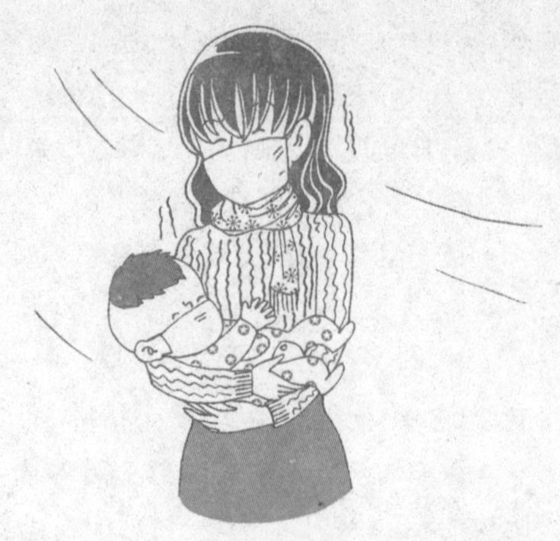

贴心 TIPS

妈妈为了让婴儿的小脚丫凉快，可以选择虽不露跟但有镂空网的透气鞋，同时别忘了给婴儿穿一双薄薄的小棉袜。若光着脚穿鞋，可使鞋子的有害物质直接与婴儿幼嫩的皮肤接触，容易使婴儿的脚部皮肤变得干燥粗糙。

不能给婴儿硬灌药

给婴儿吃药，是为了治病。可是，苦涩的药味很难使婴儿愉快地接受，有的父母会想出很多方法，顺利地让婴儿把药吃了。有些则采取简单粗暴的做法，按住婴儿硬性灌药，这是非常错误的做法。

硬灌时，婴儿肯定要哭闹，咽喉部、气管的通道是打开的，药液刺激容易造成呛咳，进入到气管导致窒息，这都是很危险的。用这种生硬的做法，很容易使婴儿产生恐惧心理，对精神心理的危害同样不可轻视。

你可以将药放在小汤匙内（最好是那种有凹槽的、带把的匙），用手拿住匙头，将匙把慢慢顺着婴儿嘴角将药顺进口腔，必要时，可在药内加少许糖。

婴儿不要乱用镇咳药

应当明确诊断确定引起咳嗽的病因并积极采取相应的治疗措施。首先控制感染，口服抗感染药物，消除炎症；或对抗过敏原，配合对症治疗，才能使止咳祛痰药收到良好的效果。

对一般咳嗽的治疗应以祛痰为主，不宜单纯使用镇咳药。只有因胸膜、心包膜等受刺激而引起的频繁剧咳，或者只有当痰液不多而频繁发作的刺激性干咳，影响病人休息和睡眠时，以及为防止剧咳导致合并症(如肺血管破裂、肺气肿、支气管扩张、咳血)时，才能短时间地使用镇咳药。

对咳嗽伴有多痰者，应与祛痰剂(如氯化铵、溴已新、乙酰半胱氨酸)合用，以利于痰液排出和加强镇咳效果。

对痰液特别多的湿性咳嗽如肺脓肿，应该谨慎给药，以免痰液排出受阻而滞留于呼吸道内或加重感染。

对持续1周以上的咳嗽，并伴有反复或伴有发热、皮疹、哮喘肺脓肿症的持续性咳嗽，应及时去医院明确诊断或咨询医生。

除用药外还应注意休息，注意保暖，忌食刺激性食物。

贴心 TIPS

婴儿不要多喝止咳糖浆，因为小儿止咳糖浆中的主要成分是盐酸麻黄素氯化铵、苯巴比妥和橘梗流浸膏药物。小儿止咳糖浆服用过多，会出现盐酸麻黄素的不良反应，如头昏、心跳加快、血压上升，还可出现大脑兴奋，如烦躁和失眠等；苯巴比妥的不良反应是头昏、无力、困倦、恶心和呕吐等；氯化铵服用过量可产生酸中毒等一系列不良反应。因此，婴儿服用小儿止咳糖浆不宜过多，应遵照医嘱按规定的剂量服用。

游戏和玩具

玩具是游戏必不可少的东西，玩具可以发展婴儿的动作、语言，并使他们心情愉快，也能培养婴儿对美的感受力。根据此阶段婴儿智能发展的特点，可给7~9个月的婴儿提供下列玩具。

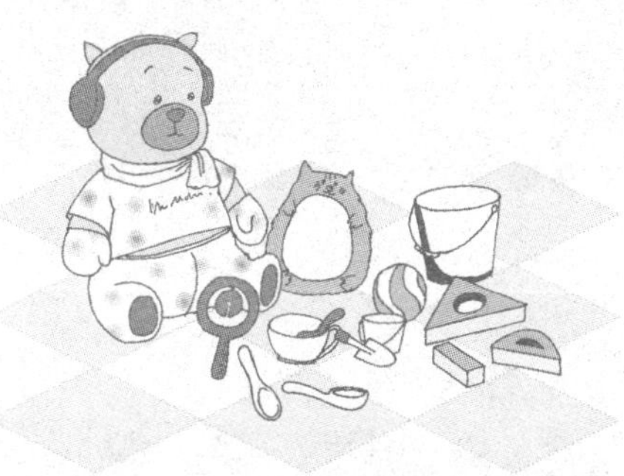

- 动物玩具是婴儿最喜欢的玩具，是婴儿生活中最贴近的、最熟悉的形象，动物玩具可以作为教具，可以使婴儿认识动物的名称。
- 生活用品，如小碗、小勺、小桌椅等，可以使婴儿认识物品的名称、用途。
- 运动性玩具可发展婴儿动作及感、知觉和运动觉，如软球、摇铃、套环、套杯等。
- 还可购置一些彩色积木、小汽车等。

一次给婴儿的玩具不必太多，两三样即可，但要经常更换，以提高婴儿的兴趣。

经常和婴儿一起做游戏，可以使婴儿

情绪愉快，和大人建立良好的感情，有利于接受教育。大人与婴儿做游戏的内容多种多样，如运动性游戏，把球扔在盆里，捡回来交给婴儿再扔。

贴心 TIPS

此阶段的婴儿自我意识加强，可以有意识地支配手的动作，并对手和手臂的活动感兴趣，他要试验自己的力量，喜欢通过扔东西来表现自己。可提供彩球、乒乓球、羽毛球让婴儿练习扔东西或者大人扶着婴儿练习踢软球。大人可以一边唱歌一边做动作，开动机械玩具和接插玩具。

婴儿语言能力训练

懂得"不"

目的：在理解"不"的基础上，增强对语言的理解能力。

方法：妈妈指着热水杯对婴儿严肃地说："烫，不要动！"同时拉着婴儿的手轻轻触摸杯子，然后把他的手离开物品，或轻轻拍打他的手，示意他停止动作。对婴儿不该拿的东西要明确地说"不"，使其懂得"不"的意义。

听口令把玩具倒手

目的：让婴儿练习在口语指导下把玩具倒手，学会两手并用。

方法：在玩具倒手的基础上，先给婴儿一个玩具，让他用左手拿，再给他一块饼干，告诉他"倒手，倒手"，做对了，亲亲他，并奖励他。奖励不一定是食品，只要是婴儿喜欢的任一物品都可以。

婴儿社交能力训练

学习挥手、拱手动作

目的：提高语言理解的能力。

方法：经常将婴儿的右手举起，并不断挥动，让婴儿学习"再见"动作。大人离家时要对婴儿挥手，并说"再见"，反复练习。在

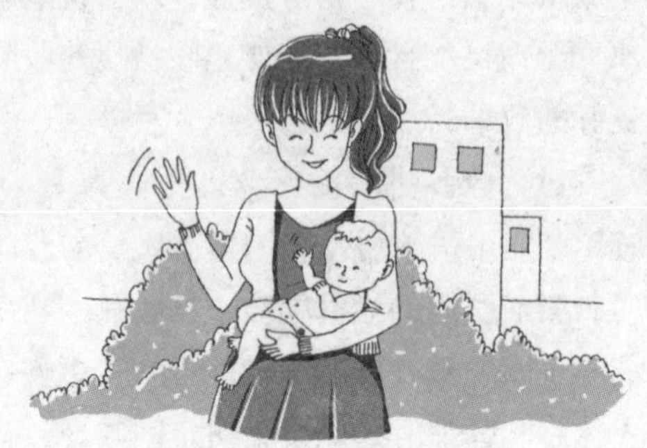

婴儿情绪好时，帮助婴儿将两手握拳对起，然后不断摇动，学做谢谢动作。每次给婴儿食品或玩具时，先让他拱手表示谢谢，然后再给他。

婴儿情感培育训练

叫名儿

目的：训练婴儿对特定语言的反应，让婴儿知道自己是谁。

方法：在婴儿心情愉快时，用相同的语调叫婴儿的名字和其他人的名字。看是否在叫到婴儿的名字时，他能转过头来，露出微笑，表示明白了。婴儿如能准确听出自己的名字来，妈妈要说"噢！对啦！你就是××，婴儿真聪明！"之类的话，同时把婴儿抱起来，贴贴他的小脸。如果婴儿对叫声没有反应，就要耐心地反复告诉他："××，你就是××呀。"

婴儿模仿能力训练

拍拍手、点点头

目的：提高理解语言与模仿的能力。

方法：与婴儿对面而坐，先握住他的两只小手，边拍边对他说“拍拍手”；然后不要握他的手，你边拍边有节奏地对他说“拍拍手”，教他模仿，“点点头”亦如此。

洗澡玩水

目的：熟悉水，提高感知能力，培养愉快情绪。

方法：给婴儿洗过后放进盆里坐着，给他一只吹气小鸭子边洗边玩，洗完澡后坐

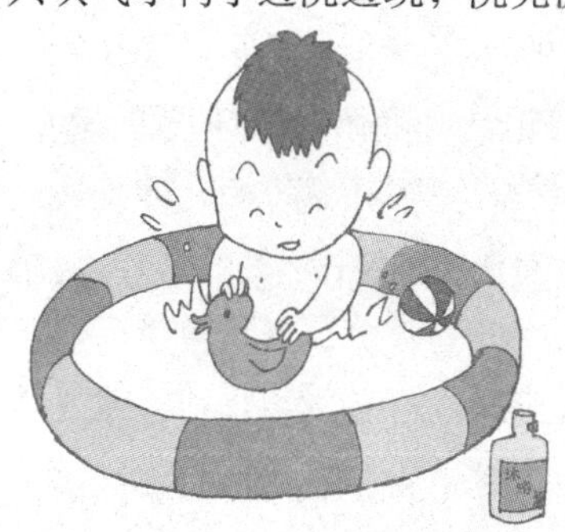

在盆中央，大人拿着婴儿的两只胳膊或一人扶着婴儿腋下，一人握着婴儿的双脚，边拍打水边念儿歌：“小小鸭子嘎嘎叫，走起路来摇呀摇，一摇摇到小河里，高高兴兴洗个澡。”

注意大人不要在洗澡时间离开，以免婴儿溺水，发生危险。

婴儿视觉能力训练

玩玩偶

目的：让婴儿学会视觉敏锐度及语言和倾听能力。

方法：准备一双大号的白色袜子，你可

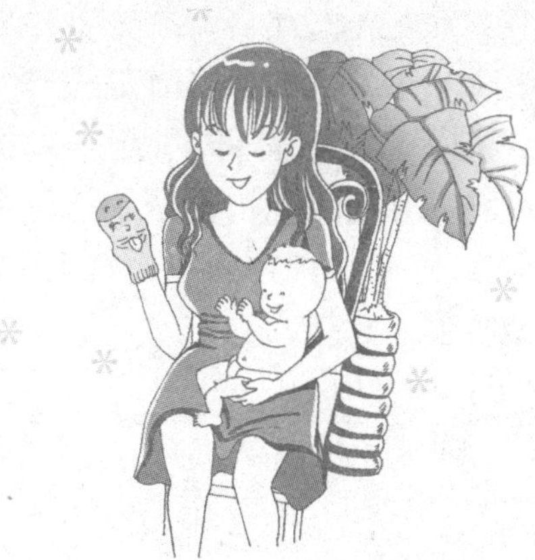

以轻松地将手伸进去。

用粗头的马克笔在袜子的趾尖部位画上眼睛、眉毛、鼻子、耳朵。沿着脚跟部位的弧线画出嘴巴，并在褶皱处画出红色的舌头。

让婴儿坐在你温暖的怀抱里。

将玩偶套在你的手上，对着婴儿唱歌、念儿歌或以玩偶的口气和婴儿说说话。在另一只手上再套一个玩偶，让两只玩偶对话或是做游戏，婴儿将会更感兴趣。

寻找贴纸

目的：培养婴儿的注意力、观察力及视觉搜寻能力。

方法：脱去婴儿的衣服，只留尿布即可。

让婴儿靠坐在婴儿椅上；如果他已经学会坐，就让他坐在地板上。

坐在婴儿对面，并在附近放一些彩色小贴纸。

先给婴儿看其中一张贴纸，然后将它粘在婴儿身体任一部位，不要让婴儿知道贴纸跑到哪儿去了。你可以先把贴纸藏在手上，选定位置后，再将贴纸贴上。

贴好后，问婴儿：“贴纸在哪里？”

开始在婴儿身体上寻找贴纸，检查他的脸部，说：“没——有，不在这里。”检查他的手臂，说：“没——有，不在这里。”继续检

查，直到发现贴纸，然后说："噢，在这里！"同时让婴儿看看贴纸在他身上。

换另一张贴纸，再和婴儿玩一次，把贴纸贴在婴儿不同的身体部位上。

可以让婴儿自己找贴纸，如果必要的话，给婴儿一点提示。

婴儿听觉能力训练

边说边丢

目的：训练婴儿听觉能力。

方法：父母拿起丢在地上的玩具，边说"砰"，边把玩具丢入袋中或箱子里，然后扶

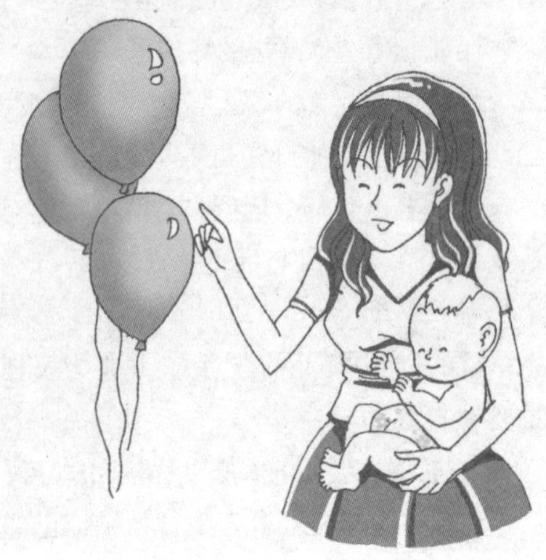

着婴儿的手，让他学着做。不久，只要说声"砰"，婴儿就会把玩具丢入箱中。

听音找物

目的：训练婴儿听觉、视觉和动作的协调。

方法：给婴儿看形象逼真的玩具和图片，告诉他名称并逗引他用眼睛去找，用手去指。如看到室内红红绿绿的气球后，家长说："××！球球在哪里？"他听后会抬头去找，用手去指。诸如此类反复练习，可促进婴儿听觉、视觉和动作协调发展。

婴儿感觉能力训练

指东西

目的：训练婴儿食指动作，促进小肌肉发育。

方法：让婴儿坐着，大人用手指抓住婴儿的食指，教他拨弄玩具，如小转盘、小按键、算珠等，使玩具转动或发出响声，引起他拨弄的兴趣。或自制一个练习抠洞的硬纸盒，纸盒上面贴上有趣的图画或画上小动物的脸，在上面开一个个的小洞，让婴儿用食指抠洞玩。

找玩具

目的：这是为了让婴儿理解语言、认识物品、训练记忆力和解决简单问题的能力。

方法：把婴儿熟悉的几件玩具或物品放在他面前，先说出玩具的名称，再把它拿起来给婴儿看或摸，然后放进一只小篮子或小盘里；放完后，再边说边把玩具一件件从篮子里拿出来；从中挑出几件，隔一定距离放在他面前，说出其中一件的名称，看他是否看或抓这件玩具。

当面把一件玩具藏在枕头底下（开始可藏一只能自动发声的玩具，如闹钟），或者将玩具熊或娃娃用被子盖住大部分，露出小部分，让他用眼睛寻找或用手取出，找到后将玩具给他继续玩作为鼓励。

婴儿动作能力训练

练习独坐

目的：婴儿已能独坐，继续锻炼颈、背、腰的肌肉力量。

方法：将婴儿置于坐位，平坐硬床上，

不用成人去支撑，使坐姿日趋平稳，达到独坐自如。

在继续做完八节被动体操的基础上，如婴儿能够适应，或以试着练习少量的自动体操，促进全身肌肉和关节活动的发展。

翻身取物

目的：练习翻身变更体位。

方法：让婴儿平卧，将鲜艳带响的玩具放在婴儿的一侧摇响，引逗婴儿去取时家长将婴儿的胳膊轻轻推向有玩具的一方，帮助婴儿翻身，抓住玩具。

贴心 TIPS

7个月的婴儿已经知道控制自己的行为。这时，凡是他的合理要求，家长都应该满足，而对于他的不合理要求，不论他如何哭闹，也不能答应他。比如，他要扭动电视机的按钮，要玩一玩电灯的开关……家长就要板起面孔，向他摆手，严肃地告诉他“不行”。

关键不是怕电视机坏了和电灯绳断了，而是要使孩子节制自己的行为，知道有些事可以去做，而另一些事不可以去做。家长要使孩子从小养成讲道理的习惯，以免长大后成为无法无天的小霸王。

7 第8个月

婴儿的喂养

这个月的婴儿可试着每天吃3顿奶、两顿饭。一向吃母乳的婴儿，应逐渐让婴儿习惯吃各种辅食，以减少吃母乳的次数。

主食以粥和烂面条为宜，也可吃些撕碎的馒头块。副食除鸡蛋外，可选择鱼肉、肝泥、各种蔬菜和豆腐。吃牛奶的婴儿，每日奶量不应少于500毫升。

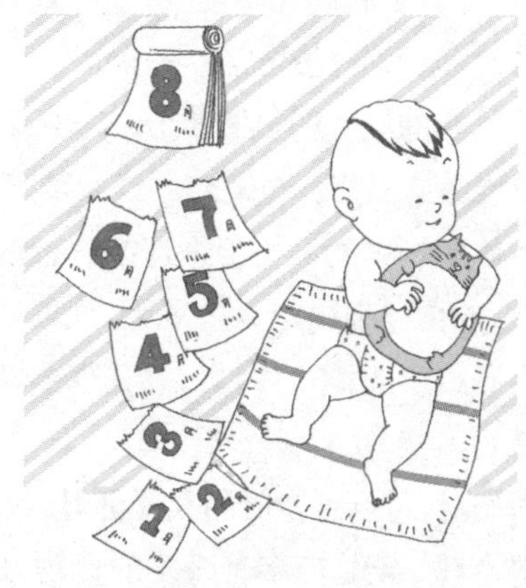

副食每日的参考量：

鸡蛋1/2～1个，鱼肉25克，肝泥17克。豆腐25克，鱼松1小匙(5克)，蔬菜50克，西瓜1块，饼干若干。

注意：现吃现做，不要让婴儿吃隔顿的剩饭菜。

贴心 TIPS

推荐一日食谱

上午6点：母乳或牛奶200毫升，饼干少许。

上午10点：稠粥半小碗，鸡蛋1/2个，碎青菜15克。

下午2点：母乳或牛奶200毫升，小点心适量。

下午3点：肝泥15克，碎青菜15克。

下午6点：煮烂面条，碎猪肉20克(或豆腐40克、肉松10克)，碎青菜20克。

晚上10点：母乳或牛乳200毫升。

断奶过渡后期

给婴儿断奶的具体月龄无硬性规定，通常在1岁左右，但必须要有一个过渡阶段。在此期间应逐渐减少哺乳次数，增加辅食，否则容易引起婴儿不适应，并导致摄入量锐减、消化不良，甚至营养不良。7～8个月婴儿母亲的乳汁明显减少，所以8～9个月后可以考虑断奶。

具体断奶时间，要根据母亲乳汁的质量、季节的情况来决定。在夏天，天气热婴儿易得肠道疾病，不宜断奶；婴儿生病期间不宜断奶。

断奶时，母亲可暂时与婴儿分开。如果喂养得合理，能适应多种多样的食物，1岁左右的婴儿就可以不吃母乳了。1岁婴儿在断奶后，每天除了给婴儿500毫升左右牛奶外，还应增加其他辅食。

贴心 TIPS

断奶后必须注意为婴儿选择质地软、易消化并富于营养的食品，最好为他们单独制作。在烹调方法上要以切碎烧烂为原则，通常采用煮、煨、炖、烧、蒸的方法，不宜用油炸。

有些家长为了方便，只给婴儿吃菜汤泡饭，这是很不合理的。因为汤只能增加些滋味，里面所含的营养素极少，经常食用会导致营养不良。有的家长以为鸡蛋营养好，烹调方法又简便，每天用蒸鸡蛋羹做下饭菜，这也不太妥当。鸡蛋固然营养价值较高，婴儿也很需要吃，然而每天都用同样方法制作，时间久了，会使婴儿感到厌烦，影响食欲并产生拒食的现象。

注意婴儿的贪食

婴儿头12个月发育比较迅速，开始学步时，发育速度放慢。此时，他们对周围的环境、事物发生浓厚的兴趣，但难于意识到环境对他们的限制，因而易于发生事故或中毒。

婴儿总是往嘴里放东西，很多父母误认为婴儿饿了，他们赶忙主动给婴儿食物，而这些食物多半被婴儿拒绝。这是因为学步婴

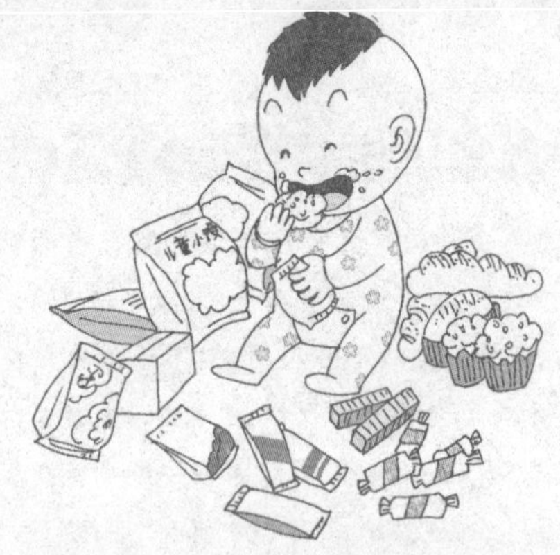

儿在不断长牙，他们的牙床间歇地发痒和疼痛，婴儿往嘴里塞好多东西可能就是试图减轻牙痒和牙疼带来的不舒服。

婴儿的这种吃法表现是多种多样的：他们会自己选择食物吃，学哥、姐的样子吃等等。这是婴儿发育过程中一个特定阶段。在这阶段，婴儿多吃点也不会超重，更不会饿着他自己。

了解婴儿的个性

婴儿从诞生时起，就具有鲜明的、互不相同的个性。身体发育自不必说，精神和气质也各不相同，吃奶的样子、哭泣的样子、闹人的方式，一个婴儿一个样儿。

有的婴儿很难从沉睡中唤醒；有的则直接从睡梦中惊跳起来，号啕大哭。有些婴儿很容易镇定，大人抚慰时不需要很多精力；有些则很不容易镇定，在他哭闹时，仅用一种方法如轻摇、拥抱或喂奶是无法使其镇定的。有些婴儿非常安静，很少哭闹；有的婴儿从生下第一天开始就是个“哭虫”。非常好动的婴儿在吮奶时啧然有声，“贪婪地”大口大口地吞咽，然后再吐出一些来；而安静的婴儿吮奶时很平静，吃完后又立即悄然入睡……

以上这些特点体现出每个婴儿不同的个性，形成了婴儿各自生活的格调，而这种格调又决定着身心发展的情况。之所以强调婴儿的个性，是因为父母如果不了解这种个性，从零岁开始的教育就可能以失败告终。

对婴儿的培养、教育没有什么绝对通过的方法。一种教育方法对某一个婴儿来说可能是好的，但用在另一个婴儿身上则会产生完全相反的效果。生搬硬套育儿书籍上的公式去进行教育，会妨碍婴儿正常发展。

贴心 TIPS

做父母的要了解婴儿的个性，要把自己的孩子与别人的孩子加以比较，掌握同龄孩子之间有什么不同，掌握自己孩子的生理、心理特点，把握他的发展趋势，采用适合婴儿个性的科学方法精心培育。

注意婴儿呼吸道感染

呼吸道包括鼻、咽、喉、气管、支气管、毛细支气管和肺。呼吸道的任何部位发生了感染，皆称为呼吸道感染。以咽喉部为界，发生在咽喉部以上的感染可称为上呼吸道感染（感冒）；咽喉部以下的感染可称为下呼吸道感染，如支气管炎、肺炎。

婴儿呼吸道感染是十分常见的，可以有许多表现。

流涕。流清鼻涕或黏性的浓鼻涕，同时常有鼻子堵塞、张嘴呼吸、吃奶困难、哭闹

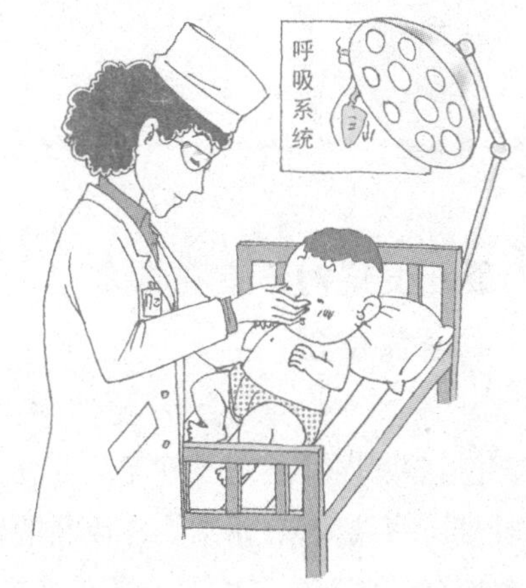

不安等现象。

发热。常伴有程度不同的发热。

咽痛。婴儿不会诉说咽痛，常表现为哭闹、拒食。

咳嗽。上呼吸道感染不咳嗽，或偶有几声干咳。如果咳嗽剧烈，有时咳得不能安睡，咳后呕吐或咽部、胸部有痰喘声。则表明病情严重，可能是患了气管炎或肺炎。

呼吸困难。多见于肺炎患儿。

耳部并发症。如急性中耳炎。

其他。少数患儿可因高热而出现“高热惊厥”（抽风），还有的患儿有轻度腹泻。

婴儿患了呼吸道感染，父母不可等闲视之，即便是上呼吸道感染（俗称感冒），大部分患儿都能自愈，但也存在着发展成肺炎的可能。肺炎通常是由上呼吸道感染发展而来的，如果得不到及时有效的治疗，对

婴儿会有生命威胁。

贴心 TIPS

做父母的应记住，如果发现婴儿有下述表现（肺炎的征兆），应及时请医生检查。

- 呼吸急促（如婴儿每分钟呼吸多于50次）。
- 胸廓的下部（指双肋弓之间的区域）在吸气时下陷。
- 一喝水或吃奶就呛咳。

婴儿发烧时不宜在饮食中增加鸡蛋

婴儿生病发烧时，家长为了给婴儿补充营养，让婴儿尽快康复，常常会在婴儿的饮食中增加鸡蛋，殊不知，这样做是不妥当的。

人们进食以后，除了食物本身放出热能以外，食物还能刺激人体增加基础代谢量，从而产生一些额外的热量。据测定，蛋白质这种营养物质可增加基础代谢15%～30%。鸡蛋中富含蛋白质，发烧时过多食用鸡蛋，会使体内热量增加，体温上升，不利于婴儿降低体温，早日康复。

因此，婴儿发烧时应多饮开水，多吃水果、蔬菜，少吃高蛋白的食品。

婴儿患外耳道疖肿怎么办

在炎热的夏天因出汗较多、洗澡不当或因泪水进入外耳道等原因可致婴儿外耳道疖肿。一旦外耳道皮肤发炎，化脓形成疖肿，随疖肿的加重，外耳道皮下的脓液逐渐

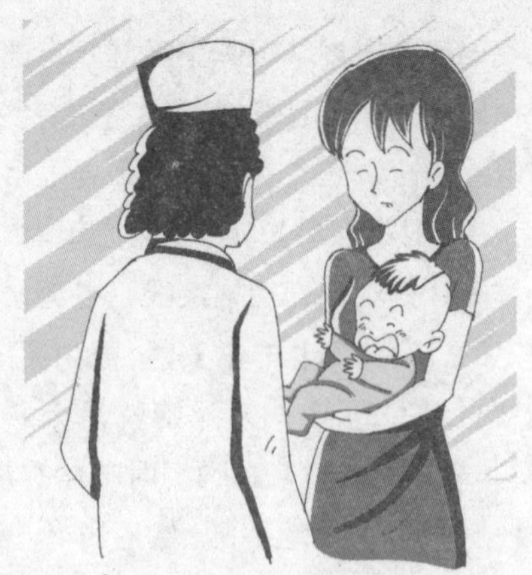

增多，其产生的压力直接压迫在耳道骨壁上，此处神经对痛觉尤为敏感，所以婴儿感到特别疼痛，且在张口、咀嚼时疼痛加重。

哺乳期患儿往往有拒乳、抓耳、摇头、夜间哭闹不能入眠等表现。若外耳道疖肿明显肿胀，睡眠时压迫患侧耳朵，会因疼痛加剧而哭闹。

发生疖肿时应用抗生素控制感染，给氯霉素、甘油滴耳液或1%～3%酚甘油滴耳，一日3次。若外耳道有分泌物，必须用3%双氧水洗净后再用氯霉素或酚甘油滴入。若疖肿有波动，应到医院进行手术，切开排脓。

头围、胸围增长规律

婴儿头围的增长速度在生后的第1年内非常迅速，它反映了脑发育的情况。刚出生时，婴儿平均头围大约34厘米，到6个月时增至42厘米，1岁时增至46厘米。以后速度逐渐减慢，2岁时为48厘米，而在2～14岁的10余年，头围仅增加6厘米左右。

宝宝的胸廓在婴幼儿时期呈圆桶形，即前后径与左右径几乎相等。随着年龄增长，

胸廓的左右径增加而前后径相对变小，形成椭圆形。整个胸围在出生第1年增长最快，可增加12厘米，第2年增加3厘米。以后每年只增加1厘米。

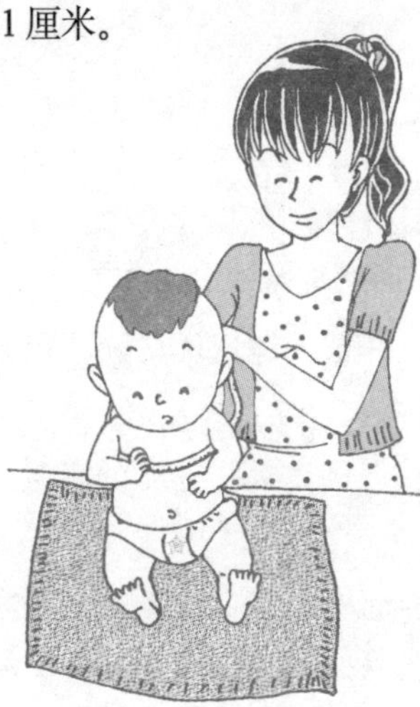

婴儿头围与胸围的大小有一定关系，这个关系可反映身体发育是否健康。出生时婴儿头大，胸围要比头围小1～2厘米：至1～2岁时二者大小应差不多；而1～2岁后胸围要比头围大，若是小于头围则说明营养不良，胸廓和肺发育不良。

贴心 TIPS

头围大小超过正常数值范围均为异常。头围过大常见于脑积水、巨脑畸形及软骨营养障碍，前二者均伴有智力障碍。头围过小常常是由于脑的发育不良，即人们看到的头小畸形。

因为颅骨的生长是与脑组织同步进行的，当脑发育速度因某种原因减慢时，颅骨的发育速度也变慢，头围因此较同龄儿小得多，囟门通常也早闭。这样的患儿从小即表现出动作发育落后，日后智能差，有时还伴有肢体瘫痪和视力障碍。一旦发现头围大小异常，都应及早去医院诊治。

婴儿语言能力训练

讲故事

目的：给婴儿讲故事，是促进其语言发展与智力开发的好办法，无论婴儿是否能够听懂，妈妈一有时间都应绘声绘色地讲给婴儿听，培养婴儿爱听故事、对图书感兴趣的习惯。

方法：妈妈可给婴儿买一些构图简单、色彩鲜艳、故事情节单一、内容有趣的婴儿画册。在婴儿有兴趣时，一边翻看、指点画册上的图画，一边用清晰而缓慢的语调给他讲故事。同一故事应当反复地讲。

如果婴儿实在不肯和妈妈一道看画册、听故事，妈妈也不必急躁，可以过一段时间后再试试。

贴心 TIPS

在给婴儿看书讲故事时，婴儿有时能跟着妈妈指着书的手看画，听到得意之处他还会高兴地拍打书上的画呢！可是，有的时候婴儿会一把就把书撕坏了，让妈妈很生气。

所以，妈妈在给婴儿讲书时，要选择较大的、色彩鲜明的、质地较好的或用硬纸板装订的书，这样婴儿既不易撕坏，又可以练习翻书页，可谓一举两得。

然而，对那些不愿听妈妈讲故事的婴儿，也不要勉强，应仔细观察婴儿的兴趣，因势利导方能见效。

语言动作联系

目的：训练婴儿理解语言能力。

方法：在拿婴儿熟悉的物品时，边说边问："宝宝要不要饼干？""宝宝要不要小熊?”让他用手推开或皱眉表示不喜欢,用伸手、点头、谢谢表示喜欢;表示要。如果婴儿一时说不出来,家长可适当作些提示。

婴儿社交能力训练

“谢谢”、“再见”

目的:掌握语言,发展动作,培养礼貌习惯。

方法:爸爸给婴儿玩具或东西吃时,妈妈在一旁要讲“谢谢”,并要引导婴儿模仿点头或鞠躬的动作以表示“谢谢”。当家里有人要出门时,你一面说“再见”,一面挥动婴儿的小手,向要走的人表示“再见”。反复训练,使他一听到“谢谢”就鞠躬或点头,一听到“再见”就挥手。

交朋友

目的:锻炼社会交往能力。

方法:户外活动时,可抱着婴儿和别的母亲抱着的婴儿相互接触,看一看或摸一摸别的婴儿,或在别人面前表演一下婴儿的本领,或观看别的婴儿的本领。也可让婴儿和其他同龄婴儿在铺有席子的地上互相追随爬着玩,或抓推滚着的小皮球玩,或和大一些的婴儿在一起玩。看他是否更喜欢和较大的婴儿在一起玩。

如果婴儿出现抓别人脸或抢别人的玩具等行为时,要制止他。

婴儿情感培育训练

挑绳子

目的:初步训练婴儿分辨事物的能力。

方法:妈妈抱婴儿坐在桌前,桌上放着两根绳子,一根绳系着玩具,一根没有,让

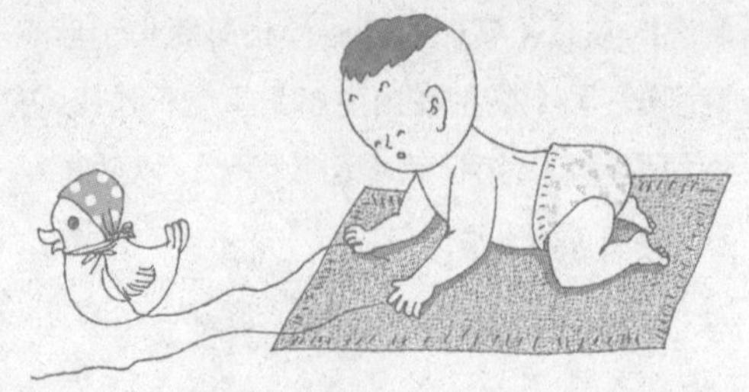

婴儿自己选择拉哪根绳。经过多次练习,孩子可以分辨出哪条绳上有玩具,哪条绳上没有玩具,并很快地把玩具拉过来玩。

碰碰头

目的:促进语言与动作的联系,引起愉快情绪。

方法:面对着婴儿扶着他的腋下,用自己的额部轻轻地触及婴儿的额部,并亲切愉快地呼唤他的名字,说:“碰碰头。”训练多次后,当你头稍向前倾时,他就会主动把头凑过来,并露出高兴的笑容。

在此基础上还可教些其他动作,如亲一下妈妈,亲一下爸爸等。

婴儿技能训练

从生活中学

目的:从生活中观察和学习各方面的有关知识。

方法:生活中的情景是丰富多彩和千变万化的,要引导和鼓励婴儿观察和体验日常生活中所发生的一切,提高适应能力。比如,他观察到大人是用杯子饮水,经过一段时间他便会在大人给他端住杯子的条件下,咕嘟咕嘟地喝水;他观察到大人用拍手表示“欢迎”,用挥手表示“再见”,过一段时间,他也会模仿出这些动作。诸如此类,有很多内容,家长应留意在生活中寻找引导和培养婴儿的机会。

一定要把教语言和认识物体结合起来，反复教婴儿认识他熟悉并喜爱的日常用品和玩具等名称。

戴帽子

目的：掌握语言，促使思维萌芽，形成概念。

方法：准备形状不同的帽子，如小布帽、毛线帽、军帽、皮帽、太阳帽、纸帽等，把

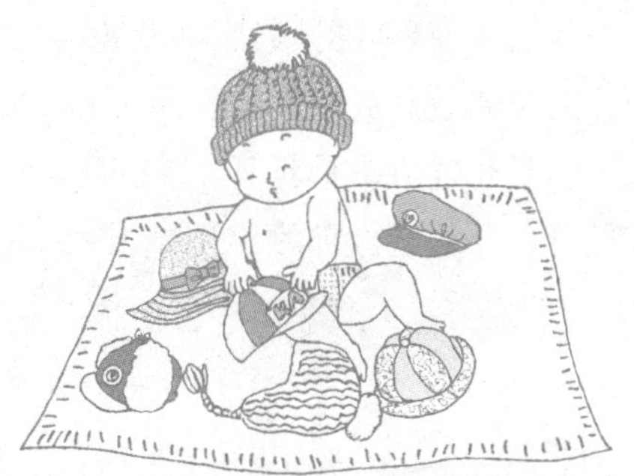

婴儿抱在大镜子前给他戴上一顶帽子说“帽子”。玩一会儿把帽子摘下再戴上另一顶，还说“帽子”。依此类推。

婴儿视觉能力训练

认识五官

目的：训练视觉能力。

方法：画出五官图片，并在图片上写上相应的字，如在画好的鼻子上写一个大大的“鼻”字。先教婴儿指图说“鼻子”，再指自己的“鼻子”，再指字说“鼻子”。多次重复之后，婴儿懂得图和字都是鼻子，当大人指图或字时，看看婴儿是否指自己的鼻子。用同样方法婴儿可以学认眼、耳、嘴、舌等字。

婴儿在学认五官的字之后，父母应经常调换字的先后次序和位置，反复训练，使婴儿逐渐地学认身体其他部位的名称，如手、头、脚等。

美丽的星空

目的：训练婴儿视觉能力。

方法：繁星满天的晚上，父母可与婴儿来到室外，一起观察星空。这时，父母可告诉婴儿“这是月亮”、“这是星星”，并拿着婴儿的手数星星。然后，父母可给婴儿唱一首关于星星的歌。注意不宜在冬夜进行此项训练。

婴儿听觉能力训练

锅碗瓢盆交响曲

目的：训练听觉能力。

方法：生活中，可引导婴儿在能发声的物体上有节奏地拍拍、敲敲、碰碰。可敲各种器皿，譬如用筷子敲敲盆子、碗、酒瓶、瓷盆等，可拍桌子、盆子、皮球等，也可让积木相碰、瓶子相碰、锅勺相碰等，同样可发出有节奏的声音。

两物相碰或敲击时，声音不能过大，以防变成噪音；月龄小的婴儿以父母辅助为主，月龄大的婴儿以自己玩为主。

学发音

目的：这是为了发展婴儿的语言能力、听力和模仿力。

方法：举起婴儿的小手，放在母亲嘴唇上，发一个长音：“啊——啊——”“呜——呜——”等重复音节，把婴儿的手从母亲嘴唇上挪开，和孩子面对面，用丰富的表情重复上面的音节，逗引婴儿注意母亲的口型，分别以低音高音继续上面的音节；重复几次再加一些新的重复音节“ba—ba—，ma—ma—”。

每发一个重复音节应停顿一下，给婴儿模仿的机会；可以把婴儿抱到镜子前，练

习模仿。

婴儿感觉能力训练

吃水果

目的:培养婴儿的感知觉。

方法:夏天有许多水果,当婴儿吃水果时,父母要边喂婴儿,边用语言描绘。如吃葡萄:“这是葡萄,熟透了,你看紫莹莹的,婴儿尝一尝,葡萄很甜,啊呜一口吃掉了!”还有苹果、梨等,要经常用语言伴随动作来描述。

贴心TIPS

当婴儿见过、尝过许多水果之后,再配合图片告诉他这是什么、什么颜色的、味道如何。继续给婴儿抚摸、亲吻,如配合儿歌或音乐的拍子,握着婴儿的手,教他拍手,按音乐节奏模仿小鸟飞,跳动身体。

婴儿手眼协调能力训练

捏糖丸

目的:提高拇指、食指配合捏物的灵活性和手眼协调能力。

方法:让婴儿坐在你的腿上,两肘搁在桌面上,在桌上的盘子里放一个有盖的透明的杯子,里面装有彩色糖丸,先摇动杯子发出柔和的响声,并让婴儿看到糖丸在杯中跳动以激起婴儿玩的兴趣。再打开盖子(让他发现糖丸),把糖丸倒在盘子里,告诉他“这是糖”。边说边示范把一粒糖丸从盘里捡起放进杯子里(要用“慢镜头”),放进几粒后,让他用拇指和食指捏起糖丸,再放进杯子里。开始你可以手把手教他,稍熟练后让他自己把糖丸放进杯里后再加盖摇一摇,发出有趣的声音。

婴儿玩时一定要有大人认真观察,避免婴儿吞食糖丸或发生呛噎、窒息。

拾物

目的:训练手眼协调能力和婴儿弯曲及直立身体。

方法:把婴儿放在床上,大人在后面用双手分别抱着婴儿的胸、腹部及膝部,把婴儿感兴趣的玩具放在婴儿前面床上,用语言逗引婴儿弯腰去捡玩具,捡到玩具后再直起身,反复多次训练。等婴儿学会扶站

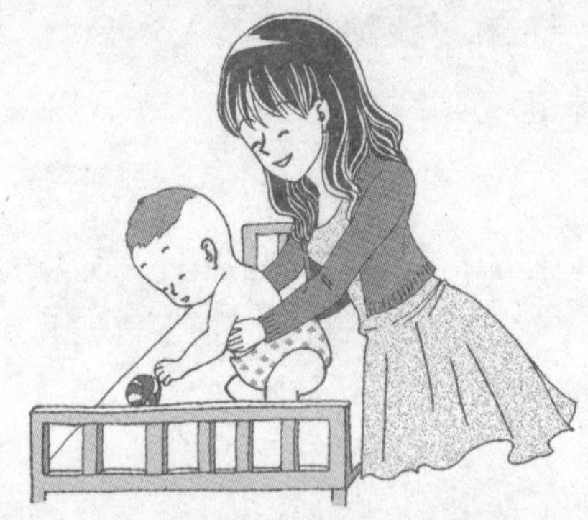

后,可将婴儿扶站在有栏杆的小床边,让婴儿一只手扶栏杆,如没有小床,大人可抓住婴儿一只手,使婴儿站稳,在婴儿脚边放一个玩具,帮助婴儿弯下腰用另一只手捡身边的玩具。

捡到玩具后,大人可用语言或行动给婴儿一点表扬,如说“真能干”或亲吻一下婴儿,婴儿就会很愉快地再次去捡玩具。

婴儿动作能力训练

追皮球

目的:训练婴儿熟练爬行动作,活动全身各部肌肉。

方法:妈妈把皮球从床的这一边滚到

床的另一边，或者把小鸭子从床的这边拉到那边，引导婴儿爬过去把皮球或鸭子抱起来,用手拍打大皮球或小鸭子。

注意不要太靠近床边,防止婴儿摔下床。

8 第9个月

婴儿的喂养

9个月的婴儿,即使母乳充足。也要练习吃饭了。母乳所含的营养成分已满足不了婴儿生长发育的需要,如果仍以母乳为主食,就会造成营养供给不足。

这个月可以增添各种肉类食品。除以前吃过的鱼肉外,还可吃些瘦猪肉、牛肉、鸡肉以及动物内脏等。肉类食品是婴儿今后摄取动物蛋白的主要来源，为适应婴儿的消化能力，必须把肉剁成很细的肉末再给婴儿吃,由小量开始,慢慢增加,每日不可超过25克。

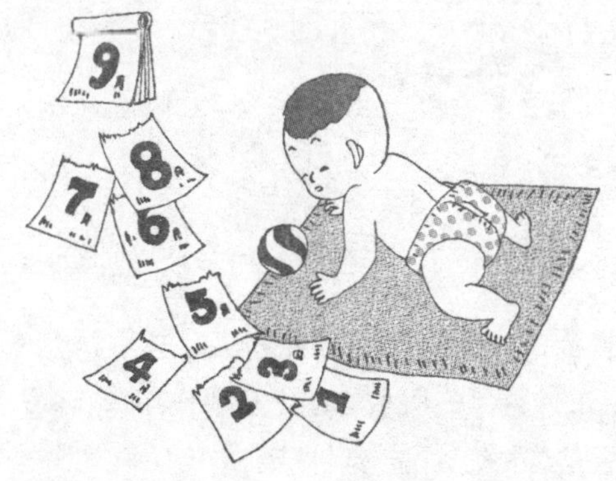

主食:粥、烂面条、软面包。

每日副食:鸡蛋半个,鱼肉25克,肝泥20克,鸡肉泥20克,猪肉泥20克;豆腐40克,蔬菜50—60克,水果50克。

新鲜水果可刮成泥、榨成汁或用勺弄碎后再喂给婴儿。注意一定要把籽除掉。

两顿奶之间可给婴儿吃些饼干，以锻炼其咀嚼能力。

贴心TIPS

推荐一日食谱

上午6点:母乳或牛奶200毫升,饼干少许。

10点:稠粥半小碗,鸡蛋1/2个,碎青菜20克。

下午2点:母乳或牛奶200毫升,小点心适量。

3点:苹果泥或香蕉泥50克。

6点:煮烂面条加碎猪肉20克(或豆腐40克、肉松10克),碎青菜20克。

晚上10点:母乳或牛乳200毫升。

适量吃赖氨酸食品

动物性蛋白质含有的氨基酸种类和比例与人体需要最为接近，因此称它为优质蛋白质；植物性蛋白质所含的氨基酸种类和比例就没有那么齐全及适宜,例如小麦、大米、玉米和豆类(除黄豆外)等。

婴儿的生长发育迅速,尤其需要优质蛋白质,可婴儿的消化道尚未成熟。缺乏消化动物性蛋白的能力。主要食物还是以谷类为主,因此单吃谷类容易引起赖氨酸缺乏。

唯一的办法就是把食物进行合理地搭配。如小麦、玉米中缺少赖氨酸,就可添加适量的赖氨酸，做成各种赖氨酸强化食品。这样，可以显著地提高营养价值。婴儿吃了添加了赖氨酸的食品，如吃了经赖氨酸强化的乳糕，身高和体重会明显增加，确实对生长发育有帮助。

贴心 TIPS

给婴儿添加赖氨酸必须适量，否则，长期食用会适得其反，出现肝脏肿大、食欲下降和手脚痉挛，甚至造成婴儿生长停滞并发生智能障碍。因为氨基酸吃得太多，会增加肝脏和肾脏的负担，造成血氨增高和脑损害。

婴儿要吃适量脂肪

有的婴儿已经 8～9 个月了，可妈妈从不在添加的辅食中加一点脂肪，认为如果婴儿从这么小就开始吃脂肪，身体容易肥胖，以后会患动脉硬化、心血管疾病，现在最好不要吃，以后再说。

这种想法并不对，脂肪同样是婴儿生长发育离不开的三大产能营养之一。首先。它是婴儿脑神经构成的主要成分，若是缺了它，就不能保证大脑的发育；其次，身体的组织细胞也需要它，不然影响生长速度；第三，婴儿缺了它还容易反复发生感染，患皮肤湿疹、皮肤干燥脱屑等脂溶性维生素缺乏疾病。

另外，脂肪必须填充在各个脏器周围以及皮肤下面，形成一个脂肪垫，以固定脏器，保证它们不受损伤，并避免体热散失。所以，在婴儿添加辅食后，妈妈应该逐渐在饮食中加一些脂肪。但饮食中也不能提供得太多，最关键的是要适量摄取，否则会引起消化不良、食欲不好，日久会对心血管系统造成影响。

贴心 TIPS

通常认为选用植物性脂肪较适宜婴幼儿，因为它的熔点低，消化吸收率高，其中的必需脂肪酸含量高，既是人体内不能合成的营养物质，又能降低血液中的胆固醇。

注意婴儿补钙误区

由于钙对人体有重要的作用，有些商家利用人们对补钙的渴望，在推出自己的产品时往往夸大其作用，给消费者以误导。研究表明，人体对各种钙补品的吸收率只能达到 40%，而有的厂家将高达 99% 以上的动物实验结果直接用于人体吸收率加以

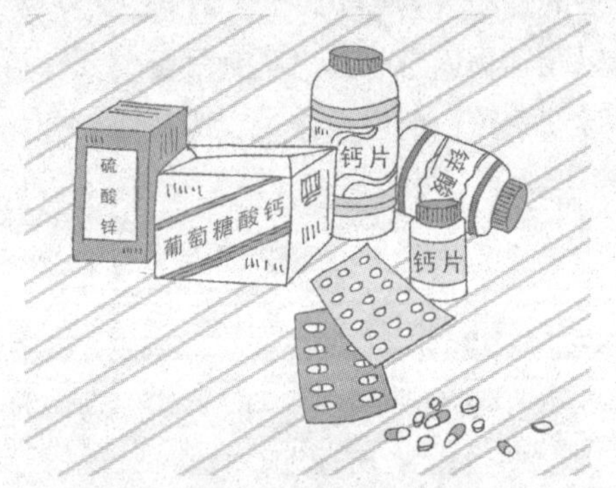

宣传，欺骗消费者。因此购买时必须弄清产品的钙含量、吸收率、有无副作用等，不能轻信“高效、高能、活性”等词。

另外，补钙虽然重要，但并非多多益善，对于不同年龄的人有不同的标准，要严格遵照中国营养学会推荐的中国人每日钙的供应量。如果一个正常人每天补钙超过 2000

克，不仅造成浪费，而且还会产生副作用。

科学家曾追踪调查发现：婴儿摄取热量为1000卡的食物中，每含有100毫克的钙，他们的收缩压就会降低2毫米汞柱。由于婴儿年龄小，舒张压的变化不易测出。现代医学认为，动脉血压是循环功能的一个重要指标，血压偏低，血流迟缓，影响机体组织的血液供应，妨碍正常活动尤其对头部影响更大。

婴儿处在发育期，如前期血压偏低，不仅精力不集中，思维迟钝，智力低下，而且还容易患心脏病，因此婴儿切不可高补钙。

婴儿注意补锌

锌是对婴儿生长发育非常重要的微量元素，尤其是缺锌会使婴儿个子矮，于是有些妈妈对这一问题更加重视，唯恐婴儿缺锌，想方设法地给他们使用各种锌制品。锌对于婴儿的生长发育固然不可缺少，但也并不是多多益善，过多或过少都会影响婴儿的身体健康。

低锌会引起儿童抵抗疾病能力下降，但高锌也会削弱身体的免疫能力。过多的锌会抑制体内消灭病菌的吞噬细胞，使它们的灭菌作用减弱，尤其在体内缺钙时更明显，所以佝偻病患儿高锌时这种情况更为严重。

其实只要在生活中让婴儿养成良好饮食习惯，只要食物多样化，是完全可以避免缺锌的。

在家庭中，常用的补锌方案有以下一些。

食补。锌元素虽然重要，但婴儿的需求量并不大。不满6个月的婴儿每天约需3毫克，7～12个月也只需5毫克，1～10岁约为10毫克。而每百克食物的含锌量约为：猪瘦肉3毫克，猪肝4毫克，鸡肝5毫克，蛋黄3.4毫克，海带3.2毫克，鱼虾8毫克。

药补。含锌的药物有硫酸锌、葡萄糖酸锌、锌酵母等制剂。硫酸锌最早用于临床，但缺陷也多，尤其是长期服用可引起较重的消化道反应，如恶心、呕吐甚至胃出血，可能是由于它在胃内与胃酸起反应，生成有一定腐蚀性的氧化锌所致；葡萄糖酸锌属于有机锌，仅有轻度的胃肠不适感，饭后服用可以消除，可溶于果汁中喂婴儿；锌酵母是采用生物工程技术生产的纯天然制品，锌与蛋白质结合，生物利用度高，口感好，婴儿更乐于接受，所以最为理想。

注意补锌的季节性。季节不同，婴儿补锌量也应有差异。例如夏季气温高，婴儿食欲差，进食量少，摄锌必然减少。加上大量出汗造成锌流失，故欲取得同等疗效，补锌量应当高于冬春等季节。

谨防药物干扰。许多药物可以干扰补锌的效果。四环素可与锌结合成复合物，维生素C则与锌结合成不溶性复合物，类似药物还有青霉胺、叶酸等。在补锌时应尽量避免使用这些药物。

食物要精细一点儿。韭菜、竹笋、燕麦等粗纤维多，麸糠及谷物胚芽含植酸盐多，而粗纤维及植酸盐均可阻碍锌的吸收，所以补锌期间的食物要适当精细些。

莫忘补充钙和铁。补锌要同时补充钙与铁两种矿物元素，这样可促进锌的吸收与利用，加快机体恢复。

贴心 TIPS

怀疑婴儿缺锌可去医院作血锌测查。如果血锌浓度高，加之有缺锌症状，则应首先在饮食上给婴儿增加含锌多的食物，这是最安全的补锌方法。因为体内可自行调节摄入过多的锌而不致造成中毒。

缺锌严重的婴儿，除食补外还须药补，但必须有医生的指导和监测，并要保证一定的疗程，症状消失后则不需要继续用药。如果用药后一个月仍不见症状改善，应停用药，详细作其他检查以确定病因。

预防流行性腮腺炎的方法

流行性腮腺炎是腮腺炎病毒引起的一种以少儿感染为主要对象的急性呼吸道传染病，多见于冬春季。临床特征为腮腺单侧或双侧肿大、疼痛、发热，也可波及附近的颌下腺、舌下腺及颈部淋巴结。并发症可见睾丸炎、卵巢炎、胰腺炎、心肌炎、脑炎。

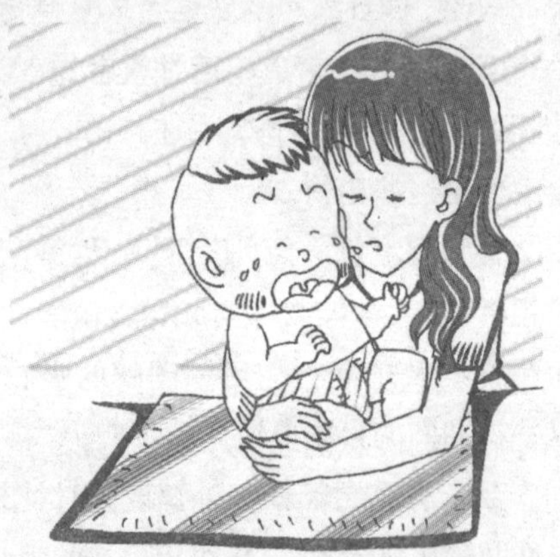

腮腺炎病毒是后天获得性耳聋的重要病因之一，且此种耳聋往往是不可逆的。对腮腺炎的预防更为重要的意义是在于预防其合并症。

腮腺炎减毒活疫苗是控制腮腺炎流行的有效方法。接种对象：8个月龄以上腮腺炎易感者。接种反应：一般无局部反应。在注射6～10天时少数人可能发热，一般不超过2天。

贴心TIPS

目前，我国已进口了美国默沙东公司研制推广的三价麻疹、流行性腮腺炎、风疹疫苗（M—M—R2疫苗），可同时预防3种传染病。常见的接种反应是在接种部位出现短时间的烧感及刺痛，个别受种者可在接种疫苗5～12日出现发热或皮疹。

婴儿站立练习

婴儿6个月左右时，妈妈可用两手扶住婴儿腋下，把坐着的婴儿稍加用力扶起站立。每次练习1分钟左右，每天可练习1～2次，这是学习站立的准备，使婴儿通过这种练习获得站立的体验。

到了9个月，先让婴儿仰面躺在床上，然后，妈妈拉住小手稍加用力将婴儿拉成坐姿，再拉成蹲位，最后拉成站立姿势。扶着站立几分钟，让婴儿再躺下，接着如此练习。

婴儿9个月时，在小床的上方悬挂一个漂亮大气球，当婴儿扶着栏杆站立时妈妈用大气球逗引婴儿去抓碰，随着大气球

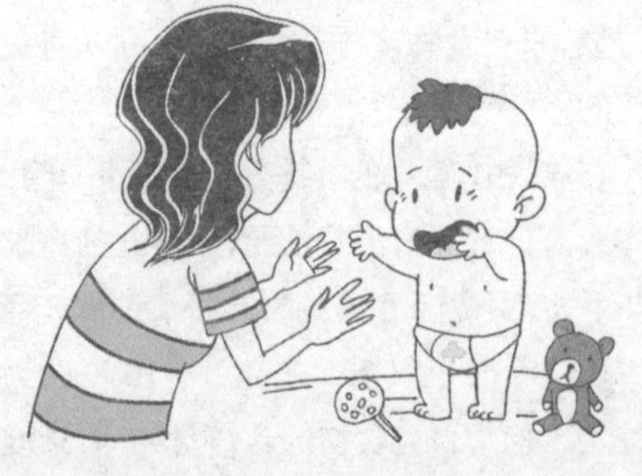

的左右晃动，可增强婴儿站立时的平衡感。注意训练时间不要太长，几分钟即可。

第10个月，妈妈让婴儿靠墙站着，背部和屁股贴着墙，脚跟稍稍离开一点墙壁，两条小腿分开站，妈妈用玩具逗引婴儿，使婴儿兴奋地晃动身体，由此增强站立时的平衡感。

11个月后，妈妈可先扶住婴儿的腋下帮助站稳，再轻轻松开手，试着让婴儿尝试独站一下的感觉。如果婴儿站不稳，要赶快扶住，以免吓着婴儿。经过这样的多次训练，到了12个月，婴儿就已经能站得很稳了。

让婴儿学习迈步

8~9个月的婴儿能在大人的扶持下站立，并能迈步向前走几步，在大人的帮助下可以学习行走。把婴儿放在学步车中坐下，然后他自己会用手扶着站起来，大人帮助推他一下，让他学着迈步，学会后大人即不必帮助。

在学步车里的时间不宜过长，每次以10~15分钟为宜，若时间过长，婴儿累了容易形成驼背，且双下肢负重过大也易影响婴儿的下肢发育。

贴心 TIPS

婴儿上肢桡骨头的上端还未发育完全，加之关节臼又很浅，稍加用力拉拽，便很容易造成桡骨头半脱位。所以妈妈拉拽婴儿时必须注意。

有的婴儿由于平衡能力还不够，走起路来可能东倒西歪的，还经常摔倒，或是用脚尖走路，两条小腿分得很开，这都没有关系，婴儿走得熟练了就会好的。一般情况下，到了15个月婴儿就会走得较自如了。

婴儿语言能力训练

学词音、词义

目的：为婴儿模仿说话打下基础。

方法：9个月的婴儿不但要教他听懂词音，而且该教他听懂词义，家长要训练婴儿把一些词和常用物体联系起来，因为这时婴儿虽然还不会说话，但是已经会用动作

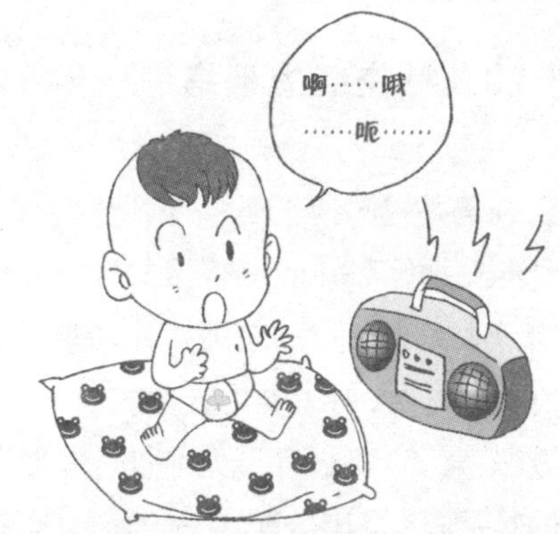

来回答大人说的话了。比如，家长可以指着电灯告诉婴儿说：“这是电灯。”然后再问他：“电灯在哪？”他就会转向电灯方向，或用手指着电灯，同时可能会发出声音。这虽然还不是语言，但对婴儿发音器官是一个很好的锻炼。

家长还可以联系吃、喝、拿、给、尿、娃娃、皮球、小兔、狗等跟婴儿说简单的词语。

念儿歌，讲故事，看图书

目的：帮助婴儿学习语言。

方法：每晚睡前给婴儿读一个简短、朗朗上口的故事，最好一字不差。一个记住了，再换别的，以便加深婴儿的印象和记忆。

贴心 TIPS

图书对婴儿来说是一种能打开合上的、能学说话的玩具，因此婴儿非常喜欢大人陪着他看图书，听大人给他讲书中的故事。图书画面要清楚，色彩要鲜艳，图像要大，文字大而对话简短生动，并多次重复出现，便于婴儿模仿。

每天坚持念儿歌、讲故事、看图书，并采取有问有答的方式讲述图书中的故事，耳濡目染，婴儿就会对图书越来越感兴趣，对婴儿学习语言很有帮助。喜欢读书，对他一生具有重要的意义。

婴儿社交能力训练

听爸爸妈妈的话

目的：训练婴儿能够根据父母的要求用眼睛寻找大人所用的东西，并伸手去拿父母所要的东西；训练婴儿的观察力。

方法：爸爸、妈妈可事先准备一些婴儿熟悉的物品，比如几样玩具——汽车、布娃娃、皮球、摇铃等，准备几样日用品——小板凳、勺子、小塑料碗等，几样食物——香蕉、苹果、煮熟的鸡蛋等一些东西。

游戏进行前，妈妈可和婴儿坐在一起，爸爸拿起一样东西，比如说玩具汽车，妈妈就说“玩具汽车”，加深婴儿的认识。再拿起一个香蕉，妈妈对婴儿说：“香蕉，这是香蕉。”这样，让婴儿明白每一样物体分别都是什么。

然后进入游戏的第二步，爸爸挑几样东西分散放在屋内的各个地方。妈妈问婴儿：“宝宝找一找，宝宝的玩具汽车在哪里？”婴儿就会用眼睛去寻找妈妈问的东西。如此进行，妈妈把每样物品都问一遍。

然后进入游戏第三步，爸爸把所有的玩具、用品都放在一起，妈妈对婴儿说：“宝宝，去把玩具汽车拿过来。”妈妈可协助婴儿进行第一次寻找，然后妈妈接着再说：“宝宝，去把香蕉拿过来。”游戏继续进行。

贴心 TIPS

初次进行该游戏时，选用的物品应是婴儿极为熟悉的物品，随着游戏次数的增加，让婴儿认识的物品可日趋复杂。

以上游戏三步可同时进行，也可每次只进行游戏的一个部分。但是，必须是在婴儿熟悉上一步的前提下才可进行。游戏可选择一些闲余时间进行。

模仿大人动作

目的：训练表演与模仿能力。

方法：婴儿在注视大人动作的基础上开始用成套动作来表演儿歌。父母要先设计好全套动作并配上相应的儿歌或短语，

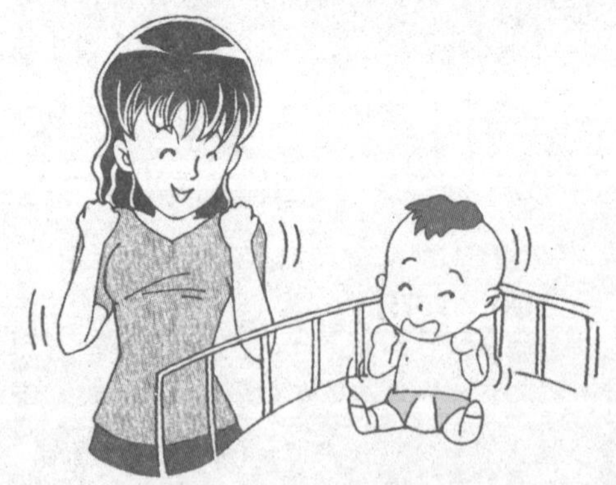

每次动作都要一样，包括拍手、摇头、身体扭动、踏脚或特殊手势示范动作，婴儿很快就能学会而且能单独表演。婴儿每做对一种动作时，父母都要给予表扬鼓励。

婴儿情感培育训练

取娃娃

目的：进一步提高婴儿手的活动能力和理解语言的能力。

方法：妈妈当着婴儿的面，用纸把一个布娃娃包起来，然后交给婴儿说："娃娃哪儿去了？宝宝把娃娃找出来！"婴儿会翻弄纸包，把纸撕破，最终看见娃娃出现了，婴儿会非常开心。

然后妈妈再用另一张纸把娃娃包好，然后又慢慢打开纸包，把娃娃拿出来，多次重复这一动作给婴儿看，最后让婴儿学会不撕破纸，就能取出娃娃。

这个游戏要在婴儿情绪好的情况下做才有效果。

推不倒翁

目的：意识到自己的力量，认识自己与客观物体之间的关系，形成自我意识。

方法：取一只会响的不倒翁教婴儿推动，在学习中让他观察，体会推得重，摇的时间长；推得轻，摇的时间短。也可以把不倒翁经常放在婴儿身边，让其推玩。

小小"指挥家"

目的：训练节奏感，理解动作与音乐的配合。

方法：选择一首节奏鲜明、有强弱变化的音乐播放。婴儿坐在你的腿上，你从他背后握住他的前臂，说："指挥！"然后合着音乐的节奏拍手，并随着音乐的强弱变化手臂动作幅度的大小，当乐曲停止时指挥动作同时停止，逐渐使婴儿能配合你的动作节奏。以后每当放音乐时，你一说指挥，他就能有节奏地挥动手臂。

在做这个游戏时，要时刻观察婴儿，当表现出不愿再玩时要及时停止。

婴儿视觉能力训练

回归位

目的：训练婴儿的观察能力，训练婴儿通过观察来模仿的能力；训练婴儿手与上肢的运动能力；增强婴儿视觉与运动的协调能力。

方法：游戏前，妈妈先准备好一堆塑料球，一部分是红色，一部分是黄色。再准备两个纸盒子，一个是红色，一个是黄色。游戏让爸爸、妈妈和婴儿共同参与。

爸爸、妈妈、婴儿都坐在地板上，爸爸独自一人坐在一边，妈妈搂着婴儿坐在相对的另一边，爸爸、妈妈的距离控制在2米左右。在爸爸的前面放上黄色的盒子，在妈妈和婴儿的前面放上红色的盒子，在中间放上红色和黄色的小球。

由爸爸先做示范，爸爸走到中间，一手拿起一个彩球，然后把手中红色的小球放在红色的盒子里，把黄色的小球放进黄色的盒子里，如此重复几次。然后在妈妈的指导下让婴儿来做这个动作。最初婴儿可能不熟练，但多做几次就可以让婴儿独自去进行。

贴心 TIPS

红色的盒子、黄色的盒子都要大而且口一定要大，便于婴儿把塑料球投进去；爸爸的示范动作一定要仔细、缓慢，让婴儿看得清清楚楚；如果婴儿动作发展较好，可让婴儿坐在爸爸、妈妈的中间，移近盒子的距离，让婴儿把相同颜色的彩球扔进相同颜色的盒子里。但游戏时间不能太长，否则会造成婴儿疲劳。

挂起来看一看

目的：训练婴儿的注视观察能力，鼓励婴儿进行模仿；使婴儿明白同样的物体可以有不同的表现方法。

方法：事先准备 3 个大小不同的杯子，分别为大、中、小 3 个号，而且是有把、较轻的塑料杯子。

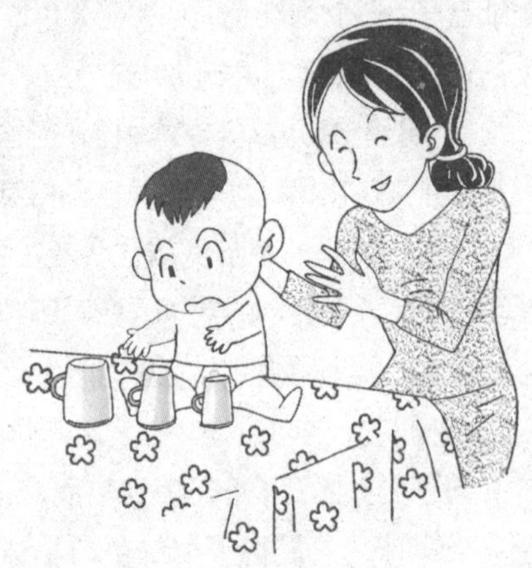

游戏开始时，妈妈和婴儿一起坐在地上，在婴儿的背后垫一个枕头，防止婴儿坐不稳而摔倒。妈妈先把 3 个杯子按大、中、小的顺序依次摆开。对婴儿说："宝宝看，这是杯子，是我们喝水用的杯子。这个最大，这个最小，这个不大也不小。今天我们用这 3 个杯子来做游戏，宝宝要仔细看妈妈怎么做。"

妈妈将最大的杯子杯口朝下放在地板上，再将次大的杯子倒着放在最大杯子的上面，最后把小杯子倒放在顶端。让婴儿看清楚后，妈妈把杯子推倒，重新再堆一次。让婴儿用手推倒，激励起婴儿参与的积极性，鼓励婴儿模仿妈妈的动作进行游戏。

妈妈也可以将杯子按次序套在一起，让婴儿寻找套在大杯子中的中号杯和小号杯。

婴儿听觉能力训练

摇铃哪儿去了

目的：发展婴儿的观察力，使婴儿通过观察寻找当面藏起来的东西；发展婴儿的听觉，培养婴儿的辨音能力及节奏感，训练其注意力；引发婴儿用眼睛去找寻自己喜爱的东西，并伸手去拿；发展婴儿的记忆力。

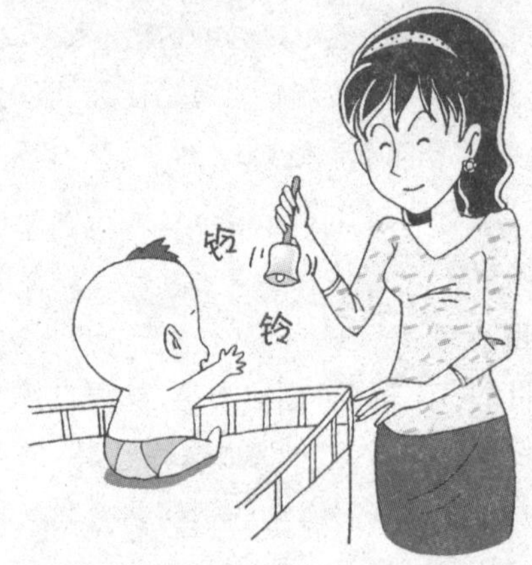

方法：游戏前，妈妈先准备摇铃一个，干净的手绢一条。

游戏时，妈妈让婴儿坐在床上，爸爸在幼儿身后扶着。妈妈手拿摇铃在婴儿眼前有节奏地摇着，用来吸引婴儿的注意力。当婴儿注视摇铃的时候，妈妈突然用手绢将摇铃的一大部分盖住，并且微笑着对婴儿说："咦，奇怪呀！婴儿的摇铃哪儿去了？婴儿找一找摇铃在哪里？"

婴儿的眼睛就会去搜寻刚才还存在的摇铃。很快，婴儿的眼睛就会注视着盖着手绢的摇铃，这时，家长不要急于去拿掉摇铃的手绢，而是让婴儿稍微多注视一段时间，延长婴儿注意的时间。

随后，妈妈把手绢拿开，说：“啊！原来宝宝的摇铃在这里。宝宝找到了，宝宝真聪明。”游戏继续进行。妈妈再次摇铃，再次遮盖……

贴心 TIPS

妈妈摇铃应有节奏，向左边摇两下，右边摇两下。而且摇的时候最好也有节奏地摇摇头，方向和节奏与摇铃相同。这样，极易引起婴儿的共鸣，吸引幼儿的兴趣。

游戏进行中，让婴儿寻找被手绢遮住的摇铃，婴儿在注视被手绢遮住的摇铃时，妈妈一定要掌握好婴儿注视的时间。时间太长婴儿注意力就会转移，时间太短达不到训练的目的；游戏进行的时间长短由妈妈根据婴儿的厌倦程度来决定。

玩过家家

目的：培养婴儿的听力、注意力、观察力、动手能力。

方法：妈妈事先准备一个玩具娃娃，这个玩具娃娃要比较精细，即玩具娃娃的头发可梳可扎，眼睛要会动，玩具娃娃的衣服可以脱下、穿上，玩具娃娃有袜子、有鞋子等，使得游戏时使用方便。再准备一套玩具餐具。

游戏开始时，爸爸、妈妈一边说话一边玩过家家，让婴儿在旁边看着。爸爸、妈妈很仔细、很缓慢地做每一个动作，比如说给娃娃穿衣服、系扣子，给娃娃穿袜子、穿鞋子，妈妈给娃娃扎头发。然后用玩具餐具给娃娃喂饭。喂完饭，妈妈对婴儿说：“宝宝，爸爸、妈妈给娃娃喂完了饭，现在娃娃要出去玩了，请宝宝给娃娃换身衣服，我们带娃娃出去玩儿。”

于是，爸爸把娃娃的衣服脱掉，拿出一身衣服给婴儿，婴儿就会根据自己的观察将爸爸、妈妈的动作重复再做一遍。

该游戏每次进行时，可只做一部分动作，比如只让婴儿观察爸爸、妈妈如何给娃娃穿衣服，还可以继续其他的动作；具体内容的多少要根据婴儿的发展情况来决定。爸爸、妈妈在做示范动作给婴儿看时，一定要慢，动作清楚，便于婴儿观察和模仿。

婴儿感觉能力训练

玩玩具

目的：训练婴儿的感觉知觉；培养婴儿的观察力、注意力，使婴儿提高注意的时间；发展婴儿的语言能力，让婴儿学会理解简单的因果关系的语言；发展婴儿的专注力。

方法：妈妈要事先准备一些玩具，一类是电动玩具，如电动小汽车、电动小火车、电动飞机等；另一类是上发条的玩具，如玩具鸭子、玩具兔子、玩具青蛙……

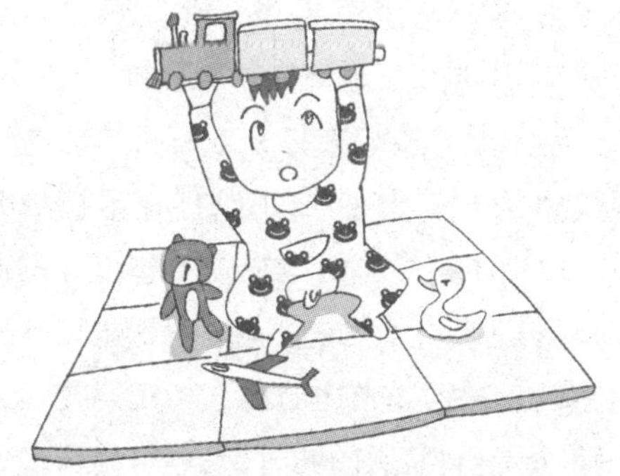

游戏开始时，妈妈不要把所有的玩具都堆在婴儿面前，而是一个个拿出来让婴儿看。比如妈妈先拿出一个带发条的玩具鸭子，上足发条，把鸭子放到地上，鸭子有节奏地向前走去，妈妈则以丰富的语言配合玩具的特点来刺激

婴儿:“嘎——嘎,唐老鸭,嘎——嘎,唐老鸭……”或是“呜——呜,小火车开走了……”

妈妈应一个一个出示玩具，否则玩具太多,容易分散婴儿的注意力;妈妈的语言要生动,前后的语言因果关系要明确,便于婴儿理解。

奇妙的电视

目的:让婴儿初步接触现代媒体;发展婴儿的感知能力,刺激婴儿的视听觉;培养婴儿的注意力,加强婴儿注意时间的培养;培养婴儿一定的专注力,使婴儿对图像、声音感兴趣。

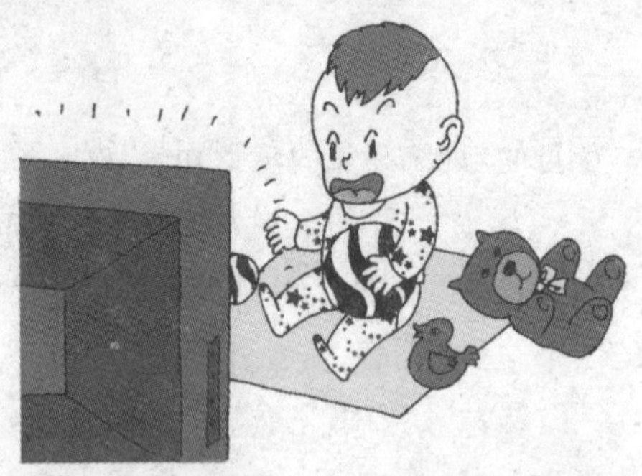

方法:妈妈把婴儿抱到电视机前,对婴儿说:“宝宝，今天妈妈让你看一个很好玩的东西。这是我们家的电视机。”揭开电视机罩子,让婴儿看到整个的电视机。

妈妈说:“我们来打开电视机，看看电视机里都有些什么?”妈妈打开电视机开关，出现丰富多彩的电视画面和悦耳的声音,会引起婴儿极大的兴趣。妈妈把婴儿抱到距离电视约 2 米远的地方，让婴儿看上 4～5 分钟电视,看的同时,妈妈可用简单的语言对婴儿解释电视画面内容。

关掉电视以后，妈妈可对婴儿说一些有关电视的话,诸如:“电视可好看了,有宝宝喜欢的大汽车、大飞机、小猴子……宝宝以后可以经常看电视……”

有选择性地让婴儿看一些电视节目,比如《七巧板》、《动画城》、《动物世界》等等。婴儿也许对这些内容不理解，但是丰富的色彩、活泼的形象却极易吸引婴儿的注意。有的婴儿则很容易表现出极强的专注力。

贴心 TIPS

在初次让婴儿全面地了解电视前,应让婴儿有看电视的经验,使婴儿不至于因电视机打开突然出现的画面和声音而受到惊吓;要让婴儿养成良好的看电视的习惯。从内容上,要选择一些形式新颖的婴儿喜欢看的节目,不能让婴儿看战斗、恐怖场面;从时间上，婴儿每次看电视时间不应超过 10 分钟,而且,每天在固定的时间内让婴儿看电视;另外,距离电视机应在 2 米以外,以保护婴儿视力。

婴儿动作能力训练

滚筒

目的:训练手指能力,并在戏耍中逐渐建立起圆柱体物体能滚动的概念。

方法:将圆柱体的滚筒(用饮料瓶代替也可)放在地上,让婴儿用两只手推动它向前滚动,待他熟练后,再让他用一只手推动滚筒,并把它滚到指定地点。婴儿做对了,要给予鼓励。

9 第10个月

婴儿的形体变化

10～12个月的婴儿体重增长较以前有所减慢，但身高增长较快。到满周岁时，体重约为出生时的3倍，身长约为出生时的1.5倍。胸围比头围稍大些。

骨骼的发育也较快，此时前囟门已闭合得非常小，部分婴儿甚至已完全闭合。由于婴儿在3个月时，抬头动作形成了脊椎颈段的前凸，6～7个月坐立时，形成胸椎的后凸，10～12个月站立及行走时，形成了腰椎的前凸，所以，此时脊柱变成了微微弯曲的"S"形，运动较前更稳定了。12个月时牙齿已萌出6～8颗。

贴心TIPS

正常男婴12个月时发育标准为：身高平均为76.1厘米，体重平均为10.15千克，头围为47厘米。

正常女婴12个月时发育标准为：身高平均为74.3厘米，体重平均为9.53千克，头围为45.6厘米。

开始断奶

婴儿接近1周岁时，其消化功能和咀嚼功能已有很大提高，如果此时婴儿饮食

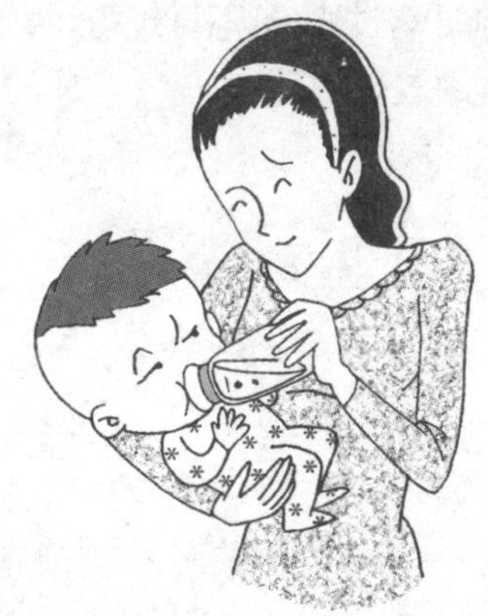

品种和数量已明显增多，并形成一定规律，营养供应充足，能满足生长发育需要，那么就可以考虑准备断奶。

断奶时间可在婴儿长到10个月时进行，最晚1周岁左右就应断奶。否则，由于婴儿月龄较大，其所需的营养物质会不断增加，单纯依靠母乳就不能满足要求，势必妨碍婴儿的生长发育。

断奶最好选择气候适宜的季节，夏冬季节需要断奶时，可以稍稍推迟一两个月，以春秋季节断奶为宜。因为夏季断奶，婴儿易得肠胃病，严冬断奶，婴儿易着凉。另外，在婴儿生病期间不能断奶，因为断母乳，改吃牛奶和辅食后，婴儿的消化功能需要有一个适应过程，此时婴儿的抵抗力有可能略有下降。

给婴儿断奶应该逐步进行，可以一天或数天之内减少一次母乳喂养，用奶瓶、奶杯或小勺代替乳头，逐渐增加副食，逐渐减少哺乳量，慢慢地过渡到新的喂养方式。不可采取强硬的方法，以免造成婴儿心理上的痛苦和恐惧。若突然改变婴儿的饮食习惯，肠胃不能适应，对婴儿健康有害。

断奶以后，乳母应该少喝汤水，以利于减少乳汁分泌和较快回奶。若乳汁仍然很多，可用束胸布紧束乳房，或先用按摩的方法挤出乳汁后，再用布将乳房束紧。以后如

果不感到乳房过胀，可不再挤奶，以免刺激乳房分泌乳汁。

贴心 TIPS

婴儿断奶完了，并不是指停止让婴儿喝所有的奶，而是指过去一直以奶为主，现在已进展为以固体食物为营养主体。

如果婴儿所需营养80%来自固体食物，就可以说是断奶完了。当然最好是完全停止母乳喂养，但并不是指要停掉牛奶提供，应提倡继续给婴儿喝牛奶。

如能满足以上的条件，即可认为婴儿的断奶已经成功了。

使用断奶练习器

使用练习器具包括各种练习餐具、练习杯等，主要是为了让婴儿习惯用杯、碗、匙等餐具进食喝水，而不要只认妈妈的奶头或奶瓶的奶嘴。

练习餐具。餐具多由硬塑料制成．经得起摔打，餐匙一般较厚，容量小，可避免婴儿舀太多食物而噎食，叉类的齿粗而圆滑，以防断裂或婴儿误食。由于婴儿的胳膊较短，不易弯曲，有的叉匙类的手柄处还特意制作出向内的弧度，以便婴儿可以轻松地将食物送至嘴边。

练习杯类。这类学习喝水的杯子一般配有若干个杯盖，每个杯盖形状都不同．一般是按照从奶嘴到吸管的渐变来设计的。多数练习杯两侧各有一只把手，利于婴儿双手持杯。还有一些新型练习杯的吸嘴由于经过了特殊处理，即使倒置也不会漏水，更适合“不老实”的婴儿使用。

贴心 TIPS

选择婴儿练习器具时，应该注意产品的材料是否标明无毒，各部分的接口是否光滑密闭。另外，因婴儿用品免不了要经常消毒，还要弄清楚器具能否经得住高温考验。

离乳后期推荐食谱

婴儿的营养摄取大部分来自离乳食品，妈妈要多下点工夫，制作出色、香、味俱全的离乳食品。

肉末软饭

用料　软米饭一小碗，鸡肉或猪肉一大匙。

制法　锅内放植物油，油热后将肉末放入锅内翻炒，并加入少许白糖、酱油、酒，边炒边用筷子搅拌使其混合均匀。然后把炒好后的肉末倒在软饭上面一起焖一会儿即可。

番茄鸡汤面

用料　鸡汤一碗，番茄一个，面条一小把。

制法　把番茄洗净切细碎。把切碎的番茄和面条放入鸡汤内煮好即可。

离乳时期食品种类繁多，妈妈可以根据自己的实际情况更换材料，改变做法，做出更多美味的亲子美食，让婴儿尽情地享受用餐的乐趣。

继续提高钙摄入的方法

钙是人体骨骼发育不可缺少的重要元

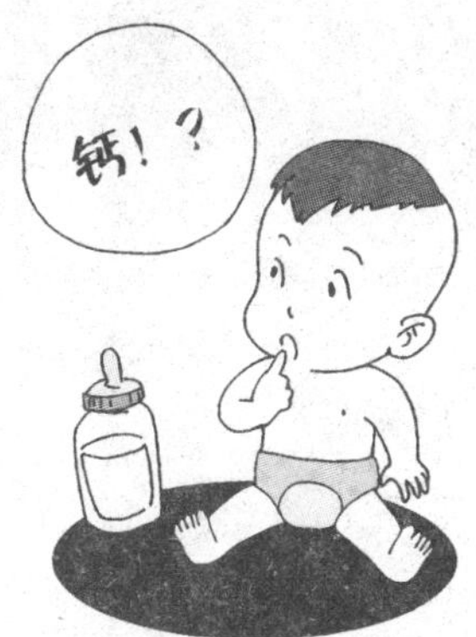

素。婴儿在这个年龄身高增长较快，不久又要长恒齿，对钙的需求量仍要达到每月1克的标准，但由于我国的饮食配备不当的习惯，这一标准很难达到，所以婴儿在这个年龄时，仍应补充钙剂。

幼儿肠道对钙的有效吸收需要一定的钙磷比例，否则肠道中的钙与磷会相互结合而排出。粮食中含磷很高，所以食物中的钙含量也有必要提高，否则钙便不能被有效吸收，易出现佝偻病。

如果每日保证摄入400毫升牛奶，可增加0.4克的钙的摄入量，此外合理的烹饪也可以增加钙的摄入，必要时也可补充钙剂。

贴心 TIPS

下面介绍几种增加钙的摄入的烹饪方法。

- 醋泡蛋，使蛋壳中的钙溶解在醋中，将醋和蛋全部服用。
- 炖酥鱼，用葱、姜铺底，将鱼排放在上，加醋慢火炖烂，使鱼刺和鱼头都酥了，可完全吃下。鱼鳞也是很好的钙剂，可不去。
- 用压力锅炖鸡或肋软骨，可使鸡骨炖酥，在吃时可将骨头嚼碎咽下。
- 在做肉馅时可调入虾米皮。

婴儿不宜吃的食物

婴幼儿处于生长发育较快的时期，为婴儿提供的食物要从易于婴儿消化吸收，有利于生长发育及安全等方面考虑。有些食品对婴幼儿的健康是不利的，应尽量避免。

不宜多吃蜂蜜。医学家发现，由于蜂蜜易感染肉毒梭菌，它可产生毒素，这种毒素毒性很强，易引起婴儿中毒。由于婴幼儿胃肠功能不完善，1岁以内不要给婴儿喂蜂蜜。如果经常食用可产生一系列症状，如厌食、呕吐等，严重者可导致死亡。

不宜多吃糖。婴儿多吃糖，会降低食欲，如不注意口腔卫生，又易发生龋齿。同时，吃糖过多，会消耗体内许多营养物质，

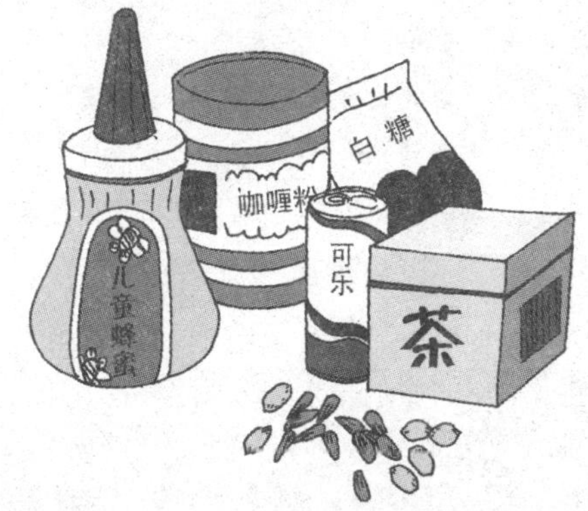

如锰、锌、铬等微量元素以及维生素，直接影响婴儿的生长发育，并可导致体内的免疫功能降低和抗病能力减弱。

不宜吃刺激性太强的食物。如姜、山芋芽、咖喱粉及香辣料较多的食品。

饮料、浓茶不能饮用。因浓茶和咖啡中所含的茶碱、咖啡因等会使神经兴奋，会影响婴儿的神经系统的正常发育；太甜的饮料和果酱中，碳水化合物含量过多，其营养价值很低，可造成婴儿食欲不振和营养不良，不宜多喂。

不宜食不易消化的食物。如糯米制品、油炸食品、花生米、瓜子、炒豆、水泡饭、肥肉等,最好不给婴儿喂食。

不宜食用过咸的食物。给孩子吃过咸的食物,如腌鱼、酱油煮的鱼、虾和咸菜等,食盐中的钠离子会在体内滞留,易引起很多疾病。

不宜多吃鸡蛋清。婴儿消化系统尚不完善,肠壁的通透性较高,鸡蛋清中的蛋白分子较小,有时可通过肠壁直接进入婴儿血液,令婴儿身体对蛋白分子产生过敏现象,引发湿疹、荨麻疹等疾病。

贴心 TIPS

10个月后婴儿的饮食可以多种多样,可逐渐添加瘦肉、猪肝泥、米面、粥、豆腐等食品。因这时婴儿的咀嚼功能较差,食物需做得烂些,以利于消化吸收,不可由大人嚼碎食物喂婴儿,这样容易传染疾病,而且不利于养成婴儿自己进食的习惯。

牛奶可以逐渐减少到每日500毫升左右,要让婴儿练习用杯子喝奶。水果可制成果泥(如刮苹果)喂婴儿,应在饭后吃水果,不要在饭前吃水果,以免影响食欲和进餐。

掌握婴儿的肥胖度

1岁以内的婴儿标准体重可用如下的方法来测量。

1~6个月婴儿体重(克)=足月数×0.6+3000克。

7~12个月婴儿体重(克)=足月数×0.5+3000克。

婴儿肥胖度=婴儿体重/标准体重×

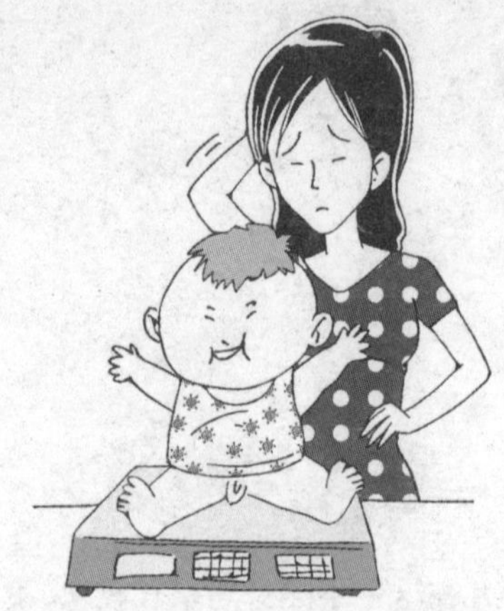

1000-100。

其结果在20以上可能为肥胖,低于20为正常体重。一般婴儿体重高于20,尚不可以定为肥胖儿,低年龄婴儿的体重发育比较快,待学会走路后,身体发育趋于稳定后,才可以判定是否肥胖。10个月以后,如婴儿特别胖,应引起家长注意,需10天称一次体重,如每天体重增长大于20克,则属于过胖。

贴心 TIPS

预防婴儿肥胖主要是要养成婴儿良好的生活习惯。如果婴儿体重每天增长大于20克,必须控制饮食,从减少牛奶量入手;如体重仍然增长过多,应限制糖、肉、鱼的摄入量,使婴儿的体重增长控制在每天10~15克为度。此外,还要让婴儿在就餐时细嚼慢咽,少吃零食,按时睡觉。

婴儿开窗睡觉益处多

当你走进关门、关窗的房间时,你会闻到一种怪味,这是由于室内长时间不通风,二氧化碳增多,氧气减少所致。若在这种污浊的空气中生活和睡眠，对婴儿的生长发育大有害处。

开窗睡眠不仅可以交换室内外的空气，提高室内氧气的含量，调节空气温度，还可增强机体对外界环境的适应能力和抗病能力。婴儿新陈代谢和各种活动都需要充足的氧气，年龄越小，新陈代谢越旺盛，对氧气的需要量越大。

因婴儿户外活动少，呼吸新鲜空气的机会少，故应以开窗睡眠来弥补氧气的不足，增加氧气的吸入量，在氧气充足的环境中睡眠，入睡快、睡得沉，也有利于脑神经充分休息。

当然开窗睡眠也要注意，不要让风直吹婴儿身上，若床正对窗户，应用窗帘挡一下，以改变风向。总之，不要使室内的温度过低，室内温度以18～22℃为好。

婴幼儿不宜滥用抗生素

当婴儿生病时，很多家长迷信抗生素，坚持要给婴儿吃“消炎药”，或要求注射抗生素。

抗生素能够杀灭或抑制危害人体的病菌，使很多的疾病得到有效的治疗，但是不能包治百病。比如，绝大多数婴儿感冒发烧都是由病毒感染引起的，抗生素对病毒性疾病没有疗效。反之，常用抗生素，还会使细菌产生抗药性，给治疗疾病带来困难。

贴心 TIPS

滥用抗生素还增加了发生过敏和毒性反应的机会，有的婴儿就因为感冒发烧注射庆大霉素，结果造成耳聋。

滥用抗生素，还可使在原有疾病的基础上产生新的疾病，也就是说，大量的抗生素抑制了敏感的细菌，却使耐药的细菌乘机大量繁殖，造成机体菌群失调，发生二重感染。所以家长要切记，抗生素只能在医生的指导下使用。

婴儿语言能力训练

教读字词

目的：对婴儿进行语言启蒙教育。

方法：星期一至星期六每天教婴儿说一个字（词），如果有条件用普通话和英语交替着教（也可用其他外国语），一天之中多次教读。星期天把6个字（词）复习几遍。例如：

1.妈妈——mother；2.爸爸——father；3.脸——face；4.眼睛——eye；5.鼻子——nose；6.嘴巴——mouth。

教读时尽量结合实物或动作等。现在只需每天教婴儿读，让婴儿熟悉这些字（词），不强求婴儿能念、能认。

讲故事一则

目的：训练婴儿语言能力。

方法：妈妈每天用普通话给婴儿讲一个故事，故事内容要短小，好的故事可重复讲一周。

婴儿社交能力训练

滑稽变脸术

目的：培养婴儿的交流和沟通能力。

方法：找一面稍大的镜子，梳妆镜、橱

柜镜或立于桌上的镜子都可以。

抱着婴儿坐在镜子前。

取下约30公分长的透明胶。

对着镜子扮个鬼脸，然后用胶带把你的这个表情粘住。胶带可以使你的嘴巴扭曲、眉毛上扬、鼻子变平、眼皮下垂。

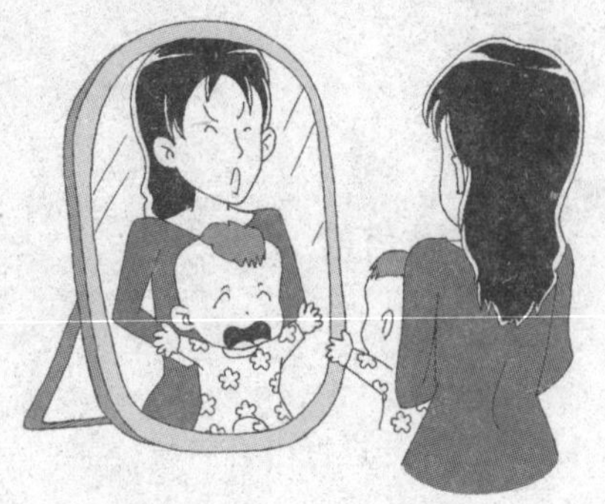

说些有趣的事来配合你的表情。

教会婴儿撕下你脸上的胶带。

再扮个鬼脸，用胶带把这个表情留住。

撕下胶带后，和婴儿一起欢笑。

也可以在婴儿的脸上或手臂上粘胶带，再帮婴儿将胶带撕掉。

贴心 TIPS

你的鬼脸要让婴儿感到有趣，别吓着他；不要让婴儿吞下胶带；如果把胶带粘在婴儿脸上，不要贴住他的眼睛、鼻子和嘴巴，撕下胶带的时候动作要轻柔。

寻找小球

目的：让婴儿学会解决问题的办法。

方法：用一个边长1尺左右（正方形、长方形均可）的包装纸箱，上面开一个大约10厘米×10厘米的洞（洞的边缘要整齐，防止刮伤婴儿）。在右下角另剪一个边长为5厘米的等边三角形出口，让婴儿从大洞投

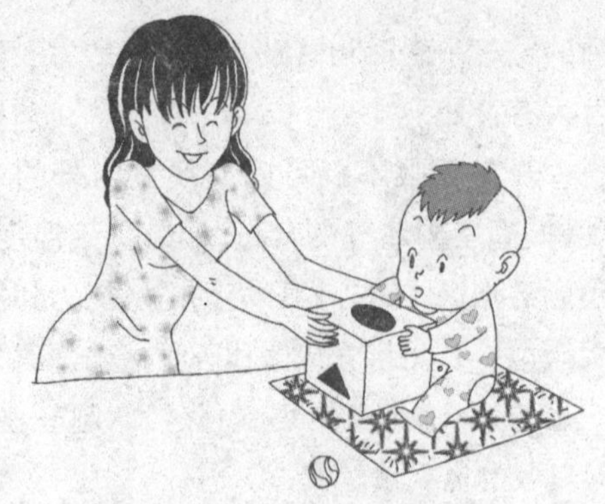

入一个小球，叫他摇动纸箱使小球从边角出口处滚出。

告诉婴儿从大洞里看看，哪一头亮就向哪边摇。婴儿起初会乱摇，后来他学会不必摇，让箱子斜着放，小球自然会滚出来。

婴儿情感培育训练

读“布书”

目的：培养对图书的兴趣，提高认识能力。

方法：父母可精心地挑选一些上面印有各种各样图案的手帕，或买一些可绣在童装上的各种小动物布贴，或用彩色碎布做成多种图案，把尼龙粘扣粘在手帕上，再把这些手帕粘在一起，一本“布书”就制成了。这本书里应当内容丰富，又富有情趣，可以有娃娃、水果、小动物、动画故事人物、日常用品、房屋、风景、交通工具等，可以先教婴儿学习1～3页，最好结合实物进行学习。

递东西给别人

目的：练习递东西给别人，一来学会与人分享，养成不自私的习惯；二来学会给人递东西是当助手的基本功，以后大人做事时能与大人配合，学会当助手。

方法：让婴儿从盘子内拿一个橘子给爸爸，拿一个给妈妈，自己再拿一个。有时

婴儿舍不得把第一个分给别人，可以把次序倒过来，先自己拿一个，然后再分给别人。有过多次练习后，可以递一个给爷爷，再递一个给奶奶，最后让婴儿递东西给客人。经常让婴儿给客人递食物就会养成与人分享东西的好习惯。

婴儿数学能力训练

玩套环

目的：训练手眼协调能力，数学启蒙。

方法：把一支铅笔插进一块橡皮泥或一个硬纸盒里，用透明胶带固定，做成一个套环用的“柱子”。用铁丝拧3个直径为10厘米的环，每个环用不同颜色的布缠好，再用针线固定一圈。给婴儿示范将环套在“柱子”上，边套边数“1个、2个、3个”，套完后再一个个数着取出来，让婴儿学着自己动手。

区别1、2、3

目的：提高注意力、记忆力和手的技巧，诱发简单数概念的萌芽。

方法：在婴儿的注视下，用一张16开的纸包上1块糖果，打开，再包上，引导他打开纸把糖果找出来，当他打开后，你就说“1块”，并把糖果给他作为奖励。当着婴儿的面另取4块一样的糖果，边说“这是1块，这是3块”，边用2张纸分别包上1块和3块，再打开让他注视两边的糖果各5秒钟后包上（两包的位置不要变），要求他把两包糖果都打开，看他要哪一包。

玩过几次后，如果他总是要3个的一包，说明他能区别“1”和“3”。然后，你再包上2块和3块，看他是否还要3块，如果是，说明能区别“2”与“3”。

注意不要每打开一个包都把糖果给婴儿吃，那样会对婴儿的牙齿不利。

婴儿技能水平训练

拍拍手

目的：训练婴儿的注意力、观察力。使婴儿能够较长时间地集中注意力，训练婴儿的模仿能力，培养婴儿的动手能力。

方法：妈妈和婴儿面对面坐着，妈妈说：“请婴儿仔细看，请婴儿仔细听，看妈妈做什么，听妈妈做什么。”

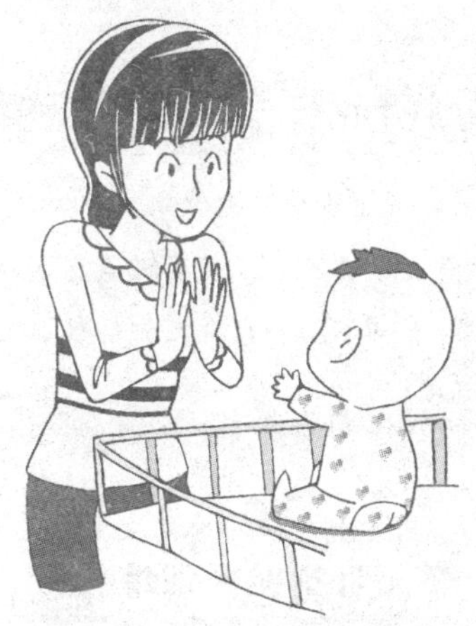

妈妈拍手并且有节奏、有规律地拍手。节奏应为：啪、啪、啪啪啪，啪、啪、啪啪啪。

让婴儿仔细看、认真听，反复进行几次，婴儿就会掌握其中的规律，和妈妈一起拍手。

游戏进行一段时间后，妈妈可把拍手的节奏变得更为复杂一些。

方的和圆的

目的：训练婴儿的观察力，让婴儿能够通过观察知道圆的东西可以滚动；训练婴儿小肌肉的运动能力，训练婴儿手指的灵活性，让婴儿逐渐理解物体与物体不同特性之间的关系。

方法：爸爸给婴儿两块积木（两块方形

的积木)，一个塑料球(积木要比塑料球小一些)，教婴儿把一块积木搭在另一块上，再试着把塑料球搭在第二块积木上，婴儿尝试几次，但塑料球总是掉下来，滚到一边去了。这时，爸爸再给婴儿一块方积木，让婴儿搭上去，这次没有掉下，婴儿成功了。

爸爸给婴儿一根小棒和一只小皮球，看看婴儿是否知道用小棒推着皮球滚动。然后拿走皮球，给婴儿换来另一样东西(比如一个罐头盒、一个易拉罐)，看婴儿是否会用小棒推着易拉罐滚动。

贴心 TIPS

做这个游戏时，家长不要急于教婴儿玩，而是要观察婴儿、启发婴儿自己去做。游戏结束，可由家长对游戏进行总结，以加深婴儿理解。

婴儿听觉能力训练

听音乐，取、放物品

目的：训练婴儿对音乐的感知能力。

方法：播放一段活泼、欢快的音乐，将积木和盒子放于婴儿面前，让婴儿随音乐将积木从盒子中一一取出，再一一放入盒中。开始婴儿的动作可能比较稚拙、缓慢，听到比较欢快、活泼的音乐，会慢慢灵活一点。

区分噪声与乐音

目的：在游戏中分辨噪声与乐音，锻炼听力。

方法：弄响发出噪声与音乐的物体或放录音，让孩子倾听，父母用皱眉或微笑给孩子以暗示。父母拿积木敲桌子，示意婴儿“这是不好听的声音”，并对着婴儿皱皱眉头；父母轻敲木琴，让婴儿倾听，告诉婴儿“这是好听的声音”，并对着婴儿笑笑。播放(或用实物玩具)一种轰隆隆的声音，再告诉婴儿“这是不好听的声音”，并皱眉；播放一小段音乐，告诉婴儿“这是好听的音乐”，并对婴儿笑笑。

婴儿感觉能力训练

玩水

目的：锻炼小肌肉动作和眼手协调能力。

方法：准备一盆温水，把一些塑料小碗、小瓶、大盒盖或一块海绵、鹅卵石、吹塑

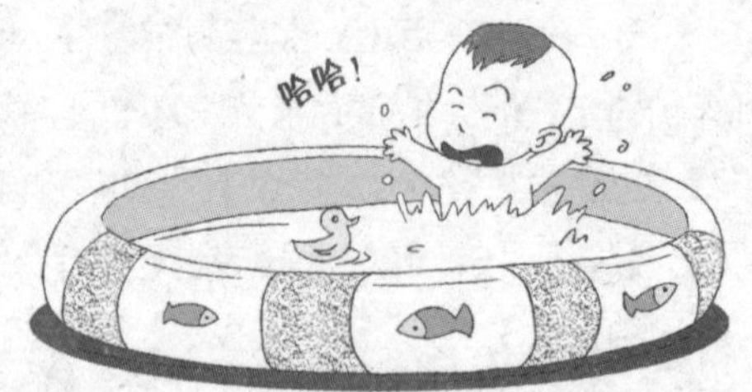

小动物等放在盆里，教婴儿将水倒来倒去，把漂在水上的玩具推来推去地玩。

春、秋天可在洗澡前卷起婴儿的袖子玩，夏天可在户外阴凉处让他尽情地在水盆中玩。

打开套杯盖

目的：促进婴儿的空间知觉的发展。

方法：拿一只带盖的塑料茶杯放在婴儿面前，向他示范打开盖再合上盖的动作，然后让他练习只用大拇指与食指将杯盖掀起，再盖上，反复练习。用塑料套杯或套碗，让婴儿模仿大人一个一个地套上。

10 第11个月

婴儿的喂养

婴儿每天可吃三次奶、两顿饭，或两次奶、三顿饭。仍吃母乳的婴儿最好在早、晚各吃一次母乳，然后吃三顿饭。

饭菜的制作应注意满足婴儿对蛋白质的需要，以保证婴儿健康地生长发育。每日蛋白质的需要量为每千克体重3.5克。如果婴儿体重为9千克，那么每日吃两瓶牛奶(500毫升)，外加鸡蛋1.5个，鱼肉25克，或者鸡蛋1个，瘦猪肉25克，豆腐50克及适量的粮食。

几种蛋白质食品互相搭配食用比单纯只吃一种营养价值要高。各种蛋白质食品中所含的氨基酸种类不同，多种食物彼此搭配，可以相互补充，从而提高营养价值。

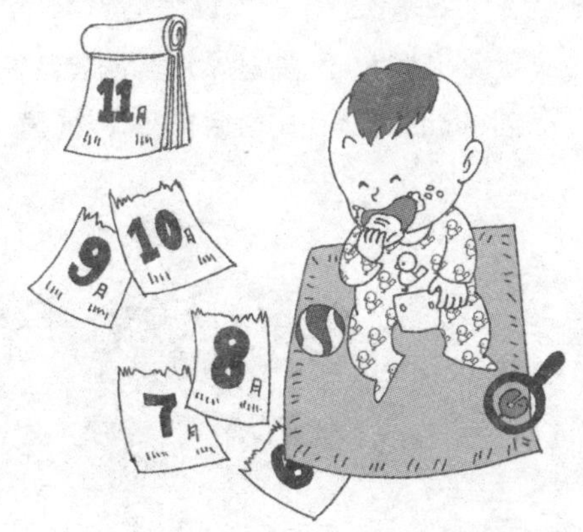

主食除各种粥以外，还可吃软米饭、面条(片)、小馒头、面包、薯类等；各种带馅的包子、饺子、馄饨也是婴儿很喜欢吃的，但馅应剁得更细一些。

为了保证婴儿有良好的食欲，饭菜的种类必须经常调换，必须做得软、烂一些，以易于消化。每餐的食量要适当，宁少勿多。不爱吃水果或只吃很少水果、蔬菜的婴儿，每天可喂些果珍和鲜果汁，以补充维生素C。

贴心 TIPS

这个时期的婴儿已会主动要吃的了，不爱吃的吃两口就不肯再吃；爱吃的吃完还会要，自己不知节制。父母应注意加以控制，不要因为婴儿爱吃某种食品，就不加限制地喂食，以免造成消化不良，损伤脾胃。

可以吃的水果，应切成小片，让婴儿自己拿着吃，这样既能锻炼咀嚼，又能增加乐趣，倘若总吃西瓜或番茄，再健康的婴儿大便中也会排出原物，因此，吃这种水果或蔬菜后大便略带红色，并非消化不良，不必过于担心。

婴儿不爱吃蔬菜怎么办

蔬菜含有丰富的维生素，是人类不可缺少的食物种类。但是常常看到有的婴儿不爱吃蔬菜，或者不爱吃某些种类的蔬菜。婴儿不爱吃蔬菜，有的是不喜欢某种蔬菜的特殊味道；有的是由于蔬菜中含有较多的粗纤维，婴儿的咀嚼能力差，不容易嚼烂，难以下咽；还有的是由于婴儿有挑食的习惯。

在婴儿小的时候早一点给婴儿吃蔬菜可以避免日后厌食蔬菜。从婴儿期开始，就应该及时地给婴儿添加一些蔬菜的辅助食物。刚开始时可以给婴儿喂一些用蔬菜挤

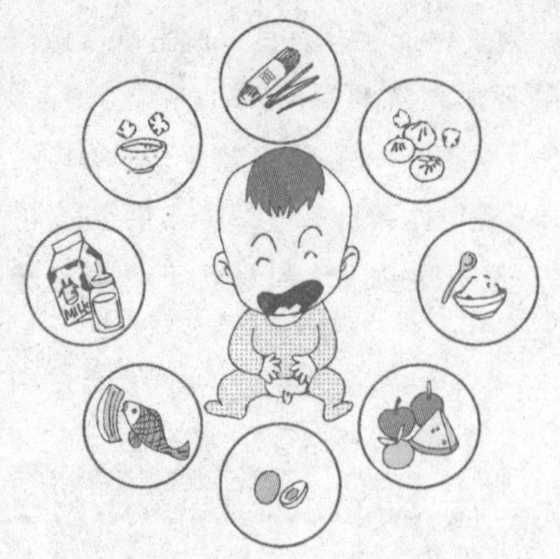

出的汁或用蔬菜煮的水，如番茄汁、黄瓜汁、胡萝卜汁、绿叶青菜水等，当婴儿大一点儿时，可以给婴儿喂一些蔬菜泥。到了婴儿快一岁的时候就可以给他吃碎菜了，可以把各种各样的蔬菜剁碎后放入粥、面条中喂婴儿吃。

饺子、包子等食品大多以菜、肉、蛋等做馅，这些带馅食品便于儿童咀嚼吞咽和消化吸收，且味道鲜美，营养也比较全面。对于那些不爱吃蔬菜的婴儿，不妨经常给他们吃些带馅食品。

贴心 TIPS

有的婴儿不喜欢吃炒菜、炖菜等熟的蔬菜，而喜欢吃一些生的蔬菜，如番茄、萝卜、黄瓜等，它们有的可以生吃，有的可以做成凉拌菜吃。一些有辣味、苦味的蔬菜，不必强求婴儿去吃。一些味道有点怪的蔬菜，如茴香、胡萝卜、韭菜等，有的婴儿不爱吃，可以尽量变些花样，比如做带馅食品时加入一些，使婴儿慢慢适应。

婴儿误饮、误食后的处理

婴儿误饮、误食，主要是大人的责任。大人没有考虑到孩子具有好奇心和冒险心或未加防范，导致意外的发生。因此，家中的东西切莫乱摆乱放，一旦婴儿误饮、误食，父母不要惊慌失措，应根据所食物品采取适当的急救方法。

药品。婴儿误服了药品，应先让婴儿喝牛奶或冷开水，然后让他吐出来。如果情况严重，可带着药瓶立即去医院。

合成洗涤剂。婴儿误饮了少量洗涤剂，可让婴儿马上大量喝水，稀释洗涤剂，若大量误饮，应尽快送往医院。需注意，误服了洗涤剂不能用催吐法。

杀虫剂。婴儿误饮了杀虫剂，会有恶心、抽搐、痉挛等症状，应立即送医院进行洗胃抢救。

樟脑。婴儿误食后会有恶心、呼吸障碍等症状，应赶快送医院进行洗胃抢救。该物的致死量为 2 克。

纽扣型电池。因该电池是碱性的东西，婴儿误食后会腐蚀食道和胃肠，导致穿孔，应立即送医院抢救。

墨水。婴儿误饮了少量墨水，让他吐出来就行了。如果误饮了半瓶以上的墨水，除了立即让婴儿吐出来，要赶紧送医院急救。

煤油、汽油。婴儿误饮后有恶心、抽搐、

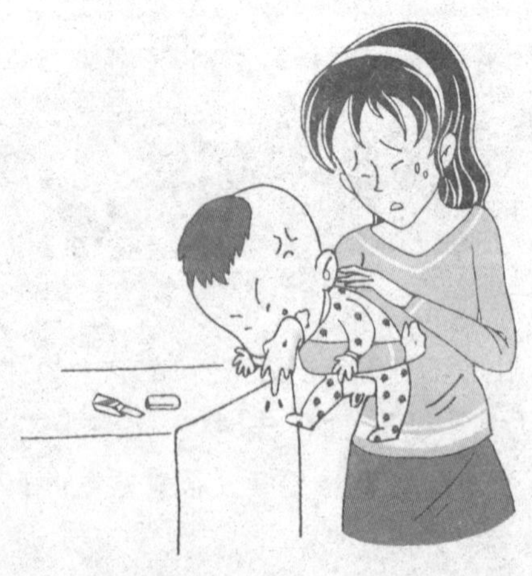

呼吸困难等症状，但不要让婴儿呕吐，立即送往医院。

肥皂、去污粉。婴儿如果不是大量误食就不要紧，想办法让婴儿吐出来就行了。

此外，如果孩子误食了少量蜡笔、口红、火柴等，而又无异常反应，可不必担心。家长必须把这些物品保管好，绝不能随手乱放，防患于未然。

婴儿不要过度活动

婴儿的活动应该适度才好。好动的婴儿，只要不是睡觉，几乎无一刻安静，持久而不知疲倦。有些父母喜欢扶着尚不会走

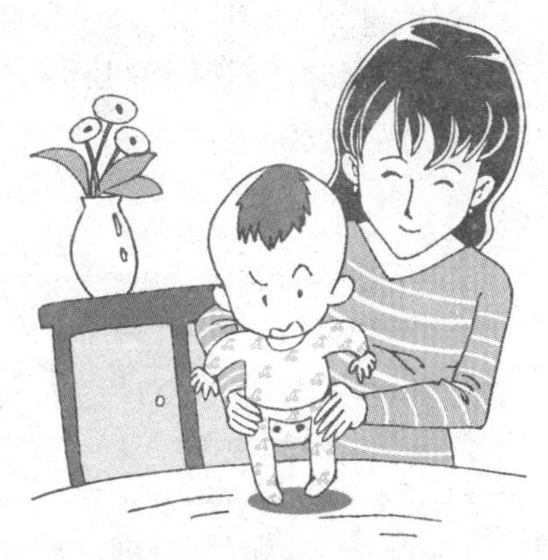

路的婴儿长时间地练习行走，并认为这种“锻炼”对婴儿身体和动作发展有好处。

其实，婴儿过度活动不但不能达到锻炼的目的，反而对身体有害。婴儿关节发育不全，关节软骨较软，过度活动很容易造成关节面及关节韧带的损伤，从而形成创伤性关节炎。

婴儿发育较快，对营养的需求大，过度活动会消耗大量的营养，有可能造成营养不良。

贴心 TIPS

据调查显示，过度活动的婴儿身高较矮，活动过少的婴儿身高也较矮，这可能与生长激素分泌较少有关，因为生长激素在安静状态下，尤其是夜间分泌较多；但另一方面，活动过少的婴儿身高也较矮，因此活动要适度才好。

婴儿不宜穿的衣服

并不是所有的衣服都适合幼小的婴儿穿，有一些是婴儿不宜穿的衣服，具体如下。

忌穿化纤织品。婴儿的神经功能尚未发育完善，自主神经容易兴奋，较成人出汗多、散热快、对气候变化的适应力差，而化纤织品的吸水和透气性差，尤其是夏秋两季炎热时，若常穿化纤织品很容易长痱子，且化纤品还很容易引起皮肤过敏，所以婴幼儿忌穿化纤织品。

忌穿高领毛衣或绒衣。不要给婴儿穿高领毛衣或绒衣，虽然它可以抵抗风寒，保暖效果十分好，但它却容易引起颈部瘙痒。

忌穿紧身衣。因为婴幼儿生理上的特点，如胸廓小、肺活量不大，穿了紧身衣后，会束缚胸廓运动和呼吸，影响肺功能及胸、背、关节的正常发育。应该给婴幼儿穿宽松和易穿脱的衣服。

婴儿何时不宜穿开裆裤

传统习惯中，父母总是让婴儿穿着开裆裤，即使是寒冷的冬季，婴儿身上虽裹得严严实实，但小屁股依然露在外面冻得通红，

这样很容易使婴儿受凉感冒，所以在冬季要给婴儿穿死裆的罩裤和死裆的棉裤，或带松紧带的毛裤。

另外，穿开裆裤还很不卫生。如果婴儿穿开裆裤坐在地上，地表上的灰尘垃圾都可以粘在屁股上。此外，地上的小蚂蚁等昆虫或小的蠕虫也可以钻到外生殖器或肛门里，引起瘙痒，可能因此而造成感染。穿开裆裤还会使婴儿在活动时不便，如坐滑梯便不容易滑下来，并且婴儿穿开裆裤摔、跌倒后容易受外伤。

穿开裆裤的一大弊处是交叉感染蛲虫。蛲虫是生活在结肠内的一种寄生虫，遇暖时便会爬到肛门附近产卵，引起肛门瘙痒，婴儿因穿开裆裤，便不禁用手直接地抓抠，这样，手的指甲里便会有虫卵，婴儿吸吮手指时通过手又吃进体内，重新感染。而且还会通过玩玩具、坐滑梯使其他小朋友感染。

预防婴儿腹泻

婴儿排便次数较平日增多，粪便量(特别是液体量)增加，有时含有异常物质，如不消化的食物或病理的物质(脓、血等)，称为婴儿腹泻。

婴儿消化系统发育不成熟，若喂养不当，如过早、过多地加喂淀粉类、脂肪类食物或食物成分改变，一次进食过多等，都可引起消化功能的紊乱，导致婴儿腹泻。

婴儿的免疫功能差，当有病原菌随受污染的食物进入体内后，易造成腹泻。气候变化引起感冒，或腹部受凉以及各种感染也可导致腹泻。

婴儿腹泻严重时可有以下表现：水泻频繁，一小时内多次；出现脱水现象，即眼窝凹陷、口唇干燥、前囟下陷、皮肤松弛无弹性、无泪、尿少等。这说明婴儿病情十分严重，需急救补液。

如果婴儿长期腹泻可导致营养不良，表现为消瘦、表情异常、皮肤无弹性。对长期腹泻的婴儿，必须抓紧治疗。

怎样预防小儿腹泻呢？最主要的是注意饮食卫生，防止病从口入。

母乳喂养的婴儿在喂奶前，妈妈应将乳房擦洗干净；人工喂养的婴儿，要特别注意奶具的消毒，且不要吃变质的奶。

添加辅食时，注意先从小量开始。在花样上每次只能增加 1 种，以使婴儿的消化道有个适应的过程。另外，添加辅食时应从半流食开始，慢慢过渡到固体食物，过早地加固体食物，易导致腹泻。

贴心 TIPS

给婴儿制作辅食时应选用新鲜的食物，现吃现做，不要给婴儿吃剩食。成人、婴儿在接触食物之前都要洗净双手。夏秋季是腹泻的流行季节，气温较高，有利于细菌的繁殖。同时，婴儿的消化道不易适应高温天气而减少消化酶的分泌，进一步减弱了消化功能。所以在夏秋季更应把好饮食卫生这一关，预防感染性腹泻。

个性的培养

10～12 个月的婴儿已经出现个性的雏形，大人对婴儿的行为要区别对待。如果这时父母无原则妥协，久而久之，孩子慢慢地就会认为有求必应而变得骄横任性。

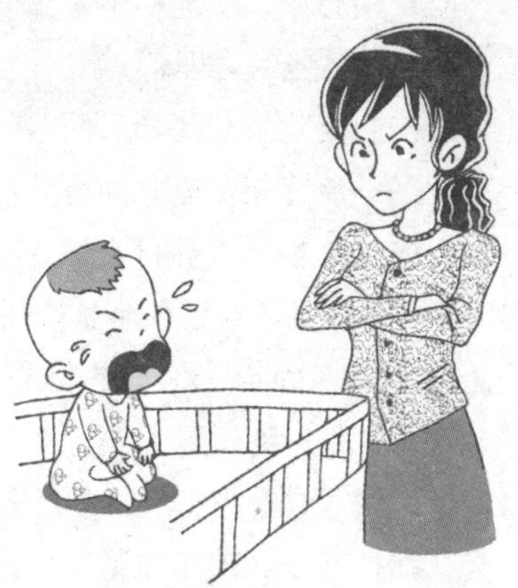

好的行为要加以强化，如点头微笑、拍手叫好；不好的行为要严肃制止，在适当的时候用坚定的语调对婴儿说“不要动”或“不要拿”，让婴儿了解这些话的否定意义。

让孩子学会自制、忍耐，不能做的事情，就是哭闹，也不能答应他，他哭闹后如见无人理睬，自然就会平息的。要防止婴儿发生意外，若他想把手指往电器插座里伸或乱动煤气开关等，要反复多次说明，使他明白这些是不能乱动的，慢慢地就不会乱来了。

10～12个月的婴儿喜欢模仿，为了使婴儿形成良好的个性，大人的榜样作用非常重要。

大人要多让婴儿与外界接触，克服“怕生”的情绪。从小要培养礼貌行为，如有食物让婴儿分给别人吃，学会表示感谢等。

要从小培养婴儿的独立性。如培养婴儿自己拿饼干吃，学会自己抱奶瓶吃奶，拿杯喝水，并开始培养婴儿独立坐盆大小便，培养婴儿独立爬行、去捡扔掉的玩具。培养婴儿的独立性，克服依赖性，这对发展婴儿智力、形成良好的个性有很大作用。

婴儿语言能力训练

用一个音表示要求

目的：训练婴儿语言能力。

方法：婴儿经常是用一个音表示他的各种意思和要求。如“妈妈走”的“走”可以代表妈妈走啦、去上街、自己走等意思，要鼓励婴儿说出来，并做好翻译员；还要诱导婴儿联想、比较，比如：婴儿说“球”时，你可把各种颜色大小的球一个一个拿出来，告诉孩子这是“红球”，那是“绿球”等，或这是“大球”，那是“小球”等。

学“押韵”

目的：提高语言表达能力。

方法：选一首你经常教婴儿念的儿歌，而且每句最后一个押韵的词要容易发音，如“小娃娃，甜嘴巴，喊妈妈，喊爸爸，喊得奶奶笑掉牙……”念时，故意加重每句最后一个字的语气，并将前面的字拉长，念成“小娃——娃”，以强调最后那个押韵的字。你紧接着说：“宝宝，说‘娃’！”然后你再念一遍“小娃——”故意不说出“娃”字，等着他说出。这样反复进行，使他逐渐能跟着你把最后一个押韵的词都说出来。

贴心 TIPS

这个阶段的婴儿可以理解、听懂语言，此时一定要给他创造一个良好的语言环境。父母必须要对孩子多说话，多和他交谈。

这个时期婴儿对抽象的语言是不能理解的，所以大人和他说话时，一定要将语言和动作形象地结合起来，这样才会对他的语言发展有所帮助。当他模仿大人发音时，一定不要打断他，要表示出很感兴趣的样子，微笑地看着他，并给予相应的回答，这时候婴儿的发音还不确切、不清楚，这是很正常的，但大人说话一定要口齿清楚，语速要慢，要不断地重复。

婴儿社交能力训练

随声舞动

目的：训练音乐与动作的协调能力。

方法：经常给婴儿听节奏明快的婴儿音乐或给他念押韵的儿歌，让他随声点头、拍手；也可用手扶着他的两只胳膊，左右摇摆，多次重复后，他能随音乐的节奏做简单的动作。

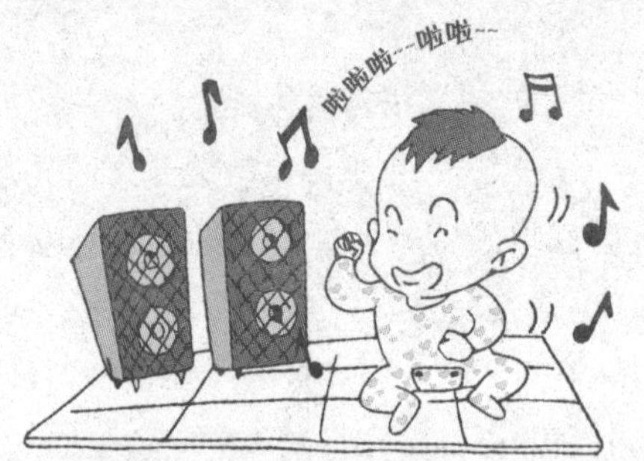

平行游戏

目的：训练社会交往能力。

方法：让婴儿与小伙伴、家长一起玩，找出相同玩具同小朋友一块玩，培养婴儿愉快的情绪。学步的婴儿如在一起各拉各的玩具学走，能互相模仿，互不侵犯，加快独走进程。

婴儿智力培育游戏

尺子过夹缝

目的：该游戏可以在婴儿脑子里形成一系列的连锁思维，使他初步掌握关于空间位置要互相适应的道理。

方法：让婴儿站在藤椅后面（一般的“瓦片椅”——椅背和椅座之间有大约两寸的空隙），使他的手指能够自由地在空当中间出入。妈妈在椅子上竖直地(妈妈自己在前边用手不时地固定“竖直”的位置)放好一把长尺(或是一块长形木头)，然后叫孩子从椅子后面通过空当把尺子拿过来。

婴儿抓住尺子，但不知道应该把尺子横过来才能通过空当。当婴儿怎么也拿不出尺子时，妈妈再把尺子放倒，让婴儿通过空当，很容易地取出尺子。

第二次、第三次就可以换上别的长形玩具(宽度要能通过空当)，让婴儿自己动一下小脑筋取出来。

自制画册

目的：有目的地发展婴儿的注意力和观察力，并通过简短、清晰的语言与画面的有机结合，给予婴儿良好的语言刺激。

方法：把一些构图简单、色彩艳丽的画面从旧杂志上剪下来，装订好，制成一本“婴儿画册”给婴儿看。看时，每张画面可停留7～8秒钟，并配以简要的介绍。如：“这是一座漂亮的房子，房子前面的花园里开着很多美丽的花。”“这是一只大花狗，它正在啃骨头吃呢!”

家长可以经常和婴儿一道翻着这本自制的画册，等到婴儿对画册中的内容非常熟悉以后，可让他按照父母的指令去翻找画册。如妈妈说：“大花狗在哪儿呀，你给妈妈找一找。”如果婴儿不知所措，妈妈可握着婴儿的小手翻到大花狗那一页，说：“原来大花狗在这儿呢!”

婴儿立体能力训练

搭积木、滚皮球

目的：训练观察力和小肌肉动作，初步形成圆的东西可以滚动的概念，掌握物体与物体特性之间的关系。

方法：给婴儿两块积木，一个乒乓球(积木要比乒乓球小些)，教婴儿把一块积木搭在另一块上，再试着把乒乓球搭在第二块积木上，但乒乓球总是掉下来，滚走了。这时，再给他一块小积木，这一次他成功了。

给他一根小棒和一只皮球，看他是否知道用小棒推着皮球滚动。再把皮球拿走，给他一个侧立的小圆盒(如罐头盒)，看他是否用小棒推着小圆盒滚。

做这个游戏时，不要急于指导婴儿做，而要观察他、启发他做。

小棍够玩具

目的：认识物体与物体之间的关系，初步尝试使用“工具”。

玩法：在和婴儿玩滚皮球的游戏时，家长故意将小球滚到婴儿能看到但用手够不着的地方，然后给他一支细长的纸棍，看他能否用棍够玩具，如果家长给他示范，他就会照着做。

在这个游戏中，不要苛求婴儿能熟练地把玩具取出来，他只要能用棍子碰到玩具就很不错了。

婴儿情感培养训练

盖盖子

目的：让婴儿掌握物体之间以及物体特性之间的最简单的联系，启发他最初的思维活动。

方法：准备一只塑料杯子和大、中、小3只盖子，其中只有一个盖子是正好盖在杯子上的。先教婴儿盖杯子的动作，然后再把3只盖子都给他，叫他“看用哪个盖子能把杯子盖好”。婴儿在反复盖上取下后，终于选中了合适的那个时，妈妈要给予鼓励。

都是“灯”

目的：运用词的概括作用发展思维，提高对语言的理解力。

方法：教婴儿认识各种各样的灯。它们的大小、形状、颜色、所在位置都是不同的，如台灯、吊灯、壁灯、红灯、绿灯、日光灯等。

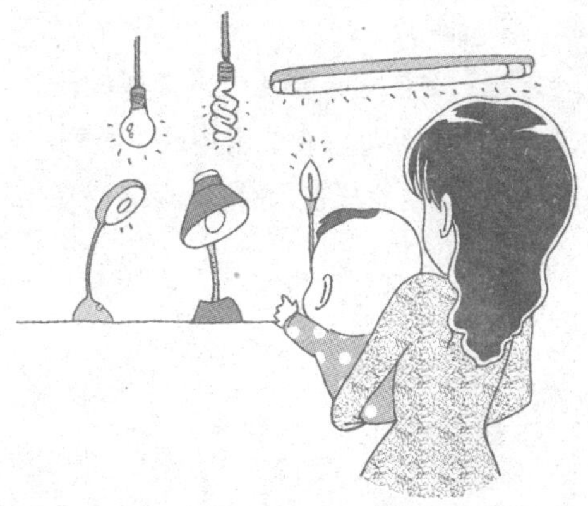

不论你指哪盏灯，都应该说“这是灯”，并将灯打开再关上，使他认识灯的共同特点。

可在训练一段时间后，问婴儿：“灯呢?”启发他指出所有的灯。

婴儿数学能力训练

知道大小

目的：通过大小、上下的练习，培养对比概念。

方法：将婴儿抱在桌前，盘子里放着大、小两种饼干，家长拿起大的饼干，给婴儿看,同时告诉他“这是大的”;接着再拿一块小的饼干给婴儿,同时说“这是小的”。经过几次训练后,家长可以向婴儿发出“拿一块大的饼干”的要求,看他能否拿对,如拿对了,可给他以示鼓励;接着再向婴儿发出“拿一块小的饼干”的指令,观察他是否能拿对,如拿得正确也要给以鼓励。

婴儿很快就学会分辨大和小,再用玩具或日常用品分别进行类似训练,以进一步巩固大和小的概念。

同理,还可以进行“上和下”、“前和后”的训练。

听数数

目的:熟悉数字大小的顺序,为发展数学概念奠定基础。

方法:在你抱着婴儿上下楼梯或扶着他学走路时,你可以有节奏地从1数到10给他听;也可在他玩积木时,你帮他给积木排队数数。每天至少3次,让他慢慢掌握数目的顺序。

婴儿视觉能力训练

滚筒认物

目的:训练视觉能力。

方法:在滚筒里放进一些塑料小球、小瓶盖、小积木等,盖好放倒,使其滚来滚去

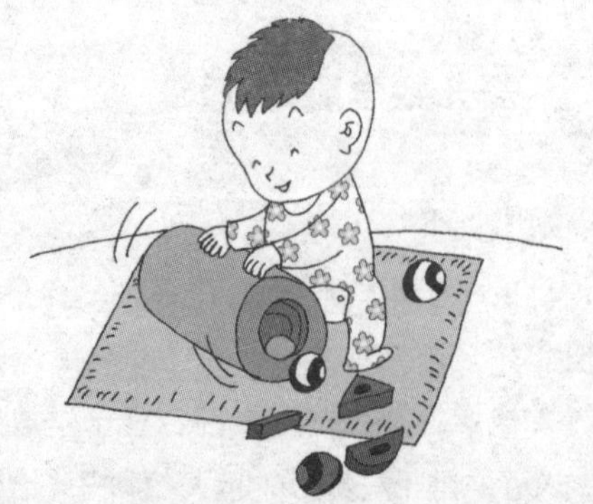

发出声响,也可让婴儿用手推动它向前滚动,问婴儿:“是什么声音?里面有什么?”打开筒,让婴儿把东西一件件拿出来辨认。

东西不可太多,开始最好用婴儿非常熟悉的玩具。

认手指

目的:训练眼与手的协调能力。

方法:妈妈边玩婴儿的手指,边让他五指分开,再握拳,再分开,让他的5个指逐个伸屈,并告诉他每个手指的名称。当妈妈说:“伸拇指,屈拇指”时,自己先举出拇指,让婴儿模仿。玩的过程中也可教婴儿读儿歌:小手小手乖乖,两只小手拍拍。

婴儿听觉能力训练

逛乐器店

目的:训练听觉能力。

方法:父母带婴儿逛乐器商店,感受乐器店的音乐气氛,让婴儿看一看,摸一摸,听一听,并感受几种乐器音色,如钢琴、笛子、提琴等。

在婴儿观察过程中,父母还应及时将乐器名称告诉婴儿。

辨别声音

目的:训练听觉能力。

方法:让婴儿用筷子敲玻璃杯、瓶子、饭碗和饭盒,听一听各发出什么声音,然后记住声音。

让婴儿背过身去,由组织者敲容器,让婴儿猜是哪个容器发出的声音。如果猜对了,换一种容器继续猜。

将4个玻璃杯分别装入不等量水,让孩子敲,并记住声音。然后背过身去,由父母敲,让婴儿猜出是哪个杯子发出的声音。

婴儿感觉能力训练

变色的世界

目的：训练感觉能力。

方法：父母准备一个万花筒或几块不同颜色的透明塑料、玻璃，晴天的时候带婴儿到院子里做游戏，把万花筒或彩色玻璃放在婴儿的眼睛前，使其仰起头朝光线好

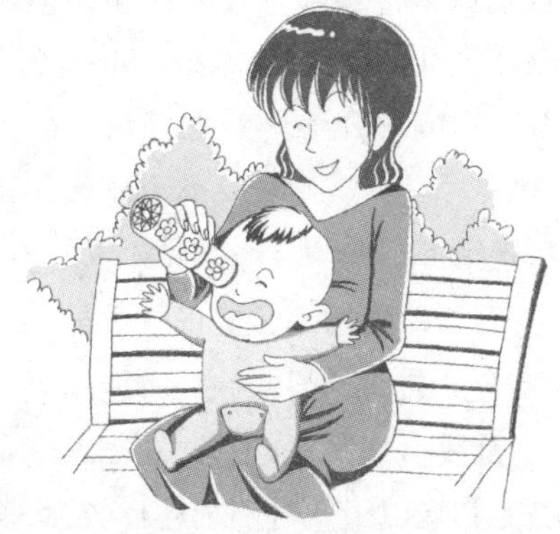

的方向看去，婴儿会看到不同色彩的世界。

此游戏应注意选择光滑无棱角的塑料、玻璃，注意安全，且玩的时间不宜过长。

小狗有什么

目的：训练语言与实际相结合的能力。

方法：先让婴儿看图片，告诉他这是小狗，父母边模仿小狗叫声边说："小狗有尾巴，有腿，有尖耳朵，也有眼睛和嘴巴，它的鼻子最灵，用鼻子去找肉骨头吃。"还可带婴儿到街上观察小狗，帮助婴儿指出狗的基本特征。教婴儿念儿歌：小花狗，戴铃铛，爱吃骨头汪汪汪。

婴儿动作能力训练

会不会倒退走

目的：训练动作能力。

方法：画一条线，让婴儿在上面走或横着走，不过婴儿最喜欢玩的还是倒着走。一开始他会小心翼翼地一面走一面回头看。妈妈可以陪他玩，看谁先走到终点。

踢罐子

目的：训练眼、脚协调能力。

方法：对婴儿来说，一只脚支撑着体重且维持平衡，另一只脚抬高踢东西的确相当困

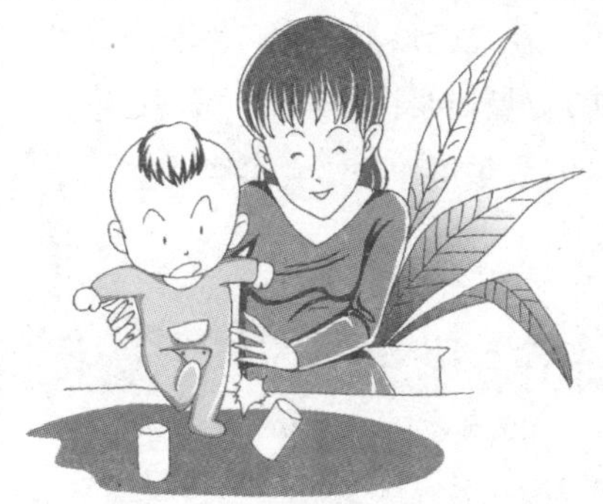

难。妈妈可先扶住他的脚，从踢的动作开始，再一步步进展到站着踢，边走边踢。

做这个游戏时，要有耐心，不可急于求成，更不要说"你真笨"、"你不行"等刺伤婴儿自尊心的话。

11 第12个月

婴儿的喂养

1岁的婴儿饮食已初具一日三餐的规律了。除三餐外，早晚还要各吃一次牛奶。母乳可由早晚各一次，逐渐减为晚上一次，最后完全停掉而以牛奶代之。

婴儿能吃的饭菜种类很多，但由于臼

齿还未长出。不能把食物咀嚼得很细。因此,婴儿的饭菜还要做得细软一些,肉类要剁成末。蔬菜要切得较碎,以便消化。

主食可以吃粥、软米饭、面条(片)、馄饨、饺子、包子、小花卷、面包、馒头、鸡蛋软饼等。

副食可以吃各种蛋、肉、鸡、鱼、动物内脏及豆制品,各种应时蔬菜(最好多吃些绿叶菜)以及海带、紫菜等。稍硬一些的饼干及应时水果可作为零食给婴儿吃。

贴心 TIPS

在婴儿每日膳食中,应包含碳水化合物、脂肪、蛋白质、维生素、无机盐和水这6大营养素。一日三餐可包括:粮食100克左右,牛奶500毫升,肉类30克(或豆腐70克),鸡蛋1个,蔬菜150克,水果100克,植物油5克,白糖25克。

需注意的是,每日蛋白质的供给中,动物性蛋白质应占1/2以上。还应避免饮食单一化,应多种食物合理搭配,以满足婴儿生长发育之需。如果食物单调或偏食,会造成营养不良。要保证婴儿身体健壮,重要的是吃好每日三餐,不要给婴儿过多的零食。

婴儿期结束的标志

1岁,是幼儿期的开始,也是走向自立的第一阶段。同样是1岁,刚满1岁和快满2岁时的差距是非常大的。

婴儿刚出生时,又瘦又小,眼睛也看不见东西,只会偎在妈妈怀中吃奶,但满1岁以后,断了奶,能行走,开始学讲话了。

刚满1岁时教婴儿学讲话、调教排便

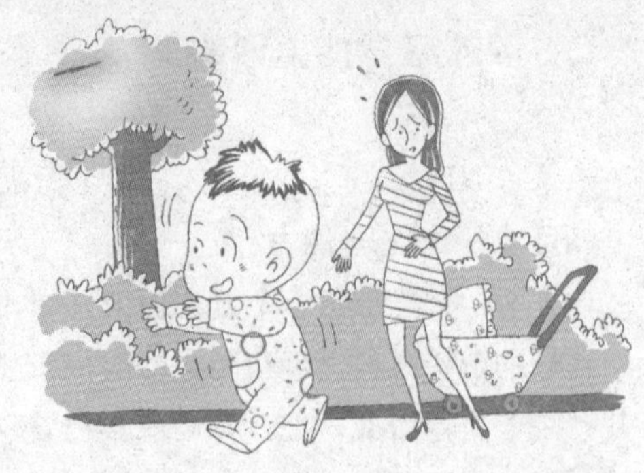

等尚不很顺利,可到了1岁半以后就不同了,已经能讲很多话(只能讲一个一个分开的词),有的婴儿能讲两个词组成的短句了。也许在某一天婴儿突然会跟妈妈讲要拉屎、撒尿了。

随着活动的增多,父母应更加注意婴儿的安全。此时的婴儿往往不顾前后地到处乱跑乱蹦而摔倒、滚下去,和别人或东西相撞,尤其是由于此时脑袋还比较大,所以很容易碰伤头。

与此同时,婴儿的内心世界也更加丰富起来,好奇心非常强。只要是眼睛看得到的、手抓捏得到的东西,都十分感兴趣,拿来往嘴里塞塞、咬咬,敲敲打打地玩个不停。

在爸爸妈妈看来,这时的婴儿太顽皮了,只要稍不合心意就发脾气、大声喊叫、哇哇哭闹,从这儿也可以看出婴儿的个性了。

贴心 TIPS

这一年龄段的婴儿,虽然会说几个常用的词汇,但是语言能力还处在萌芽发展期,很多内心世界的需要和愿望不会用关键的词来表达,还会经常用哭、闹、发脾气来表达内心的挫折。这时,家长该怎么办呢?

千万不要也用发脾气的方法对付婴儿,应该尽量用经验和智慧来理解他的愿望,猜测婴儿需要什么，尝试用不同方法来满足婴儿，或者转移他的注意力，让他高兴起来，忘掉自己原来的要求。

周岁还不开口说话不必惊慌

孩子说出第一个词的年龄差异是比较大的，早的从9个月开始就能会发简单的音，如会叫爸爸、妈妈等。但也有的孩子在这个年龄阶段不会说话，甚至到了1岁半仍很少讲话，不久却突然会讲话了，并且一下子会说许多话，这些都属于正常现象。

婴儿对语言的理解早于说话。婴儿在5~6个月时，如唤其名字就会回头注视；7~9个月的婴儿会寻找谁在叫他，大人叫婴儿做各种动作(如欢迎、再见)，他都能听懂，并能做出相应的动作，这都是婴儿对语言理解的反应。

婴儿语言的发展首先是听懂成人的语言，然后才自己开口说话。

如果1岁左右的婴儿能听懂大人的语言，并能作出相应的反应，如问婴儿："妈妈呢？"他会转过头看或用手去指，并且经常咿呀学语，这就可以放心，他一定能学会说话的，只是时间早晚的问题，应积极创造听说条件，促进语言的发育。

外部环境也是影响婴儿语言发展的因素之一。大人要积极为婴儿的听和说创造条件，在照看孩子时多和孩子讲话、唱歌、讲故事，这都会促进婴儿对语言的理解和开口说话。

还有的婴儿营养不良，发育迟缓，甚至患有慢性疾病，也会影响与成人语言交流的积极性，使语言发展落后。

婴儿喜欢谁

做父母的都爱自己的婴儿，但婴儿对家长的喜爱程度却不一定与家长对婴儿的喜爱程度成正比。

婴儿的年龄小，对爱的理解，更确切地说是对父母的爱的感受是肤浅的、表面性的和情景性的。例如，谁能让婴儿高兴，他就喜欢谁；谁批评他，他就不乐意和谁在一起。要想让婴儿喜欢自己，首先要经常让婴儿感到快乐。

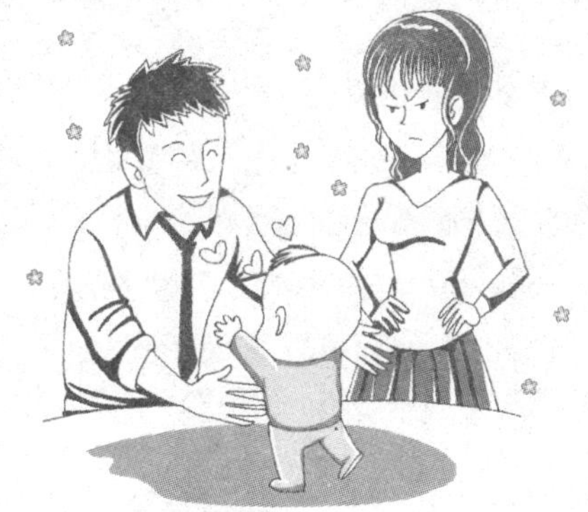

让婴儿感到快乐应该坚持原则，不能只顾让婴儿快乐而不坚持原则，例如，婴儿因为玩得高兴而不肯上床睡觉，为了让他高兴而迁就他，同意他不睡觉，这对婴儿没有任何好处。但是，如果他不肯，你硬要求他按照你的时间表走，婴儿就会生气，发脾气，甚至不喜欢你。

不喜欢怎么办？没办法，该坚持的时候还得坚持。夫妇俩必须密切配合，一个唱红脸、一个唱白脸有时是必要的。但应该经常换换角色，不能一个人总是唱红脸，另一个人总是唱白脸，否则就会出现婴儿只偏爱父亲或只偏爱母亲的现象。

贴心 TIPS

为了让婴儿认识到父母的要求是对婴儿好,而不是父母不喜欢他,当父亲的就要经常在婴儿面前夸母亲,而母亲也要经常在与婴儿一起玩时夸父亲。最不应该的做法是,当父母中的一方向婴儿提出要求时,另一方讨好婴儿,埋怨对方。这样对亲子关系及婴儿发展都不利。

教婴儿看书从第 12 个月起

许多家长误以为一岁的婴儿刚学会说话,不会看书。因此,他们只给婴儿买玩具,而忽略了书对婴儿的重要性。

而实际上,一岁的婴儿就已经具备了看书的能力,他们可以认识图画、颜色,指出图中所要找的动物、人物。

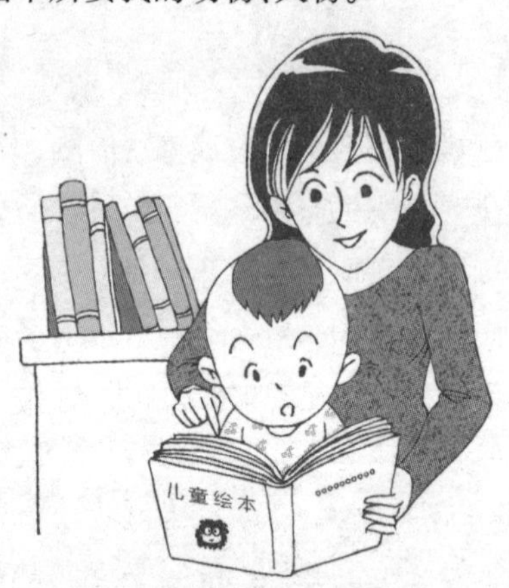

当然,这需要妈妈的指导和协助。如妈妈问婴儿:"小花猫在哪儿?"他就可以从画中指出。18 个月的婴儿会随妈妈一起翻阅图书,找他喜爱的画,21 个月的婴儿能念念有词地说出图中几种动物的名称,可以说一岁的婴儿不仅能看书,而且太需要学习了,因为这个年龄段正是婴儿语言发展最快的时期,婴儿能从图画中知道许多的动物、植物、工具及日用品的名称,从而积累大量词汇,为以后顺利说话打下基础。

另外,看书识图也能培养婴儿较强的注意力、观察力和辨别力,促进婴儿的智力发育。

贴心 TIPS

该怎样教 1 岁的婴儿看书呢

首先,父母要学会买书。12 个月左右的婴儿,可买一点儿画有动物、水果、日用品等方面的图画书,每页最好不要超过 4 幅画,带婴儿认图;婴儿快一岁半时,可给他买一本硬纸壳做的书,或找一本刊物,教婴儿学习自己翻书页或找喜欢的画。

以后,可以买几本色彩鲜艳、内容简单,带有一定故事性的图画书,每天带婴儿看书讲故事。通过循序渐进的诱导,婴儿一定会喜欢上看书的,并将受益终身。

周岁婴儿生活安排

1 周岁的婴儿应当建立起一种比较规律化的生活制度,这对于婴儿的健康成长是十分有益的。周岁的作息制度可参照以下安排。

- 7:00~7:30 起床,清洗,排便。
- 7:30~8:00 早饭。
- 8:00~11:00 室内、户外活动及玩耍。
- 11:00~11:30 饭前清洗及准备。
- 11:30~12:00 午饭。
- 12:00~15:00 睡眠。
- 15:00~16:00 室内、户外活动及玩耍。
- 16:00~16:30 吃点心。

- 16:30~17:30　室内、户外活动及玩耍。
- 17:30~18:00　饭前清洗及准备。
- 18:00~18:30　吃晚饭。
- 18:30~20:00　室内、户外活动及玩耍。
- 20:00~20:30　睡前清洗。
- 20:30　睡眠。

不要让婴儿形成“八字脚”

“八字脚”是一种足部骨骼畸形，分为“内八字脚”和“外八字脚”两种，造成“八字脚”的原因是婴儿过早地独自站立和学走。

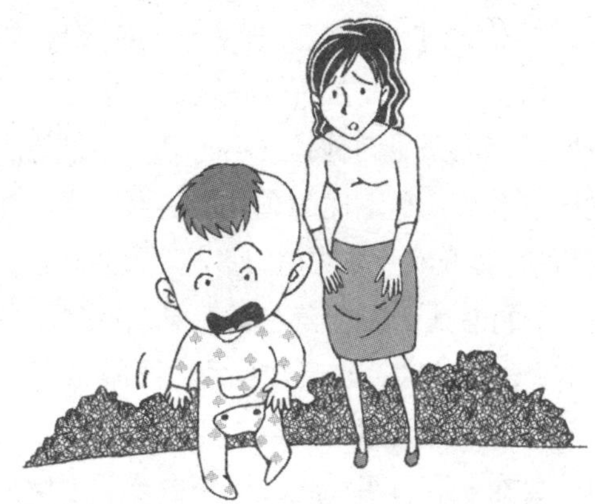

因婴儿足部骨骼尚无力支撑身体的全部重量，从而导致婴儿站立时双足呈外撇或内对的不正确姿势。

为防止“八字脚”，不要让婴儿过早地学站立或走，可用学步车或由大人牵着手辅助学站、学走，每次时间不宜过长。如已形成“八字脚”，可通过做双脚内侧或双脚外侧的动作练习进行矫正。

婴儿语言能力训练

主动发音

目的：训练对话能力。

方法：婴儿能有意识地叫“爸爸”、“妈妈”以后，还要引导他有意识地发出一个字音来表示一个特定的动作或意思，如“走”、“坐”、“拿”、“要”等，从而能表达自己的愿望，与成人进行简单的语言对话，叫他能答应。

婴儿说出来后要给予表扬，切不可婴儿一举手，你就把索要物递给他，这样他就会停顿在动作语言期而不开口说话，造成语言发展滞后。

妈妈念错了

目的：训练记忆能力。

方法：睡觉前给婴儿念一个短小有趣的故事，婴儿常常很快就能记住，他往往是机械地模式记忆、无意识记忆。如果念错了，孩子会马上睁眼，盯着你，表示“你念错了”，他会说话时，他便立即反驳说：“不对。”

婴儿社交能力训练

平行游戏

目的：人际关系中的互相帮助和分享玩具的情感会由此而建立。

方法：在培养婴儿和同龄小伙伴玩时，可以让每人手里拿着同样的玩具，在互相看得见处各玩各的玩具，如果玩具不同就会互相抢夺，互相看得见就会引起模仿；而且在小伙伴旁边还会引起表情和动作及表示意义的声音呼应，使婴儿感受有伴侣的快乐。

在做游戏的过程中，发现婴儿的不友好行为应耐心教育纠正。

听指令拿东西

目的：提高语言表达能力及社会交往能力。

方法：把玩具（如小鸭）放在离婴儿几步远的地方，要求他：“请把小鸭拿给我。”

等他拿来后，再说："把小鸭放到柜子里。"让他打开柜门，把小鸭放进去。

也可以用同样方法，让他按你的要求做各种动作。

婴儿情感培养训练

涂涂点点

目的：发展手指的灵活性，激发对色彩、图画的兴趣。

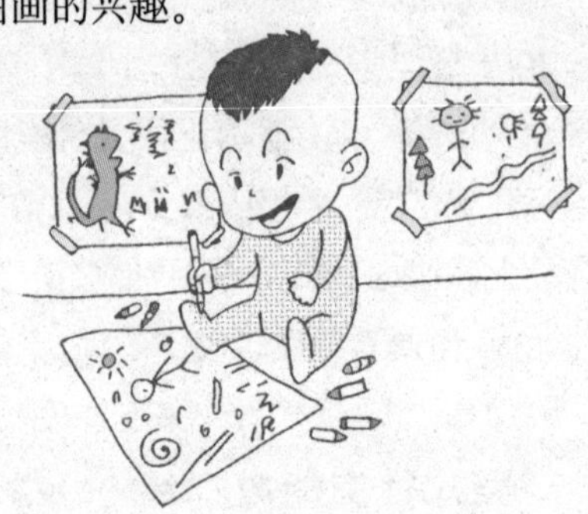

方法：让婴儿坐在小桌前，父母先用油画棒（蜡笔）在纸上慢慢画出一个娃娃脸或小动物，再涂上各种色彩，以激发他的兴趣。然后父母把油画棒给他，教他用全手掌握笔，并扶住他的手在纸上作画，再放开手，让他在纸上任意涂涂点点。不管婴儿涂成什么样子，都要表扬他。

自然课堂

目的：培养热爱大自然的情感。

方法：在天气好时，带婴儿到户外散步或逛公园、郊游时，引导他观察自然界，如天上的飞鸟、地上的家禽家畜等。带他拾各种各样的石子、树叶、松果等玩。让他观察父母用野花野草编一只小花篮，还可做一个小风车，让他拿在手上，在微风的吹拂下，旋转起来，使他看到大自然的力量，享受大自然的美妙。

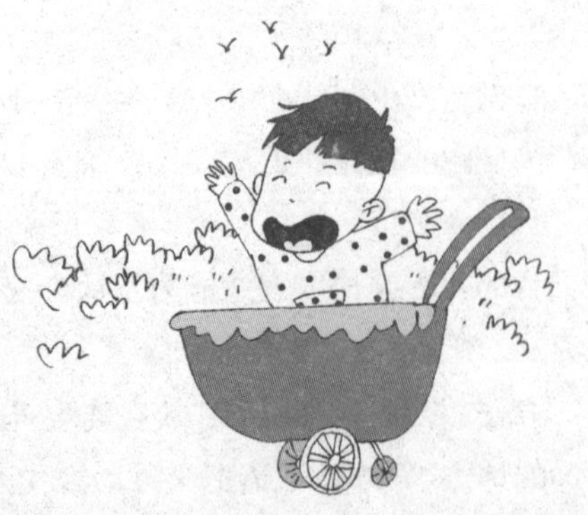

婴儿智力培育游戏

认"红色"

目的：理解抽象概念，提高思维能力。

方法：取一件婴儿喜爱的红色玩具，如红色积木，反复告诉他："这块积木是红色的。"然后父母问他："红色的呢？"如果他能很快地从几种不同的玩具中指出这块红色积木，父母就要夸奖他。

再拿出另一个红色的玩具，如红色瓶盖。告诉他："这也是红色的。"当他表示不解时，父母再拿一块红布与红积木及红瓶盖放在一起，另一边放一块白布和一块黄色积木，告诉他："这边都是红的，那边都不是红的。"（不能说那边是白色的、黄色的）把他的注意力吸引到颜色上。

把上述物品放在一起，要求他"把红的给我"。看他能否把红的都挑出来。如果他只挑那块红积木，父母就说："还有红的呢！"并给一定暗示（如用手指），让他把红的都找出来。

贴心 TIPS

一次只能教一种颜色，教会后要巩固一段时间，再教第二种颜色。如果婴儿对父母用一个"红"字指认几种物品弄不明白，甚至连第1个红色玩具都不认识时，父母就再过几天另拿一件婴儿喜欢的玩具重新开始。

插锁眼

目的：训练手眼协调能力，理解事物之间的联系。

方法：每次进门开锁时，都要让婴儿看到，引起他的好奇心。再给他拿着钥匙，手把手地帮他把钥匙插进锁眼里。反复几次

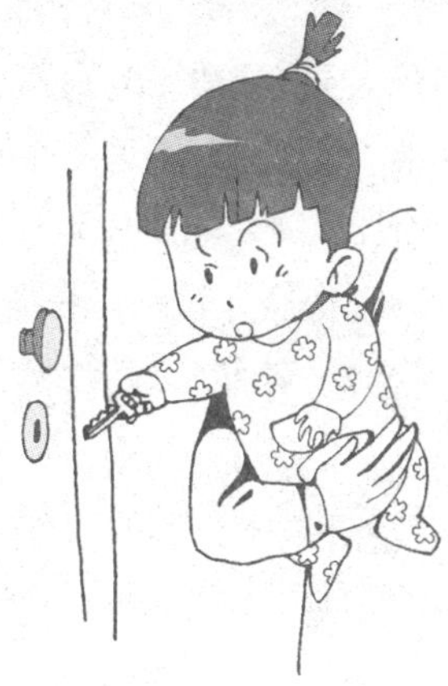

后，鼓励他自己做。如果插入，父母就把锁打开，使他高兴，并理解钥匙与锁的关系。

也可用小一些的容易插钥匙的锁，让婴儿拿着钥匙你拿着锁插锁眼。

婴儿视觉能力训练

婴儿的四方

目的：发展婴儿的观察力，发展婴儿对图片的观察力；发展婴儿的记忆力，培养婴儿的暂时记忆和永久记忆；培养婴儿的形象思维能力；锻炼婴儿的双手协调活动能力。

方法：游戏前，妈妈准备一个正方形的空纸盒，在盘子的六面贴上6张好看的、婴儿熟悉的彩色画片。

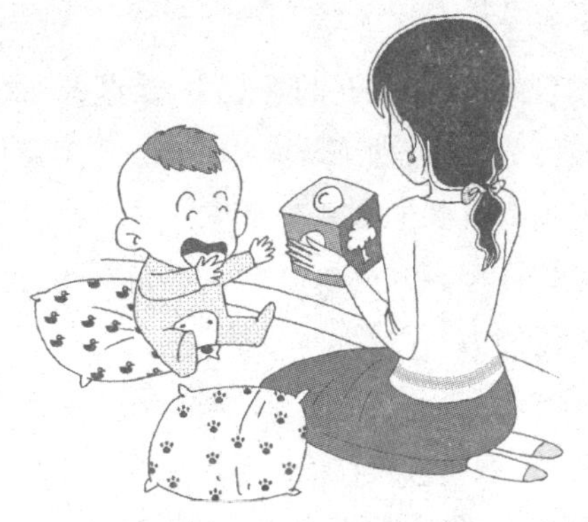

妈妈和婴儿在一起，把正方形盒子拿给婴儿，让婴儿随意地转动、欣赏。每当婴儿转到一个画面时，妈妈就告诉婴儿：“这是爸爸。”“这是苹果。”“这是一棵树……”让婴儿熟悉6个画面。

在婴儿熟悉画面后，妈妈就可训练婴儿听指令找画面。比如妈妈说：“爸爸在哪儿？”就要求婴儿把有爸爸的那一个画面转过来，让妈妈看一看。

如果婴儿能很快地把画面按照妈妈的要求翻转出来，妈妈应对婴儿提出表扬与鼓励，并逐渐提高速度。

贴心TIPS

画面的内容可以是婴儿感兴趣的任何东西，如花草、鸟兽、人物、交通工具等。同时，可把家中亲人的照片（爸爸、妈妈、爷爷、奶奶等）贴在上面，要求婴儿找出某一位亲人，这也是很好的游戏；妈妈应该把画粘得牢一些，防止婴儿撕掉画片；画面可及时更换，以使婴儿保持新鲜感。

在玩游戏的过程中，婴儿的双手必须不断协调地转动，这对婴儿双侧大脑的发展有很大的好处；把一个画面与另一个画面区别开来，也是对婴儿观察力的一个训练。

鞋子游戏

目的：训练婴儿的观察力，让婴儿通过观察区分大小；训练婴儿思维能力，让婴儿能根据观察到的现象来考虑问题，找出事物的内在联系并分析问题；培养婴儿的日常生活能力。

方法：婴儿早晨起床，妈妈给婴儿穿好衣服后，给婴儿穿鞋子。妈妈故意给婴儿穿错鞋子，让婴儿走路。

婴儿一般都很容易就发现这个错误，这时，妈妈就可以多拿几双鞋子放在婴儿面前（鞋子有爸爸的、妈妈的，还有婴儿

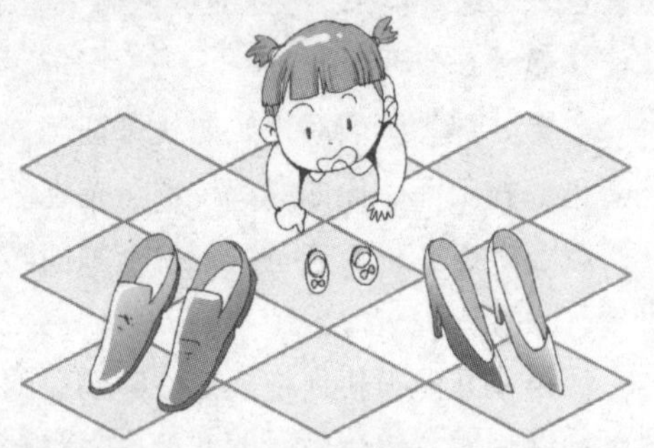

的），让婴儿找出自己的鞋子。

有的婴儿很容易就找出了自己的鞋子，婴儿找对了，妈妈要给予婴儿表扬，提高婴儿的兴趣。婴儿找不出来，家长可提醒婴儿，让婴儿从大小上考虑。

该游戏可在婴儿睡醒后进行，可吸引婴儿的兴趣，也可以寓教育于婴儿的日常生活之中，这个游戏不仅仅只局限在让婴儿找鞋子上，而且还可以扩展到许多方面，比如让婴儿找手套、找袜子、找帽子等。

婴儿听觉能力训练

什么车来了

目的：训练听觉能力。

方法：准备火车、摩托车、推土机图片

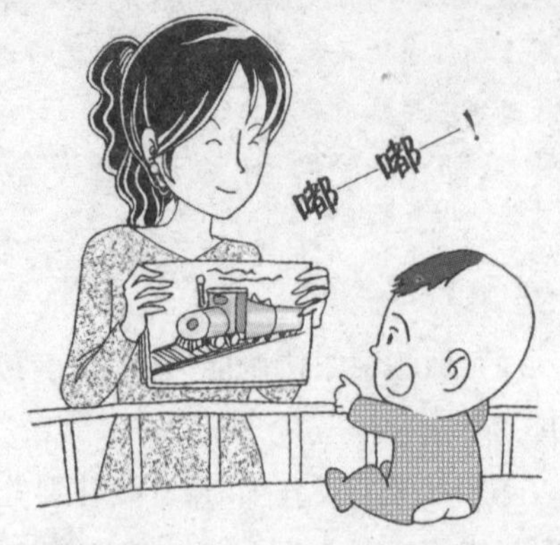

若干，准备录有火车、摩托车、推土机开动声音的磁带一盘，录音机一台。

开启录音机，让婴儿听火车、摩托车、推土机开动的声音。每播送一种录音，让婴儿说出是什么车辆发出的，如听到“轰隆、轰隆”的声音时，婴儿就说：“这是火车开动的声音。”用此方法帮儿童辨别车辆开动的响声。

当听到某种车辆开动的声音时，婴儿立刻找出这种车辆图片，并说出车的名称。

婴儿感觉能力训练

玩具世界

目的：教会婴儿如何使用玩具，发展婴儿的注意力、认识能力和记忆力。

方法：游戏进行前，妈妈选一些婴儿比较喜爱的玩具，有四五个即可，不宜太多。

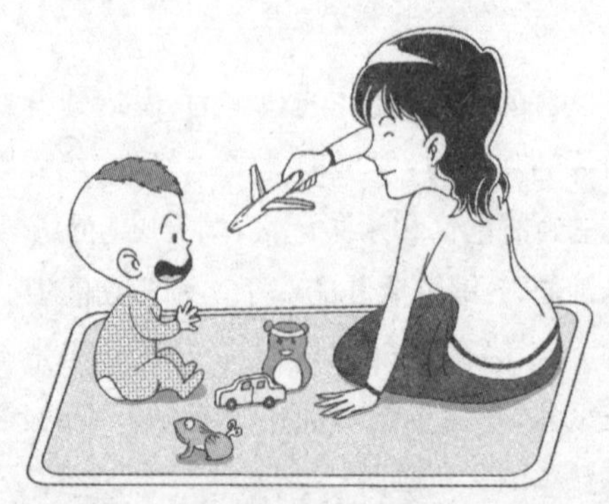

玩具可以是一个电动小汽车、一个发条青蛙、一个不倒翁、一个橡皮娃娃。

游戏开始，妈妈先拿一个玩具汽车，对婴儿说："这是婴儿的玩具汽车，它怎么玩呢？"爸爸在一旁接过玩具汽车，取出两节电池，放进玩具汽车的电源处。把玩具汽车放在地上，玩具汽车"嘀——嘀"向前驶去。让婴儿明白，电动汽车只要放入电池，就可"嘀——嘀"地跑来跑去。

妈妈又拿出第二个玩具——发条青蛙，对婴儿说："这是婴儿的发条青蛙，它怎么玩呢？"爸爸在旁接过发条青蛙，拧了几下青蛙腹部的发条，然后把发条青蛙放到地上，发条青蛙呱呱地向前蹦去。

第三个玩具是不倒翁，妈妈说："这是宝宝的不倒翁，它怎么玩呢？"爸爸接过不倒翁放在桌上，用手碰一碰它，不倒翁晃了晃又重新站起来。

最后一个玩具是橡皮娃娃，妈妈说："这是宝宝的橡皮娃娃，它怎么玩呢？"爸爸接过橡皮娃娃，用力捏了几下，橡皮娃娃响了几声。

玩具演示全部结束，如果婴儿还有兴趣，可继续介绍玩具。随后，让婴儿自己去玩每样玩具。

贴心 TIPS

爸爸演示玩具玩法的时候，动作要慢，细节部分应让婴儿看清楚，便于婴儿观察和模拟。在演示结束后，为了强化，妈妈可让婴儿自己玩爸爸演示过的玩具。在非游戏时间内，如果用到观察过的某样玩具，家长不必帮助婴儿，让婴儿自己去玩，自己去开动玩具。

婴儿动作能力训练

依图做动作

目的：培养婴儿勇敢进取的精神，锻炼平衡技巧能力。

方法：从动物图片上找到他喜欢的图卡，如小狗、小猫、小鸡、小鸭、小羊等。可以给他讲故事、唱儿歌，一边讲，一边让婴儿出示图片。如：小鸡唱歌叽叽叽，小鸭唱歌嘎嘎嘎，小狗唱歌汪汪汪，小羊唱歌咩咩咩，小猫唱歌喵喵喵。

一边说还可以一边做动作，这样反复游戏后，再让婴儿模仿动物的叫声和动作。

也可以带婴儿到儿童游乐场，找一约有成人腰高的小滑梯，大人从侧面将婴儿抱上滑梯，再扶着他从上面慢慢滑下来。逐渐让婴儿自己玩耍，训练平衡能力。

学游泳

目的：通过游泳可以增强婴儿的心脏收缩功能，增大婴儿的肺活量，促进全身肌肉的发育，有利于增强身体抗病的能力，有利于体形美的发展，促进婴儿智力发育，使婴儿吃得饱、睡得香、少生病。

方法：婴儿游泳的处所水质应清洁无污染，气温不要低于28℃，水温应不低于26℃，开始在水里的时间不超过2～5分钟，出水后应赶快用干毛巾保暖，以后逐渐延长到每次下水10～15分钟。

贴心 TIPS

婴儿下水前要活动一下四肢，并用水浸湿胸部和头部，然后再入水；下水后发现婴儿有寒冷感觉时，应赶快出水，用毛巾擦干身上的水并保暖；不要让婴儿饥饿的时候或饭后立即去游泳；出汗时不能立即下水。

参考文献

[1]董瑞雪.图解妊娠[M].长春:吉林科学技术出版社,2010.

[2]孙念怙.妊娠分娩产后育儿百科[M].重庆:重庆出版社,2010.

[3]徐蕴华.孕产期全程指导方案[M].北京:中国轻工业出版社,2009.

[4]丛书专家编委会.妊娠·分娩·育儿全方案[M].北京:中国妇女出版社,2008.

[5]程蔚蔚.妊娠·分娩·育儿一本通[M].南京:江苏科学技术出版社,2008.

[6]罗路晗.初次妊娠与育儿[M].长春:吉林科学技术出版社,2006.

[7]周忠蜀.妊娠分娩育儿全书[M].北京:中国妇女出版社,2010.

[8]邓北柱.妊娠分娩育儿 1000 问[M].赤峰:内蒙古科学技术出版社,2009.